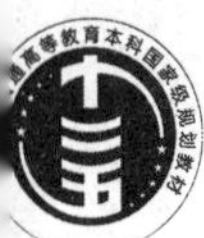

“十二五”普通高等教育本科国家级规划教材

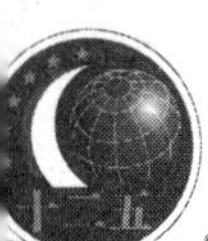

卫生部“十二五”规划教材

全国高等医药教材建设研究会“十二五”规划教材

全国高等学校教材

·供本科护理学类专业用·　第3版

预防医学

主　　编　凌文华

副主编　许能锋　袁　晶

编　　者（以姓氏笔画为序）

冯　翔（中山大学公共卫生学院）

朱彩蓉（四川大学华西公共卫生学院）

许能锋（福建医科大学公共卫生学院）

孙鲜策（大连医科大学公共卫生学院）

金亚平（中国医科大学公共卫生学院）

郝艳华（哈尔滨医科大学公共卫生学院）

袁　晶（华中科技大学同济医学院公共卫生学院）

凌文华（中山大学公共卫生学院）

高晓虹（大连医科大学公共卫生学院）

黄高明（广西医科大学公共卫生学院）

潘发明（安徽医科大学公共卫生学院）

戴俊明（复旦大学公共卫生学院）

人民卫生出版社

图书在版编目（CIP）数据

预防医学/凌文华主编. —3版. —北京：人民卫生出版社，2012. 7

ISBN 978-7-117-15863-3

Ⅰ. ①预… Ⅱ. ①凌… Ⅲ. ①预防医学-高等学校-教材 Ⅳ. ①R1

中国版本图书馆 CIP 数据核字（2012）第 101675 号

预 防 医 学

第 3 版

主　　编：凌文华
出版发行：人民卫生出版社（中继线 010-59780011）
地　　址：北京市朝阳区潘家园南里 19 号
邮　　编：100021
E - mail：pmph @ pmph. com
购书热线：010-59787592　010-59787584　010-65264830
印　　刷：北京人卫印刷厂
经　　销：新华书店
开　　本：787×1092　1/16　　**印张**：26
字　　数：582 千字
版　　次：2002 年 8 月第 1 版　　2016 年 4 月第 3 版第 21 次印刷
标准书号：ISBN 978-7-117-15863-3/R · 15864
定价（含光盘）：39. 00 元

修 订 说 明

1987年，在卫生部领导下，人民卫生出版社组织全国最早开办本科护理学教育的院校，包括原北京医科大学、北京协和医学院、原上海医科大学、原中山医科大学、原华西医科大学、中国医科大学、原西安医科大学、天津医科大学等院校的优秀教师编写了“我国解放后第一次编写的高等护理专业教材”，包括《护理学基础》《内科护理学》《外科护理学》《妇产科护理学》《儿科护理学》5种。历经1993年、1999年和2006年三轮修订，第四轮33种教材全面出版，其质量得到了社会各界的广泛认可，其中包括3种国家精品教材、近二十种普通高等教育“十一五”国家级规划教材。时至今日，历经二十余年、五轮教材的修订完善，经过护理学几代教育专家的辛勤耕耘，本套教材成为出版历史最悠久，生命力最强，团结专家最多，得到最广泛支持的本科护理学专业精品教材，为我国护理学教育事业的发展作出了卓越的贡献。

在对第四轮教材进行全面调研的基础上，在卫生部领导下，2010年4月人民卫生出版社和第三届全国高等学校护理学专业教材评审委员会启动了第五轮教材的修订工作。本轮教材得到了全国百余所本科院校的积极响应和大力支持，在结合调研结果和我国护理学教育发展趋势的基础上，评委会确定第五轮教材修订的指导思想为：精益求精，打造具有中国特色的本科医学教育国家精品教材；凸显护理学专业特色，打造我国护理学教育的“干细胞教材”；体现开放性，打造具有国际影响力的护理学教材；树立大教材观，使教材建设成为推动专业发展的重要动力。评委会确定第五轮教材的编写原则为：

1. 充分体现护理学一级学科学术思想，紧扣护理学教育改革精神，立足国内、面向国际，以培养高素质、高质量、合格本科护理人才的理念，修订本轮教材。

2. 体现“三基五性”的教材编写基本原则。

3. 满足本科护理学教育培养目标的要求，为培养在临床一线工作的通科护理人才服务。

4. 体现护理学专业特色，突出对“人”的整体护理观，使用护理程序的工作方法，并继续加强对学生人文素质的培养。

5. 把握修订与新编的区别，本轮教材是在第四轮教材基础上进行修改和完善，力求去旧增新、去粗存精、精益求精。

6. 整体优化，不仅优化教材品种，还注意不同教材内容的联系与衔接，避免遗漏、矛盾和不必要的重复。

7. 凸显课程个性，每本教材根据学科特点选择设置了学习目标、前沿研究、经典案例等特色栏目，并根据课程特点编写实践教学内容。

8. 体现包容性，在保证教材质量的基础上，编写团队覆盖面扩大，教材内容兼顾全国不同地区多数学校的需求。同时考虑到多种教学体系和模式并存，因此本轮教材体系进一步完善，既包括经典的临床学科体系教材，也包括生命周期体系教材；既能满足西医院校的需求，也设置了中医特色课程；既能满足常规教学需求，也能满足双语教学需求。各院校可根据自身教学特点选择不同教学模式教材。

9. 以学生为主体，主教材在内容选择、板块设计、版面等方面充分考虑学生的心理特点，并实现教材的立体化配套。

全套教材共47种，于2012年9月前由人民卫生出版社出版，供各院校本科护理学专业使用。

全国高等医药教材建设研究会

人民卫生出版社

2012年6月

目 录

序号	教材名称			版次	主编	配套光盘	配套教材
1	人体形态学			第3版	周瑞祥　杨桂姣	√	√
2	生物化学			第3版	高国全	√	√
3	生理学			第3版	唐四元	√	√
4	医学微生物学与寄生虫学	*		第3版	黄　敏	√	√
5	医学免疫学			第3版	安云庆		
6	病理学与病理生理学	*	※	第3版	步　宏		√
7	药理学			第3版	董　志	√	√
8	预防医学			第3版	凌文华	√	
9	健康评估	*		第3版	吕探云　孙玉梅	√	√
10	护理学导论	*		第3版	李小妹	√	√
11	基础护理学	*		第5版	李小寒　尚少梅	√	√
12	护理教育学	*		第3版	姜安丽	√	
13	护理研究	*	※	第4版	胡　雁		
14	内科护理学	*	※	第5版	尤黎明　吴　瑛	√	√
15	外科护理学	*		第5版	李乐之　路　潜	√	√
16	儿科护理学	*		第5版	崔　焱	√	√
17	妇产科护理学	*		第5版	郑修霞	√	√
18	中医护理学	*		第3版	孙秋华		
19	眼耳鼻咽喉口腔科护理学	*		第3版	席淑新		√
20	精神科护理学			第3版	刘哲宁		√
21	康复护理学			第3版	燕铁斌	√	√
22	护理管理学	*		第3版	李继平	√	
23	护理心理学			第3版	杨艳杰		
24	临床营养学			第3版	张爱珍		

（续表）

序号	教材名称		版次	主编	配套光盘	配套教材
25	急危重症护理学		第3版	张 波 桂 莉		√
26	社区护理学		第3版	李春玉	√	
27	护理伦理学		第1版	姜小鹰		
28	护士人文修养		第1版	史瑞芬 史宝欣	√	
29	护理专业英语		第2版	宋 军	√	
30	新编护理学基础	*	第2版	姜安丽	√	√
31	老年护理学		第3版	化前珍	√	
32	母婴护理学	*	第2版	王玉琼	√	
33	成人护理学	*	第2版	郭爱敏 周兰姝		√
34	儿童护理学		第2版	范 玲	√	
35	中医学基础	（上下册，中医特色）	第1版	王 琦 樊巧玲		
36	中医护理学基础	（中医特色）	第1版	陈佩仪	√	√
37	中医临床护理学	（中医特色）	第1版	徐桂华 张先庚		
38	中医养生与食疗	（中医特色）	第1版	陈 岩		
39	针灸推拿与护理	（中医特色）	第1版	刘明军		
40	护理学基础	（双语）	第1版	姜安丽		
41	内外科护理学	（双语）	第1版	刘华平 李 峥		
42	儿科护理学	（双语）	第1版	胡 雁		
43	妇产科护理学	（双语）	第1版	张银萍 徐 红		
44	精神科护理学	（双语）	第1版	李小妹		
45	老年护理学	（双语）	第1版	郭桂芳		
46	急救护理学	（双语）	第1版	钟清玲		
47	中医护理学基础	（双语）	第1版	郝玉芳		

注：

* 为普通高等教育国家级“十一五”规划教材。

※ 为普通高等教育国家精品教材。

以上教材均为卫生部“十二五”规划教材。

全国高等学校第三届护理学专业教材评审委员会

前言

护理学教育是医学人才培养的重要方面，并在近年来得到广泛的重视和关注。发展高等护理教育，培养适应现代需要的高级护理人才已经成为我国医学教育的一项重要内容。随着医学科学的不断进步和对医护工作在卫生保健、疾病治疗、疾病康复中重要性的认识不断提升，社会对护理专业人才的科学素质，综合能力以及创新意识的要求也不断提高。随着生物 - 心理 - 社会医学模式的转变，预防医学作为医学的重要组成部分，与其他医学学科进一步融合，其中包括与护理学科的融合。了解预防医学的理念，掌握必要的预防保健知识、预防医学基本方法和基本技能，已经成为护理专业学生今后在临床和社区开展护理实践、护理管理和护理科研必备的业务素质。

本教材是在全国高等医药教材建设研究会和卫生部教材办公室的直接领导下编写。在编写过程中，本教材贯彻落实卫生部教材办公室和医学教育规划教材评审委员会的基本要求，尽量突出护理专业的特色，切合高等护理教育的需要，有利于高等护理人才的培养。在编写内容的组织安排上，遵照 2011 年 5 月北京护理学专业第五轮规划教材主编会议精神，服从于高等护理全套教材的系统性和完整性以及专业要求，不单纯强调预防医学学科的完整体系，避免与其他护理学教材不必要的重复。编写中尽可能体现适合高等护理专业教育的预防医学学科的内涵，确保科学性、系统性、逻辑性和应用性，强调预防医学学科的基本知识、基本理论、基本技能的整体优化，注重培养实际工作中解决问题的能力，体现了近年来我国预防医学的进展。

全书有绪论、正文三篇(章)及实习指导。绪论主要阐明健康观、预防医学的定义、预防医学发展史、医学模式以及公共卫生与预防医学的关系、公共卫生措施以及护理医学生学习预防医学的意义。第一篇阐述预防保健策略与措施；第二篇阐述环境与健康；第三篇介绍人群健康研究的统计学方法；第四篇介绍人群健康研究的流行病学方法。该教材总体框架在《预防医学》第 2 版的基础上，进一步考虑到与护理工作的相关性，对内容进行了调整，删除了“学校环境与健康”一章，增加了“社会因素与健康”一章，格式方面增加了每章正文前“导读”部分。另外，结合近年来公共卫生的发展，增补了一些新内容，主要体现在：第一章增加了中国卫生改革的重点以及医疗保障体系的内容。第二章《预防保健措施》更名为《社区卫生服务》，并对相关章节作了调整，新增《社区卫生服务中的预防保健》一节；删除了临床预防保健内容，新增了社区健康管理的相关理论和实践内容。第三章《疾病预防与控制》的内容做了较大修改，介绍了目前在疾病预防与控制中的理论与方法，以利于学生对疾病预防与控制的全面理解。第五章结合我国空气污染现状增补了大气颗粒物定义及其分类、颗粒物的健康危害、医院空气污染因素及防护措施等内容。第六章增加了“护理职业环境中的有害因素及其防制”一节，此节内容新颖，体现了预防医学与护理医学的良好结合。第七章的食物与健康部分，精简了营养素基础的部分内容，减少了与护理系列其他教材内容的重复；增加了膳食结构与合理营养，以及最新的中国居民膳食指南和平衡膳食宝塔等内容；更新了"食品安全"的概念，增加了关于转基因食品的管理规定，精简了食物中毒等部分。第八章新增《社会因素与健康》内容，重点描述影响健康的社会因素的有关概念、分类、作用机制，以及不同种类的社会因素与健康的关系等内容，是对影响人群健康的环境因素类别的重要补充和拓展。第九章至第十五章是统计学的内容，增加了与护理相关的案例和例题，便于学生利用卫生统计学的原理和方法处理本专业的相关数据；原来的 u 检验改为 Z 检验；增加了 EpiData 3.02 和 SPSS 软件应用章节，使学生初步学会建立数据库和常见统计方法的软件。第十六章增加了生存率、残疾失能测量指标和疾病三间分布的综合描述。第十九章增加诊断试验和临床试验，对循证医学仅简单介绍循证医学的定义、实施步骤和系统评价，删除了学习循证医学应注意的问题和循证护理。

本教材在传承与创新、预防医学和临床医学、预防医学和护理学科等关系上，努力达到和谐统一。体现了近年来公共卫生的进展，加强了预防医学与护理医学的联系，突出了理论与实践的结合。

本教材编写过程中，得到中山大学领导的重视，中山大学医学教务处、公共卫生学院和护理学院对本书编写给予了大力支持。本书秘书冯翔副教授在联络各编委、筹备会议及教材定稿编排方面做了大量细致的工作，谨此致以衷心的感谢。

本书编写过程中，全体编委尽心尽力，通力合作，力图使本教材有所创新和突破，但由于编者的水平有限，缺点和错误在所难免，恳请广大读者批评指正。

凌文华

2012 年 6 月

目 录

第二篇　环境与健康

第三篇 医学统计方法

第四篇 人群健康研究的流行病学方法

绪　论

一、预防医学的概念与内容

随着科学的进步和医学的发展，人们对健康的认识发生了很大的变化。世界卫生组织（WHO）对健康的概念是："健康不仅是指没有疾病或虚弱，而且是要有健全的机体、精神状态及社会适应能力"。这一概念不仅表明，只有具备躯体、心理健康和社会适应良好才是完全的健康，而且标志着医学模式从生物模式向生物－心理－社会医学模式的转变。

疾病是健康的反面。当机体受到各种有害物质侵袭，承受社会、心理压力时，机体内部环境平衡失调，适应和应激能力下降，导致全身、局部或器官的功能异常或结构损害。疾病一般发展到表现出临床症状或体征时才被认识，此时常将其称为疾患（illness）。

预防医学（preventive medicine）是研究环境因素对人群健康和疾病的作用规律，分析和评价环境中致病因素对人群健康的影响，通过公共卫生措施达到预防疾病、增进健康的一门科学。预防医学的理论、方法和技能的形成来源于人类与疾病斗争的过程，并在实践中不断充实、完善和发展。预防医学是现代医学的重要组成部分，它以人群的疾病预防和健康保护为主要目标。它关注人群中疾病发生的各种危险因素，环境和职业因素的暴露和特殊人群的健康保护问题，所以需要流行病学与卫生统计学、环境与职业卫生学、营养与食品卫生学、妇幼与儿少卫生学和老年保健学等学科的支撑与参与。从医学角度致力于疾病预防策略与措施的形成与实践，从而达到预防控制疾病与人群卫生状况的改善。

预防医学具有以下特点：①预防医学不同于临床医学，其研究对象既包括个体又包括群体，既着眼于健康人群又着眼于亚健康者；②从整体论出发，研究自然和社会因素对人类的身心健康的影响，探讨人类与环境的相互依存的关系；③注重微观和宏观相结合，客观定量地描述和分析各种生物和社会环境因素对健康的影响及与心身疾病的内在联系与规律；④从群体的角度进行疾病的预防和控制，制定卫生政策，实现社区预防保健，将临床医疗与预防保健相结合，提供社区预防和干预的卫生服务。当前，预防医学的观念已经越来越多地融入临床医学、基础医学以及护理医学。

二、预防医学的发展简史

（一）古代公共卫生

预防医学是在人类与疾病斗争的过程中诞生和逐步发展的。有记载的资料可追溯到远古时代。公元前3000年左右，古埃及就有了较高的防腐杀菌技术，古罗马时代就注重公共卫生对策，禁止在城内火葬和土葬。古代人从健康角度出发，在城市建设中安装上下水道等环境卫生设备。我国在公元前17世纪就出现了水源防护、墓葬、传染病隔离等简单的卫生措施。

古希腊当时的医学思想，已开始用科学的思想和方法判断疾病的发生。素有医学之父之称的古希腊医生Hippocrates在其《空气、水、土壤》和《流行病》等著作中强调了疾病发生中环境因素（空气、水和土壤）的重要性，并通过大量临床经验的收集，阐述了疾病的流行消长和外界环境的关系。古罗马医师Galennus继承和发扬了Hippocrates的医学思想，撰写了大量的科学论文，论述了疾病的发生发展过程，以及和环境因素的关系，成为古罗马帝政时期最伟大的医师，他以古希腊健康女神Hygeia之名命名了卫生学（hygiene）。

古罗马以后，欧洲进入了黑暗的中世纪时代，宗教和神权代替了科学。和其他科学一样，医学的发展受到严重阻碍。公元6世纪（公元520—565），鼠疫从地中海地区传入欧洲，死亡近1亿人，这次大流行导致了东罗马帝国的衰退。公元7世纪左右，伊斯兰教在非洲、远东、巴尔干传教，去圣地麦加朝圣的巡礼团发现霍乱在沿途的村镇到处流行。以后，十字军远征，霍乱、腺鼠疫、麻风病蔓延到欧洲各国。第二次鼠疫流行发生在14世纪（1346—1665），波及欧、亚两洲及非洲北海岸，死于鼠疫者约6500万人；在欧洲夺走了2500万人的生命，约等于欧洲当时总人口的1/3；中国因鼠疫死亡1300万人，在印度人口减少到几乎灭绝的程度。

这一时期，人类在和传染病斗争的过程中，公共卫生制度和防治传染病的措施等相继在欧洲建立起来，包括引水，垃圾处理系统的进一步完善，检疫系统的初步建立（控制传染病的公共卫生系统），卫生条例的初步建立，医院的建立和专科医院的建立等。

（二）第一次工业革命

欧洲文艺复兴和17世纪的工业革命，推动了自然科学的发展，带来了社会和医学的新变革。随着物理学、化学、解剖学、生理学、显微镜、望远镜、温度计、气压计等知识技能的创始和发明，人类对疾病的发生有了新的认识，医学进入了黎明和变革时期。在这一时期，预防医学也得到了迅速发展。英国的Graunt于1662年发行《关于死亡表的自然及政治观察》一书，明确论述寿命受空气、水、土壤及职业的影响，并尝试绘成了出生死亡的寿命表，成为卫生统计学的雏形。另外，这一时期社会医学也有了一定的发展，Frank的《医学警察的完善制度》一书描述了卫生立法、出生、婚姻、妇幼保健、学校卫生、生命、生命统计、社会病、意外死亡等问题，为卫生管理学的发展奠定了基础。

工业经济的兴起，使工业集中，人口都市化。环境破坏、工人的贫困和城市居民健康状况恶化成为这一时期的突出特点。为改变这种状况，1848年，英国设立了全国卫生局，并制定了世界上最早的卫生立法《公共卫生法》(Public Health Art)。1858—1871年，英国实行全国卫生状态年报，其中包含霍乱、痢疾、结核、职业性肺疾患的发病状况、居民的饮食、住房及医院卫生状况。英国的公共卫生理论和实践影响了整个欧洲和美国。

（三）第一次卫生革命

19世纪末到20世纪初，医学的变革达到了高峰。Jenner发明种牛痘，创造了人工免疫；巴斯德（Pasteur，1822—1895）发现病原体；Koch（1843—1910）发现结核杆菌、霍乱菌等；Lister发明外科消毒法。这些成果极大地推动了预防医学的发展。人类通过长期积累战胜天花、霍乱、鼠疫等烈性传染病的经验，以及面对工业革命的人口城市化，人口增长，环境污染等所造成的一系列卫生问题，逐渐认识到个体预防疾病的效益不高，必须对整体进行预防才能取得显著效益。

在实践中，人类已经积累了免疫接种、隔离检疫、消杀病媒动物、处理垃圾粪便、重视食品和饮用水卫生的经验以及认识到国家在城市规划中，应首先考虑上下水道和居民、工厂的卫生设施，环境卫生和卫生立法等。由此才真正地把卫生学概念扩大至公共卫生，由个体预防扩大到社会性群体预防，这就是医学史上著名的第一次卫生革命。这次卫生革命，使预防医学形成了较完善的体系，为当时降低严重威胁人类的各种传染病和寄生虫病的发病率和死亡率做出了重大贡献，使人类平均期望寿命提高了20～30岁。

（四）第二次卫生革命

在传染病和寄生虫病被基本控制后，慢性非传染性疾病，如肥胖、心脑血管疾病、糖尿病和肿瘤逐步成为人类的主要死因。在西方发达国家和我国，慢性非传染性疾病占人群死因构成的80%。20世纪60年代起，人类疾病预防的重点已从控制急性传染病逐步转向慢性非传染性疾病的防治。伴随工业快速发展和技术进步，人口也迅速增长，环境污染和生态破坏也达到了人类历史前所未有的程度。人口大都市化、工作紧张、社会竞争激烈、体力劳动负荷减轻、摄入能量过剩、营养失衡、运动减少、吸烟、酗酒等不良生活方式流行，疾病的发生由过去的生物医学模式转变为生物－心理－社会医学模式。这种变化，使人们认识到，环境污染、社会压力、心理承受能力及不良生活方式和行为与慢性疾病关系密切，疾病预防不能光靠生物医学手段，而要靠改善社会环境、社会行为、生活方式，依靠社会大卫生才能有效防治这些构成主要疾病谱的慢性非传染性疾病。这就是医学史上的第二次卫生革命。这次革命使人们对预防医学的认识更加深刻，预防医学扩大到社会医学、行为医学和环境医学的社会预防阶段。

三、医学模式

医学模式（medical model）是人类对健康和疾病现象的思维方法和解释、处理医学问题的方式。不同的医学模式反映不同历史阶段医学发展的特征、水平、趋向和目标。医学模式是社会经济、政治、文化、科技等诸多因素综合发展的产物。医学模式的发展经历了神灵主义医学模式、自然哲学医学模式、近代机械论医学模式、现代生物医学模式和生物－心理－社会医学模式的不同阶段。

西方文艺复兴运动以后，医学开始由经验医学阶段进入实验医学阶段。人类对人体的形态结构、功能及生理、病理状态下的各种生命现象进行了深入的研究。生命的奥秘和疾病的过程逐步被揭示出来，这一阶段的医学模式被人们称为生物医学模式。随着社会发展和医学研究的深入，生物医学模式的局限性和消极影响也逐步暴露出来，它已不能充分地解释现代卫生保健实践中的一系列问题，而且还束缚着医学研究的进一步发展。

事实上仅用生物医学解决不了传染性疾病和慢性非传染性疾病的发生、流行和预防。如艾滋病在生物医学技术发达的国家仍无法控制，因为这些疾病的防治更多的决定于人们的生活方式和行为以及经济条件、文化水平等社会因素。因此恩格尔提出的生物－心理－社会医学模式已愈来愈多地为人们所接受。生物－心理－社会医学模式代表了现代医学模式，深刻地揭示了医学的本质和发展规律，从单纯的生物因素扩大到人的社会和心理因素，涉及了人类疾病与健康有关的各种因素；从医学整体出发，对疾病从生物、心理、社会三维空间考虑并做出立体诊断，为医学发展指出了更明确的方向；提示了医疗保健事业改革的必然性，客观上反映了人们对高质量医疗卫生服务的需求。

四、公共卫生措施

公共卫生(public health)是通过有组织的社区力量，高效率地预防疾病，延长寿命、促进健康的科学和艺术。公共卫生是公众健康的基石，它关注健康的公平性，健康的社会决定因素和卫生政策与法规的形成，需要社会学、卫生经济学、卫生政策与管理学、预防医学等多学科的支撑与参与，以形成有利于公众健康的公共策略和措施为目标，以居民健康的改善与可持续发展为评价指标，所以需要长期的努力和关注远期的健康效益。我国的公共卫生与预防事业发展由于历史的原因，有着明显的生物医学模式痕迹。但是，公共卫生和预防医学的共同使命都是维护和促进公众的健康、延长健康寿命、提高生活质量。由于公共卫生学与预防医学均以研究环境对人体健康的影响为主要目的，因此公共卫生学、预防医学等术语常常互相重叠、贯穿或互为同义语，国际上常将公共卫生和预防医学联系在一起。

在实现公共卫生目的的过程中，即在实施公共卫生措施时，需要充分发动社会力量，以体现“大卫生”观念。“大卫生”观念就是把卫生放在经济和社会发展的大背景下加以审视。健康既是经济社会发展的目标，也是经济社会发展的手段。经济社会发展推动卫生工作，同样卫生也推动着经济社会的发展，二者相辅相成。其次，卫生事业不只是卫生部门的事，也是全社会共同的事业。“大卫生”观念不只是提高医疗水平，还应当包括卫生政策、环境卫生、群众的自我保健意识，良好的生活习惯等。公共卫生措施一般分为四大类措施，第一类是预防性卫生服务，包括计划生育、妇幼卫生、免疫接种、老年卫生等；第二类是疾病的预防与控制，包括突发公共卫生事件的控制，环境中有害因素的控制，传染性疾病和地方病的防制和监测、职业卫生与安全、意外伤害的预防与服务等；第三类是健康促进，包括改变个人不良卫生习惯和行为、促进合理营养、体育锻炼和社会适应、减少精神紧张和社会压力等；第四类是卫生服务研究，包括合理使用卫生资源、改进医疗卫生服务、卫生统计资料的收集和分析、制定卫生法规、卫生机构管理研究、医学教育改革和继续教育等。

五、护理医学生学习预防医学的意义

1988年的世界医学教育会议发布了《爱丁堡宣言》，指出了“医学教育的目的是培养促进全体人民健康的医生”。加强预防医学和临床医学的结合已经成为21世纪医学发展的方向，强调预防为主和卫生保健体系的理念也已经成为医学教育包括护理教育的重要内容。

护理人员占整个医疗卫生队伍人员的50%以上，是医疗卫生领域的重要力量，站在疾病防治的第一线。预防理念和预防知识的教育直接影响护理人员队伍的综合素质，也影响一个国家卫生事业的发展。

护理专业的学生不仅需要学习生物学知识，更需要学习社会学以及心理学等方面的知识。护理专业的学生通过预防医学课程的学习，将有利于以下几个方面能力的提高：

1. 完整地理解现代医学的目标、内涵，更好地掌握健康和疾病的关系，按照“三级预防”的原则作好护理医疗以及护理保健工作。

2. 树立预防为主的医学观念，掌握预防知识的理念、健康促进和健康教育的知识及技能，将预防知识纳入日常的护理工作中去，对护理水平的提高具有积极和重要的意义。利用流行病学和统计学的理论和方法，有利于理解和分析护理工作相关因素与疾病治疗、康复的规律；利用管理学的理论有利于提高护理学的管理水平；利用健康教育和健康促进，有利于提高社区护理的实践能力。

3. 改善医学思维的方法　临床医学常常从个体和深层次考虑和分析问题，而预防医学主要是从宏观和环境角度看待问题。加强预防医学的学习能够帮助护理工作人员更好地应用宏观和微观结合，机体和环境相互作用等方面去考虑、分析和处理护理的问题，有利于提高护理人员解决问题和分析问题的能力。

4. 提高突发公共卫生事件的处理能力　临床护理工作者由于工作的特殊性，常常可能首先接触突发公共卫生事件。护理人员预防理念的加强和相关技能的掌握有利于及时应对和处理突发公共卫生事件，并有助于全面提高处理和控制突发公共卫生事件的效率及能力。

（凌文华）

第一篇　预防保健策略与措施

第一章　预防保健策略

导　读

1981年第34届世界卫生大会提出了“人人享有卫生保健”的全球卫生战略规划，旨在使全世界人民普遍并在其一生有机会实现并保持最大可能的健康水平。自建国以来，我国卫生事业取得巨大成就，人民健康状况得到极大改善。但从目前来看，我国卫生医疗体系与人民日益增长的健康需求尚不适应。深入开展医疗改革，建立适合我国国情的医疗保障体系显得尤为重要。疾病的三级预防是一个系统工程，其过程贯穿了护理工作。预防医学、临床医学和护理医学良好的有机整合是三级预防的基础。

第一节　全球卫生策略

全球卫生战略是指导世界各国为实现“人人享有卫生保健”所制定的全局性的计划和策略，包括全球卫生目标、卫生政策、衡量目标实现程度的评价指标和具体措施等方面，这是世界各国人民共同协调与合作，为全人类的健康事业所制订的共同战略。

一、全球卫生状况

20世纪70年代中期，WHO全面分析了世界卫生状况，表明了自第二次世界大战以来，人类的健康水平有明显改善，但其现状及发展趋势并不令人满意。在人口众多的亚非拉国家，还有许多居民的温饱问题得不到解决，文化、卫生及营养水平低，贫困、文盲、人口拥挤、传染病、寄生虫病流行、心脑血管疾病、癌症和意外事故等发病率上升；社会经济发展不平衡；卫生资源分配不合理；人口剧增和老龄化，环境污染等种种问题浮现；发展中国家的大多数居民并没有得到应有的卫生服务。但是，社会的发展使人们越来越认识到了健康是每个人应享有的一种基本权利，要实现这一世界性的社会目标，必须采取广泛的、切实可行的全球性措施。WHO总结各国卫生保健的经验和教训，逐步明确了世界卫生保健的目标和方向。

1977年第30届世界卫生大会通过决议，首次提出世界卫生组织和各国政府的主要卫生目标是到2000年使全世界的公民都具有过富裕的社会生活与经济生活所需要的健康水平，即“2000年人人享有卫生保健”（health for all by the year 2000，HFA/2000）。1978年WHO与联合国儿童基金会在前苏联的阿拉木图联合召开国际初级卫生保健会议，在《阿拉木图宣言》中指出了在全球范围推行初级卫生保健（primary health care，PHC）是实现“2000年人人享有卫生保健”的关键措施。1979年第32届世界卫生大会批准了《阿拉木图宣言》，开始制订全球卫生战略。1981年第34届世界卫生大会通过了“2000年人人享有卫生保健”的全球卫生战略规划，并要求各成员国自愿参加这一卫生协议，制订相应策略和指标，以检查全球卫生战略的进展及评价其效果。

自上世纪70年代以来，各国政府和非政府组织日益接受WHO提出的“人人享有卫生保健”策略，并作为改善社会健康状况的总目标，大多数国家采纳了初级卫生保健。随着社会经济的发展，居民收入逐步增加以及营养、环境卫生、教育机构逐步改善，许多国家传染病发病率、婴儿和儿童死亡率逐年下降，平均出生期望寿命增加。

“人人享有卫生保健”并不是指到了2000年时不再有人生病或病残，也不是指到了2000年时医护人员将治愈全部病人的疾病，而是有其更为深远和广泛的内涵。目前在实施全球卫生策略进程中仍存在不少问题，如有些国家对“人人享有卫生保健”的政治承诺不足；在获得初级卫生保健服务方面未能实现公平；妇女地位继续低微；社会经济发展缓慢；许多国家在协调卫生行动方面困难重重；资源分布不平衡及其支持力度薄弱；健康促进活动普遍不足；环境污染、食品安全性差、缺乏安全水供应和环境卫生设施；人口老龄化和疾病流行模式迅速变化，慢性非传染性疾病成为危害人类健康的主要杀手；昂贵技术的不适当使用；自然和人为灾害等等。面对世界新的政治、经济、社会和环境状况，WHO提出了21世纪“人人享有卫生保健”的全球卫生总目标，并提出了具体目标和制订了相应的行动计划。

二、全球卫生目标

1. 21世纪“人人享有卫生保健”的总目标和现阶段的战略行动　“人人享有卫生保健”的战略目标旨在使全世界人民普遍并在其一生有机会实现并保持最大可能的健康水平。总目标是：①使全体人民增加期望寿命和提高生活质量；②在国家之间和国家内部改进健康的公平程度；③使全体人民利用可持续发展的卫生系统提供服务。

2. 2020年全球“人人享有卫生保健”的具体目标　①到2005年在国家内和国家间使用健康公平指数作为促进和监测健康公平的基础，并且将以测定儿童发育为基础来评价公平。②到2020年将实现共同商定的孕产妇死亡率、5岁以下儿童死亡率和期望寿命的具体目标。③到2020年全世界疾病负担将极大减轻，拟通过实施旨在扭转目前结核病、艾滋病、疟疾、烟草相关疾病和暴力／损伤引起的发病率和残疾上升趋势的疾病控制规划予以实现。④到2010年恰加斯病（Chagas'disease）的传播被阻断，麻风将被消灭；到2020年麻疹将被根除，淋巴丝虫病和沙眼将被消灭；另外，维生素A和碘缺乏症在2020年前也将被消灭。⑤到2020年所有国家将通过部门间行动，在提供安全饮用水，数量充足和质量良好的食物和住房方面取得重大进展。⑥到2020年所有国家将通过管理、经济、教育、组织和以社区为基础的综合规划，采纳并积极管理和监测能巩固促进健康的生活方式或减少有损健康的生活方式的战略。⑦到2005年所有会员国制定、实施和监测与“人人享有卫生保健”政策相一致的各项具体政策的运行机制。⑧到2010年全体人民在其整个一生获得由基本卫生职能支持的综合、基本、优质的卫生保健服务。⑨到2010年建立起适宜的全球和国家卫生信息、监测和警报系统。⑩到2010年研究政策和体制的机制将在全球、区域和国家各级予以实施。

三、全球卫生政策

1．实现“人人享有卫生保健”总目标的战略行动　为了实现总目标，现阶段应当实施的战略行动是：①与贫困作斗争，加速人类发展和经济增长，使贫穷的人口和社区摆脱贫困是实现总目标的基础。②在所有环境中促进健康，积极防治疾病和消除致病因素，提高卫生的公众形象和人民的健康意识，是实现总目标的关键。③使部门卫生政策相一致，通过协调政府各部门间的政策和关系，以期最大可能地促进社会健康事业的发展，是实现总目标的保障。④将卫生列入可持续发展计划，使健康成为人类持续发展的中心和优先考虑的问题，是实现总目标的动力。

2．全球卫生政策内容　①健康是一项基本人权，是全世界的一项目标。②当前在人民健康状况方面存在着巨大差异是所有国家共同关切的问题，这些差异必须加以缩小。因此，各国内部和国与国之间要合理分配卫生资源，以便都能推行初级卫生保健。③人民有权力，也有义务单独或集体参加他们的卫生保健计划和实施工作。④政府对人民的健康负有责任。⑤各国要使自己的全体人民都健康，就必须在卫生事业发展中自力更生，在卫生策略的制订和实施上需要国际合作。⑥实现“人人享有卫生保健”需要卫生部门与其他社会经济部门协调一致工作，特别要搞好同农业、畜牧业、粮食、工业、教育、住房、交通及其他公共事业等部门的协作。必须更加充分和更好地利用世界资源来促进卫生事业的发展。

第二节　我国卫生策略

一、卫生工作方针

“人人享有卫生保健”，不断提高全民族健康素质，是社会主义现代化建设的重要目标，是人民生活质量改善的重要标志，是社会主义精神文明建设的重要内容，是经济和社会可持续发展的重要保障。因此，全党、全社会都要高度重视卫生工作，保护和增进人民健康。

新中国成立初期，党和政府提出了卫生工作四大方针，即“面向工农兵，预防为主，团结中西医，卫生工作与群众运动相结合”。在这一方针指引下，我国的卫生事业发展较快，社会卫生状况逐步改善，人民健康水平明显提高。

1996年12月召开的全国卫生工作会议，在认真总结新中国建立以来卫生工作历史经验的基础上，根据新的形势提出了我国新时期的卫生工作方针：“以农村为重点，预防为主，中西医并重，依靠科技与教育，动员全社会参与，为人民健康服务，为社会主义现代化建设服务。”该方针是20世纪50年代卫生工作四大方针的继承和发展，是我国今后相当一个时期卫生工作的指导方针，具有重要的现实意义和深远的历史意义。这些方针包括：

1. 以农村为重点　这是由我国的国情决定的。我国农村人口众多，农民是卫生服务的主要对象，而农村卫生仍然相对薄弱，不少地方的农民依然缺医少药，因病致贫、因病返贫问题在一定范围还相当严重。农业、农村、农民问题，关系到经济建设和社会发展的全局，农村卫生工作对于推进农村经济和社会全面协调发展，具有十分重要的意义。做好农村卫生工作，保护和增进农民健康，是党和政府义不容辞的责任。也只有切实做好农村卫生工作，实现“人人享有卫生保健”，才能真正体现我国卫生事业全面发展，农民才能脱贫致富，实现小康。

2. 预防为主　这是我国卫生工作的经验总结，是在科学认识疾病发生发展规律的基础上提出来的。实践证明，做好预防工作不仅是费用低、效果好的措施，而且能更好地体现党和政府对人民群众的关心和爱护。

3. 中西医并重　中医药是我国卫生事业的重要组成部分，是中华民族优秀传统文化的瑰宝，是我国人民长期以来防病治病的重要手段，20世纪80年代以来中医药受到越来越多国家和地区的关注和重视。因此，要加强中西医工作者相互团结、相互学习、相互结合，依靠中医和西医的共同努力，保护和增进人民健康。

4. 依靠科技与教育　卫生行业是科技密集型行业，防治各种疾病，提高卫生服务质量，离不开医学科技发展和医学人才培养。因此，要牢固树立依靠科技和教育发展卫生事业的观念。

5. 动员全社会参与　这是我国开展爱国卫生运动的历史经验总结。爱国卫生运动是新中国卫生工作的伟大创举，是广泛发动群众参与卫生工作的范例和好形式，对于控制和消灭传染病发挥了重大作用。卫生工作涉及每个社会成员的生老病死，国民健康水平的提高需要全社会各方面的参与。各部门都要关心卫生与健康问题，树立“大卫生”观念，积极支持并推动卫生工作的广泛开展。需要动员医疗卫生自身的领域（预防医疗、临床医疗、医学教育、健康维护、健康意识以及社会医疗保险等多层面）和与医疗卫生相关联的社会多个领域的共同努力，普及卫生知识，教育人民群众养成良好的卫生习惯，形成健康的生活方式，更需要全社会的共同参与。

6. 为人民健康服务，为社会主义现代化建设服务　这是卫生工作方针的核心，既是卫生工作的出发点，也是卫生工作的落脚点，体现了全心全意为人民服务的宗旨，是党和政府对卫生工作的要求，反映了我国卫生事业的性质，指明了卫生工作的方向，对我国今后一个时期的卫生改革与发展具有深刻的指导意义。

二、卫生发展现状及对策

新中国成立以来，特别是改革开放以来，我国医药卫生事业取得了显著成就，覆盖城乡的医药卫生服务体系基本形成，疾病防治能力不断增强，医疗保障覆盖人口逐步扩大，卫生科技水平迅速提高，人民群众健康水平明显改善，居民主要健康指标处于发展中国家前列。尤其是抗击非典取得重大胜利以来，各级政府投入加大，公共卫生、农村医疗卫生和城市社区卫生发展加快，新型农村合作医疗和城镇居民基本医疗保险取得突破性进展。

同时，也应该看到，当前我国医药卫生事业发展水平与人民群众健康需求及经济社会协调发展要求不相适应的矛盾还比较突出。城乡和区域医疗卫生事业发展不平衡，资源配置不合理，公共卫生和农村、社区医疗卫生工作比较薄弱，医疗保障制度不健全，药品生产流通秩序不规范，医院管理体制和运行机制不完善，政府卫生投入不足，医药费用上涨过快，个人负担过重等。对此，人民群众反应强烈。

从现在到 2020 年，是我国全面建设小康社会的关键时期，医药卫生工作任务繁重。随着经济的发展和人民生活水平的提高，群众对改善医药卫生服务将会有更高的要求。工业化、城镇化、人口老龄化、疾病谱变化和生态环境变化等都给医药卫生工作带来一系列新的严峻挑战。

深化医药卫生体制改革是加快医药卫生事业发展的战略选择，是实现人民共享改革发展成果的重要途径，是广大人民群众的迫切愿望。

中共中央、国务院《关于深化医药卫生体制改革的意见》(2009 年 3 月)明确提出了深化医药卫生体制改革的总体目标："到 2020 年，覆盖城乡居民的基本医疗卫生制度基本建立。普遍建立比较完善的公共卫生服务体系和医疗服务体系，比较健全的医疗保障体系，比较规范的药品供应保障体系，比较科学的医疗卫生机构管理体制和运行机制，形成多元办医格局，人人享有基本医疗卫生服务，基本适应人民群众多层次的医疗卫生需求，人民群众健康水平进一步提高。"

深化医药卫生体制改革是一项涉及面广、难度大的社会系统工程。我国人口多，人均收入水平低，城乡、区域差距大，长期处于社会主义初级阶段的基本国情，决定了深化医药卫生体制改革是一项十分复杂艰巨的任务，是一个渐进的过程，需要在明确方向和框架的基础上，经过长期艰苦努力和坚持不懈的探索，才能逐步建立符合我国国情的医药卫生体制。因此，对深化医药卫生体制改革，既要坚定决心、抓紧推进，又要精心组织、稳步实施，确保改革顺利进行，达到预期目标。

医药卫生体制改革必须立足国情，一切从实际出发，坚持正确的改革原则：

1. 坚持以人为本，把维护人民健康权益放在第一位　坚持医药卫生事业为人民健康服务的宗旨，以保障人民健康为中心，以人人享有基本医疗卫生服务为根本出发点和落脚点，从改革方案设计、卫生制度建立到服务体系建设都要遵循公益性的原则，把基本医疗卫生制度作为公共产品向全民提供，着力解决群众反应强烈的突出问题，努力实现全体人民病有所医。

2. 坚持立足国情，建立中国特色医药卫生体制　坚持从基本国情出发，实事求是地总结医药卫生事业改革发展的实践经验，准确把握医药卫生发展规律和主要矛盾；坚持基本医疗卫生服务水平与经济社会发展相协调，与人民群众的承受能力相适应；充分发挥中医药（民族医药）作用；坚持因地制宜、分类指导，发挥地方积极性，探索建立符合国情的基本医疗卫生制度。

3. 坚持公平与效率统一，政府主导与发挥市场机制作用相结合　强化政府在基本医疗卫生制度中的责任，加强政府在制度、规划、筹资、服务、监管等方面的职责，维护公共医疗卫生的公益性，促进公平公正。同时，注重发挥市场机制作用，动员社会力量参与，促进有序竞争机制的形成，提高医疗卫生运行效率、服务水平和质量，满足人民群众多层次、多样化的医疗卫生需求。

4. 坚持统筹兼顾，把解决当前突出问题与完善制度体系结合起来　从全局出发，统筹城乡、区域发展，兼顾卫生服务供给方和需求方等各方利益，注重预防、治疗、康复三者的结合，正确处理政府、卫生机构、医药企业、医务人员和人民群众之间的关系。既着眼长远，创新体制机制，又立足当前，着力解决医药卫生事业中存在的突出问题。既注重整体设计，明确总体改革方向目标和基本框架，又突出重点，分步实施，积极稳妥地推进改革。

三、三级预防策略

（一）三级预防的基本内容

1. 第一级预防（primary prevention）　也称病因预防，是预防医学的最终奋斗目标。针对疾病发生的生物、物理、化学、心理、社会、行为等因素，提出综合性预防措施，改善生产、生活环境，消除致病因素，防止各种致病因素对人体的有害作用是一级预防的主要任务。重要的措施是通过健康教育和健康促进，提高公众健康素养和自我保健能力，改变不良生活方式以及合理营养、体质锻炼、计划免疫、优生优育优教、妇幼保健以及生产条件和生活环境改造等。

2. 第二级预防（secondary prevention）　也称临床前期预防，即在疾病尚处于临床前期时作好早期发现、早期诊断和早期治疗的预防措施，对传染病的二级预防还应有早隔离、早报告措施。二级预防的积极意义是对传染病可及早控制传染源，切断传播途径，防止流行蔓延，对非传染性疾病诊断越早，预后越好。二级预防措施包括普查、定期检查、高危人群的重点监护及专科门诊等。

3. 第三级预防（tertiary prevention）　也称临床预防，着眼于康复，力求减轻疾病的不良后果，对患者及时有效地采取治疗措施，防止病情恶化，预防并发症、后遗症，防止伤残。对已丧失劳动能力或残疾者，通过康复医疗，尽量恢复或保留功能。措施有专科治疗或由社区建立家庭病床，开展社区康复，加强心理咨询和指导。

（二）三级预防对医学科学和卫生工作的指导意义

1. 三级预防为现代医学科学理论和卫生实践提出了发展方向　传统的预防医学主要注意影响健康的因素是生物因素、化学因素和物理因素；现代医学模式使预防医学对影响健康因素的研究扩展到社会心理因素，诸如焦虑、忧郁、紧张、恐惧、绝望以及吸烟、酗酒、饮食过度、纵欲等不良生活方式和行为对高血压、冠心病、脑血管病、溃疡病、恶性肿瘤及精神病等疾病的影响。在三级预防理论的指导下，可使医学科学的理论研究和卫生工作实践顺应生物－心理－社会医学模式的要求，可以更全面地反映出影响人类健康因素的范畴和人民卫生保健的需求，使保护和促进人类健康的理论研究和实践跨入了一个新阶段。

2. 三级预防是建立现代健康观和维护健康的需要　健康不仅仅是没有疾病和虚弱，而是身体上、精神上和社会适应上的完好状态。健康是一个动态的概念，只有使健康经常处于动态平衡之中，才能保持和促进健康。疾病往往潜伏于机体，仅从机体自身主观感觉判断健康可能失误，应用标志机体功能的客观指标（如生理、生化、免疫及分子特征等指标）往往可以在机体主观感觉仍是“健康”的状态下明确揭示疾病的存在。健康和疾病在同一机体内此消彼长的关系是二者共存的主要特点，随着疾病病情的逐渐发展，健康状况被逐渐削弱；反之随着疾病病情的逐渐好转，健康也将逐渐恢复。三级预防理论认为，健康的动态平衡可受多因素的影响，且通过干预这些因素可以维护健康。健康—疾病是一个连续谱，人们可以通过三级预防手段来调节这一连续谱，即用三级预防的思维方式，对影响健康的环境因素、生活行为方式、卫生服务和生物因素进行研究和干预，使维护健康做到事半功倍。

3. 三级预防是指导人们认识健康危险因素和制订控制疾病策略的思想武器。危险因素是指增加人群疾病或死亡发生可能性的因素。许多因素与慢性病有一定程度的联系，但大多具有非特异性、多变性和不确定性等特点，由于缺乏明确的因果联系，因而称之为危险因素。危险因素与慢性病之间虽不一定是直接的因果关系，但实践表明有效地控制危险因素（吸烟、不合理饮食、缺乏运动等），如采取健康教育等综合措施，可明显地降低了人群慢性非传染性疾病的发病率和死亡率。三级预防中特别注意高危人群的保护。与疾病易感有关的因素有发育程度、健康状况、生理营养状况、免疫状态及遗传等。用三级预防方法进行危险因素研究，筛检和保护高危人群，对预防医学探索病因和制定防制策略具有重要的理论和实践意义。

4. 三级预防是人们正确认识和处理“个体预防”与“群体预防”关系的理论基础。传统认为，群体为中心的预防才是预防医学。近年来，随着临床预防医学的发展和慢性非传染性疾病预防干预的深入，以个体为对象的预防服务及其作用日益显示出来。个体预防主要是在临床治疗和家庭等场所，由全科医师和社区护士等向健康人、无症状“患者”及病人提供预防保健服务。然而，对有症状病人的个体预防保健的目的主要在于防止疾病发展、传播和恶化，并减少伤残发生。

个体预防包括：①在健康人群中筛检出无症状的早期病人，以便早期诊断和及时治疗（属第二级预防）；②由医务人员对健康人或病人进行健康教育和心理、行为干预，使其建立健康的心理行为和生活方式（属第一级预防）；③计划免疫和药物预防（属第一、第三级预防）；④个人健康评价（属第一级预防）。

四、护理工作在三级预防中的作用

疾病的三级预防是一个系统工程，其过程贯穿了护理工作。预防医学、临床医学和护理医学的有机整合是三级预防的基础，护理工作尤为重要。

1. 护理与一级预防　一级预防又称病因预防，是在疾病尚未发生时针对病因所采取的措施，也是预防、控制和消灭疾病的根本措施。社区护理的主要内容是一级预防。对于传染病而言，一级预防包括疫苗接种、对传染源的措施、切断传播途径及各种预防性措施，目的都是防止发生新的传染和流行。在传染病控制方面，护士的工作是落实预防措施，监测传染病的发生及控制传染病的流行，教育人群和提供预防传染病流行的方法和措施，如计划免疫，包括免疫接种预防麻疹、乙型肝炎、脊髓灰质炎等。另外，通过健康教育防治控制传染病流行，如对于艾滋病的一级预防，一方面通过宣传教育使整个人群了解艾滋病如何传播以及怎样预防，另一方面促进高危人群的安全行为，如使用避孕套或一次性注射器等。

在慢性非传染性疾病的一级预防中，护理人员在以下几个方面发挥作用：建立个人档案。深入城市社区及农村，走入家庭服务或设立农村卫生服务点，收集人群的健康资料，建立健康档案并从中识别慢性非传染性疾病的危害因素，评估人群患病的危险度，借助相应的辅助检查，对人群进行筛检便于识别高危人群，早期发现病例。广泛开展健康教育，指导居民建立良好的生活方式。健康教育是护理专业人员的基本手段之一，护理人员通过专业的沟通技巧将预防保健知识融入日常护理实践中，其最终目的是促进人群健康行为和生活方式的建立。

2. 护理与二级预防　疾病早期发现、早期诊断和早期治疗称为二级预防，而核心是早期诊断。二级预防常常体现在疾病的监测过程中，通过预防人员和护理人员监测发现危害因素，纠正生活环境中的有害及危险因素；高危人群筛选和监控等，提高群体自我保健能力；早期发现疾病征兆，及时采取健康干预措施，预防疾病向临床阶段发展。通过提高医疗手段和水平达到早期诊断和早期治疗，减轻疾病可能出现的严重程度，防止疾病进一步恶化，防止伤残；发现传染病病人后早期隔离，对社区疫情早期上报，防止传染病的扩散。

3. 护理与三级预防　护理在临床预防（三级预防）中发挥更为突出的作用就是积极配合临床工作，预防和延缓疾病并发症的发生和发展，减少伤残和死亡率。通过健康教育和不同的护理方式和措施，如家庭护理、康复护理、康复训练等促进病人的康复或控制病情的发展，使患者能长期过上接近正常人的生活。

第三节　我国医疗改革与保障体系

一、我国医疗改革的目标与措施

医疗卫生体制改革是一个世界性难题，世界各国一直都在探索适合本国国情的医疗卫生发展模式。新中国成立以来，特别是改革开放以来，我国政府和全社会共同努力推动医疗卫生事业不断进步和发展，取得了显著的成就。例如，覆盖城乡的医疗卫生服务体系基本形成，疾病防治能力不断增强，医疗保障覆盖人口逐步扩大，卫生科技水平迅速提高，人民群众健康水平明显改善，居民主要健康指标处于发展中国家前列。尤其是抗击非典取得重大胜利以来，各级政府投入加大，公共卫生、农村医疗卫生和城市社区卫生发展加快，新型农村合作医疗和城镇居民基本医疗保险取得突破性进展。然而，当前我国医药卫生事业发展水平与人民群众健康需求及经济社会协调发展要求不适应的矛盾仍然比较突出。主要表现在：城乡和区域医疗卫生事业发展不平衡，资源配置不合理，公共卫生和农村、社区医疗卫生工作比较薄弱，医疗保障制度不健全，药品生产流通秩序不规范，医院管理体制和运行机制不完善，政府卫生投入不足，医药费用上涨过快，个人负担过重等。同时，工业化、城镇化、人口老龄化、疾病谱变化和生态环境变化等，也给医药卫生工作带来一系列新的严峻挑战。

（一）新时期我国医疗改革的目标

医疗卫生改革最终要实现三个基本目标：①保证医疗卫生保障的覆盖（coverage）和人们对医疗卫生服务的公平可及性（accessibility）；②提高卫生投入的效率和医疗卫生体系各环节运行的效率（efficiency）；③满足人民群众不断增长的多元化需要，提高医疗卫生服务的质量（quality）。

新时期我国医疗改革的目标是建立健全覆盖城乡居民的基本医疗卫生制度，为群众提供安全、有效、方便、价廉的医疗卫生服务。短期目标是到2011年，基本医疗保障制度全面覆盖城乡居民，基本药物制度初步建立，城乡基层医疗卫生服务体系进一步健全，基本公共卫生服务得到普及，公立医院改革试点取得突破，明显提高基本医疗卫生服务可及性，有效减轻居民就医费用负担，切实缓解“看病难、看病贵”问题。长期目标是到2020年，普遍建立比较完善的公共卫生服务体系和医疗服务体系、比较健全的医疗保障体系、比较规范的药品供应保障体系、比较科学的医疗卫生机构管理体制和运行机制，形成多元办医格局，人人享有基本医疗卫生服务，基本适应人民群众多层次的医疗卫生需求，人民群众健康水平进一步提高。

（二）新时期我国医疗改革的主要措施

1. 完善医药卫生四大体系，建立覆盖城乡居民的基本医疗卫生制度　通过建设覆盖城乡居民的公共卫生服务体系、医疗服务体系、医疗保障体系、药品供应保障体系，形成四位一体的基本医疗卫生制度。

(1) 全面加强公共卫生服务体系建设：建立健全疾病预防控制、妇幼保健、卫生监督和计划生育等专业公共卫生服务网络，完善以基层医疗卫生服务网络为基础的医疗服务体系的公共卫生服务功能，建立分工明确、信息互通、资源共享、协调互动的公共卫生服务体系，提高公共卫生服务和突发公共卫生事件应急处置能力。

(2) 进一步完善医疗服务体系：坚持非营利性医疗机构为主体、营利性医疗机构为补充、公立医疗机构为主导、非公立医疗机构共同发展的办医原则，建设结构合理、覆盖城乡的医疗服务体系。

(3) 加快建设医疗保障体系：加快建立和完善以基本医疗保障为主体，其他多种形式补充医疗保险和商业健康保险为补充，覆盖城乡居民的多层次医疗保障体系。

(4) 建立健全药品供应保障体系：加快建立以国家基本药物制度为基础的药品供应保障体系，保障人民群众安全用药。

2. 完善体制机制，保障医药卫生体系有效规范运转

(1) 建立协调统一的医药卫生管理体制：实施属地化和全行业管理。所有医疗卫生机构，不论所有制、投资主体、隶属关系和经营性质，均由所在地卫生行政部门实行统一规划、统一准入和统一监管。

(2) 建立高效规范的医药卫生机构运行机制：公共卫生机构收支全部纳入预算管理。按照承担的职责任务，由政府合理确定人员编制、工资水平和经费标准，明确各类人员岗位职责，严格人员准入，加强绩效考核，建立能进能出的用人制度，提高工作效率和服务质量。

(3) 建立政府主导的多元卫生投入机制：明确政府、社会与个人的卫生投入责任。确立政府在提供公共卫生和基本医疗服务中的主导地位。公共卫生服务主要通过政府筹资，向城乡居民均等化提供。基本医疗服务由政府、社会和个人三方合理分担费用。特需医疗服务由个人直接付费或通过商业健康保险支付。

(4) 建立科学合理的医药价格形成机制：规范医疗服务价格管理。对非营利性医疗机构提供的基本医疗服务，实行政府指导价，其余由医疗机构自主定价。

(5) 建立严格有效的医药卫生监管体制：具体措施包括：健全卫生监督执法体系，加强城乡卫生监督机构能力建设。强化医疗卫生服务行为和质量监管，完善医疗卫生服务标准和质量评价体系，规范管理制度和工作流程，加快制定统一的疾病诊疗规范，健全医疗卫生服务质量监测网络。加强医疗卫生机构的准入和运行监管。加强对生活饮用水安全、职业危害防治、食品安全、医疗废弃物处置等社会公共卫生的监管。

(6) 建立可持续发展的医药卫生科技创新机制和人才保障机制：推进医药卫生科技进步，加大医学科研投入，深化医药卫生科技体制和机构改革，整合优势医学科研资源，加快实施医药科技重大专项，鼓励自主创新，加强对重大疾病防治技术和新药研制关键技术等的研究。

(7) 建立实用共享的医药卫生信息系统：大力推进医药卫生信息化建设。以推进公共卫生、医疗、医保、药品、财务监管信息化建设为着力点，整合资源，加强信息标准化和公共服务信息平台建设，逐步实现统一高效、互联互通。

(8) 建立健全医药卫生法律制度：加快推进基本医疗卫生立法，明确政府、社会和居民在促进健康方面的权利和义务，保障人人享有基本医疗卫生服务。建立健全卫生标准体系，做好相关法律法规的衔接与协调。加快中医药立法工作。完善药品监管法律法规。

3. 保障措施　为促进医疗卫生改革顺利进行，国家已采取了一系列保障措施，如从中央到地方都成立了深化医药卫生体制改革领导小组以加强组织领导，通过制订各项卫生投入政策、调整支出结构和转变投入机制和改革补偿办法等以加强财力保障，通过鼓励各地试点以总结和积累经验不断深入推进改革，通过加强宣传引导等为深化改革营造良好的社会和舆论环境。

二、我国医疗保障体系

医疗保险制度是现代国家重要的经济社会制度之一。中国的医疗保险制度始建于新中国成立，当时基本符合计划体制下的经济社会需求。随着改革开放和经济体制变化，上世纪 50 年代建立的医疗保险制度已经不能适应新的经济结构发展的要求。中国的医疗保险制度改革经过初步探索（1978—1992 年）、构筑框架（1993—2002 年）和全面推进（2003 年以后）三个阶段，理论体系逐渐明晰，权利义务逐步理顺，运行机制日臻成熟，覆盖范围日渐扩大，初步构建了符合社会主义市场经济体制要求的医疗保险体系。

（一）我国传统医疗保险制度

上世纪 50 年代初按计划经济体制的要求建立起来的中国传统医疗保险制度，曾对保护职工和农民的健康起了重要作用。主要由覆盖企业职工的劳保医疗制度和覆盖机关、事业单位人员的公费医疗制度以及农村合作医疗构成。1951 年政务院发布了《中华人民共和国劳动保险条例》，规定享受劳保医疗的主要对象是国营企业的职工，但农村并没有建立相应的医疗保障制度。农民实行的是政府医药价格严格管制下的自费医疗制度。1959 年卫生部召开全国农村卫生工作会议，一些地方自发建立了合作医疗制度。1960 年代合作医疗逐步得到发展，1970 年代末覆盖了全国 90% 以上的行政村。合作医疗大多数是以人民公社为组织单位，由公社卫生院组织本公社所辖大队举办，大队公益金按人头补贴。

（二）我国医疗保险制度改革和现状

1. 初步探索阶段（1978—1992 年）　我国的经济改革从农村起步，首先影响到农村的合作医疗，对于城镇职工及其家属的医疗保险制度冲击不大。1984 年城镇经济体制改革拉开序幕，国有企业改革成为经济体制改革的中心环节。全国公费医疗单位和企业劳保医疗普遍实行了医疗费用和职工个人挂钩的办法。

2. 医疗保险制度改革的框架构建阶段（1993—2002 年）　逐步建立包括社会保险、社会救济、社会福利、优抚安置、社会互助和个人储蓄保障的多层次社会保障体系。城镇职工医疗保险制度的覆盖范围为城镇所有用人单位及其职工；基本医疗保险基金由用人单位和职工共同缴纳，实行社会统筹和个人账户相结合，国家公务员享受医疗补助政策，企业建立补充医疗保险，鼓励发展商业医疗保险。1997 年开始恢复农村合作医疗保障体系。

3. 医疗保险体系的全面建设阶段（2003—2020 年）　医疗保险体系建设突破了长期以来作为国有企业改革配套措施的局限，进入以政府基本公共服务均等化为主线的全面建设阶段。主要体现在：

（1）制度建设不断完善：总体来看，具有中国特色的多层次医疗保障体系已基本形成。主要由三部分组成：托底的是城乡社会医疗救助体系；主体是职工基本医疗保险、城镇居民基本医疗保险和新农合、公务员补助、企业补充保险、特殊人群保障以及商业保险。

（2）参保人数大幅度增加：城镇参保人数从 2005 年的 1.38 亿增加到 2010 年 10 月的 4.25 亿。全国总体参保人数（包括新农合）大幅提高，从 2005 年的 3.2 亿增加到现在的12.5亿人，覆盖率达到90%。

(3)保障水平稳步提高：政府对城乡居民医保的补助水平由2005年的人均20元提高到2010年的120元。城乡居民政策范围内住院医疗费用支付比例由2005年的不到30%提高到2010年的60%左右。职工医保、居民医保和新农合封顶线大幅提高，分别达到社平工资、居民可支配收入和农民纯收入的6倍左右。职工医保人均统筹基金支付水平从2005年的508元提高到2009年的753元。

(4)服务水平不断提升：医疗保险管理服务逐步精细化、个性化，服务对象由单一的单位转变为单位和个人，服务网络延伸到了街道、社区、乡村。统筹地区内住院医疗。

(三)未来的任务

1. 巩固全民医保，实现全覆盖　《社会保险法》已经明确基本医疗保险包括职工基本医疗保险、城镇居民基本医疗保险和新型农村合作医疗制度三项制度，同时明确了基本医疗保险覆盖全民，统筹城乡的要求。通过法律的力量继续巩固和扩大基本医疗保险覆盖面，到"十二五"末基本医疗保险参保率达到95%以上。

2. 稳步提高保障待遇　医疗保障待遇水平应随着社会经济的发展而稳步提高。在居民医疗保险方面，住院和门诊大病要逐步提高待遇水平，缩小支付比例和封顶线与职工医保的差距；普遍开展门诊统筹，重点保障基层医疗机构使用医保甲类药品和一般诊疗费用。

3. 提高服务水平　一是探索建立城乡居民社会保险登记制度；二是建立完善以社会保障卡为基础的医疗保险信息系统；三是加强异地就医结算管理；四是探索解决医疗费用第三人责任问题；五是做好医保关系转移接续工作，解决参保年限和退休人员的有关问题。

4. 加强医疗保险管理　在医疗服务管理和反欺诈的问题上，应注重机制建设，着重进行付费方式改革与谈判机制的建立。加强信息系统建设。增强反欺诈的针对性，针对不同的付费办法、各类医疗机构、药店、参保人员，分别制定有针对性的措施。

(凌文华)

思考题

结合实际，试述我国目前医疗体制改革的目标和预期效果。

第二章

社区卫生服务

导 读

社区卫生服务是在社区层面上为人们提供基本医疗卫生服务的一种模式，在西方发达国家已经形成了比较成熟的服务组织体系和服务模式。我国目前也在积极推进社区卫生服务的发展。社区卫生服务是国际卫生服务社区化的大趋势，社区医护人员在社区层面开展的以预防为主、防治结合、整合社区资源、将三级预防策略有机融合的基本卫生服务，在保障社区居民公平、便捷、有效获得卫生服务方面发挥重要的作用。

第一节　社区卫生服务概述

一、社区卫生服务概念

社区卫生服务(community health services)是社区服务中一种最基本的、普遍的服务，是由全科医生(general practitioner)为主的卫生组织或机构所从事的一种社区定向的卫生服务。社区卫生服务与医院的专科服务有所不同，它是社区事务的重要组成部分，是在政府领导、社区参与和上级卫生机构指导下，以基层卫生机构为主体，全科医师为骨干，合理使用社区资源和适宜技术，以人的健康为中心、家庭为单位、社区为范围、需求为导向，以妇女、儿童、老年人、慢性病人、残疾人和低收入居民为服务重点，以解决社区主要卫生问题、满足基本卫生服务需求为目的，把预防、医疗、保健、康复、健康教育和计划生育技术服务等融为一体的，有效、经济、方便、综合和连续的基层卫生服务。

二、社区卫生服务的特点

1. 社区卫生服务是最基本的卫生保健服务　社区卫生服务是整个卫生保健体系的基础，为社区居民提供安全、有效、便捷、经济的公共卫生服务和基本医疗服务，是公众为其健康问题寻求卫生服务时最先接触、最经常利用的医疗保健专业服务。

2. 以病人为中心、体现全科医学特性的服务　其特性包括：①人格化服务：重视人胜于重视病，医患之间建立亲密的关系，注重病人的个性及其社会心理特点；②综合性服务：不分年龄、性别和疾病类型，包括医疗、预防、康复和健康教育等方面的服务；③持续性服务：从围生期保健开始到濒死期的临终关怀；从健康危险因素潜在期，到机体功能失调、疾病发生、演变、康复等各个时期；包括从接诊、出诊、跟踪出诊、转诊和会诊服务；④协调性服务：充分利用与各级各类医疗卫生机构、专家以及家庭和社区支持服务系统的良好关系，为居民提供援助性的保健服务；⑤可及性服务：方便可靠的基本医疗设施、固定、亲密的医患关系、服务地点便捷、节假日服务和经济上可接受等。

3. 以家庭为单位的服务　家庭通过遗传、社会化、环境和情感反应等途径影响个人健康，个人健康问题也可以影响家庭的其他成员乃至整个家庭的结构和功能；当家庭因资源缺乏或沟通不良时而导致功能失调，甚至陷入危机时，将会影响健康或造成疾病；家庭又是诊治病人的重要场所和可利用的有效资源。因此，以家庭为单位的医疗保健服务，是社区卫生服务区别于其他形式卫生服务的重要特点。

4. 以社区为范围的服务　社区卫生服务重视社区调查、社区诊断、社区问题评估，从卫生工作角度提出解决社区有关问题的方案，实施社区预防和社区健康教育。

5. 基于生物－心理－社会医学模式和整体健康观的服务　专科医疗往往重视机体的生物学特点，注意疾病的生物学原因；而以全科医学为基础的社区卫生服务，从整体和系统的观点出发，重视机体的生物、心理行为和社会等因素，既重视人的生物学特点，又重视人的社会心理特点。

6. 以预防为导向的卫生服务　以预防为导向的社区卫生服务对个人、家庭和社区健康问题整体负责与全程控制，实施三级预防的策略措施，使预防为主的思想在社区内得以真正落实。

7. 团队合作方式的卫生服务　卫生服务强调的是团队合作，而不是个人行为。由全科医生和社区护士为主体，将与社区卫生服务工作有关的人员、机构、部门联合在一起，发挥集体优势、互相支持、分工协作，从而全面保证对病人和社区居民的医疗、预防、康复及健康促进等任务的实施。

三、社区卫生服务的内容

1. 社区医疗　社区医疗以门诊、出诊和家庭病床等为主要医疗服务形式，为社区居民提供一般常见病、多发病的诊疗，贯彻预防为主的方针，使用适宜技术，控制医疗费用，并根据需要，协调转诊和会诊等服务等。

2. 社区预防　从广义讲，健康教育和保健是最基本的病因预防，基本医疗和保健服务包含了病前预防，而康复是已经发病的临床预防。所以，预防在社区卫生服务中无所不在。从狭义讲，社区预防主要指具体的传染病预防控制、慢性非传染性疾病管理、营养与食品卫生、环境与职业卫生、公共场所卫生管理、传染病报告制度、隔离检疫等制度，以及精神病防治等公共卫生和疾病防控。

3. 社区护理 社区护士承担的护理工作不是单纯的“护理病人”，而是“保障社区成员健康”；社区护士不仅是护理服务的提供者，而且是社区卫生服务中的管理者、沟通者、教育者、研究者，甚至可以是决策者。社区护士应以现代护理模式为指导，按生物一心理一社会医学模式，以服务对象和人的健康为中心，着眼于整体护理，以家庭和社区为场所，采取既合作又相对独立的医护关系，按社区护理程序，提高社区人群的健康水平。

4. 社区保健 社区保健的重点是脆弱人群，包括婴幼儿保健、妇女保健、老年人保健、残疾人保健等，精神卫生保健也逐渐成为社区保健的重要内容。

5. 社区健康教育与健康促进 开展教育和健康咨询、为居民开设健康教育课程或讲座、设立健康教育宣传栏、在服务地点定时播放健康教育录像、对重点慢性病进行生活质量评价和保健指导、开设家庭病床、开展周期性健康体检、动员社区参与，开展社区健康促进活动等。

6. 社区康复 社区康复是指患者（或残疾者）在临床治疗后，回到社区继续接受医疗保健服务，使患者在社区或家庭环境中通过康复训练，加快恢复生理功能，解除心理障碍；使患者能更多地获得生活和劳动能力，重新有尊严地平等享受社会权利和义务。社区康复体现了临床医疗和预防保健结合，综合性、连续性、协调性的健康功能恢复和角色重建。

7. 社区计划生育服务 社区计划生育服务是落实基本国策的重要保证。计划生育措施的很多技术服务，如育龄妇女系统管理、计划生育宣传教育、避孕节育服务等，都需要社区卫生服务人员提供全面的、直接的技术指导和服务提供。

第二节 社区卫生服务中的预防保健

一、社区预防保健服务

社区预防保健服务（community preventive service）是以健康为中心、社区为范围、全人群为对象的综合性健康促进与疾病预防服务。社区预防保健是社区卫生服务的重要组成部分，是人群健康落实到社区卫生服务工作中的具体体现，是由社区医生和社区护士组织、协调、动员社区组织和社区成员参与预防保健的调查研究、决策、实施、评价以及卫生资源的筹措等系列活动。

（一）社区预防保健服务的特点

社区预防保健服务强调社区内多部门的合作与社区的参与，目的是促进健康、预防伤害、疾病、失能和早逝。具体特点包括：①预防保健对象不仅是群体，也包括个体；②卫生服务重点是健康人群，也包括亚健康人群、无症状的“患者”和病人；③社区预防保健主要研究健康与环境的关系，也包括改善自然环境和社会环境的干预措施；④预防保健措施应落实在疾病发生或流行之前，也包括疫情调查和扑灭等；⑤预防保健采用宏观和微观的方法结合进行。

（二）社区预防保健服务的内容

社区预防保健服务的内容包括：①健康筛检：运用快速、简便的体格检查或实验室检查以及危险因素监测与评估等手段，在健康人群中发现未被识别的病人或有健康缺陷的人；②心理与健康咨询：预防保健人员解答与指导社区居民提出的健康问题和心理卫生问题；③免疫接种：根据疫情监测和人群免疫状况分析，按照规定的免疫程序，对社区儿童及重点人群的机体注入抗原或抗体，使其获得对某些疾病的特异性抵抗力，从而提高人群免疫水平，保护易感人群，预防或降低传染病的发生；④社区慢性病管理：社区卫生服务机构是慢性病防治网络的基底，根据社区慢性病的特征，制定慢性病管理的切实有效的方法与流程；完成社区慢性病监测工作，为社区慢性病患者提供针对性的健康教育并协助患者或家庭成员实现自我管理；⑤社区传染病管理：掌握常见、新发和重大传染病基本诊断知识，掌握基本的诊疗方案，协同专科医师，制定随访方案，督促传染病患者配合治疗；及时发现转诊隔离急性传染病（尤其是新发传染病）患者；掌握社区疫情，及时上报，能够单独或在上级指导下处理疫源地，控制和消灭传染病的发生和蔓延；⑥社区精神卫生管理：进行精神卫生基本情况的调查和对精神疾病发病情况的调查，针对社区特殊（重点）人群开展精神卫生常识普及和心理辅导等工作。对需要救助的重型精神疾病患者开展免费发药、按管理级别要求定期随访、定期体检、定期上报。对有危险行为及倾向的患者及时协调各部门并出现场，进行应急医疗处置；⑦特殊人群保健：包括儿童、妇女及老年人的预防保健工作。

二、社区健康教育与健康促进

（一）社区健康教育的概念和内涵

社区健康教育（community health education）是指以社区为单位，以社区人群为教育对象，以促进社区居民健康为目标，有计划、有组织、有系统、有评价的健康教育活动，促使人们自愿采取有利于健康的行为和生活方式，改善和促进健康。健康教育目的是促进和引导社区居民确立健康意识，关心自身、家庭和社区的健康问题，积极参与健康教育和健康促进规划的制定和实施，养成良好的卫生行为和生活方式，提高社区居民自我保健能力和群体的健康水平。

（二）社区健康教育的内容

社区健康教育从服务对象上可分为健康人、亚健康人、病人和高危人群。社区健康教育从范围上包括社区、家庭和个人三个层次。社区范围内的健康教育是针对社区存在的与健康有关的共性问题开展的一般性健康教育。家庭范围内的健康教育是针对不同的家庭类型、不同的家庭生活周期、家庭背景、不同的家庭问题而开展的健康教育，其宗旨是改善家庭环境、充分利用家庭内外资源，为家庭成员开展的健康服务。个体健康教育主要是针对服务对象本身存在的健康问题而开展的健康教育和健康咨询服务。

（三）社区健康教育的实施

1. 社区健康教育计划的制定　社区卫生工作者、社区医护人员等通过社区流行病学调查或通过已经建立的社区居民健康档案，获取居民的健康相关信息，对社区居民的健康状况及其相关的危险因素进行分析，找出主要的健康问题。针对社区居民中存在的问题，明确健康教育的目的、制定社区健康教育计划。

2. 社区健康教育计划的实施

(1) 争取社区领导和居民的理解与支持：由于社区健康教育涉及的范围广、部门多，组织协调工作量大，需要社区内各部门的积极配合，在当地政府领导下，社区各部门共同承担对社区居民的健康责任，同时争取社区居民的理解与支持。

(2) 开发利用社区资源：开展社区健康教育除积极筹集资金和争取外援外，还要以社区发展为动力，立足于挖掘社区内部的各种健康教育资源潜力，包括人力、财力、物力和信息资源。

(3) 开展社区居民健康教育活动：根据制定的社区健康教育计划开展活动，在具体实施教育活动时要明确以下几个方面。

1) 明确健康教育对象：根据社区诊断的结果和计划制订的目标确定健康教育的对象，即目标人群。目标人群可以分级。一级目标人群是健康教育计划希望让其改变行为的人群。二级目标人群是与一级目标人群有直接利益关系，对一级目标人群的知识、态度和行为有重要影响的人群，如家人、亲属等。三级目标人群是受一级目标人群尊敬、信任，对其行为有较大影响的人群，如当地卫生人员、长者等。四级目标人群是能够影响一级目标人群行为改变所需环境的人，如当地的决策者、政府官员等。

2) 明确健康教育内容：社区健康教育的最终目的是改变社区居民的不良行为，形成健康行为。行为改变必须通过知识、态度、信念、价值观的改变和社区乃至全社会的支持才能实现。因此，健康教育内容不能太多，一定要有目的性和针对性，根据目标人群的特点，选择教育内容。

3) 明确健康教育形式：社区健康教育的形式一定要灵活多样，简单易行，如组织学习小组、举办学习班、专题讲座、同伴教育、行为改变交流会、科普长廊等形式，所确定的教育方法一定要适合于特定的环境和人群，不仅要考虑教育对象的特点和素质，还要考虑社区健康教育工作者的交流能力。目前社区的示范教育方法是逐步发展起来的一种有效的教育方式。示范教育是以操作为主要方式进行的技能训练，通过使目标人群掌握自我保健技能来获取健康，示范教育可以针对个体进行，也可以针对群体进行。如常用的社区家庭护理方法、体温、呼吸、脉搏、血压测量方法，指导糖尿病患者掌握血糖测量的方法、结果判定等。

4) 明确健康教育场所：健康机构、卫生机构、工作场所、公共场所、居民家庭是开展社区教育的几个重点场所，不同教育活动类型应选择不同的地点，如对青少年的教育一般选择在学校；针对妇女疾病开展的健康教育一般选择在特殊的卫生机构。

5) 明确健康教育时间：健康教育时间的安排对于社区教育活动能否取得成功非常关键，对每项社区健康教育活动的开始和完成时间都要进行估计和选择。教育时间的确定一定要考虑社区特点、社区人群的活动时间规律。

6) 明确健康教育者：健康教育者除由社区的医护人员作为主要力量外，还可以邀请其他专业人员或有影响的社会公众人物参与教育活动。

(四) 社区健康教育的评价

评价是保证社区健康教育计划实施并取得预期效果的重要措施。在制定社区健康教育计划时应该将监测和评价作为其中重要的内容。在社区健康教育实践中，主要涉及以下三种评价类型：①形成评价：在健康教育活动前进行，通过收集信息，阐明问题，发现开展干预活动的条件与障碍，以制定合适的干预措施；②过程评价：在健康教育过程中进行，贯穿计划执行的全过程，目的是保证活动按计划顺利执行并达到预期效果。评价的内容主要包括健康教育活动覆盖面、目标人群的满意度、活动开展的质量等；③效果评价：是评价健康教育活动导致目标人群健康相关行为及其影响因素的变化，评价的重点是活动对目标人群的知识、态度、行为的直接影响。在健康教育活动中要特别注意开展过程评价和效果评价，明确监测和评价指标、内容和方法。

（五）社区健康促进的概念与内涵

社区健康促进（community health promotion）是指运用社区行政和组织手段，促进社区内的单位、家庭和个人共同行动，创造健康环境，开发健康资源，为提高自身和社区居民的健康水平而做出的共同努力。社区健康促进是促使社区环境向有益于健康方向改变的支持系统，是促使人们维护和提高人们自身健康的过程，是协调人类与环境的战略。健康促进规定了个人与社会对健康各自所负的责任，包括个人与其家庭、社区和国家一起采取措施，鼓励健康的行为，增强人们改进和处理自身健康问题的能力。

（六）社区健康促进的策略

社区健康促进是全新的社会系统工程。1986 年第一届国际健康促进大会发表的《渥太华宣言》中，将“加强社区行动”列为健康促进的五项策略之一。1997 年在雅加达召开的国际健康促进大会上，进一步重申了社区参与的重要性，将其列为健康促进的优先领域，阐明健康促进的核心是将社会的健康目标转化为社会行动。因此社区的健康促进必须以社会多部门联合、共同参与，为社区居民的健康做出共同的努力。具体来讲，社区健康促进可开展以下 5 个方面的工作：①出台健康政策：社区的决策者把促进社区居民健康问题提到议事日程，制定和出台有利于社区居民健康改善的公共政策；②创造健康支持环境：为社区居民创造安全、满意和愉快的生活和工作环境，系统快速评估变化的环境对健康的影响，以保证社区自然环境有利于健康发展；③增强社区能力：社区存在的健康问题和社区居民的健康需求是社区健康教育的出发点。充分发动社区力量，积极有效地参与社区卫生保健计划的制订和执行，挖掘社区资源，帮助居民认识自己的健康问题，并提出解决问题的办法；④发展社区居民个人技能：通过提供健康信息，教育并帮助社区居民提高健康技能，不断地从生活中学习健康知识，有准备地应付人生各个阶段可能出现的健康问题，并很好的应对慢性病和意外伤害，从而提升生活的质量；⑤调整社区卫生服务方向：调整社区卫生服务类型与内容，将健康教育和健康促进以及预防服务作为卫生服务模式的重要组成部分。

三、社区健康管理

（一）健康管理的概念和内涵

健康管理（health management）是以不同健康状态下人们的健康需要为导向，

通过对个体和群体健康状况以及各种健康危险因素进行全面监测、分析、评估及预测，向人们提供有针对性的健康咨询和指导服务，并制定相应的管理计划，协调个人、组织和社会的行动，针对各种健康危险因素进行系统干预和管理的过程。其宗旨是为了更好地调动个人、集体和社会的积极性，通过对有限健康资源的有效计划、组织、协调和控制等管理活动来获取最大的健康效果。这里的不同健康状态人群包括了健康人群、亚健康人群和亚临床状态人群以及处于疾病期和康复期的病人。

健康管理活动最早起源于美国、加拿大等西方国家开展的临床预防性服务，它伴随着一系列健康风险评估技术和方法的开发和运用而逐步发展起来。健康管理产生之初主要是指通过对个人行为、生活方式等相关健康影响因素的评价，筛检出影响个人疾病发生、发展和预后的各种健康危险因素，然后对这些危险因素实施有针对性的、个性化的干预，以实现预防和控制慢性病发生和发展的目的。

（二）健康管理的内容与方式

健康管理以个体和群体的健康需要为导向，对个体和群体的健康问题和健康危险因素进行管理。其管理的对象是全体人群，包括对处于健康状态、亚健康状态、亚临床和疾病状态的人群健康的全程动态管理。广义的健康管理包括疾病预防、临床诊疗、康复保健等应用医学的各个方面，根据管理对象不同分为对个人、组织、社区、社会的健康管理。目前，在社区层面上开展的健康管理的方式主要包括以下四类。

1．生活方式管理　健康管理的重要手段和策略之一就是生活方式管理。它致力于对人们不良的行为和生活方式进行干预，运用科学的方法来指导和培养人们的健康习惯，改掉不利于健康的不良习惯，建立健康的行为和生活方式，最大限度地降低健康风险暴露水平。

2．需求管理　需求管理是通过向病人提供决策支持和自我管理支持来鼓励人们合理利用医疗服务。它致力于通过帮助消费者维护健康以及寻求适当的医疗保健来控制健康消费的支出和改善对医疗保健服务的利用。

3．疾病管理　疾病管理是一个协调医疗保健干预以及与病人沟通的系统，它强调病人自我保健的重要性。疾病管理对医患关系和保健服务计划提供支撑，强调运用循证医学和增强个人能力的策略来预防疾病的恶化，从临床、人文和经济等方面对整体健康状况的改善进行动态评价。疾病管理与传统的单纯疾病治疗不同，疾病管理认为病人不应该是一个被动的受治者，而应该是疾病管理过程的主动参与者。它不是一次性治疗活动，而是疾病和健康管理的连续性过程。它高度重视疾病治疗措施和其他干预措施协调管理的重要性。目前社区普遍开展的慢性病管理就是疾病管理的主要方式。

4．综合人群健康管理　许多健康管理项目通常采用多种健康管理策略相结合的办法来更好地满足个体和群体多方面健康管理的需要。这些策略都是以人的健康需要为中心而发展起来的。

（三）健康管理的基本步骤

1．收集健康管理对象的个人健康信息　首先了解其健康需要、发现其存在的健康问题、查找健康危险因素，并对健康危险因素进行检测和分析。

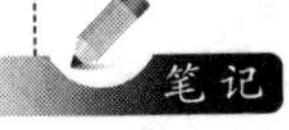

2. 进行健康和疾病风险评估　在收集个人健康信息的基础上，综合运用多种方法对健康问题和健康风险进行分析和评估，预测个人在以后一段时间内发生某种疾病或存在健康危险的可能性，制订健康管理和健康风险干预计划。

3. 实施健康干预　根据健康和疾病风险评价结果，提出健康改善措施，制定个性化的健康干预计划，并充分调动个人、家庭和社会积极性，帮助其实施健康计划，通过生活方式干预、膳食营养指导、心理健康干预、运动干预、健康教育和指导等个性化干预措施的综合运用来保证健康干预计划的实施。

4. 干预效果评价　对健康干预的实施效果进行动态追踪，了解存在的问题，评价计划和措施的实施效果，并对干预方案做进一步的完善。

第三节　特定人群的社区保健服务

妇女、儿童、老年人是社区中人数较多的特殊人群，也是社区保健的重点服务对象，做好这部分人群的社区保健工作有利于提高整个社区人群的健康水平。

一、儿童社区保健

（一）儿童期的主要健康问题

儿童通常是指0～14岁的人群。根据不同年龄段儿童生长发育过程中所表现的特点，可将儿童分为婴儿期、幼儿期、学龄前期和学龄期。各期儿童的身心发育特点及卫生问题有所不同：①婴儿期：从出生到1周岁内为婴儿期，其中从出生到28天为新生儿期。初生婴儿脱离母体独立生活，其生活调适能力不够成熟，故发病率、死亡率都极高。在婴儿期，由于大脑皮层功能不成熟，全身各器官系统的功能不完善，对高热、毒素及其他有害因素的抵抗力弱，容易发生抽搐、呕吐、腹泻、呼吸道感染、营养不良等问题，婴儿期是整个儿童期死亡率较高的时期；②幼儿期：从满1周岁到3周岁内为幼儿期。这一时期由于从母体获得的先天免疫功能已消失，自身的免疫功能尚未完善，幼儿期的儿童容易发生传染病和寄生虫病；随着活动范围的加大，而又缺乏自我照顾的能力，容易发生意外事故；喂养不当，可能发生营养不良；③学龄前期：从满3周岁到6周岁内为学龄前期。这一时期抵抗力比幼儿期有所增强，但仍然易发生传染病和寄生虫病、意外事故，如果教养不当可能出现行为异常。

（二）社区儿童系统保健

社区儿童系统保健管理主要针对6岁以内的儿童，重点是新生儿和3岁以下婴幼儿的系统管理。其运行程序在城市是以社区为单位，由所在辖区的社区卫生服务中心和服务站承担。在农村依靠三级妇幼保健网络，以乡为单位，实行分级分工负责，乡村配合开展。为规范儿童保健服务，提高儿童健康水平，卫生部先后发布了《全国儿童保健工作规范（试行）》、《国家基本公共卫生服务规范》，对0～6岁儿童的保健和健康管理服务进行了规范要求。儿童保健系统保健管理的内容包括五方面。

1. 建立儿童保健系统管理保健卡 根据一人一卡(册)原则建卡,并交由承担系统保健的机构管理。

2. 开展新生儿访视 婴儿出生并返家后,由妇幼保健人员到产妇家中随访,做好记录,填写系统保健卡(册)。在新生儿期要求访视3~4次,对体弱儿应酌情增加随访次数并进行专案管理。访视中,除了解和观察一般情况外,要进行全身检查,指导合理喂养和护理。

3. 定期健康体检 儿童保健系统管理要求对0~6岁儿童,重点是3岁以下婴幼儿进行定期的健康体检。时间为1岁以内每季度1次,1~2岁每半年1次,3~6岁每年1次,体检时填写保健卡(册,表)。有条件的地方可适当增加体检次数和项目。

4. 生长发育监测 为及早发现生长缓慢现象,适时采取干预措施,保证儿童健康成长,儿童保健系统管理要根据实际情况推广使用小儿生长发育监测图进行生长发育监测。这种方法简便易行,只需要连续测量小儿体重,绘出体重曲线,可动态观察婴幼儿生长发育趋势。要求1岁以内测体重5次,1~2岁测体重3次,2~3岁测体重2次。

5. 体弱儿的管理 体弱儿是指低体重儿、早产儿、弱智儿、维生素D缺乏症活动期、Ⅱ度以上营养不良、中度以上缺铁性贫血、反复感染以及患先天性心脏病、先天畸形和遗传代谢病等患儿。对体弱儿应专案管理,建立专案病历,制订治疗方案,并采取针对性措施,定期访视和复诊治疗,指导家长正确喂养患儿,注意患儿的保暖和防治其感染等。

二、社区妇女保健

(一)妇女不同时期的主要卫生问题

1. 青春期 青春期是指从儿童到成人所经历的一个转变时期。女孩从11~12岁开始,至19~20岁止。在医学上通常把青春发育征象的开始出现至生殖功能发育成熟为止的一段时期称为青春期。此期的卫生问题从心理方面来说,主要是由于生理的变化可能导致的恐惧、羞怯、焦虑等反应。预防保健工作应以青春期性教育为主,包括:性生理、性心理、性道德及性疾病的知识教育,帮助她们正确对待自己的生理和心理变化,养成良好的生理卫生、心理卫生和道德行为习惯。对青春期少女进行个人卫生指导、营养指导,开展青春期咨询工作。对青春期易发、多发的病症,如月经异常、少女怀孕等,除做好健康教育外,可通过体检等手段及早发现和处理。

2. 孕产期 孕产期是妇女一生中生理和心理变化较大的时期,也是妇女暴露于与妊娠和分娩有关的各种危险因素和疾病的时期。该期保健服务包括:普及孕期卫生知识,开展早孕检查和定期产前检查,普及科学接生,提高接产质量,做好产褥期的随访、保健指导和检查工作;对妇女因孕育而导致的各种疾病要做到早发现、早治疗,特别是及早发现高危孕产妇,并且提高对高危孕产妇的处理水平,以保护母婴安全,降低孕产妇死亡率和围生儿死亡率。

3. 更年期 更年期是妇女从生育功能旺盛走向衰退的时期,一般可以分为绝经前期、绝经期以及绝经后期。更年期保健服务工作首先是健康教育，让社会各部门、家庭及更年期妇女自己都认识到更年期保健的重要意义和内容，指导更年期妇女保持思想乐观、劳逸结合、进行适当的体育锻炼、合理安排膳食与营养、避免体重过度增加及注意生殖泌尿系统的卫生，并重视更年期常见疾病如骨质疏松症的早期征象；开展定期的妇科检查，以便早期发现更年期常见的器质性病变；设立更年期咨询门诊，以利于咨询和筛查更年期疾病，让妇女顺利度过这一时期，健康地进入老年期。

（二）孕产妇保健系统管理和妇科常见疾病的普查普治

孕产妇保健系统管理是指妇女在怀孕 12 周至产后 42 天的孕产期间接受社区规范的保健管理。具体服务内容是：① 12 周前由孕妇居住地的乡镇卫生院、社区卫生服务中心为其建立《孕产妇保健手册》，进行 1 次孕早期随访；②孕 16～20 周、21～24 周各进行 1 次产前随访，对孕妇的健康状况和胎儿的生长发育情况进行评估和指导；③孕 25～36 周、37～40 周各进行 1 次产前随访，重点孕妇应在有助产资质的医疗保健机构进行，并酌情增加次数；④产后访视：乡镇卫生院（村卫生室）、社区卫生服务中心应于 3～7 天内到产妇家中进行产后访视，进行产褥期健康管理，加强母乳喂养和新生儿护理指导，同时进行新生儿访视；⑤产后 42 天健康检查。

除对孕产期内的妇女提供的系统保健管理外，对妇科常见疾病的普查普治也是妇女社区保健服务的重要内容。在妇科普查中增加宫颈刮片，对子宫颈癌做到早期发现、早期诊断、早期治疗，降低发病率、死亡率，提高治愈率；定期进行妇科病的普查普治还是及时发现卵巢肿瘤的最好措施，还应加强高危人群的性传播疾病的检查、诊断和治疗。

三、社区老年保健

（一）老年人的主要健康问题

老年人随着年龄的增长，功能逐渐衰退，主要表现为全身各系统如呼吸系统、血液循环系统、消化系统和神经系统等的生理性老化，机体免疫功能、内分泌功能下降，患病及疾病的严重程度也较高。老年人所患疾病以慢性退行性疾病为主。通常以高血压、慢性支气管炎、冠心病、颈椎病、胆囊炎、胆石症和白内障多见。《中国人口老龄化与老年人状况蓝皮书》指出，心脏病、恶性肿瘤、脑卒中和精神疾患等慢性病正快速成为包括发展中国家在内的世界人口致死的最重要原因，而老年痴呆症、白内障、帕金森等高致残性老年病的患者也日益增多，不但增加了家庭和社会的经济负担，还严重影响了老年人的生活质量。因此，提供包括医疗、保健、护理和家庭照料在内的综合的社区卫生服务模式应对老年人对卫生保健服务的迫切需求是非常必要的。

（二）老年社区保健服务

1. 老年人群卫生保健服务　针对老年人群的卫生保健服务包括：①建立健全老年人健康档案：为开展社区老年人的分级管理及制定社区医疗保健计划提供依据；②开展老年人的系统管理工作：通过对社区老年人登记建册，进行健康检查，将社区内的老年人进行分类分级系统管理，提供从健康教育、心理咨询、健康体检到住院、门诊治疗、日常生活护理等一系列系统、连续的卫生保健服务。

2. 老年人个体预防保健 针对老年人个体的保健服务主要包括：①心理卫生教育，关心和尊重老年人，给予他们实际的支持和帮助；鼓励老人参加社会活动以充实和调节老年人的精神生活；鼓励老年人继续学习各种知识和技能，促进心理健康；②开展健康教育，帮助老年人养成健康的生活方式、合理营养、适当参加体育锻炼；③老年常见病多发病的防治：对老年人进行常见病多发病防治知识教育，定期体检，做到疾病的早发现、早诊断、早治疗、早康复的目的；④合理用药：由于老年人对药物的解毒及排毒功能差，对药物的耐受性差，易发生不良反应；且老年人常同时患多种疾病，用药复杂，应注意药物的协同与拮抗作用；对老年人应强调遵照医嘱用药，切勿自己乱用药或随意停药；⑤康复医疗：减少或防止卧床不起的患病人数和老年性痴呆，使老年人恢复日常生活能力，减少老年病人对家庭及社会的压力。

（郝艳华 梁立波）

思考题

1. 社区卫生服务有哪些特点，如何为特殊人群提供社区保健服务？
2. 如何在社区开展健康教育活动？

第三章

疾病控制与预防保健措施

导 读

医学的目的除了医治疾病外，更重要的是预防与减少疾病的发生，提升人们的健康水平。疾病的预防与控制是公共卫生的核心内容，但这不仅是公共卫生人员的职责，也是全体医护工作者的责任与义务，还依赖于全社会的共同参与。因此需要加强对医护人员的教育与培训，加强对公众的健康教育，提升公众的健康素养，坚持健康促进的原则，更合理地使用有限的卫生资源，以满足人们对提升健康水平的需求。普及基本的疾病预防控制知识，是医学进步和社会发展的要求。

疾病预防与控制是指疾病在人群中发生前或即将发生时，针对疾病的病因及其演变规律，采取一系列有效的措施，及时控制或延缓疾病的发生和发展，最终治愈或消除疾病的发生，提升健康水平的过程。对个体而言，其核心是延缓疾病的发生与发展，对已患疾病者及时诊断、治疗及康复。当前疾病预防控制的形势较为严峻，表现为：新发传染病时有发生；过去已基本控制的传染病卷土重来；传染病流行还未完全控制；心脑血管疾病、肿瘤等慢性非传染性疾病的发病人数持续增长，对人们健康构成巨大威胁；突发公共卫生事件与医院感染等时有发生；加上人口老龄化、环境污染及病原体的变异等，都给疾病的预防控制带来巨大挑战。疾病预防与控制工作，必须以生物 - 心理 - 社会医学模式和新的健康观为指导，坚持“预防为主”的方针，树立“三级预防”的观念，完善疾病预防控制体系，切实强化疾病预防与控制，强化全民健康教育与健康促进，通过全民参与，全社会共同努力，开展生理、心理和社会全方位的预防保健服务。

第一节　传染病的预防与控制

传染病（communicable diseases）是指由特定的病原体（或其毒性产物）所引起的一类疾病；病原体及其毒性产物可通过感染的人、动物或储存宿主以直接或间接方式传染给易感者。而感染性疾病（infectious diseases）是指由病原生物引起的所有人类疾病。因而，感染性疾病的概念要比传染病的概念更宽泛。本节将从人群健康的角度介绍传染病的预防和控制。

一、传染病的流行过程

（一）传染病发生的条件

任何一种传染病的发生、发展和传播都是病原体、宿主和外部环境相互作用的结果。因此，传染病的发生有两个最基本的条件，即病原体和宿主。

1. 病原体（pathogen）　指能够引起宿主致病的各种生物体，包括病毒、细菌、真菌和寄生虫等。病原体侵入宿主后是否致病，既取决于宿主的反应，又取决于病原体特征、数量及其侵入门户等，其中病原体的特征、致病性及其表现形式具有重要意义。

（1）病原体基本特性：①传染力：病原体引起易感宿主发生感染的能力。有些病原体具有非常强的传染力，如：天花、麻疹；而有些相对较弱，如：麻风、结核等；②致病力：病原体侵入宿主后引起临床状态疾病的能力。致病力的大小取决于病原体在体内的繁殖速度、组织损伤的程度以及病原体能否产生特异性毒素，一般用感染者中发生临床病例的比例来测量；③毒力：病原体感染机体后引起的疾病严重程度。毒力和致病力的差异在于致病力强调的是感染后发生临床疾病的能力，而毒力强调的是感染导致疾病的严重程度。值得注意的是病原体特性在不同环境和宿主条件下，病原体的传染力、致病力和毒力也会发生变化。常见传染病病原体的传染力、致病力和毒力见表3-1。

表3-1　常见传染病病原体的传染力、致病力和毒力

强度	传染力（继发感染数/暴露数）	致病力（发病数/感染数）	毒力（重症例数或病死数/总病例数）
高	天花、麻疹、水痘	天花、狂犬病、麻疹、普通感冒、水痘	狂犬病、天花、结核、麻风
中	风疹、腮腺炎、普通感冒	风疹、腮腺炎	脊髓灰质炎、麻疹
低	结核	脊髓灰质炎、结核	麻疹、水痘
极低	麻风	麻风	风疹、普通感冒

（2）病原体变异性：病原体可因环境或遗传因素的变化而发生变异。病原体变异对传染病的流行、预防和治疗具有重要意义。①耐药性变异：病原体对某种抗生素从敏感变为不敏感或耐受的现象。耐药性变异可以遗传，也可通过微生物之间的遗传物质（如质粒）转移传给其他微生物。耐药性变异是多种传染病流行不能控制或复燃的重要原因之一。如结核病，据WHO估计，目前全球感染耐药结核菌的患者约有1亿，其中对利福平和异烟肼这两种重要抗结核药物耐药者称为多耐药结核，在东欧等多耐药结核流行地区，可占所有结核病病人的7%～22%；②抗原性变异：病原体基因突变导致病原体抗原性发生改变的现象。抗原变异是传染病发生暴发、流行甚至大流行的重要原因之一。例如流感病毒表面抗原变异频繁，每发生一次大的变异，即形成一个流感病毒新亚型。人群因普遍缺乏相应

的免疫力而引发流感大流行；③毒力变异：病原体遗传物质发生变化而致其毒力增强或减弱的现象。毒力增强导致疾病严重程度增高，而毒力减弱则是疫苗研制的重要途径和方法。

(3) 侵入门户：病原体侵入宿主的最初部位。一般病原体都有严格的侵入门户，并需要达到宿主体内特定的部位生长、繁殖。

2. 宿主　在自然条件下被病原体寄生的人或动物。当机体具有充分的免疫能力时，宿主就不会出现感染和发病。

3. 感染过程及感染谱

(1) 感染过程：病原体进入机体后，病原体与机体相互作用的过程，即感染发生、发展，直至结束的整个过程。

(2) 感染谱：一种病原体导致宿主不同的感染表现形式称为感染谱。宿主感染病原体后，会呈现不同的反应，表现为隐性、显性感染（轻、中、重型疾病）或死亡等形式。①以隐性感染为主：隐性感染是指体内有病原体的存在，但没有该疾病的临床表现。隐性感染需经微生物培养、分子生物学或免疫学等检测证实。部分疾病表现为隐性感染者所占的比例很大，显性感染或危重及致死性病例较少，是传染病典型的"冰山现象"，如90%以上的脊髓灰质炎为隐性感染。隐性感染易被医护人员忽视，但却具有重要的流行病学意义。因为隐性感染在传染病的播散上作用广泛，针对隐性感染者的预防控制措施将有助于控制传染病的流行。如对无症状的结核菌素试验阳性者实施预防性治疗，以防止可能发生的活动性结核及由此所致的传播；②显性感染为主：这类传染病的结局中，显性感染者所占的比例很大，如麻疹，90%以上为临床病例；③隐性感染与显性感染比例接近：如流行性腮腺炎约有66%的感染者发病。

（二）传染病流行过程的三个环节

传染病在人群中发生流行必须具备三个基本条件，即流行过程的三个环节：传染源、传播途径和易感人群。这三个环节相互依赖、相互联系，缺少其中任何一个环节，传染病的流行就不会发生或终止。

1. 传染源(source of infection)　指体内有病原体生长、繁殖并且能排出病原体的人和动物。包括病人、病原携带者和受感染的动物。感染者排出病原体的整个时期，称为传染期。传染期是决定传染病病人隔离期限的重要依据。同时，传染期的长短也可影响疾病的流行特征，如传染期短的疾病，继发病例常成簇出现，传染期长的疾病，继发病例陆续出现，持续时间可能较长。

(1) 病人：体内通常存在大量病原体，又具有利于病原体排出的临床症状如咳嗽、腹泻等，病人是最重要的传染源。病人作为传染源的意义主要取决于：病程的不同阶段所排出病原体的数量和频度，病人活动的范围。

(2) 病原携带者：没有明显临床表现而能排出病原体的人。带菌者、带毒者和带虫者统称为病原携带者。病原携带者包括潜伏期病原携带者、恢复期病原携带者和健康病原携带者。

潜伏期病原携带者：即在潜伏期内携带并排出病原体者。潜伏期(incubation period)：是指病原体侵入机体到临床症状出现这一段时间。不同传染病的潜伏期长短各异，潜伏期受病原体的数量、毒力、侵入途径和机体状态等方面的影响。但每种传染病的最短、最长潜伏期和平均潜伏期是相对恒定的。有些传染病在潜伏期即具有传染性，而有些则不具传染性或传染性很小。潜伏期的流行病学意义在于：①根据潜伏期判断患者受感染时间，用于追踪传染源，寻找与确定传播途径；②根据潜伏期确定接触者的留验、检疫和医学观察期限。一般为平均潜伏期加1～2天，危害严重者按该病的最长潜伏期予以留验和检疫；③根据潜伏期确定免疫接种时间；④根据潜伏期评价预防措施效果。预防措施实施后经过一个潜伏期，如发病数明显下降，可认为与措施有关；⑤潜伏期长短还可影响疾病的流行特征。一般潜伏期短的疾病，一旦流行，常呈暴发，疫情凶猛。

恢复期病原携带者：临床症状消失后继续携带和排出病原体者。如痢疾、伤寒、白喉、流行性脑脊髓膜炎和乙型肝炎等，都有恢复期携带者。恢复期病原携带状态一般持续时间较短。临床症状消失后病原携带时间在3个月以内者，称为暂时性病原携带者；超过3个月，称为慢性病原携带者。少数人甚至可携带终身。慢性病原携带者因其携带病原时间长，具有重要的流行病学意义。

健康病原携带者：整个感染过程中均无明显临床症状与体征而排出病原体者。如白喉、脊髓灰质炎等，常有健康病原携带者。

病原携带者作为传染源的意义取决于其排出的病原体量、携带病原体的时间长短、携带者的职业、社会活动范围、个人卫生习惯、环境卫生条件及防疫措施等。典型案例是“伤寒玛丽”，1900年纽约，爱尔兰女厨师Mary Mallon是一个非常健康的女性，她为纽约许多家庭做饭；在她被雇佣后，她服务的家庭陆续出现了53例伤寒。经过追踪调查，Mary被查出粪便伤寒杆菌持续阳性。1907—1910年间，她被监禁，并禁止从事厨师工作，人们称她为“伤寒玛丽”。出狱后，她改名换姓，从人们的视线中消失了。但二年后，纽约和新泽西地区暴发了伤寒，共发现200余病例，追踪调查再次发现传染源就是当年的“伤寒玛丽”。

（3）受感染的动物：某些传染病是由动物传播造成的。这些疾病的病原体在自然界的动物间传播，在一定条件下可以传染给人，这类疾病称为自然疫源性疾病或人兽共患病，如鼠疫、森林脑炎、钩端螺旋体病、狂犬病、炭疽、血吸虫病等。动物作为传染源的意义主要取决于人与受感染的动物接触的机会和密切程度，动物传染源的种类和密度，以及环境中是否有适宜该疾病传播的条件等。

2．传播途径（route of transmission）　病原体从传染源排出后，侵入新的易感宿主前，在外环境中所经历的全部过程。传染病可通过一种或多种途径传播，常见的传播途径有：

（1）经空气传播：包括经飞沫、飞沫核和尘埃传播：①经飞沫传播：病人呼气、喷嚏、咳嗽时可以经口鼻将含有大量病原体的飞沫排入环境。大的飞沫迅速降落到地面，小的飞沫在空气中短暂停留，局限于传染源周围。因此，经飞沫传播只能累及传染源周围的密切接触者。对环境抵抗力较弱的流感病毒、百日咳杆菌和脑膜炎双球菌常经此方式传播；②经飞沫核传播：飞沫在空气悬浮过程中由于失去水分而剩下的蛋白质和病原体组成的核被称为飞沫核。飞沫核可以气溶胶的形式飘散至远处。结核杆菌等耐干燥的病原体可经飞沫核传播；③经尘埃传播：含有病原体的飞沫或分泌物落在地面，干燥后形成尘埃。易感者吸入后即可感染。对外界抵抗力较强的病原体如结核杆菌和炭疽杆菌芽胞可通过尘埃传播。

笔记

经空气传播传染病的流行特征为：①传播广泛，传播途径易实现，发病率高；②冬春季高发；③少年儿童多见；④在未免疫人群中周期性升高；⑤受居住条件和人口密度的影响。

(2) 经水传播：经水传播的传染病包括许多肠道传染病和某些寄生虫病。传染病经水传播的方式包括经饮用水和疫水传播。经饮水传播：饮水被污染可由自来水管网破损污水渗入所致，或因粪便、污物或地面污物等污染水源所致。经饮水传播的疾病常呈现为暴发。经疫水传播：人们接触疫水时，病原体经过皮肤、黏膜侵入机体。如血吸虫病、钩端螺旋体病等。

(3) 经食物传播：当食物本身含有病原体或受到病原体污染时，可引起传播。1988 年春天上海发生甲肝流行，其原因就是人们生吃或半生吃被甲肝病毒污染的毛蚶。经食物传播的传染病的流行病学特征有：病人有进食某一食物史；不食者不发病；一次大量污染可致暴发；停止供应污染食物后，暴发可平息。

(4) 接触传播：分为直接接触与间接接触传播。直接接触传播：是在没有外界因素参与下，传染源与易感者直接接触的一种传播途径，如性传播疾病，狂犬病等。间接接触传播：是易感者接触了被传染源的排出物或分泌物等污染的日常生活用品所造成的传播，又称为日常生活接触传播。被污染的手在传播中起重要作用。许多肠道传染病、体表传染病及某些人畜共患病常可通过间接接触传播。经间接接触传播一般呈散发，很少造成流行，无明显季节性，个人卫生习惯不良和卫生条件较差地区发病较多。

(5) 经媒介节肢动物传播：传播方式有机械携带和生物性传播。

(6) 经土壤传播：有些传染病可通过被污染的土壤传播。一些能形成芽胞的病原体（如炭疽、破伤风）等污染土壤后可保持传染性达数十年之久。有些寄生虫卵从宿主排出后，需在土壤中发育一段时间，才具有感染易感者的能力。

经土壤传播的传染病往往与病原体在土壤中的存活时间、个体与土壤接触的机会和个人卫生条件有关。如赤脚下地劳动与钩虫病，皮肤破损与破伤风等。

(7) 医源性传播：在医疗卫生服务中，因未严格执行规章制度和操作规程，而人为造成的传染病的传播。如医疗器械消毒不严，药品或生物制剂被污染，病人在输血时感染艾滋病、丙型肝炎等。我国报道过血友病人因使用进口第Ⅷ因子而感染 HIV 的案例。

(8) 围生期传播：在围生期病原体通过母体传给子代，又称为垂直传播或母婴传播。主要方式包括：经胎盘传播、上行性感染、分娩时传播。

许多传染病可通过一种以上途径传播，以何种途径传播取决于病原体所处的环境和病原体自身的流行病学特征。

（三）易感人群

易感人群是指对传染病没有免疫力，有可能发生感染的人群。人群作为一个整体对传染病的易感程度称为人群易感性。人群易感性的高低取决于该人群中易感个体所占的比例。当人群中的免疫个体足够多时，尽管此时尚有相当比例的易感者存在，但免疫个体构筑的“屏障”使感染者（传染源）“接触”易感个体的概率较小，进而新感染者发病的概率降至很低，从而可阻断传染病的流行，这种现象称为“免疫屏障”现象。人群中的预防接种可以增强免疫屏障，阻断或预防传染病的流行。

1. 影响人群易感性升高的主要因素　包括新生儿增加、易感人口迁入、免疫人口免疫力自然消退、免疫人口死亡等。

2. 影响人群易感性降低的主要因素　一是计划免疫，预防接种可提高人群对传染病的特异性免疫力，是降低人群易感性的重要措施。预防接种必须按程序规范实施。二是传染病流行，一次传染病流行后，人群中部分个体因发病或隐性感染而获得免疫力。

（四）影响传染病流行过程的因素

传染病的流行依赖于传染源、传播途径和易感者三个环节，任何一个环节的变化都可能影响传染病的流行和消长。这三个环节往往受到自然因素和社会因素的影响和制约。

1. 自然因素　气候、地理因素是影响传染病流行过程的重要的自然因素。近年来全球气候变暖，地球表面气温上升，频繁出现的“厄尔尼诺”现象加剧了海水温度增高。气温的变化带来了新的降雨格局，造成大量水洼，为蚊蝇提供了更多的孳生场所。气温的上升还促进了媒介昆虫的繁殖生长，促进了疟疾、登革热、乙型脑炎等暴发和流行。同时，使原属温带、亚热带的部分地区变成了亚热带和热带，使局限于热带亚热带的传染病蔓延至温带。如黄热病过去在华南是罕见病，现在变得时有报道。

2. 社会因素　包括人类的一切活动，如生活方式与卫生习惯、卫生条件、医疗卫生状况、生活和居住环境、人口流动、风俗习惯、宗教信仰、社会动荡等。近年来新发、再发传染病的流行，很大程度上受到了社会因素的影响。社会因素对传染病流行的三个环节都可以造成一定程度的影响。

(1) 抗生素和杀虫剂的滥用使病原体和传播媒介耐药性日益增强。抗生素滥用导致出现超级细菌，呈现广泛耐药。蚊虫对杀虫剂的普遍抗药，严重影响了灭蚊效果，导致了疟疾、登革热、黄热病等的流行。

(2) 城市化和人口剧增使人类传染病有增无减。城市化造成大量贫民窟的形成，贫穷、营养不良、居住环境拥挤、卫生条件恶劣、缺乏安全的饮水和食物，是传染病滋生与发展的温床。

(3) 战争、动乱、难民潮和饥荒促进了传染病的传播和蔓延。如前苏联的解体和东欧的动荡局势使这一地区20世纪90年代白喉严重流行。

(4) 全球旅游业的急剧发展，航运速度的不断增快也有助于传染病的全球性传播、扩散与流行。

(5) 环境污染和环境破坏造成生态环境的恶化，森林砍伐改变了媒介昆虫和动物宿主的栖息习性，所有这些均可能导致传染病的蔓延和传播。

（五）疫源地与流行过程

1. 疫源地（infectious focus）　传染源排出病原体可能波及的范围，也即易感者可能受到感染的范围。范围较小的疫源地（如只有一个传染源）称为疫点，范围较大的疫源地称为疫区。影响疫源地范围大小的因素有：①传染源存在的时间；②传染源活动的范围；③疾病的传播方式；④周围人群免疫力；⑤环境条件。如经接触传播或飞沫传播的传染病其疫源地可能局限于传染源的住所及其活动范围，如经飞沫传播的麻疹；而虫媒传播疾病的疫源地则包括以媒介生物所能到达的距离为半径的整个圆的面积，如蚊虫传播的疟疾。

2. 疫源地消灭的条件　传染源已被移走（住院或死亡）或消除了排出病原体的状态（治愈）；传染源播散在环境中的病原体被彻底消灭。所有易感接触者经过该病的最长潜伏期没有新病例或新感染发生。

3. 流行过程（epidemic process）　在传染病传播中，一系列相互联系、相继发生的疫源地构成了传染病的流行过程。即病原体通过一定的传播途径，不断更迭宿主的过程。疫源地是流行过程的组成部分，一旦疫源地全部消灭，流行过程即告中断，流行即告终止。

二、传染病的预防控制策略与措施

（一）传染病的预防控制策略

1. 预防为主　预防为主是我国的基本卫生工作方针。传染病的预防就是要在疫情尚未出现时，针对可能发生传染病的易感人群或传播途径采取措施。

（1）加强人群免疫：免疫预防是控制具有有效疫苗免疫的传染病发生的重要策略。全球消灭天花、脊髓灰质炎活动的基础是开展全面、有效的人群免疫。许多传染病如麻疹、白喉、百日咳、破伤风、乙型肝炎等都可通过人群大规模免疫接种来控制流行，或将发病率降至很低的水平。预防接种是保护易感人群的最有效措施之一。

（2）改善卫生条件：保护水源、提供安全的饮用水，改善居民的居住条件，加强粪便管理和无害化处理，加强食品卫生监督和管理等都有助于从根本上杜绝传染病的发生和传播。

（3）加强健康教育：开展针对性的健康教育可改变人们的不良卫生习惯和行为，以切断传染病的传播途径。如开展安全性行为知识的健康教育以预防艾滋病；饭前便后洗手与肠道传染病预防等，这是一种低成本高效益的传染病防治方法。

2. 加强传染病监测　监测内容包括传染病发病、死亡；病原体类型、特性；媒介昆虫和动物宿主种类、分布和病原体携带状况；人群免疫水平及人口资料等。同时还开展对流行因素和流行规律的研究，并评价防疫措施效果。我国的传染病监测包括常规报告和哨点监测。常规报告覆盖了甲、乙、丙三类共39种法定报告传染病。在全国各地设立了上百个艾滋病等监测哨点。

3. 建立传染病预警制度　国家建立传染病预警制度。国务院卫生行政部门和省、自治区、直辖市人民政府根据传染病发生、流行趋势的预测，及时发出传染病预警，予以公布。县级以上地方人民政府应当制定传染病预防、控制预案，报上一级人民政府备案。

4. 加强传染病预防控制管理　一是制定严格的标准和管理规范，对从事病原生物的实验室、传染病菌种和毒种库等进行监督管理。二是加强血液及血液制品、生物制品、病原生物有关的生物标本等的管理。三是加强对从事传染病相关工作人员的培训。

5. 传染病的全球化控制　传染病的全球化流行趋势日益体现了传染病的全

球化控制策略的重要性。继1980年全球宣布消灭天花后，1988年WHO启动了全球消灭脊髓灰质炎行动。经过十几年的努力，全球脊髓灰质炎病例下降了99.8%。中国在2000年也正式被WHO列入无脊髓灰质炎野毒株感染国家。

为了有效遏制全球结核病流行，2001年WHO发起了全球“终止结核病”合作伙伴的一系列活动，其设立的目标为：2005年，全球结核病感染者中的75%得到诊断，其中85%被治愈。2010年，全球结核病负担（死亡和患病）下降50%。2050年，使全球结核病发病率降至1/100万。

针对艾滋病、疟疾和麻风的全球性策略也在世界各国不同程度地展开。全球化预防传染病策略的效果正日益凸显。2003年非典（SARS）流行期间全世界的密切合作，对人类战胜非典（SARS）起到了至关重要的作用。

（二）传染病预防控制措施

传染病的预防措施包括传染病报告和针对传染源、传播途径和易感人群的多种预防措施。

1. 传染病报告　这是传染病监测的手段之一，也是控制和消除传染病的重要措施。

(1) 报告病种类别：我国1989年颁布《中华人民共和国传染病防治法》规定的传染病分为甲、乙、丙三类，共35种。经过数次修订，传染病的甲、乙、丙三类分类未变，病种增加到39种，具体如下：

甲类：鼠疫、霍乱，共2种。

乙类：传染性非典型肺炎、艾滋病、病毒性肝炎、脊髓灰质炎、人感染高致病性禽流感、麻疹、流行性出血热、狂犬病、流行性乙型脑炎、登革热、炭疽、细菌性和阿米巴性痢疾、肺结核、伤寒和副伤寒、流行性脑脊髓膜炎、百日咳、白喉、新生儿破伤风、猩红热、布鲁菌病、淋病、梅毒、钩端螺旋体病、血吸虫病、疟疾，甲型H1N1流感（2009年新增）共26种。

丙类：流行性感冒、流行性腮腺炎、风疹、急性出血性结膜炎、麻风病、流行性和地方性斑疹伤寒、黑热病、包虫病、丝虫病、除霍乱、细菌性和阿米巴性痢疾、伤寒和副伤寒以外的感染性腹泻病，手足口病（2008年新增），共11种。

同时规定，对乙类传染病中传染性非典型肺炎、炭疽中的肺炭疽和人感染高致病性禽流感，采取甲类传染病的预防、控制措施。其他乙类传染病和突发原因不明的传染病需要采取甲类传染病的预防、控制措施的，由国务院卫生行政部门及时报经国务院批准后予以公布、实施。省、自治区、直辖市人民政府对本行政区域内常见、多发的其他地方性传染病，可以根据情况决定按照乙类或者丙类传染病管理并予以公布，报国务院卫生行政部门备案。

(2) 责任报告人及报告时限：任何人发现传染病病人或者疑似传染病病人时，都应当及时向当地的疾病控制机构报告。规定各级各类医疗机构、疾病预防控制机构、采供血机构均为责任报告单位；其执行职务的人员和乡村医生、个体开业医生均为责任疫情报告人。凡执行职务的医疗保健人员、卫生防疫人员包括个体开业医生皆为疫情责任报告人。

责任报告单位和责任疫情报告人发现甲类传染病和乙类传染病中的肺炭疽、传染性非典型肺炎、脊髓灰质炎、人感染高致病性禽流感的病人或疑似病人时，或发现其他传染病和不明原因疾病暴发时，应于 2 小时内将传染病报告卡通过网络报告；未实行网络直报的责任报告单位应于 2 小时内以最快的方式（电话、传真）向当地县级疾病预防控制机构报告，并于 2 小时内寄送出传染病报告卡。对其他乙、丙类传染病病人、疑似病人和规定报告的传染病病原携带者在诊断后，实行网络直报的责任报告单位应于 24 小时内进行网络报告；未实行网络直报的责任报告单位应于 24 小时内寄送出传染病报告卡。

2. 针对传染源的措施

（1）病人：针对病人的措施应做到早发现、早诊断、早报告、早隔离和早治疗。病人一经诊断为传染病或可疑传染病，就应按传染病防治法规定实行分级管理。只有尽快管理传染源，才能防止其在人群中的传播蔓延。对病人隔离时间的长短依据该病的传染期而定。

（2）病原携带者：对病原携带者应做好登记、管理和随访至其病原体检查 2～3 次阴性后才可终止随访。艾滋病、乙型和丙型病毒性肝炎、疟疾病原携带者严禁做献血员。

（3）接触者：凡与传染源有过接触并有可能受感染者都应接受检疫。检疫期为最后接触日至该病的最长潜伏期。采取形式有三：①留验：即隔离观察，适用于甲类传染病接触者。②医学观察：乙类和丙类传染病接触者可正常工作、学习，但需接受体检、测量体温、病原学检查和必要的卫生处理等医学观察。③应急接种和药物预防：对潜伏期较长的传染病如麻疹，可对接触者施行预防接种。还可采用药物预防，如服用青霉素预防猩红热，服用乙胺嘧啶或氯喹预防疟疾等。

（4）动物传染源：对危害大且经济价值不大的动物传染源应予彻底消灭。对危害大的病畜或野生动物应予捕杀、焚烧或深埋。对危害不大且有经济价值的病畜可予以隔离治疗。还要做好家畜和宠物的预防接种和检疫。

3. 针对传播途径的措施　对传染源污染的环境，必须采取有效的措施，消除和杀灭病原体。消毒（disinfection）是用化学、物理、生物的方法杀灭或消除环境中致病性微生物的措施，包括预防性消毒和疫源地消毒两大类。

（1）预防性消毒：对可能受到病原微生物污染的场所和物品施行消毒。如乳制品消毒、饮水消毒等。

（2）疫源地消毒：对现有或曾经有传染源存在的场所进行消毒。其目的是消灭传染源排出的致病性微生物。疫源地消毒分为随时消毒和终末消毒。随时消毒是当传染源还存在于疫源地时所进行的消毒。终末消毒是当传染源痊愈、死亡或离开后所作的一次性彻底消毒，以完全清除传染源所播散、遗留的病原微生物。只有对外界抵抗力较强的致病性病原微生物才需要进行终末消毒，如霍乱、鼠疫、伤寒、病毒性肝炎、结核、炭疽、白喉等。对外界抵抗力较弱的疾病病原体如水痘、流感、麻疹等一般不需要进行终末消毒。

4. 针对易感者的措施

（1）免疫预防：传染病的免疫预防包括主动免疫和被动免疫。其中计划免疫是预防传染病流行的重要措施，属于主动免疫。高危人群应急接种可以提高群体免疫力，起到及时制止传染病大面积流行的作用。

（2）药物预防：这是应急措施来预防传染病的扩散。但因药物作用时间短、效果不巩固，易产生耐药性，因此其应用有较大的局限性。一般不提倡使用。

（3）个人防护：接触传染病的医务人员和实验室工作人员应严格遵守操作规程，佩戴和使用必要的个人防护用品。有可能暴露于传染病生物传播媒介的个人需穿戴防护用品如口罩、手套、护腿、鞋套等。疟疾流行区可使用个人防护蚊帐。安全的性生活应使用安全套。

5. 传染病暴发、流行的紧急措施　根据传染病防治法规定，在有传染病暴发、流行时，县级以上地方人民政府应当立即组织力量，按照预防、控制预案进行防治，切断传染病的传播途径，必要时，报经上一级人民政府决定，可以采取下列紧急措施并予以公告：

（1）限制或者停止集市、影剧院演出或者其他人群聚集的活动；

（2）停工、停业、停课；

（3）封闭或封存被传染病病原体污染的公共饮用水源、食品以及相关物品；

（4）控制或者捕杀染疫野生动物、家畜家禽；

（5）封闭可能造成传染病扩散的场所。

甲类、乙类传染病暴发、流行时，县级以上地方人民政府报经上一级人民政府决定，可以宣布本行政区域部分或者全部为疫区；国务院可以决定并宣布跨省、自治区、直辖市的疫区。县级以上地方人民政府可以在疫区内采取上述紧急措施，并可以对出入疫区的人员、物资和交通工具实施卫生检疫。

省、自治区、直辖市人民政府可以决定对本行政区域内的甲类传染病疫区实施封锁；但是，封锁大、中城市的疫区或者封锁跨省、自治区、直辖市的疫区，以及封锁疫区导致中断干线交通或者封锁国境的，由国务院决定。

（三）计划免疫

计划免疫（planned immunization）是指根据疫情监测和人群免疫状况分析，按照规定的免疫程序，有计划地进行预防接种，以提高人群免疫水平，达到控制乃至最终消灭相应传染病的目的。预防接种（vaccination）是指将抗原或抗体注入机体，使人体获得对某些疾病的特异性抵抗力，从而保护易感人群，预防传染病发生。有效的疫苗和疫苗免疫计划已成功地消灭了曾经是人类传染病头号杀手的天花；而全球无脊髓灰质炎行动的最重要手段是强化脊髓灰质炎口服疫苗免疫；在麻疹疫苗免疫覆盖率较高的国家，麻疹的发病率和死亡率已降至极低水平。

1. 预防接种的种类

（1）人工自动免疫：通过人工免疫方法，使宿主对相应传染病产生特异免疫抵抗力的方法，称为人工自动免疫或人工主动免疫。其作用的大小取决于宿主所产生的免疫反应强度。人工自动免疫的接种时间一般要求在传染病流行前数周进行，从而使机体有足够的时间产生免疫反应。

（2）人工被动免疫：将含有抗体的血清或其制剂直接注入机体，使机体立即获得抵抗某种传染病的能力的方法，称为人工被动免疫。常用制剂有：①免疫血清：抗毒素、抗菌和抗病毒血清的总称。这种血清含大量抗体，进入机体后可及时产生保护作用。但在体内停留时间和作用时间都较短。因免疫血清为动物血清，含大量异体蛋白，易致过敏反应，只有免疫血清过敏试验阴性者方可使用；②丙种球蛋白：是由健康产妇的胎盘与脐带血或健康人血制成的，可用于预防甲型肝炎、麻疹等。

(3) 被动自动免疫：如在注射破伤风抗毒素实施被动免疫的同时，接种破伤风疫苗，使机体迅速获得自身特异性抗体，产生持久的免疫力。

2. 计划免疫方案 计划免疫的目标是使易感人群中绝大多数人在生命的早期，即在可能暴露于病原微生物之前就能获得免疫力。

(1) 扩大免疫规划：20 世纪 70 年代以来，WHO 根据消灭天花和控制麻疹、脊髓灰质炎的经验，开展了全球扩大免疫规划活动。EPI（Expanded Programme on Immunization，扩大免疫规划）要求坚持免疫方法与流行病学监督相结合，防治白喉、百日咳、破伤风、麻疹、脊髓灰质炎、结核病等传染病。EPI 从启动至 20 世纪 80 年代，重点放在提高免疫覆盖率，使每位儿童在出生后都能按计划获得免疫接种。进入 20 世纪 90 年代后，计划免疫的目标逐步过渡为疫苗可预防疾病的控制、消除和消灭。EPI 是全球的一项重要的公共卫生行动。

我国 1980 年起正式加入 EPI 活动。《九十年代中国儿童发展规划纲要》提出：到 1995 年消灭野毒株引起的麻痹型脊髓灰质炎，消除新生儿破伤风。进入 21 世纪后，《中国儿童发展纲要（2001—2010 年）》要求全国儿童免疫接种率以乡（镇）为单位达到 90% 以上，并将乙型肝炎疫苗接种纳入计划免疫，并逐渐将新的疫苗接种纳入计划免疫管理。

(2) 我国的计划免疫程序：计划免疫工作的主要内容是儿童基础免疫，即对 7 周岁及以下儿童进行卡介苗、脊髓灰质炎三价疫苗、百白破混合制剂、麻疹疫苗与乙型肝炎疫苗的免疫接种，以及以后的适时加强免疫，使儿童获得对结核、脊髓灰质炎、百日咳、白喉、破伤风、麻疹和乙肝的免疫力，概括为“接种五苗，预防七病”。在部分地区增加对乙型脑炎、流行性脑脊髓膜炎等的免疫接种工作。我国目前实施的儿童基础免疫程序见表 3-2。

表 3-2 我国儿童基础免疫程序

年龄	卡介苗	脊髓灰质炎活疫苗	百白破混合制剂	麻疹疫苗	乙型肝炎疫苗
新生儿	初种				1 次
1 月龄					2 次
2 月龄		1 次			
3 月龄		2 次	1 次		
4 月龄		3 次	2 次		
5 月龄			3 次		
6 月龄					3 次
8 月龄				初种	
1.5～2 周岁		*	加强		
4 岁		复服			
7 岁	复种		白类加强	加强	加强
12 岁	复种（农村）				

* 部分地区对 18～24 月龄儿童作第 1 次复服，4 岁第 2 次复服

三、新时期传染病流行特点及其对策

（一）病原体变化带来的新问题

1. 新发现或再燃的传染病　近 30 多年来，人类新发现的传染病已有近 40 种，这些新发现的传染病许多已经在世界上不同地区或人群中流行，甚至引起世界性流行，如艾滋病、传染性非典型肺炎等。再者，过去几近消灭或控制的传染病，又卷土重来，如性传播疾病、结核等。这给人类的健康和生命带来了新的威胁。

2. 病原体耐药　由于抗生素滥用和病原体变异等原因，病原体耐药性的发展速度惊人，许多抗生素面临失效的境地。如结核杆菌，在某些地区和人群的耐药率达到 60%～80%，志贺菌对庆大霉素和喹诺酮类药物的耐药率分别达 68%～86% 和 40%～80%。

3. 病原体基因突变与抗原变异　因病原体基因突变，引起抗原性改变，从而导致疾病大流行，如流感病毒。还有一些病原体因基因突变导致毒力增强，致病力增加。另外，病原体基因突变和抗原性变异导致诊断错误，发生漏诊和误诊。再者，病原体或疫苗株基因突变，使疫苗防治效果下降。

（二）传染病流行三环节的新问题

1. 传染源　消灭传染源或消除传染状态是传染病防治的重要策略和措施，但传染源发生的一些重要变化，需要给予充分重视。

（1）感染谱的变化：传染病的发生，一般都有重度、中度、轻度病例，过去传染病以重度、典型病例为多，而目前中度和轻度病例所占的比例逐渐增加，如伤寒的轻型和非典型病例占 60%～80%。

（2）传染源的流动性：在当今社会，随着经济和社会的发展，交通运输的便捷，人员流动的频繁，传染源的流动性总体上出现：快、远、广的特点，这无疑给传染病的传播和流行造成便利，使防治工作变得非常困难。

2. 传播途径

（1）播散的快速性：社会交往的增加、经济交流的频繁、交通运输业的发达等，不仅使传染源的流动性大大加快，也使一些传播媒介的播散速度加快。

（2）途径的多样性：由于人类活动范围的不断扩展，与环境中各种病原体的接触机会大大增加，如主题为回归自然的旅游，常常侵入动物主导的区域；对自然的开发利用，也加大了人们与野生动物的接触机会。这些都让病原体侵入机体的传播途径更为复杂多样。

（3）疫源地范围难以界定：对烈性传染病最严厉的措施是封锁疫区，由于人员交流频繁，在实施疫区封锁前，病原体可能已经扩散到了很远的地方。

3. 易感人群

（1）人口流动：不管是旅游，还是社会交往、经济交流等，都带来人口的大量流动。这不仅给免疫接种工作带来很大困难，也使对易感人群保护遇到困难。

（2）基础免疫水平下降：人群的基础免疫水平呈下降趋势，免疫接种的效果受到影响，如对乙肝疫苗接种的无反应、弱反应等占有很高的比例。

(三)新时期传染病防治对策

1. 医学预防到社会预防 传染病防治法规定的疫情报告人，除法定报告人以外，全社会的人群都有报告的义务。即社会各界，包括政府，以及全体人民都有义务和责任进行传染病的防治工作。在传染性非典型肺炎的预防控制过程中，已经充分体会到了社会预防的重要性。正是在党中央和国务院的领导下，经过医疗卫生工作者的努力和全社会的积极参与，才赢得了非典防控的阶段性胜利。

2. 建立完善的公共卫生体系 包括：①疾病预防控制体系；②卫生监督体系；③信息情报系统和决策机制；④突发公共卫生事件快速反应机制；⑤公共卫生治疗救助机制等。

3. 加强科学研究 加强对病原体变化规律、耐药机制、疫苗的研究，新时期传染病流行规律研究，传染病快速诊断和检测方法的研究等。

4. 注重科学决策与科学防治 疾病预防控制中注重循证决策和循证评价应当成为共识。许多资料显示，既往采取的很多疾病预防控制措施并没有充足的证据，而且也缺少效益和效果的评价。

第二节 医院感染

一、概述

医院感染(hospital infection)是指住院与门诊病人、医院职工、探视者或陪护者在医院内获得的一切感染性疾病。又称为医院获得性感染。医院感染的含义有三：其一是感染发生地点必须发生在医院内，包括在医院感染而在院外或转院后发病的病人，而不包括在院外感染而在院内发病的病人。其二，有明确潜伏期的疾病，病人从入院后第一天算起，超过平均潜伏期而发病的，应为医院感染。其三，无明确潜伏期的疾病，病人入院后48小时后发生的感染即为医院感染。

医院感染是一个全球性问题，部分国家和地区发生率还较高。WHO于1983—1985年在四大洲15个国家47所拥有250～750张床位的医院进行了现患率调查，医院感染率差别很大，为3%～21%(中位数8.4%)。意大利6.8%(1983年)，美国19.5%(1988年)，西班牙9.9%(1990年)，瑞典12.1%(1979年)，英国9.2%(1979年)。

国内近年来的相关报告显示：住院病人医院感染率为5.0%～10.0%。医院内死亡病例中，有约1/3～1/4直接死于医院感染。感染部位分布：下呼吸道36.9%，血液15.7%，泌尿道15.2%，术后切口和胃肠道感染比例下降明显。感染的病原体以白色念珠菌为主，其次为不动杆菌和热带念珠菌，及大肠杆菌和克雷伯菌等。

二、医院感染的发生和影响因素

1. 医院感染的分布

(1) 常见感染部位的感染率及构成比：20世纪70年代美国在多家医院的研究

结果显示，平均医院感染率为 5.7%，各部位的感染率分别是尿道 42%、外科伤口 24% 及下呼吸道 10%。国内 20 世纪 80 年代的全国性调查发现：我国前三位的感染部位与美国相同，但具体的顺位不同，分别是下呼吸道 29.5%、泌尿道 19.1% 和外科伤口 14.0%。

（2）医院感染在不同医院及科室的分布：在不同的医院中其分布不同，受多种因素的影响，如医院级别、床位数、环境、病人的原发病构成情况、诊疗水平、消毒、灭菌及隔离制度等。医院感染的高危病区为肿瘤病房、血液科、透析室、各种特护病房、新生儿室、重危病人抢救室、手术室、烧伤科、心血管外科、骨外科、移植外科等。

（3）医院感染的人群分布：不同性别的总医院感染率在很多研究中无差异，但在某些感染部位中其发病率有差异，如女性尿道感染的危险较男性大。在年龄分布上，婴幼儿及老年病人医院感染发病率较高，可能与患者抵抗力弱有关。

（4）医院感染的时间分布：季节分布差异明显。一般秋冬季感染率较高，夏季的感染率则相对较低。

2. 医院感染的传播过程

（1）感染源：病原微生物自然生存、繁殖并排出的场所或宿主（人或动物）。医院感染的感染源主要包括：①已感染的病人作为感染源；②带菌者或自身感染者作为感染源；③环境储源：医院环境中常有微生物污染，可通过一定的方式将微生物传播给易感病人；④动物感染源。

（2）医院感染的传播途径：可以是单一的，也可以是多种途径同时出现。

1）接触传播：这是医院感染最常见的传播方式之一。根据病原体从感染源排出到侵入易感者之前是否在外界停留，又可分为直接接触传播和间接接触传播两种方式。直接接触传播：病原体从感染源直接传播给接触者，不需外界环境中的传播因素参与。病人的自身感染也可认为是自身直接接触传播，如病原体从已感染的伤口传递至身体其他部位的伤口，粪便中的革兰阴性杆菌传递到鼻咽部或伤口等。间接接触传播：病原体污染了医疗用品、日常生活用品等，再通过接触这些物品所造成的传播。在间接接触传播中，医护人员的手在传播病原菌上起着重要的作用。

2）空气传播：空气中含有病原体，通过呼吸吸入病原体导致呼吸道感染，同时空气中的颗粒病原体可落至手术伤口、皮肤、黏膜的创面上引起感染。

3）经饮水传播：供应医院的水源因各种原因受病原体污染后，可导致医院感染的暴发，其发生发展的过程及流行病学特征与社会人群感染类似。

4）经食物传播：医院中供应给病人食用的食物受病原体污染后，可引起医院感染的暴发。

5）医源性传播：通过各种药品、药液或诊疗器械的使用所造成的医院感染的传播称为医源性传播。常见的传播物品有：血液及血液制品；输液制品；药品及药液；医疗器械和设备尤其是侵袭性诊疗设备和仪器。

6）生物媒介传播：常见的媒介昆虫及其可能传播的医院感染病原体有：①蚊：原虫、乙型脑炎病毒、登革热病毒、血丝虫等；②蚤：鼠疫杆菌、莫氏立克次体等；③虱：普氏立克次体、回归热螺旋体等；④螨：流行性出血热病毒；⑤蝇及蟑螂：肠道传染病病原体或其他病原体。

3. 病人易感性 住院病人对医院感染的易感染程度取决于病原体定植部位和宿主的防御功能。某一微生物定植在机体的某一部位时可导致感染，而定植于另一部位时则不能引起感染，如大肠杆菌通常定植在人体肠道内，并不形成感染，但它侵入尿道时则引起感染。

医院感染的常见易感者有：所患疾病严重影响或损伤机体免疫功能者、老年及婴幼儿患者、营养不良者、接受各种免疫抑制疗法者、长期使用抗生素者和接受各种损伤性（侵入性）诊断、治疗器械操作者。

4. 医院感染发生的危险因素

(1) 住院时间：一般而言，住院时间越长，发生医院感染的危险性越大。

(2) 手术时间：手术时间的长短对医院感染率有显著影响。尿道感染、肺炎、菌血症的感染率随手术时间的延长而增加；对于外科清洁切口每延长一小时手术时间，感染率粗略地增高一倍。

(3) 先前感染的存在：先前任何部位感染的存在，以后获得医院感染的危险性几乎加倍，如尿道感染的危险性增加 1.7 倍，其他部位增加 3～4 倍。

(4) 侵袭性操作：侵袭性操作指各种导管、插管操作及内镜检查，这些操作常损伤皮肤或黏膜的防御屏障。血管内插管是医院感染的常见原因，如与静脉插管有关的静脉炎发生率为 2.3%，菌血症发生率为 0.08%。使用导尿管可引起尿道感染和菌血症，不导尿的病人尿道感染率为 1.4%，非保留导尿的病人尿道感染率为 3.1%，保留导尿的病人尿道感染率为 9.9%，且随保留导尿的天数延长呈直线增加。

(5) 应用类固醇或其他免疫抑制剂：如接受这些治疗的病人，患医院感染的可能性是非接受者的 2.6 倍，菌血症的危险增加 10.3 倍，肺炎的危险增加 5.3 倍，外科切口感染增加 3 倍，尿道感染增加 2.7 倍。

(6) 手术部位：胸腹部联合手术者，发生肺炎的危险性是不同时包括该两个部位手术者的 38 倍，作胸部手术患肺炎的危险性是 14 倍，腹部为 3.4 倍。

(7) 备皮方法：据报道手术部位剃毛增加清洁手术的切口感染率，用剃刀剃毛的病人切口感染率为 2.5%，剪掉毛发者切口感染率为 1.7%，用电剃刀剃毛感染率为 1.4%，既不剃毛也不剪毛者感染率为 0.9%。扫描电镜观察发现，剃毛能在皮肤上引起显著的切口，剪刀在皮肤皱褶处易于剪伤，使用脱发剂则不会造成可见伤口。

(8) 其他因素：如年龄、机体状况、患者行为因素等。

三、医院感染的预防控制

1. 加强管理

(1) 加强组织管理：1988 年卫生部就已发布《建立健全医院感染管理组织的暂行办法》，明确要求 300 张以上和 300 张以下病床的医院分别设立医院感染管理委员会和医院感染管理小组，有条件的建立医院感染管理科。

(2) 加强医院规章制度管理：医院应设立规范的传染病房，专门收容传染病病人；非传染病病房中一旦发现了传染病病人及带菌者应及时进行隔离治疗。

对住院病人探视时应避免探视者从外界带入病原体，同时也应防止其将病原体带出，尤其对传染病人及免疫力低下的病人探视时，应严格探视制度及陪护制度。对一些免疫力低下的病人，如各种血液 - 淋巴系统疾病患者、器官或组织移植病人、粒细胞减少症及大面积烧伤等病人，可采取隔离性预防措施。

（3）加强消毒和灭菌管理：通过消毒和灭菌工作，可杀灭或清除医院环境中、医疗用品及日常生活用品上的病原体，切断传播途径，消除环境储源，防止医院感染的发生。

2. 医院感染的监测 医院感染监测是指长期、系统地观察一定人群中的医院感染发生情况及影响感染发生的各种因素，确定其分布动态和变动趋势，并及时采取防治对策和措施，同时对其防治效果和经济效益作出评价，不断改进，以期达到控制和消除医院感染的目的。通过监测活动可以全面了解医院感染情况，及时制定预防控制措施，降低医院感染率。

3. 合理使用药物和医疗措施 抗生素滥用是导致耐药菌形成的主要原因。因此要加强抗生素和医疗措施使用基本知识教育，医院要拟定指导方案和实行监督监测，严格掌握抗生素和医疗措施使用指征，防止剂量不足和超剂量使用及应用不当。

4. 宣传教育 对医院职工、病人及其陪护人员进行医院感染预防控制知识和技能的教育和培训，是减少医院感染最经济有效的手段之一。

第三节 慢性非传染性疾病的预防与控制

一、概 述

慢性非传染性疾病（non-communicable diseases，NCDs）简称“慢性病”或“慢病”，不是特指某种疾病，而是对一组起病时间长，缺乏明确的病因证据，一旦发病病情迁延不愈的非传染性疾病的概括性总称。主要的慢性病包括：心脑血管疾病、糖尿病、肿瘤以及慢性阻塞性肺部疾病（慢阻肺）等。

慢性病已成为全世界各国成人的最主要死因，且呈现持续增长势态。在我国随着人口老龄化、经济状况的改善、人们生活方式与行为习惯的变化，慢性病已成为影响人民健康和死亡的首要原因。全国疾病监测资料表明：2000—2008 年中国慢性病死亡占总死亡的比例呈继续上升趋势，城市占总死亡的比例从 79.86% 增加到 81.68%，而农村从 73.19% 增加到 79.90%。比较发现：城市占总死亡的比例更高，而农村增加速度更快，正迅速接近城市水平。

绝大多数慢性病具有可治疗但不能治愈的特性，慢性病防治的目的是：在生命的全过程预防和控制与延缓慢性病的发生；降低慢性病的患病率，减少早亡及失能；提高病人及伤残者的生活质量。在各种慢性病中，心脑血管疾病、恶性肿瘤、慢性呼吸系统疾病及糖尿病位于死因顺位、疾病谱的前列，是防治的重点。

慢性病防治应以明确疾病发生、发展规律，疾病危险因素及其之间内在关系为基础，选择有科学证据证实有效的策略及方法。常见慢性病都与吸烟、饮酒、不健康饮食、静坐生活方式等几种共同的危险因素有关（表3-3）。慢性病的危险因素之间及与慢性病之间的内在关系，往往是"一因多果、一果多因、多因多果、互为因果"（图3-1）。慢性病的发生、发展一般依次有一个从正常人→高危人群（亚临床状态）→疾病→并发症的过程，从任何一个阶段实施干预，都将产生明显的效果，干预越早，效果越好。

表3-3　主要慢性病的共同危险因素

危险因素	慢性病			
	心脑血管疾病	糖尿病	肿瘤	呼吸道疾病
吸烟	√	√	√	√
饮酒	√		√	
营养	√	√	√	√
静坐生活方式	√	√	√	√
肥胖	√	√	√	√
高血压	√	√		
血糖	√	√	√	
血脂	√	√	√	

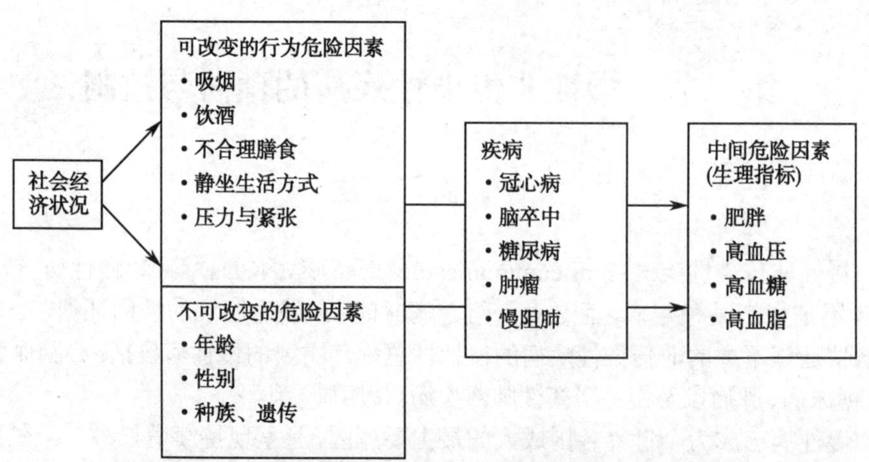

图3-1　常见慢性病及其共同危险因素之间的内在关系

根据上述知识，结合WHO全球慢性病预防与控制策略，任何地区和国家在制订慢性病防治的策略和选择防治措施时，都至少要考虑以下原则：①强调在社区及家庭水平上降低常见慢性非传染性疾病的4种共同的危险因素（吸烟、饮酒、不健康饮食、静坐生活方式），进行生命全程预防；②三级预防并重，采取以健康教育、健康促进为主要手段的综合措施，将慢性病作为一类疾病来进行防治；③全人群策略和高危人群策略并重；④转变传统保健系统的服务内容、方式，向包括鼓励病人共同参与，促进和支持病人自我管理，加强对病人定期随访，加强与社区、家庭合作等内容的创新慢性病保健模式的发展；⑤加强社区慢性病防治的行动；⑥改变行为危险因素预防慢性病时，应以生态健康促进模式及科学的行为改变理论为指导，建立以政策及环境改变为主要策略的综合性社区行为危险因素干预项目。

这里仅介绍高血压、高血脂、糖尿病、肿瘤等的预防与控制。其他疾病虽然也很重要，但篇幅所限，其内容将在相关临床课程中学习。

二、高血压的预防与控制

本节所谈及高血压是指原发性高血压，它是慢性病中最常见、最具普遍性和有代表性的疾病。国内外研究证明：高血压的病因，遗传因素的比重占30%～40%，生活方式的比重占60%～70%。因此，高血压在很大程度上是一种可以预防的疾病，健康教育、健康干预、健康管理对高血压的预防有非常重要的意义。目前，心脑血管疾病在我国的疾病负担和死因顺位中均占首位，而高血压是引起心脑血管疾病最重要的危险因素，其并发症脑卒中、冠心病、心力衰竭、肾功能衰竭等疾患具有高度的致死率和致残率，严重危害人体健康。因此，高血压防治是当前我国慢性病、尤其是心脑血管疾病综合防治的重要课题和中心环节。由于高血压患病率高、与生活方式关系密切、血压控制的方法确切而有效、预防带来的益处巨大以及公众对高血压预防的重要性认识不足，因此，通过健康教育与健康促进，使民众建立健康的生活方式、预防高血压的发生或控制延缓其并发症的产生，对于降低心脑血管疾病的患病率、病死率均有重要的意义。

（一）高血压的流行现况

高血压患病率在全世界各国均很高。在由WHO组织专家组编写，并于2010年出版的《健康的社会决定因素》一书中将高血压列为现代社会病。一般而言，工业化程度越高的国家，高血压患病率越高。

根据2007年全国疾病监测系统的调查：我国15～69岁人群高血压患病率为23.4%，男女性别差异不大，随年龄增长，高血压患病率逐渐上升，60～69岁组高达56.9%。地区分布分析显示：城乡差异不大，东、中、西部地区依次递减，患病率分别是25.3%、22.9%和21.5%。年龄分布分析提示：40岁以后患病率上升加速，40岁前男性患病率略高于女性，而40岁以后女性略高于男性。调查人群中高血压的知晓率为32.7%，女性（36.2%）明显高于男性（29.5%），城市（40.2%）明显高于农村（27.7%）。高血压患者中仅23.7%患者进行药物治疗，城市明显高于农村，分别是29.8%和19.7%。女性高于男性，分别是27.5%和20.3%。治疗率随年龄增加而依次升高。高血压控制率：仅8.7%血压得到有效控制，城市为11.6%，农村为6.7%；不同年龄组间高血压控制率相差不大。

多数调查结果显示高血压的发病与职业因素有关，长期从事脑力劳动、工作繁重、精神高度紧张及体力活动少的人群高血压患病率高于体力劳动者，其中以脑力劳动为主的职业人群患病率最高。

高血压起病隐匿，在开始数年或十几年无明显症状，但高血压会使血管和心脏长期处于紧张和高负荷状态，由此引起全身血管的损伤（动脉硬化）及心室肥厚，导致脑卒中、冠心病（心绞痛、心肌梗死等）、肾病（肾功能衰竭）、末梢性动脉疾患、眼底动脉硬化等并发症，严重危害人们的健康和生命。我国疾病统计表明：每年死于心脑血管疾病的人数达到250万～300万，而高血压是心脑血管疾病最大的危险因素。尤其值得强调的是，高血压是引起脑卒中的第一诱因。脑卒中的发病率、病死率和致残率很高，对人们的健康和生命质量造成很大威胁。

（二）高血压的危险因素

高血压的发生既受遗传因素的影响，又与个人的生活方式有关，是二者长期相互作用的结果，其中个人的生活方式起主要作用。在种族、遗传因素无法改变的情况下，建立健康的生活方式是预防高血压唯一有效的手段。目前比较公认的导致高血压的危险因素有：高盐饮食、蔬菜和水果摄入量少（钾、镁离子摄入少）的饮食、肥胖、体力活动过少、过量饮酒、精神高度紧张等，所以高血压的预防及健康教育应针对上述危险因素而展开。

（三）高血压的预防与控制

根据引发高血压的主要危险因素，高血压的预防与健康教育应该从以下 5 个方面展开：

1. 限制钠盐摄入量　研究表明钠盐摄入量和血压水平显著相关，钠盐摄入过多会提高血容量，从而使血压升高；限制钠盐的摄入量具有明显的降压作用。研究发现，每人每天钠盐摄入量减少 4.6g 可使收缩压降低 4.8mmHg、舒张压降低 2.5mmHg；调查发现：居住在北极地区的爱斯基摩人每日的盐摄入量极低，几乎没有高血压的发生。中国人群食盐摄入量北方（约为每天 12～18g）高于南方（约为每天 7～8g），高血压的患病率也呈北高南低趋势；因此，高血压的患病率与饮食中盐的摄入量密切相关，但是，钠盐的摄入量对血压的影响有明显的个体差异，部分个体减少盐的摄入降压效果不明显。

鉴于食盐量与高血压有着密切关系，摄入的食盐愈多，高血压的发病概率愈高，因此加强健康教育，使人们充分认识到食盐摄入过多的危害性，对防治高血压具有一定意义。WHO 建议每人每日钠盐的摄入量应在 6g 以下，但从我国居民的饮食习惯考虑，达到此目标较困难。因此建议摄入量应努力控制在 10g 以下。限制钠盐摄入的方法有：尽量少吃含盐量高的食品，如咸鱼、香肠、腌菜、咸鸭蛋等；改变烹调方法，减少烹调用盐和少用含盐的调料；改变饮食习惯：吃面条时，面汤中含盐量很高（5～6g/ 大碗），如只吃面，将面汤剩下，可大幅度降低食盐的摄入量；另外，培养喝茶、喝粥的习惯，减少喝咸汤的次数。

2. 合理营养，增加新鲜蔬菜、瓜果的摄入，补充钾、镁离子　研究提示，素食者的血压通常比一般人低。最近美国的大规模随机对照试验（DASH 试验）也表明，富含蔬菜和水果的饮食有明显的降压作用（8 周收缩压降低 7mmHg）。新鲜蔬菜、瓜果富含钾、镁离子，在限制钠盐的同时，适量增加钾和镁的摄入量，能促进肾脏排钠，减少钠水在体内潴留，起到预防和降低血压的作用。钾离子的降压作用还与其交感神经抑制作用、血管扩张作用有关。蔬菜水果摄入的增加，还可以增加食物纤维的摄取，也有益健康。但是，对于高血压伴肾功能障碍者，大量摄入蔬菜水果可能引起高钾血症，应予注意。水果蔬菜的大量摄入，还可能引起摄入能量（糖分）的增加，糖尿病患者也应该注意。

3. 限制饮酒　饮酒量和血压的关系比较复杂，适度的饮酒可降低高血压和心脑血管疾病的发生，但当饮酒时酒精量超过 40ml/d（或 30g/d）时，饮酒量和血压间呈正相关，大量饮酒者高血压的发病率是非饮酒者的 5～7 倍，而且，大量饮酒还可减弱降压药的降压效果。长期大量饮酒还是脑卒中的独立危险因素。因此，避免长期大量饮酒是预防高血压的有效措施，而且如果已经患有高血压，减少患者的饮酒量，还可减缓高血压心脏病和脑血管病变的发生和发展。建议将饮酒量控制在酒精30ml/d以下，大约相当于大瓶啤酒一瓶或40º白酒二两以内。有心血管疾病的患者一定要戒酒。习惯性大量饮酒者，在节制饮酒后，大约两周可看到明显的降压效果。

4. 控制体重　肥胖是引起血压升高的重要危险因素。肥胖通过增加全身血管床面积和心脏负担、引起胰岛素抵抗和血压升高，尤其是中心性肥胖，上述效应更加明显。中国人中心性肥胖的标准是：腰围男性≥90cm，女性≥80cm。

体重的评估：通常采用体质指数作为个体超重或肥胖的指标，体质指数(BMI)＝体重(kg)/[身高(m)]^2。按中国人标准，成年人的正常体质指数为18.5～23.9，当24≤BMI<28为超重，≥28为肥胖。体重指数的理想值是22，在此数值附近，人体健康状态最佳，依此推算个体的理想体重，即理想体重＝22×[身高(m)]^2。

对超重与肥胖的人，每减少1kg体重，可使收缩压降低1.6mmHg、舒张压降低1.3mmHg；减少体重还可增强降压药的降压效果。

饮食过量和缺乏体育运动是造成肥胖的主要原因，因此，减轻体重的方法是减少能量的摄入和积极参加体育锻炼及适当的体力劳动等。控制体重对于任何人都是一项艰巨的任务，需要有合理的指导，更需要减肥者个人的顽强毅力和配合。首先，应该解决摄入过量的问题，需对个人的饮食习惯进行详细的调查，发现问题所在，学习基本营养常识和饮食选择，懂得选择低热能食物。其次，应提倡家中购买体重计，养成经常测量体重的习惯。只有这样，才能敏感地意识到体重的增加。

5. 适度的体力活动　体力活动过少可引起中心性肥胖、胰岛素抵抗以及自主神经调节功能下降，从而导致高血压发生。不经常参加运动者发生高血压的危险性高于经常运动的人。适当的、有规律的体育锻炼可增加热量的消耗，减少体内脂肪蓄积，使体重降低，缓解精神紧张，降低高血压发生的概率，改善心血管系统的功能状态。研究表明，运动能降低交感神经张力，减少儿茶酚胺释放，使外周血管阻力下降；运动还能降低肾素-血管紧张素系统活性，从而使血管扩张利钠利水，降低血容量，使血压下降。

运动时的基本原则是：

(1) 中等强度的运动量：指每天通过运动能消耗150kcal热能，如每天快走3～5km。对于合并其他慢性病者，应自行掌握运动量，以锻炼时不感觉疲劳为原则。除了常见的体育运动(如慢跑、骑自行车、游泳、球类运动、健美操等)外，这里强调的是，运动不必拘泥于形式，任何增加体力消耗的活动均有健康效应，如散步、上楼梯、站立、家务劳动等。运动量要循序渐进，从小的运动量开始，逐渐加大运动量，决不能勉强，如果运动后感觉头昏、心悸、气促、虚弱等，说明运动量过大，应降低运动量。

(2) 运动持续时间：每天20～30分钟，或每周180分钟，并不强调单次运动时间达到期望值，而是以每天或每周累计时间计算，能够持之以恒。坚持适度而有规律的体育锻炼，如慢跑、骑自行车、游泳、球类运动、健美操等，以及适度的体力劳动有助于减轻体重、降低血压和提高机体免疫力。我国传统的运动和医疗保健方法，如气功和太极拳，能增进人体健康，对高血压的防治也能起到良好的作用。高血压患者进行体育锻炼应在医生的指导下进行，有氧运动对改善机体代谢功能和降低血压的作用更大。运动还可以增加高密度脂蛋白胆固醇（HDL-C）的浓度，改善胆固醇的代谢，预防动脉粥样硬化。

6. 其他

(1) 戒烟：吸烟对血压虽然没有直接影响，但吸烟是心血管疾病的三大危险因素（高血压、高胆固醇血症、吸烟）之一，可促进动脉硬化而明显增加心脑血管疾病的患病率和死亡率。加之吸烟的致癌作用及多方面对健康的危害，因此，提倡全人群不吸烟、戒烟，减少被动吸烟，并重视从小学生开始进行吸烟对健康危害的教育。

(2) 保持良好的心理状态：人的心理状态和情绪与血压水平密切相关，紧张的生活和工作节奏，长期焦虑、烦恼等不良情绪，以及生活不规律，容易引发高血压病。紧张刺激可引起血中儿茶酚胺类激素升高，导致血压升高，心跳加快。因此，正常血压的人和高血压患者在受到精神刺激后，血压都可能骤然升高，后者血压升高更为明显。如果血压升高过于强烈持久，可导致心血管系统的功能性和器质性损害。保持平和稳定的心理和情绪状态，适当地缓解紧张情绪，对于预防高血压的发生和发展具有非常重要意义。

高血压患者若情绪长期不稳定也会影响抗高血压药物的治疗效果，严重者可引发脑卒中或心肌梗死等并发症。因此，稳定情绪和保持平和的心态，避免不必要的精神紧张和情绪激动，尽量降低社会环境不良因素造成的恶性刺激，对于高血压的预防和遏制其发展具有非常重要的意义。有高血压倾向的人应修身养性，陶冶心情，保持良好的心理状态和情绪，养成良好的生活方式，多参加一些富有情趣的体育和文化娱乐活动，丰富自己的业余生活。

三、血脂异常的预防与控制

高脂血症是指血浆中胆固醇（cholesterol，TC）和/或甘油三酯（triglyceride，TG）水平升高。严格讲是血浆TC，TG，LDL-C水平升高，HDL-C的降低，会增加动脉硬化和心血管疾病的风险。为全面准确地反映血脂代谢紊乱状态，称为血脂异常可能更准确。

（一）血脂异常的流行现况

2002年“中国居民营养与健康状况调查”显示，我国18岁及以上人群血脂异常的患病率：①血脂异常总患病率为18.6%，男性22.2%，女性15.9%。据此推算，全国18岁及以上血脂异常患者达1.6亿。城市人群为21.0%，农村人群为17.7%；②高总胆固醇（TC）血症患病率为2.9%，男性2.7%，女性3.2%。城市人群为4.1%，农村人群为2.4%；③高甘油三酯（TG）血症患病率为11.9%，男性14.5%，女性9.9%。城市人群为14.2%，农村人群为10.9%；④低HDL血症患病率为7.4%，男性9.3%，女性5.4%。城市居民为7.1%，农村居民为7.5%。随着社会经济的发展，人们生活水平的提高，饮食结构发生了巨大变化，同时人口老龄化、肥胖、生活方式等危险因素迅速增加，我国血脂异常患病率将呈现持续增加趋势。

1．人群分布特点　①与西方人群的差异：我国血脂异常类型是以高甘油三酯、低高密度脂蛋白血症为主，西方人群是以高总胆固醇血症为主；②患病率男性高于女性，并随年龄增加而升高，中老年患病率明显高于青年；③患病率城市高于农村。

2．血脂异常的危害　血脂异常是动脉粥样硬化性病变形成的必要因素，是脑卒中、冠心病、心肌梗死重要的危险因素。中国MONICA研究表明，各地区急性冠心病事件年龄标化发病率高低与各地区人群年龄标化TC水平均值明显相关，男女性相关系数分别为0.83和0.88。11省市人群心血管疾病队列研究结果显示，基线低密度脂蛋白胆固醇（LDL-C）水平与其后的心血管事件发病危险显著相关。

（二）血脂异常的危险因素

饱和脂肪（奶油、动物脂肪）摄取过多，身体活动不足、超重与肥胖以及吸烟可引起总胆固醇、低密度脂蛋白胆固醇、甘油三酯升高，高密度脂蛋白胆固醇（HDL-C）降低；相反，多不饱和脂肪（鱼油，豆油）和食物纤维的摄取，积极身体活动或运动、减肥可以使血脂异常得到改善。

30年来，我国经济迅速发展，食物供应不断丰富，肉类和油脂消费的增加导致动物性食品摄入快速增加，脂肪摄入比例快速上升，而谷类食物消费明显下降，食盐摄入居高不下。同时体力活动不足的问题日益突出，自主锻炼的比例增加不明显。近年的大型调查结果均表明：我国居民每周参加3次以上体育锻炼的比例不足1/3，其中30～49岁的中年人锻炼的比例最少。

同时我国是烟草生产和消费的大国，生产和消费均占全球1/3以上。吸烟率成年男性为50%～66%，女性为3%～5%，全国约有3.5亿吸烟者，青少年吸烟人数高达5000万；且被动吸烟率高达55%左右。吸烟可导致LDL-C升高，HDL-C降低，并可使体内处于慢性缺氧状态，引起血管内皮细胞损伤，加速动脉硬化。

上述因素是近年来血脂异常患病率上升的主要原因。

（三）血脂异常的预防与控制

1．膳食指导

（1）膳食治疗的原则和目的：血脂除受遗传、性别、年龄等不能改变的因素影响外，常取决于膳食、生活方式和环境因素等。其中，膳食因素是首要的。血浆脂质主要来源于食物，并随膳食结构的改变而增加或减少，因此膳食疗法是治疗血脂异常的基础。主要是限制总热量，减少脂肪，饱和脂肪酸和胆固醇的摄入量，同时注意单不饱和脂肪酸和多不饱和脂肪酸的比例保持在2∶1。

（2）良好膳食习惯和合理膳食结构：良好的膳食习惯应保持热量均衡分配，切忌暴饮暴食和进餐速度过快，改变晚餐丰盛和入睡前吃夜宵的习惯。应食用富含维生素C的食物（新鲜蔬菜和水果等）、富含膳食纤维的食物（蔬菜、豆类、粗粮等）、含优质蛋白质的食物（鸡蛋清、瘦肉、脱脂奶等）、富含多不饱和脂肪酸的食物（三文鱼、沙丁鱼、金枪鱼等海水鱼类）；少吃动物内脏、肥肉等各类高胆固醇食物、甜食和纯糖类食物；少饮酒，适当减少食盐的摄入。

（3）生胆固醇指数与食物的选择：血清总胆固醇约80%～90%来自体内肝脏的合成，而从摄入食物中吸收的仅占10%～20%，因此，选择食物时，不应只依据膳食中胆固醇的含量，更应该关注生胆固醇指数（衡量食物摄入后引起血胆固醇升高的一项生理指标），选择生胆固醇指数低的食物更有助于控制血胆固醇水平。常见食物生胆固醇指数与胆固醇含量见表3-4。

表3-4 食物生胆固醇指数、胆固醇含量和饱和脂肪含量的比较

食品名称（可食部100g）	生胆固醇指数（mg/dl）	胆固醇含量（mg）	饱和脂肪酸（g）	多不饱和脂肪酸（g）
黄油	64.4	210	51.4	2.4
巧克力	23.0	16	20	1.2
猪肉（五花）	17.4	60	15.5	3.9
鸡蛋（全）	12.1	430	3.1	1.6
牛肉（五花）	10.3	70	7.6	0.5
猪肝	6.1	250	0.8	0.8
鸡肉（腿）	5.5	95	3.9	2.3
鱼肉	2～3	50～70	1～3	2～4
豆腐	−0.4	0	0.9	2.5
豆油	−17.4	1	14.0	57.4

2. 控制体重（详见本章高血压部分所述）。

3. 适度的体力活动（详见本章高血压部分所述）。

4. 戒烟指导（详见本章高血压部分所述）。

四、糖尿病的预防与控制

糖尿病是由于胰岛素分泌不足和（或）胰岛素的作用不足（靶组织细胞对胰岛素敏感性降低）引起的以高血糖为主要特点的全身性代谢紊乱性疾病。其中2型糖尿病占糖尿病患者的90%以上，是预防与健康教育的重点。

2型糖尿病是由多个遗传基因和多种生活方式负荷相互作用所引起的胰岛素分泌不足和（或）胰岛素的作用不足而导致的疾病，其中生活方式是重要因素。因此，2型糖尿病是可以通过矫正生活方式而预防、改善的疾病。

（一）糖尿病的流行现状

根据2002年全国营养与健康调查结果，我国18岁以上人群糖尿病患病率为2.60%，大城市居民糖尿病患病率为4.45%，农村为1.83%，城市明显高于农村。与历史资料比较，20岁以上人群糖尿病患病率大城市由1996年的4.58%上升到2002年的6.37%，中小城市由3.37%上升到3.89%。最近的研究显示，我国成年人中2型糖尿病患者人数已经超过9200万，患病率达9.7%，2010年中国慢病监测资料也显示其患病率达到9.65%。糖尿病患病率位列慢性非传染性疾病的第3，成为当前主要的公共卫生问题之一。

（二）糖尿病的危险因素

2型糖尿病的发生既受遗传因素的影响，又与环境因素有关，是二者长期相互作用的结果。糖尿病是一种在多个易感基因的遗传背景下，由环境因素和生活方式共同作用引起的，其中个人生活方式起主要作用。近年来，社会环境、膳食结构的快速变化(动物性脂肪摄入量的增加),以及电脑、电视、汽车的普及,造成的体力活动减少和肥胖增加,是出现胰岛素抵抗性(敏感性降低)的主要环境因素,这些又进一步增加胰岛素分泌的负担,最终导致糖尿病的发生。

2 型糖尿病的危险因素主要有:营养与膳食不合理(摄入能量过多、动物性脂肪摄入量过多),肥胖,体力活动过少。随年龄的增加,胰岛β细胞胰岛素分泌能力会下降;长期快节奏而紧张的工作与生活会影响内分泌功能,增加糖尿病的风险;因此,老龄化和长期精神紧张也是2型糖尿病的危险因素。

(三)糖尿病的预防与控制

糖尿病的预防主要针对上述危险因素而展开,它包括三项关键内容:合理的营养与膳食指导、减肥、增加体力活动。

1. 合理的营养与膳食指导　糖尿病的发生与摄入能量过多、动物性脂肪摄入量过多等营养不平衡因素有密切关系,因此,科学合理的营养与膳食指导是糖尿病预防及健康管理的基本手段。营养与膳食指导应遵循以下原则:

(1) 合理控制总能量:控制总能量是糖尿病膳食治疗的首要原则,能量摄入以能够维持理想体重或略低于理想体重为宜。理想总能量摄入的参考标准是:

理想摄入总能量=理想体重×生活强度(25～35)

这里,理想体重=22×[身高(m)]^2;生活强度:轻度(如司机及脑力劳动者)按25计,中度(如电工、木工)按30计,重度按35计。

由于每个人的基础代谢率和胃肠道吸收率不同,因此,在评估摄入总能量时,除了参考营养调查的计算结果外,应重点观测体重的变化。

为了能够在日常生活中简单而有效地控制摄入总能量,提倡使用小碗盛饭盛菜,并使之形成习惯,国外社区干预研究证明,这是简单而有效的方法。油炸食品、甜点心和含糖饮料的热量很高但容易被忽视,应予以注意。养成每餐七、八成饱的健康饮食习惯。

(2) 合理分配碳水化合物、脂肪和蛋白质的比例:在合理控制总能量的基础上,合理分配碳水化合物、脂肪和蛋白质的比例。碳水化合物应占总能量的60%～65%;要限制脂肪(包括植物油)的摄入量,使其占总热能的25%以下;蛋白质的摄入量则与正常人相近,占总热能的15%。主食选择低糖、淀粉类碳水化合物,特别是富含淀粉、膳食纤维、维生素和矿物质的杂粮及全谷食品(面食),少吃或禁食单糖及双糖类的食物,合理选用有利于控制糖尿病。每天主食量250～300g。消瘦者和重体力劳动者可适当增加主食量至400～500g;轻体力劳动者,每天主食量250～400g;肥胖者应酌情减少,主食量200～300g。严格控制脂肪的摄入量,尤其是饱和脂肪酸(动物性脂肪)的摄入,能够延缓和防止糖尿病并发症的发生与发展。植物油如豆油、花生油、菜子油等含不饱和脂肪酸多的油脂,增加单不饱和脂肪酸的摄入,选择橄榄油、山茶油作为烹调用油。控制胆固醇摄入量在每天200mg以下,以防止并发症的发生。限制含胆固醇高的食物如动物肝、肾、脑等内脏类食物。蛋白质是生命的物质基础,摄入量应接近正常人的标准,其中以鱼类和大豆蛋白来源为主。

(3) 每天进食充足的蔬菜和水果,补充足够的维生素和矿物质:维生素和矿物质可促进新陈代谢,对糖和脂肪的代谢有着积极作用。可多吃含维生素、矿物质含量丰富，含糖量少的蔬菜、水果如苦瓜、番茄、黄瓜、猕猴桃、火龙果等。

(4) 高纤维素与低盐饮食：纤维素可减缓糖类在胃肠中的吸收速度及餐后血糖的高峰值，并带走一部分油脂，同时还可以降低血液中的胆固醇，预防心脑血管疾病的发生，尤其是可溶性纤维功效较大，因此，提倡糖尿病患者在膳食中增加食物纤维量，每天20～35g，以食用天然食物(如：豆类、蔬菜、粗谷物、含糖低的水果等)为佳，并与高碳水化合物的食物同时食用。限制食盐摄入量，每天应少于6g，预防高血压。

(5) 合理分配热能：通常根据个人的饮食习惯来确定分配比例。应定时定量。常用的能量分配比例为早餐20%、午餐40%、晚餐40%；或早餐30%、午餐40%、晚餐30%。

(6) 限制饮酒(详见本章高血压部分所述)

2. 控制体重(详见本章高血压部分所述)

3. 适度的体力活动(详见本章高血压部分所述)

五、恶性肿瘤的预防与控制

(一) 恶性肿瘤的流行现况

2000年全球新发癌症病人1010万，死亡620万，现患病例2240万。其中发病120万，死亡110万的肺癌已成为全球最主要的癌症。全球癌症发病顺位依次是肺癌、乳腺癌、结直肠癌和胃癌。死因顺位依次是肺癌、胃癌、肝癌和结直肠癌。世界卫生组织预测，2020年全球人口将达80亿，癌症新发病例将达2000万，死亡1200万，现患病例3000万，癌症将成为人类第一杀手，成为最大的公共卫生问题。我国癌症流行特点如下：

(1) 在过去30年间，死亡率呈明显上升趋势。随着人口老龄化，以及暴露于不良生活方式(如吸烟等)、环境质量提升较慢和人口基数过大，估计在未来20～30年间，我国癌症死亡率将继续上升，并将成为疾病防制中的主要问题。

(2) 在过去30年间，我国高发癌症谱变化趋势明显，70年代主要癌症死亡顺位为胃癌、食管癌、肝癌、肺癌及宫颈癌；90年代演变为胃癌、肝癌、肺癌、食管癌及结直肠癌；现演变为肺癌、肝癌、胃癌、食管癌及结直肠癌。死亡率下降最明显的为宫颈癌，上升最明显的为肺癌。我国正处于由发展中国家高发癌症谱向发达国家高发癌症谱过渡的时期，并可能形成发展中国家与发达国家高发癌症谱并存的局面，从而增加了防治的难度。

(3) 我国农村癌症死亡率的上升趋势明显高于城市，在农村高发区，癌症的危害尤为显著，是当地农民因病致贫及因病返贫的重要原因。

(二) 恶性肿瘤的危险因素

恶性肿瘤的危险因素除了人口老龄化外，更主要的是人们的生活方式、社会环境和遗传因素。吸烟、膳食不合理和感染是主要的环境因素，2002年这些因素引起的全球新发癌症病例达440万，癌症死亡的43%归因于这三个因素。另外，遗传因素在癌症的发病中也起着重要的作用，大量研究表明癌症是环境暴露与遗传易感性交互作用所致。常见恶性肿瘤的危险因素见表3-5。

表 3-5　常见恶性肿瘤的危险因素

部位	危险因素
肺	吸烟，大气污染，室内空气污染，被动吸烟，绿色蔬菜、水果摄入不足，遗传因素
胃	幽门螺杆菌，高盐食品（腌制食品），蔬菜摄入不足，吸烟，遗传因素
肝脏	丙型肝炎病毒，乙型肝炎病毒，饮酒，吸烟
大肠	动物性饱和脂肪摄入过多，蔬菜摄入不足，缺乏运动，遗传因素
胰腺	吸烟，糖尿病、慢性胰腺炎病史，遗传因素
胆道	胆石症，妊娠次数和生产次数多（胆囊癌）
食管	吸烟，饮酒，爱吃过热的食品
白血病	电离辐射，职业性接触苯、甲苯、氯乙烯等化学因素，遗传因素，人类T淋巴细胞白血病病毒
膀胱	吸烟，染料（如苯胺），遗传因素
前列腺	动物性饱和脂肪摄入过多，遗传因素
乳腺	妊娠次数和生产次数少，初潮年龄低，初产年龄高，闭经年龄高，肥胖，脂肪摄入过多，良性乳腺病史，遗传因素
子宫颈	人类乳头瘤病毒，Ⅱ型单纯疱疹病毒，初交年龄低，多性伙伴
卵巢	妊娠次数和生产次数少，口服避孕药，遗传因素

（三）恶性肿瘤的预防

恶性肿瘤的危险因素主要是吸烟、膳食不合理、感染及职业危害等。因此，从长远讲，控制及消除危险因素是恶性肿瘤预防与控制最根本的措施。

1. 一级预防

（1）控制吸烟：实践已证实，控制吸烟可减少大约 80% 以上的肺癌和 30% 的癌症总死亡率，同时控制吸烟还可减少慢性肺病、脑卒中、缺血性心脏病和肺结核等的发病率。如果全球烟草消费减半，2025 年以前将防止 2000 万～3000 万人，2050 年前将防止 1.7 亿～1.8 亿人死于烟草所致疾病。因此控制吸烟是癌症预防与控制的主要策略之一。也对减轻我国总的疾病负担举足轻重。我国的控烟策略包括：①加强烟草控制中的综合性立法建设（如 a. 提高烟草制品的税率，b. 禁止各种直接或间接的烟草广告及赞助、促销活动，c. 提高烟草警示程度，d. 扩大禁烟的公共场所，e. 禁止向未成年人销售香烟等）；②制定完整的传播策略，通过媒体开展强有力的控制吸烟健康教育；③开展综合性社区干预活动，控制烟草流行（如创建无烟家庭、无烟学校及无烟单位，开展戒烟竞赛活动，开展社区健康促进项目等）。控烟措施主要包括两方面：吸烟者个人戒烟、创造不利于吸烟的环境。但总体而言，虽然我国已是烟草控制框架公约的缔约国，但我国烟草控制形势不容乐观。

（2）合理膳食：从世界范围看，饮食不合理是仅次于吸烟的第二个重要的、可避免的癌症危险因素。人类癌症中约有 1/3 与膳食不当有关。如超重和肥胖与乳腺癌、结直肠癌等有关，蔬菜和水果摄入不足与结直肠癌、胃癌、乳腺癌及食管癌等有关。近年来食品中非法添加问题引起社会广泛关注，加上居民的膳食结构及生活方式发生了明显的“西方化”趋势，是结直肠癌及乳腺癌上升的重要原因。而在贫困地区，一些营养素的缺乏仍然与某些癌症的高发密切相关（如硒的缺乏与

笔记

食管癌)。饮食因素也是其他慢性疾病(如心脑血管病、糖尿病及慢性呼吸道疾病等)的共同危险因素。营养干预具有综合防病效益。

(3) 控制感染：感染因素与癌症关系密切，如乙肝、丙肝病毒感染与原发性肝癌，EB病毒感染与鼻咽癌等。感染乙肝病毒可使肝癌危险性增加40倍。我国人群中乙肝病毒的感染率高，乙肝病毒携带率约10%，是造成慢性肝炎、肝硬化及肝癌的主要原因。控制乙型肝炎最有效的预防措施是为新生儿接种乙肝肝炎疫苗，切断母婴传播，并保证输血安全。另外，人类乳头瘤病毒(HPV)感染与宫颈癌密切相关，目前美国研制的HPV疫苗已进入Ⅲ期临床试验，有望在人群中建立大规模免疫接种。

(4) 消除职业危害：职业危害及由此所致癌症呈现较严重态势。2001年我国“职业病防治法”颁布后，公布的“职业病目录”中，将石棉所致肺癌、间皮瘤；联苯胺所致膀胱癌；苯所致白血病；氯甲醚所致肺癌；砷所致肺癌、皮肤癌等8种明确为职业性恶性肿瘤。卫生部还于2002年发布了国家职业卫生标准，对已确认的致癌物质规定了职业接触限值。2010年国际劳工组织(ILO)已经将职业肿瘤扩展到20种，而我国是制造业大国，存在着大量的职业接触。当前应禁止和控制致癌性物质的生产和使用；尽力用非致癌物质或危害较少的物质替代致癌物质；加强卫生监督和监测，使生产环境的暴露浓度控制在法定卫生标准以下。对经常接触致癌因素的职工，要定期体检，及时诊治。

2. 二级预防　癌症的早期发现、早期诊断及早期治疗是降低死亡率及提高生存率的主要策略之一，现有的技术方法应用得当，可使癌症死亡率降低约1/3。筛检是早期发现癌症的重要途径之一。在发展中国家，WHO仅推荐开展宫颈癌的筛检及早诊断早治疗，在发达国家还同时推荐开展乳腺癌的筛检及早诊断早治疗。

全人群应该注意的肿瘤10大症状是：①身体任何部位的肿块，尤其是逐渐增加的肿块；②身体任何部位的非外伤性溃疡，特别是经久不愈的溃疡；③不正常的出血或分泌物，如中年以上妇女出现阴道不规则流血或分泌物增多；④进食时胸骨后闷胀、灼痛、异物感和进行性吞咽困难；⑤久治不愈的干咳、声音嘶哑和痰中带血；⑥长期消化不良、进行性食欲减退、消瘦而原因不明者；⑦大便习惯改变或有便血；⑧鼻塞、鼻出血，单侧头痛或伴有复视者；⑨黑痣突然增大或有破溃出血者；⑩无痛性血尿。

3. 三级预防　要求对癌症病人提供规范化诊治方案和康复指导，进行生理、心理、营养和锻炼指导。对慢性患者进行姑息镇痛疗法。注意临终关怀，提高晚期癌症病人的生存质量。

第四节　突发公共卫生事件

公共卫生事件是一项重大的社会问题，关系到公众的健康水平和生活质量。突发公共卫生事件直接影响到公众的健康、经济的发展和社会的安定，已日益成为社会普遍关注的热点问题。

一、突发公共卫生事件的概念与分类

（一）突发公共卫生事件的概念

国务院于2003年5月7日颁布实施的《突发公共卫生事件应急条例》指出，突发公共卫生事件（public health emergency）是突然发生，造成或者可能造成社会公众健康严重损害的重大传染病疫情、群体性不明原因疾病、重大食物和职业中毒以及其他严重影响公众健康的事件。

（二）突发公共卫生事件的特点

1. 突发性　是指发生突然，出乎意料。一般不具备事件发生前的征兆，留给人们的思考余地较小，要求人们必须在极短的时间内做出分析、判断。

2. 普遍性　是指突发公共卫生事件影响的区域比较广，影响人群无选择，导致涉及的人员面广量大，往往引起“多米诺骨牌”效应。

3. 非常规性　是指突发公共卫生事件超出了一般社会危机的发展规律，并呈现出易变特性，有的甚至呈“跳跃式”发展。

（三）突发公共卫生事件的分类

根据《突发公共卫生事件应急条例》，突发公共卫生事件分为4类：

1. 重大传染病疫情　是指传染病的暴发（在一个局部地区短期内突然发生多例同一种传染病病人）和流行（一个地区某种传染病发病率显著超过该病历年的一般发病率水平），包括鼠疫、肺炭疽和霍乱的暴发，动物间鼠疫、布鲁司杆菌病和炭疽等流行，甲、乙、丙类传染病暴发或多例死亡，罕见或已消灭的传染病、新传染病的疑似病例等。

2. 群体性不明原因疾病　是指一定时间内（通常指2周内），在某个相对集中的区域（如同一医院、自然村、社区、建筑工地、学校等集体单位）内同时或者相继出现3例及以上相同临床表现，经县级及以上医院组织专家会诊，不能诊断或解释病因，有重症病例或死亡病例发生的疾病。

3. 重大食物中毒和职业中毒　重大食物和职业中毒包括中毒人数超过30人或出现死亡1例以上的饮用水和食物中毒，短期内发生3人以上或出现死亡1例以上的职业中毒。

4. 其他严重影响公众健康的事件　包括医源性感染暴发，药品或免疫接种引起的群体性反应或死亡事件，严重威胁或危害公众健康的水、环境、食品污染和放射性、有毒有害化学性物质丢失、泄漏等事件，生物、化学、核辐射等恐怖袭击事件，有毒有害化学品及生物毒素等引起的集体性急性中毒事件，有潜在威胁的传染病动物宿主，媒介生物发生异常，学生因意外事故自杀或他杀出现1例以上的死亡以及上级卫生行政部门临时规定的其他重大公共卫生事件。

（四）突发公共卫生事件的分级

根据突发公共事件导致人员伤亡和健康危害情况将事件分为特别重大（Ⅰ级）、重大（Ⅱ级）、较大（Ⅲ级）和一般（Ⅳ级）四级。

1. 特别重大事件（Ⅰ级）

（1）一次事件出现特别重大人员伤亡，且危重人员多，或者核事故和突发放射事件、化学品泄漏事故导致大量人员伤亡，事件发生地省级人民政府或有关部门请求国家在医疗卫生救援工作上给予支持的突发公共事件。

(2) 跨省（区、市）的有特别严重人员伤亡的突发公共事件。

(3) 国务院及其有关部门确定的其他需要开展医疗卫生救援工作的特别重大突发公共事件。

2. 重大事件（Ⅱ级）　①一次事件出现重大人员伤亡，其中，死亡和危重病例超过 5 例的突发公共事件；②跨市（地）的有严重人员伤亡的突发公共事件；③省级人民政府及其有关部门确定的其他需要开展医疗卫生救援工作的重大突发公共事件。

3. 较大事件（Ⅲ级）　①一次事件出现较大人员伤亡，其中，死亡和危重病例超过 3 例的突发公共事件；②市（地）级人民政府及其有关部门确定的其他需要开展医疗卫生救援工作的较大突发公共事件。

4. 一般事件（Ⅳ级）　①一次事件出现一定数量人员伤亡，其中，死亡和危重病例超过 1 例的突发公共事件；②县级人民政府及其有关部门确定的其他需要开展医疗卫生救援工作的一般突发公共事件。

（五）突发公共卫生事件的主要危害

突发公共卫生事件不仅给人民的健康和生命造成重大损失，对经济和社会发展也具有重要影响。其主要表现在以下几个方面：

1. 人群健康和生命严重受损　严重的突发公共卫生事件都会造成众多的人员疾患、伤残或死亡。

2. 造成心理伤害　突发公共卫生事件对于全社会所有人的心理都是一种强烈的刺激，必然会有许多人产生焦虑、神经症和忧虑等精神神经症状。如 1988 年上海的甲肝流行曾造成当地和周边地区人群的恐慌。如今进入网络时代，尤其是通过微博传播信息，更易造成公众对不明原因疾病的恐慌。

3. 造成严重的经济损失　一是治疗及相关成本，如传染性非典型肺炎，仅治疗一位病人就需要数万，甚至数十万；二是政府、社会和个人防疫与救援投入的直接成本；三是事件导致的经济活动量下降而造成的经济损失；四是事件发生出现的不稳定造成交易成本上升产生的损失。据专家估计 2003 年我国传染性非典型肺炎流行至少造成数千亿元的损失。

4. 国家或地区形象受损及政治影响　突发公共卫生事件的频繁发生或处理不当，可能对国家和地区的形象产生很大的不良影响，也会使医疗卫生等相关单位和部门产生严重的公众信任危机。严重突发公共卫生事件处理不当可能影响地区或国家的稳定，因此部分发达国家将公共卫生安全、军事安全和信息安全一并列为新时期国家安全体系。

二、突发公共卫生事件应急处理

《突发公共卫生事件应急条例》对突发公共卫生事件的应对措施、应急报告、医疗卫生机构责任等都做了详细的规定。

突发事件应急工作应当遵循预防为主、常备不懈的方针。要贯彻统一领导、分级负责、反应及时、措施果断、依靠科学、加强合作的原则。

（一）应对突发事件的五大措施

1. 按照条例，国务院卫生行政主管部门对新发现的突发传染病，根据危害程度、流行强度，依照传染病防治法的规定及时宣布为法定传染病；宣布为甲类传染病的，由国务院决定。

2. 省级以上人民政府卫生行政主管部门或者其他有关部门指定的突发公共卫生事件应急处理专业技术机构，负责突发公共卫生事件的技术调查、认证、处置、控制和评价工作。

3. 突发公共卫生事件发生后，国务院有关部门和县级以上地方人民政府及其有关部门，应当保证突发公共卫生事件应急处理所需的医疗救护设备、救治药品、医疗器械等物资的生产、供应；铁路、交通、民用航空行政主管部门应当保证及时运送。

4. 根据突发公共卫生事件应急处理的需要，突发公共卫生事件应急处理指挥部有权紧急调集人员、储备的物资、交通工具以及相关设施、设备；必要时，对人员进行疏散或者隔离，并可以依法对传染病疫区实行封锁。

5. 突发公共卫生事件应急处理指挥部根据突发公共卫生事件应急处理的需要，可以对食物和水源采取控制措施。县级以上地方人民政府卫生行政主管部门应当对突发公共卫生事件现场等采取控制措施，宣传突发公共卫生事件防治知识，及时对易受感染的人群和其他易受损害的人群采取应急接种、预防性投药、群体防护等措施。

（二）国家建立突发事件应急报告制度

《条例》中规定了突发公共卫生事件应急报告制度，国务院卫生行政主管部门制定突发事件应急报告规范，建立重大、紧急疫情信息报告系统。有下列情形之一的，省、自治区、直辖市人民政府应当在接到报告1小时内，向国务院卫生行政主管部门报告：

1. 发生或者可能发生传染病暴发、流行；
2. 发生或者发现不明原因的群体性疾病；
3. 发生传染病菌种、毒种丢失；
4. 发生或者可能发生重大食物和职业中毒事件。

（三）医疗卫生机构责任

《条例》中规定了医疗卫生机构的责任：

1. 医疗卫生机构应当对因突发事件致病的人员提供医疗救护和现场救援，对就诊病人必须接诊治疗，并书写详细、完整的病历记录；对需要转送的病人，应当按照规定将病人及其病历记录的复印件转送至接诊的或者指定的医疗机构。

2. 医疗卫生机构内应当采取卫生防护措施，防止交叉感染和污染。

3. 医疗卫生机构应当对传染病病人密切接触者采取医学观察措施，传染病病人密切接触者应当予以配合。

4. 医疗机构收治传染病病人、疑似传染病病人，应当依法报告所在地的疾病预防控制机构。接到报告的疾病预防控制机构应当立即对可能受到危害的人员进行调查，根据需要采取必要的控制措施。

笔记

5. 医疗卫生机构有下列行为之一的，由卫生行政主管部门责令改正、通报批评、给予警告；情节严重的，吊销《医疗机构执业许可证》；对主要负责人、负有责任的主管人员和其他直接责任人员依法给予降级或者撤职的纪律处分；造成传染病传播、流行或者对社会公众健康造成其他严重危害后果，构成犯罪的，依法追究刑事责任：

(1) 未依照本条例的规定履行报告职责，隐瞒、缓报或者谎报的；

(2) 未依照本条例的规定及时采取控制措施的；

(3) 未依照本条例的规定履行突发事件监测职责的；

(4) 拒绝接诊病人的；

(5) 拒不服从突发事件应急处理指挥部调度的。

三、医护人员在突发公共卫生事件中的作用

医护人员是公众健康问题的"守门人"，在突发公共卫生事件发生时是多数病人求医是到医疗机构，因此在应对突发公共卫生事件中有着不可替代的作用。

(一) 传染病疫情和突发公共卫生事件风险管理

在疾病预防控制机构和其他专业机构指导下，需要协助开展突发公共卫生事件风险排查、收集和提供风险信息，参与风险评估和应急预案制(修)订。

(二) 突发公共卫生事件的发现、登记

医疗机构是监测突发公共卫生事件的哨点。如果在短时间内发现3例以上症状相似的不明原因疾病的病例，经过初步了解发现病例间存在内在关联，需要考虑存在不明原因疾病的突发，建议开展报病。如怀疑为突发公共卫生事件时，按要求填写《突发公共卫生事件相关信息报告卡》。如果临床医生未报病时，作为护理人员需要及时提醒医生报病。

在阜阳发生由于假奶粉所致的"大头娃娃"事件与波及全国的儿童"手-足-口病"的发现，都是由在临床诊疗一线的临床医生报病后才得到发现，再由疾病控制部门确认，政府与卫生部门采取综合措施来控制扑灭。

(三) 突发公共卫生事件报告

1. 报告程序与方式　具备网络直报条件的机构，在规定时间内进行突发公共卫生事件相关信息的网络直报；不具备网络直报条件的，按相关要求通过电话、传真等方式进行报告，同时向辖区县级疾病预防控制机构报《突发公共卫生事件相关信息报告卡》。

2. 报告时限　发现不明原因疾病暴发信息时，应按有关要求于2小时内报告。

3. 订正报告和补报　发现报告错误，或报告病例转归或诊断情况发生变化时，应及时对《突发公共卫生事件相关信息报告卡》等进行订正；对漏报突发公共卫生事件，应及时进行补报。

(四) 突发公共卫生事件的处理

1. 病人医疗救治和管理　按照有关规范要求，对突发公共卫生事件伤者与病人进行急救，及时转诊，书写医学记录及其他有关资料并妥善保管。

2. 突发事件的密切接触者和健康危害暴露人员的管理　协助开展传染病接

触者或其他健康危害暴露人员的追踪、查找，对集中或居家医学观察者提供必要的基本医疗和预防服务。

3. 流行病学调查　协助对本辖区突发公共卫生事件开展流行病学调查，收集和提供病人、密切接触者、其他健康危害暴露人员的相关信息。

4. 疫点疫区处理　做好医疗机构内现场的消毒隔离、个人防护、医疗垃圾和污水的处理工作。协助对被污染的场所进行卫生处理，开展杀虫、灭鼠等工作。

5. 应急接种和预防性服药　协助开展应急接种、预防性服药、应急药品和防护用品分发等工作，并提供指导。

6. 宣传教育　根据辖区传染病和突发公共卫生事件的性质和特点，开展相关知识技能和法律法规的宣传教育。

（戴俊明）

思考题

1. 传染病的潜伏期对于传染病防制的用途有哪些？
2. 慢性病共同的危险因素有哪些？
3. 慢性病预防与控制的原则是什么？
4. 突发公共卫生事件出现时医护人员需要发挥哪些作用？

第二篇　环境与健康

第四章

人类与环境

导　读

环境是指以人为主体的外部物质世界，是人类生存发展的基础条件。人和环境之间始终保持着紧密的不可分割的联系。人们的日常生活方式和行为可能造成空气、水和土壤的污染，导致生态环境的破坏，对人们的生活质量和健康产生不良影响。在中国城市化与工业化加速发展的同时，加强环境污染及其健康危害监测对实施环境与健康防护，采取干预措施、降低环境污染疾病负担，促进国民经济的可持续发展具有重要的意义。

第一节　人类环境与生态平衡

一、人类环境

环境（environment）是指人类空间中可影响人类生活的各种自然因素和社会因素的综合体。

（一）人类环境的分类

人类环境分为自然环境和社会环境，自然环境是社会环境的基础，而社会环境又是自然环境的发展。

1. 自然环境　环绕人们周围的各种自然条件的总和称为自然环境（natural environment），它分为大气圈、水圈、土壤岩石圈和生物圈，是人类赖以生存的物质基础。

2. 社会环境　人类通过长期有意识的社会劳动对自然物质进行加工和改造所创造的物质生产体系以及积累的物质文化等所形成的环境体系称为社会环境（social environment）。

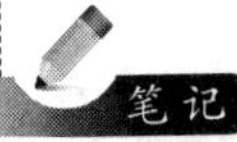

环境问题是指自然或人为活动导致的全球环境或区域环境质量的变化，对人类生存和社会发展产生不利影响的各种现象。原生环境问题是由自然演变和自然灾害引起的环境变化，如火山喷发、地震、洪涝、干旱和滑坡等。人类目前只能通过监视、预测、预报或采取防范措施减少原生环境问题带来的损失。次生环境问题是因人类的生产和生活活动作用于周围环境而引起的环境质量变化，影响了人类的生产、生活和健康。目前，全球气候变暖、臭氧层的耗损与破坏、生物多样性减少、酸雨蔓延、森林锐减、土地荒漠化、大气污染、水污染、海洋污染和危险性废物越境转移等十大全球环境问题正威胁着人类的生存。

（二）影响人类生存环境的因素

1. 物理因素　包括生活环境中的气温、气湿、气压、振动、电离辐射和非电离辐射等，这些因素影响机体的正常生理功能，对人们的正常工作、学习和睡眠产生影响。

2. 化学因素　环境中的化学因素成分复杂、种类繁多，可分为天然无机化学物质、人工合成的化学物质以及生物体内的化学成分。

3. 生物因素　细菌、病毒和寄生虫等生物因素在一定条件下可对人体造成直接、间接或潜在的危害。

4. 社会心理因素　社会因素包括社会制度、社会文化、社会经济水平、人们的年龄、性别、风俗习惯、宗教信仰、职业和婚姻状况等，它影响人们的收支、营养状况、居住条件、接受科学知识和受教育的机会等。心理因素是指在特定的社会环境条件下，导致人们在社会行为方面乃至身体、器官功能状态产生变化的因素。社会因素与心理因素之间互相影响，具有不稳定性，也较难客观测量。

二、生态系统与生态平衡

生物圈（biosphere）是指地球上一切生命有机体（人、动物、植物和微生物）及其赖以生存发展的非生命环境（空气、水、土壤、岩石）的总和。生物圈的最显著特征是其整体性和生物多样性。整体性即任何一个地方的生命现象都与生物圈的其余部分存在历史和现实的联系。生物多样性是指一定区域内生命形态的丰富程度，包括遗传（基因）多样性、物种多样性和生态系统多样性。生物多样性是生命在其形成和发展过程中与诸多环境要素之间相互作用的结果，也是生态系统进化的结果。

（一）生态系统

1. 生态系统　生物圈中的生命物质都是相互依存和相互制约的，彼此间不断进行物质、能量和信息的交换，共同构成生物与环境的综合体称为生态系统（ecosystem）。稳定的生态系统有助于人类的自身生存环境。

2. 生态系统的组成　生态系统由生物群落和非生物环境组成。生物群落包括植物、动物、微生物和人类；非生物环境指自然界的无生命成分，包括阳光、氧气、二氧化碳、水、植物营养素（无机盐）、生物残体（如落叶、秸秆、动物和微生物尸体）及其分解产生的有机质。生态系统中的生物按其在生态系统中的作用分为生产者、消费者和分解者。生产者的主体是绿色植物和一些能进行光合作用的菌类，它们可吸收太阳能，利用无机营养元素（碳、氢、氧、氮等）合成有机物，并将吸收的一部分太阳能以化学能的形式储存在有机物中。消费者是直接或间接地利用生产者所制造的有机物作为食物和能源，不能直接利用太阳能和无机态营养元素的生物，包括草食动物、肉食动物、寄生生物和腐食动物。消费者以动物为主。分解者是指所有能把有机物分解为简单无机物的生物，包括各种细菌和部分真菌。分解者以动植物的残体或排泄物中的有机物作为食物和能量来源，通过新陈代谢作用将有机物分解为无机物。

3. 物质循环与能量流动　在生态系统中，物质可经生产者、消费者和分解者的作用完成一个由简单无机物到各种高能有机化合物，最终又还原为简单无机物的生态循环。

（二）生态平衡

1. 生态平衡　在一定时间内，生态系统中的生物和环境之间、生物各个种群之间存在能量流动、物质循环和信息的传递，彼此之间达到高度适应、协调和统一的状态称为生态平衡（ecological balance）。生态平衡的明显特点是生态系统中的物种数量和种群规模的相对平衡。生态系统的自我调节能力是有限的。大规模农业开发和城市化建设、滥伐森林、水资源过度利用、向环境要素超量输入人类活动产生的产品和废物等行为，严重破坏了环境以及生物圈中的食物链关系，导致生态失衡，危及人类的生存环境。

2. 食物链　生物群落中动、植物由于食物关系而形成的一种链状关系称为食物链（food chain），它是能量流动和物质循环的主要渠道。食物链可分为捕食食物链和腐食食物链。前者以活生物为起点，而后者则以死生物为起点。食物链之间相互联系、相互交叉，形成的纵横交错网络称为食物网，共同构成了生物之间生命联系的纽带和桥梁。

三、人类与环境的关系

人类是自然的产物，但是，人类活动又可影响自然环境。人类与环境之间存在辩证统一的关系。

（一）人类对环境的影响

1. 人类对环境的依赖性　人类以环境为载体，与周围的环境相互作用、相互制约和相互转化。人类通过机体的新陈代谢与周围环境不断进行物质、能量的交换和信息传递，以求自身的生存和发展。人体血液中60余种化学元素含量与地壳中的丰度呈明显的相关关系，说明人类是地质环境的产物。

2. 人类对环境的适应性　机体对环境有较强的适应能力，这是生物与自然双向选择的结果。生物通过不断改变自己以适应环境的变化，并保留生物生存的各种特性和在稳定条件下利用资源的能力。但是，生物对环境的这种适应性有一定限度。

（二）环境对人类的影响

1. 资源环境锐减危及人类生存　人类不合理地开发和利用自然资源，如滥伐森林、滥垦草原、滥采矿藏资源等导致人类资源环境紧缺。人类在生产和生活活动中不适当地向环境排放大量污染物也加剧了人类生存环境质量的恶化。

2. 有害环境对人类健康的影响 客观环境的复杂性和多样性以及人类对环境利用和改造的主观能动性决定了人类与环境之间的平衡。当有害环境的影响超出机体对环境的适应能力时，将损害机体的健康，甚至危及生命。机体对环境污染物的反应取决于污染物自身的理化性质、进入人体的剂量、持续作用的时间和个体的敏感性等因素。

(1) 剂量 - 效应关系：环境有害因素的暴露剂量与个体内生物学效应强度之间的相关关系称为剂量 - 效应关系（dose-effect relationship）。剂量 - 反应关系（dose-response relationship）是环境有害因素的暴露剂量与群体中出现某种效应并达到一定程度的比率。在有害环境因子作用下，人类受影响的程度取决于机体自身的调节能力和环境因素的强度之间的相关关系。

(2) 人群健康效应谱：是指人体对环境污染物的作用产生不同程度的反应。人类具有调节自己的生理功能来适应环境的能力。机体对环境污染物具有蓄积、代谢和排泄的功能。人群对异常环境的反应程度也存在个体感受性的差异，这与年龄、性别、营养与健康状况和遗传因素等有关。一般情况下，机体不会立即表现出患病和死亡，有一个从量变到质变的发展过程。因此，在暴露于有害环境时，大部分人仅表现为体内污染物负荷的增加，部分人可发生生理性变化，但仍处于代偿状态，只有少数人因代偿失调而患病，甚至死亡。此种分布模式即为人群对环境异常变化的健康效应谱。通常将易受环境有害因素损害的敏感人群称为高危人群。这类人群健康损害出现较一般人群早，而且受损害程度也较重。

第二节 环境污染及其对健康的影响

一、环境污染与环境污染物

（一）环境污染

环境污染（environment pollution）是指由于自然或人为原因引起的环境中某种物质的含量或浓度超过环境的自净能力，致使环境质量降低，危害人体健康或破坏生态与环境的现象。环境污染特征包括：环境污染物的浓度一般较低且在环境中持续时间长；多种环境污染物可联合作用于人体；在生物或理化因素作用下，环境污染物发生转化、增毒、降解或富集，使其原有性状和浓度发生改变而产生危害作用；环境污染物通过大气、水体、土壤和食物等多种途径长期影响各年龄段人群（包括老年、壮年、青年、儿童和胎儿）。环境污染物的来源有：

1. 生产性污染 工业和农牧业生产活动中可产生多种环境污染物，如工业生产中使用煤和石油时排出的废气、废水和废渣等；农业生产中施用的化肥、农药和除草剂可随农田排水和地表径流注入水体。

2. 生活性污染 人们日常生活中排出的废气、污水、垃圾和噪音。

3. 交通性污染 使用火车、轮船、汽车、飞机等交通工具时产生的一氧化碳、氮氧化物、四乙基铅和碳氢化合物等。

4. 其他　通信设备发出的微波和电磁波；绿色植被破坏导致的沙尘暴等。

（二）环境污染物

环境污染物按其性质分为：

1. 物理性污染物　包括噪声、振动、电离辐射与非电离辐射和热污染等，可产生视觉污染、听觉污染和触觉污染，甚至导致远期危害。

2. 化学性污染物　它们大多是由人类活动或人工制造的产品，也有二次污染物。包括无机物（汞、镉、砷、铬、铅、氰化物、氟化物等）和有机物（有机磷、有机氯、多氯联苯、酚、多环芳烃等）。环境中众多化学污染物的成分复杂，能持久存在于环境中，通过生物食物链（网）累积，并对人类健康造成有害影响的天然或人工合成的有机物称为持久性有机污染物（persistent organic pollutants，POPs）。POPs具有环境持久性、生物累积性、远距离迁移能力和高毒性四个重要特点。中国作为《关于持久性有机污染物的斯德哥尔摩公约》的首批缔约国，承诺削减和控制该公约确定的全世界范围内禁用或严格限用的12种对人类、生物及自然环境危害最大的持久性有机污染物（艾氏剂、狄氏剂、异狄氏剂、滴滴涕、七氯、氯丹、灭蚁灵、毒杀芬、六氯苯、多氯联苯、多氯二苯并二噁英和多氯二苯并呋喃）。

3. 生物性污染物　包括对人和生物有害的病原体（微生物和寄生虫）和变应原（如花粉、动物的毛发与皮屑、尘螨与霉菌、鱼、蛋、奶等）。生物污染按照物种的不同，可分为动物性污染（如有害昆虫、寄生虫、原生动物和水生动物等）、植物性污染（如杂草和海藻等）和微生物性污染（病毒、细菌和真菌等）。生物性污染的特点是难预测、潜伏期长和破坏性大。

（三）环境污染物的转归

污染物在环境中的转归是指污染物在环境的空间位移和存在形态的变化。前者表现为量的变化，后者是质的转化，两种变化是相互渗透的。

1. 污染物的迁移　指污染物从一处转移到另一处，从一种介质转移到另一介质的过程。这种变化常伴随污染物在环境中浓度的变化。环境污染物的迁移过程取决于环境污染物的性质和环境因素的影响。迁移方式包括：

（1）物理性迁移：是污染物在环境中的机械运动，如随水流、气流的运动和扩散，在重力作用下的沉降等。

（2）化学性迁移：包括溶解、解离、氧化还原、水解、络合、螯合、化学沉淀和生物降解等。

（3）生物性迁移：是污染物通过机体的吸收、新陈代谢、生育和死亡等生理过程实现的迁移。污染物经生物体吸收后可在其体内蓄积，并通过食物链进一步富集，使得生物体中该污染物的含量明显高于环境中该物质的浓度，这种现象称为生物富集（biological enrichment）。

2. 污染物的转化　环境污染物在物理、化学和生物因素的作用下其形态或分子结构发生变化的过程。生物转化是通过环境中微生物的参与或生物代谢作用而实现的。

3. 污染物的自净作用　在物理、化学或生物因素的作用下，污染环境中的污染物浓度或总量降低的过程，其降低的速度和数量因环境结构和状态的不同而有所差异。自净作用按其发生机制可分为：

（1）物理净化：是指通过稀释、扩散、淋洗、挥发、沉降等作用降低污染物浓度及其危害程度的过程。地理环境的物理净化能力主要取决于地理环境的物理条件。例如，气温高有利于污染物的挥发；风速大有利于污染物的扩散。盆地、山谷地区易形成逆温层，使大气的扩散作用减弱，易遭受大气污染。

（2）化学净化：是指在地理环境中通过氧化、还原、化合和分解以及吸附、凝聚、交换和络合等化学反应，使污染物的危害程度减轻或转化为无害物质。影响环境化学净化的环境因素主要有气温、pH、氧化还原电位等。气温升高可加速化学反应。酸性环境有利于金属离子的分离与迁移，对人体和生物界危害大；碱性环境中，金属离子易形成氢氧化物沉淀而利于净化。

（3）生物净化：是指通过生物的吸收、降解作用使地理环境中污染物的浓度降低或消失。生物净化能力与生物的种类和环境的水热条件及供氧状况有关。在温暖、湿润、养料充足和供氧良好的环境中，植物吸收净化能力和好氧微生物的降解净化能力强。

（四）污染物在人体的吸收、分布与代谢

1．吸收　环境污染物可通过多种途径进入机体。

（1）呼吸道：大气中的污染物，如一氧化碳、硫化氢和氮氧化物等主要经呼吸道进入人体。由于呼吸道内富含水分，水溶性污染物易被溶解吸收，并对机体造成局部刺激和腐蚀作用。进入肺组织深部的气态毒物可被迅速吸收进入血液，而引起全身中毒。

（2）消化道：水和食物中的污染物主要通过消化道进入人体。小肠是污染物进入人体后的主要吸收部位。消化道不同部位的 pH 是影响污染物吸收的重要因素。胃肠道内容物多少、排空时间及肠道蠕动状况也影响污染物的吸收。

（3）皮肤：污染物通过皮肤吸收需经过表皮角质层和真皮层，一般分子量大于 300 的物质不易通过无损的表皮层，表皮层能阻止水溶性物质进入，但具有脂溶性的物质较易通过表皮层。污染物经皮肤的吸收率不仅取决于污染物的溶解度、分子大小和浓度等因素，还受皮肤完整性和接触条件的影响。一般来说，挥发度低，兼具脂溶性和水溶性的物质可经皮肤迅速吸收。

2．体内的分布与贮存　污染物进入生物体后通过血液循环分散至全身各组织器官的过程称分布。各组织器官中污染物的量与污染物的理化特性及血流量有关。机体内的生理屏障（如血 - 脑屏障、胎盘屏障）也是影响污染物分布的重要因素之一。进入机体的化学污染物可贮存在体内不同部位。多数污染物的贮存部位也是该毒物直接作用的部分，称为靶部位。但有些污染物虽在某部位蓄积，却不损伤该部位，称为储存库。

3．转化与排泄　进入机体的化学污染物一般需经过体内固有的复杂生化代谢过程，使其本身的化学结构发生变化，即生物转化。多数环境污染物经过代谢转化后毒性降低，称为解毒作用。但也有些化学污染物经体内代谢后毒性增强，称为活化作用。生物转化也受年龄、性别、营养状态和遗传特性因素的影响。环境污染物及其代谢产物可通过多种途径排出体外，如呼吸道、肾脏、消化道、汗腺、乳汁、唾液、月经和毛发与指甲等。

二、环境污染物对健康损害的影响因素

环境污染物对机体的危害性质和程度主要取决于以下因素：

（一）污染物的理化特性

化学结构和成分对污染物的毒性大小和毒作用性质有决定性的影响。如卤代烷烃类化合物对肝脏毒性可因卤素数的增加而增强。

（二）暴露剂量

有害物质在靶器官中的浓度与其产生的有害效应关系最密切。由于测定靶部位有害物质的浓度尚有一定难度，通常用环境污染物的监测水平作为个体的暴露剂量。剂量-效应关系和剂量-反应关系可评价个体和群体的机体反应状况。

（三）持续暴露（接触）时间

具有蓄积性的毒物在体内的蓄积量达到中毒阈值时可对机体产生危害。毒物的蓄积量取决于摄入量、生物半减期和持续暴露时间。

（四）个体感受性

1．年龄　通常老年人各系统的功能逐渐衰退，因而抵御外界不良因素的能力降低，如老人对高温的耐受性比年轻人差。婴幼儿体内某些系统尚未发育成熟，如幼儿肝微粒体酶系的解毒功能弱、生物膜通透性高和肾廓清功能差，因而对某些环境危害因素的敏感性高。

2．性别　女性在经期、孕期和哺乳期体内激素水平发生了变化。例如，妊娠期妇女孕酮水平的增高可刺激肝微粒体酶活性的增加，从而影响毒物的生物转化及其毒性。

3．健康状况　慢性肺部疾患及心脏病患者对一氧化碳、二氧化硫等刺激性气体更敏感；游离二氧化硅（SiO_2）粉尘微粒引起肺纤维化，削弱其防御功能，机体因抵抗力降低而容易发生细菌感染。

4．营养状况　营养不良的机体更易受到铅和多环芳烃等环境污染物的损害。

5．遗传因素　在健康状况、年龄、生活条件、营养状况相近的健康人群中，对环境有害因素作用的反应仍有明显差异，即使在相同环境暴露条件下（相同暴露物质、剂量及时间）也是如此，这种现象通常称为个体差异，如遗传性红细胞（6-磷酸葡萄糖脱氢酶）缺乏症患者接触氧化性化合物（臭氧、萘、一氧化碳）及辐射因素时易发生溶血。

（五）联合作用

在污染环境中，通常有多种污染物同时存在并共同作用于人体。一种污染物可能干扰另一种污染物的吸收、代谢或排泄，导致共同毒作用的减弱或加强。

1．相加作用　几种环境因素联合作用的影响是其各单一因素影响的总和即为相加作用（additive effect）。大部分刺激性气体的刺激作用一般呈相加作用；具有麻醉作用的化合物，一般也呈相加作用。

2．协同作用　几种环境因素联合作用的影响（毒性）远超过其各单一因素影响的总和即为协同作用（synergistic effect）。如接触石棉工人中吸烟者患肺癌的概率显著增加。

3. 增强作用 某一化学物本身对机体无毒性，另一化学物对机体有一定毒性，当两者同时进入机体时则可使后者的毒性大为增强即为增强作用(potentiation effect)。如脂肪醇类(甲醇、乙醇、异丙醇等)能增强卤代烃类(四氯化碳、氯仿等)的毒性。

4. 拮抗作用 某种环境因素可使其他环境因素的影响减弱的作用即为拮抗作用(antagonistic effect)。三氯苯等卤代苯类化合物能明显地诱导某些有机磷化合物的代谢，使其毒性减弱。阿托品可对抗有机磷化合物引起的毒蕈碱样症状。

三、环境污染对人类健康的影响

(一)环境污染对人类健康影响的特点

1. 广泛性 污染的环境对人类健康的影响面广泛，可累及不同年龄、不同性别的人群。

2. 多样性 环境污染对人体健康损害的形式多样，既有直接作用也有间接作用；有全身性损害，也有局部损害；有急性损害，也有慢性损害；有近期的，也有远期的；有特异性的，也有非特异性的。

3. 复杂性 环境中存在的多种污染物可彼此产生联合作用。同一污染物可经不同途径侵入人体，同一个体可从不同环境介质中暴露污染物。因而环境污染物对人体健康的损害作用十分复杂。

4. 长期性 滞留在各种环境介质中的某些污染物可长期作用于人群。较低浓度的污染物对人群的损害在短时间内通常不易察觉，需要较长时间，甚至在下一代才能表现出来。

(二)环境污染对机体健康的危害

1. 直接危害

(1) 急性危害：环境污染物在短时间大量进入环境，使暴露人群在较短时间内出现不良反应、急性中毒甚至死亡等。

(2) 慢性危害：主要指小剂量的污染物持续地作用于人体产生的危害。

(3) 远期危害：环境污染对人体的危害，一般经过较长的潜伏期后才表现出来，如环境中化学物质的致突变、致畸和致癌作用。

2. 间接危害 环境污染物在积累和迁移转化过程中，对生态系统和人类社会造成间接危害。

(1) 温室效应(green house effect)：是大气中的二氧化碳浓度增加，阻止地球热量的散失，使地球表面变热的现象。它使地球上的病虫害增加，土地干旱，沙漠化面积增大，海平面上升，气候异常和海洋风暴增多。

(2) 酸雨(acid rain)：是指pH低于5.6的大气降水，包括雨、雪、雾、霜。一般情况下，由于空气中二氧化碳溶于水后使水呈弱酸性。酸雨可破坏水生和陆生生态环境，造成农作物减产，损害森林，腐蚀材料。酸雨渗入地下导致地下水中的金属离子含量增加，人们饮用后对机体造成危害。食用酸雨污染水体中的鱼类，同样会损害人体健康。

(3) 臭氧层破坏：臭氧层是指距地球表面15～50km的大气层中由臭氧构成的

气层。臭氧层可吸收来自宇宙的紫外线，使地球上的生物免受紫外线辐射的危害。

(4) 生物多样性锐减：地球上生物圈中所有的生物（包括动物、植物和微生物）及其所拥有的基因和生存环境称为生物多样性（biological diversity，biodiversity）。它包含遗传多样性、物种多样性和生态系统多样性三个层次。生物多样性表现为千千万万的生物种类。环境的污染与破坏（如森林砍伐、植被破坏、滥捕乱猎等）已导致世界上大量生物物种的消失。据联合国环境计划署估计，在未来的20～30年中，地球总生物种类的25%将处于灭绝的危险之中。

（三）环境污染与公害

1. 公害与公害病　公害（public nuisance）指由于人类活动引起的环境污染和破坏对公众造成的在安全、健康、生命财产和生活方面的危害。公害病（public nuisance disease）是指与公害有因果关系的地域性疾病。其特点为：

(1) 在公害影响区域内的人群有与公害相关的共同性症状和体征。

(2) 病区内不同年龄和性别的人群都可能发病，甚至累及胎儿。

(3) 除急性中毒外，大多具有低剂量、长时期危害、陆续发病的特点。

(4) 公害病必须经过科学的鉴定和国家法律的认可，具有严格的法律意义。

2. 环境公害事件　从20世纪30年代开始，社会生产力的迅速发展和人口的急剧增长加重了自然资源的消耗和环境破坏，致使环境公害事件频繁发生，成为重大的社会问题。震惊世界的典型公害事件包括：比利时马斯河谷烟雾事件、美国多诺拉烟雾事件、英国伦敦烟雾事件、美国洛杉矶光化学烟雾事件、日本水俣病事件、日本痛痛病事件、日本米糠油事件、印度博帕尔毒气泄漏事件、切尔诺贝利核泄漏事件和剧毒物污染莱茵河事件。

第三节　环境污染的防制

一、环境保护的重要意义

环境为人类生存和发展提供了必需的资源和条件。人类在促进经济快速增长的同时，也带来了较严重的环境问题。环境问题不是单一的社会问题，它在很大程度上是人类社会发展以牺牲环境为代价的必然产物，并与人类社会的政治经济发展紧密相关。改革开放三十余年，我国社会经济已得到长足的发展，如何促进我国经济、社会与环境协调和可持续发展是我国面临的重要而又艰巨的任务。

二、环境保护的基本方针与法律法规

（一）环境保护的基本方针

1. “三十二字”方针　该方针是1973年第一次全国环境保护会议上正式确立的我国环境保护工作的基本方针，即“全面规划、合理布局、综合利用、化害为利、依靠群众、大家动手、保护环境、造福人民”，并在《关于环境保护和改善环境的若干规定（试行草案）》和《中华人民共和国环境保护法（试行）》中以法律形式肯定下来，促进了我国的早期环境保护工作。

2.“三同步、三统一”方针　1983 年在第二次全国环境保护会议上，将“经济建设、城乡建设和环境建设要同步规划、同步实施、同步发展，做到经济效益，社会效益和环境效益的统一”作为环境保护的基本战略方针。

（二）环境保护的法律法规

我国环境保护法律包括《中华人民共和国宪法》、《中华人民共和国环境保护法》、《中华人民共和国海洋环境保护法》、《中华人民共和国水污染防治法》、《中华人民共和国大气污染防治法》、《中华人民共和国固体废物污染环境防治法》、《中华人民共和国环境噪声污染防治法》、《中华人民共和国清洁生产促进法》、《中华人民共和国环境影响评价法》、《中华人民共和国安全生产法》和《中华人民共和国职业病防治法》等。另外，还包括现行环境保护行政法规、建设项目环境保护管理办法（系列）、资源法律和法规等，使环境保护工作有章可循，有法可依。

（三）环境保护管理制度

我国已初步形成了中国环境管理制度的体系框架，包括：老三项制度（“三同时”制度、环境影响评价制度、排污收费制度）和新五项制度（城市环境综合整治定量考核制度、环境保护目标责任制、排污申报登记与排污许可证制度、污染集中控制制度和污染限期治理制度）。新老八项制度配套运行。“三同时”制度是指新建、改建、扩建项目和技术改造项目以及区域性开发建设项目的污染治理设施必须与主体工程同时设计、同时施工、同时投产的制度。它与环境影响评价制度相辅相成，是防止新的环境和破坏的两大“法宝”。环境影响评价是对工程建设项目可能给周围环境造成的不良影响进行的评定。环境影响评价制度特别在保证建设项目选址的合理性上起了突出作用，是控制新污染、贯彻预防为主方针的重要途径。排污收费制度的实施和推动促进了环境管理和环境执法，为环境质量的改善和环境保护事业的发展奠定了基础。

三、环境保护的技术措施

（一）合理开发和利用能源

目前，我国是世界上能源生产和消费大国，但我国能源利用效率仅为 34%。因此，我们应坚决实行开发和节约并举、把节约放在首位的方针。鼓励开发和应用节能降耗的新技术，实行强制淘汰高能耗、高物耗设备和产品制度。抓紧制定专项规划，明确各行业节能降耗的标准、目标和政策措施。循环经济是一种以资源高效利用和循环利用为核心，以“三 R”为原则（即减量化、再使用、再循环）；以低消耗、低排放、高效率为基本特征；以生态产业链为发展载体；以清洁生产为重要手段，达到实现物质资源的有效利用和经济与生态的可持续发展。我们应从资源开采、生产消耗、废弃物利用和社会消费等环节推进资源的综合利用和循环利用。

（二）实行清洁生产

清洁生产（Cleaner Production）是指既可满足人们的需要又可合理使用自然资

源和能源并保护环境的实用生产方法和措施，其实质是一种物料和能耗最少的人类生产活动的规划和管理，将废物减量化、资源化和无害化，或消灭于生产过程之中。同时对人体和环境无害的绿色产品的生产亦将随着可持续发展进程的深入而日益成为今后产品生产的主导方向。清洁生产可通过合理布局、调整和优化经济结构和产业产品结构、选用低毒或无毒原料、改革工艺、节约能源和原材料、资源的综合利用、科技创新、强化科学管理、产品的无害化生产与开发等措施来实现。

（三）发展绿色生态农业，保护农业环境

我国是农业大国，必须立足中国的国情，切实与世界农业的发展接轨，用符合经济和环境发展的绿色农业提升中国农业的优势。通过逐步完善现代农业体系，发展高产、优质、高效、生态、安全农业。发展绿色生态农业是推进现代农业的重要组成部分，也是未来农业的发展方向。在种植业上，提倡生物防治技术防治病虫害和施用传统农家肥，提倡使用低毒、低残留的化肥和农药，实现种植标准化。在养殖业上，科学施用饲料添加剂，促进优质畜产品生产良性发展，实现养殖标准化。加强各种畜禽废弃物的综合利用，通过多种经营和综合利用的农业结构，促进自然资源的合理开发，有效保护植被，改善生态环境。

（四）倡导绿色消费

人类在日常生活中，应提倡绿色生活、环保选购，节约消费，减少污染的消费新观念。注意生活材料的重复使用、多层利用、分类回收和循环再生。

（袁　晶）

思考题

1. 全球化背景下的国际环境问题的发展趋势是什么？
2. 当今中国环境保护面临的挑战是什么？

第五章

生活环境与健康

导 读

生活环境是指与人类生活密切相关的各种自然条件和社会条件的总体。我国面临的环境与健康问题有四大特点：复合型污染严重，传统的环境污染与新型的环境污染并存；人群暴露时间长，历史累积污染对健康的影响在短时间内难以消除；城乡污染差异显著，城市地区以大气污染为主，农村地区则是水污染和土壤污染；在基础卫生设施不足导致的传统环境与健康问题未得到妥善解决的同时，工业化和城市化带来的环境污染与健康风险正逐步增大。

第一节 空气与健康

一、大气的特征及其卫生学意义

大气是一切生命活动的必要条件，清洁、新鲜的大气环境有益于人体健康，不良而污浊的空气则对人体有害。

（一）大气的结构与组成

1．大气的结构 大气层是围绕地球表面的空气层，按垂直方向分为五层：①对流层是大气中最低的一层。云、雾、雨、雪等主要大气现象和大气污染现象都发生在此层，对人类生产、生活和生态平衡影响最大；②平流层是对流层顶上直至大约 50km 高度之间。该层的臭氧能阻挡强紫外线的辐射，保护地面生物免受紫外线伤害；③距地表 50～85km 的区域即中间层。该层有较强的垂直对流作用；④中间层之上为热层，其上界达 800km 以上的大气层。该层的电离层能反射无线电波；⑤逸散层是大气圈的最外层。

2．大气的组成 自然状态下的大气是无色、无味、无臭的混合气体，主要成分包括氮、氧、二氧化碳和微量惰性气体，以及水蒸气、尘埃和微生物等。自然灾害和人为因素可影响大气成分的稳定性。

（二）大气的理化性状与卫生学意义

1. 太阳辐射　是指太阳向宇宙发射的电磁波和粒子流，其能量主要集中在短于4000nm波长范围内的辐射。可见光可引起视觉并改善机体的新陈代谢和睡眠等。320～400nm波长的紫外线促进维生素D合成和色素沉着作用；275～320nm波长紫外线有抗维生素D缺乏症和红斑作用，并提高机体免疫功能；200～275nm波长紫外线有极强杀菌作用。适量的红外线有消炎和镇痛作用；过强的红外线照射导致烧伤、中暑和日射病。

2. 气象因素　气温、气湿、气流和太阳辐射等综合因素影响机体。相对湿度为30%～70%、气流速度为0.5～1.0米/秒、垂直温差和水平温差较小时，18～21℃的气温称为生理舒适区。30℃以下，机体以传导、对流及热辐射为主散热；30℃以上时，机体主要靠汗液蒸发散热。

3. 空气离子化　空气离子化（air ionization）源于空气中产生轻离子的过程。雷电、瀑布、浪花冲击及人工电场可使空气离子化，减少大气中的灰尘和微生物。一定浓度的负离子能调节大脑皮层、降低高血压、改善睡眠和消除疲劳。正离子对机体有兴奋作用。但过高浓度的正、负离子对机体产生不良作用。

4. 气体　室内外空气中氧含量基本恒定。特殊环境中（如深矿井、潜艇内、高原地区）低氧含量可致作业人员发生呼吸困难、恶心、呕吐和智力活动减退，甚至死亡。大气中CO_2含量相对恒定，当CO_2浓度等于或大于8%时引起机体功能障碍或因呼吸麻痹而死亡。大气中氮含量稳定且对人体无直接作用。雷电和紫外线等可使大气产生臭氧和过氧化氢。臭氧能吸收波长<290nm的紫外线，保护地面生物不受其危害。空气中过氧化氢能净化和清洁空气。空气中氦、氖、氪和氙等是惰性气体对人体无直接卫生学意义。

二、大气污染对人体健康的影响

（一）大气污染物的来源

大气污染是指由于自然或人为因素使某些物质排入大气，超过了大气的自净能力，引起大气成分发生变化，对人体健康产生直接或间接的危害。火山活动、山林火灾、海啸、土壤和岩石的风化等自然现象和人为活动均可造成大气污染。

（二）大气中常见污染物及其危害

1. 二氧化硫　燃煤是大气中二氧化硫（SO_2）的主要来源，以石油为燃料的企业如火力发电厂、柴油发动机厂和造纸厂等排放SO_2。大气中1～5ppm的SO_2可引发呼吸系统疾病，儿童比成年人更敏感。进入大气的SO_2被氧化为H_2SO_4，在云中形成酸雨，对建筑、森林、湖泊和土壤造成危害。

2. 颗粒物　空气动力学直径介于0.001～100μm，分散在空气中的固态或液态状物质称为颗粒物（particulate matter，PM）。空气动力学直径≤100μm的颗粒物称为总悬浮颗粒物。根据颗粒物的粒径可分为可吸入颗粒物（PM10，粒径<10μm）、细颗粒物（PM2.5，粒径<2.5μm）和极细颗粒物（PM0.1，粒径≤0.1μm）。颗粒物是我国许多城市大气首要污染物。颗粒物可吸附多环芳烃和多氯联苯等有机物和重金属等。颗粒物对人体的危害程度主要决定于自身粒子的大小及化学组

成。颗粒物的粒径越小，进入呼吸道的部位越深。PM10可进入人的鼻腔及气管，PM2.5可侵入肺部，产生更严重的健康危害。空气颗粒物的污染程度与慢性呼吸道炎症、哮喘和心肺疾病有明显的关联性。

3. 氮氧化物　大气中的氮氧化物主要来自汽车废气以及煤和石油燃烧的废气，主要包括氧化亚氮、一氧化氮、二氧化氮、亚硝酸和硝酸等。在强烈阳光照射下，氮氧化物可与空气中的碳氢化合物发生反应，在近地面生成臭氧，有可能导致光化学烟雾污染。

4. 一氧化碳　以汽油和柴油为能源的汽车尾气排放的一氧化碳长期作用人体可引起心血管系统和神经系统的损害。例如，一氧化碳与血红蛋白结合可导致机体缺氧，损害胎儿的生长发育，使其智力低下。

5. 挥发性有机化合物　汽车发动机和油漆涂料厂等排放的挥发性有机化合物引起黏膜发炎、儿童的哮喘和支气管炎等。空气中苯、碳氢化合物和甲醛等在太阳光作用下形成光化学烟雾引发呼吸系统疾病，增加发生肿瘤的风险。

6. 光化学氧化物　氮氧化物和碳氢化合物等一次污染物在阳光照射下发生化学反应生成臭氧。氮氧化物、碳氢化合物等及二次污染物臭氧、过乙酰硝酸酯和醛类等混合形成的淡蓝色烟雾称为光化学烟雾，它可致机体的损害，表现为眼红流泪、气喘咳嗽、肺功能减退、头晕胸痛、血压下降，甚至昏迷致死。著名的洛杉矶光化学烟雾污染事件导致成千上万人受害或死亡。另外，光化学烟雾可降低能见度、减缓植物生长、影响农牧业生产和城市建筑等。

三、室内空气污染与健康

（一）室内空气污染的来源

1. 室外大气环境　大气污染、房地基逸出的有害物质、受致病菌或化学污染物污染的淋浴水、温泉水、空调冷凝水以及从室外带入的有害物质（如苯、铅和石棉等）均可污染室内空气。

2. 建筑和装饰材料　包括石材、地砖和防冻剂等建筑材料和胶合板、细木工板、刨花板、人造板等内装饰材料以及室内陈设等。

3. 居室内人的活动　包括人的生理活动、吸烟、饲养宠物和种植花草以及使用各种化学品等。

4. 室内燃料的燃烧　家庭取暖和烹饪用的各种燃料等。

5. 家用电器及特殊的办公设备　如冰箱、彩电、电脑和复印机等可产生电磁辐射、静电污染和噪声污染等。

（二）室内主要污染物的危害

现代人平均有90%的时间在室内生活和工作。常温下能够挥发成气体的各种挥发性有机化合物（volatile organic compound，VOC）可损伤呼吸系统和造血系统。涂料、油漆及中密度板等释放出的甲醛有较高毒性，既是确认的致癌物和致畸物，又是变态反应源和潜在强致突变物，已被列入我国有毒化学品优先控制名单。在冬季，作为混凝土外加剂的氨受气湿和气温等因素影响被还原成氨气从墙体和室内装饰材料中缓慢释放，影响人的呼吸系统和神经系统的功能。从房基土壤和建筑材料中析出的氡是环境致癌物。建筑材料、空调设备和加湿器可成为微生物的滋生地。结核杆菌、白喉杆菌、溶血性链球菌、金黄色葡萄球菌和军团菌属等在室内通风不良环境可通过空气传播疾病。室内观赏植物的纤维、花粉和孢子引起哮喘和皮疹。

四、空气污染的卫生防护

（一）大气污染的卫生防护

坚持预防为主，防治结合、全面规划、合理布局和综合治理的方针，坚持谁污染谁治理的原则。依托科技进步，重视开发新型绿色环保燃料技术，加强污染源的治理和改革工艺，大力推行清洁生产和节能减排措施，促进城市绿化，降低大气污染物浓度。

（二）室内空气污染的防护措施

加强控制污染源、切断传播途径和合理利用生活能源的监管力度，促进居民使用绿色环保燃料，选用合格的居室家装材料，科学饲养宠物和家畜、家禽，慎用家用化学品，避免霉菌和细菌在室内滋生。

在医院，根据医院各科室的功能特点，选择通风换气、适宜空气消毒方法或空气洁净技术（层流净化、负离子空气净化）以截获和杀灭医院病室空气中漂浮尘粒上的常见病菌、芽胞和病毒。依据《医院洁净手术部建设标准》和《医院洁净手术部建筑技术规范》开发系统空调机组，防止病房空调的二次污染。安装清洁空气净化装置，加强相关卫生知识的普及与宣传工作，提倡良好的个人卫生习惯，控制人流量，尽力满足持续空气达标的卫生学要求。

第二节　饮水与健康

水是地球上万物生命之源，是人类赖以生存的基本物质。一定卫生条件的水体可为人类调节气候、美化环境、提供良好的生活饮用水源，满足文化娱乐、体育锻炼和满足工、农、渔、牧业和旅游业的需要。

一、水源的种类与卫生学特征

（一）水源种类

1. 降水　降水是指从空气中降到地面或水面的液态或固态水，包括雨、雪、冰雹等。水质取决于当地大气污染状况一般不作水源。

2. 地表水　是降水在地表径流和汇集后形成的水体，包括江河水、湖泊水和水库水等。地面水水量充足，但易受流经地区地质状况、气候和人为活动等因素影响，处理后可达标，常作为饮用水源。

3. 地下水　是降水和地表水经土壤地层渗透到地面以下而形成的，分为浅层地下水、深层地下水和泉水。水质优于地表水，但水量有限。

（二）各种水体的卫生学特点

1. 河流　河流的径污比（径流量与排入河流中污水量的比值）大，稀释能力强。但河流污染可殃及下游地区，甚至海洋。

2. 湖泊和水库 以水面宽阔、流速缓慢、沉淀作用强，稀释混合能力较差为特点，该类水体的自净能力较弱，当含磷、氮过多的污水排入湖泊、水库时，可导致藻类等浮游生物大量繁殖，形成水体富营养化（eutrophication）。富营养化水体感官性状差，水质恶化，危及鱼类及其他水生物的生存。

3. 地下水 明显污染的地下水在消除污染来源后仍需较长时间恢复水质。

4. 海洋 海洋的污染源多而复杂。各种工业废水和生活污水通过江河水汇入海洋。不易分解的污染物可导致海洋的持续性污染，且污染范围大。

二、饮用水的净化与消毒

（一）生活饮用水的基本卫生要求

1. 流行病学上安全 不得含有致病微生物，以防止肠道传染病、寄生虫病以及其他感染性疾病的发生。

2. 化学组成上对人体无害 水中应含有适量的、人体健康所必需的矿物质；对人体有害的物质应控制在卫生标准允许的范围内，不得引起急、慢性中毒及产生远期危害。

3. 感官性状良好 生活饮用水水质应无色透明，无异味，不得含有肉眼可见物。

4. 水量充足，使用方便，要符合远期发展的水需要量。

（二）饮用水的净化和消毒

1. 净化 饮水净化的目的是改善水的物理性状，去除悬浮物质和部分病原体。饮水净化包括沉淀和过滤。沉淀的原理是在水中加入带有阳电荷的混凝剂，使之与水中带阴电荷的胶体微粒相互吸引并聚集成大颗粒的絮状物而沉淀。过滤的原理是使水通过滤料而得以净化。

2. 氯化消毒 氯化消毒的目的是为了杀灭水中的病原微生物。其原理是利用含氯消毒剂在水中产生氧化能力强并易吸附在细胞膜上的次氯酸来杀灭微生物。氯化消毒的方法包括常量氯化消毒法、持续氯消毒法和过量氯消毒法。影响氯化消毒效果的因素包括：①加氯量：加氯量除满足水消毒时的需氯量外，还应保持水中存在一定余氯量以维持其杀菌效果。加氯量与水中有机物和还原物质的量有关。加氯量过少，达不到水质标准的要求，加氯量过多则可影响饮水的感官形状；②接触时间：应保证消毒剂与水中杂质和微生物有一定的反应时间。加氯接触时间不应小于30分钟，氯胺接触时间不少于2小时；③水的pH：pH较低时，OCl^- 的含量较高，消毒效果较好；④水温：水温每升高10℃，杀菌效果提高2～3倍；⑤水浑浊度：水中有机物和无机物颗粒形成了水的浑浊度。水浑浊度高时投氯量应增加；⑥水中微生物的种类和数量：不同微生物对氯的耐受性不同。微生物数量过多将影响消毒效果。

三、饮水污染与健康

（一）饮水污染物的分类

饮用水污染可根据污染物性质分为物理性污染、生物性污染和化学性污染。

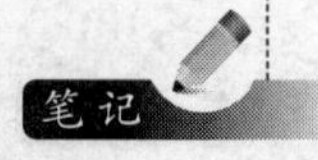

1. 生物性污染物　包括细菌、病毒和寄生虫。人类粪便中百余种病毒可经不同途径污染水源。目前灭活致病菌和寄生虫方法有较好的方法，常规的净化与消毒处理也可杀灭大部分病毒，但自来水厂的出水中仍可能有部分病毒（如脊髓灰质炎病毒、柯萨奇病毒、轮状病毒和甲型肝炎病毒等）的存活。

2. 物理性污染物　包括悬浮物、热污染和放射性污染。其中放射性污染危害最大，但有局限性。

3. 化学性污染物　源水中的化学性污染物有2500余种。水中化肥和农药等对人体有致畸、致癌和致突变作用。使用铅盐的PVC塑料管时，重金属铅可从管道中析出造成饮用水污染。长期饮用重金属（铁、铅、汞、锌、铬）污染的饮水可致机体多个系统和器官的损害，如痴呆、肾结石和胆囊结石等疾病。

（二）饮水生物性污染的危害

介水传染病（water-borne communicable disease）是指由于饮用或接触受病原体污染的水而引起的疾病，如霍乱、伤寒、痢疾、血吸虫病和阿米巴痢疾等。介水传染病的流行特点是：①水源一次大量污染后，可致暴发流行，病例大多集中；②病例的分布与供水范围之间有一致性；③清除水源污染后，疾病的流行能迅速得到控制。

（三）饮水化学性污染的危害

排放到水体中的工业废水含有汞、砷、铬、酚、氰化物、多氯联苯和农药等有毒化学物质，并可通过饮水或食物链引起人体的急、慢性中毒。

1. 汞和甲基汞　矿山开采、氯碱、化工、仪表、电子、颜料等工业企业废水和含汞农业废水可致水体汞污染。水中胶体颗粒、悬浮物、泥土细粒和浮游生物等吸附汞后沉降于底泥，在微生物作用下转变为甲基汞或二甲基汞。甲基汞可从底泥返回水中。因此，汞或甲基汞污染的水体均可危害健康。

2. 酚　酚类化合物是指芳香烃苯环上氢原子被羟基取代所生成的化合物。含酚废水主要来自炼焦、炼油、造纸等企业，另外，酚也被广泛用于消毒、灭螺和防腐等。酚影响水的感官性状，降低鱼贝类水产品经济和食用价值。酚类化合物的急性中毒多为事故所致。

3. 多氯联苯　由一些氯置换苯分子中的氢原子而形成的一类化合物称为多氯联苯（polychlorinated biphenyls，PCBs）。水体中的PCBs主要来自工业废水和城市污水。PCBs的脂溶性强，进入机体后易在脂肪组织中蓄积并贮存于肝脏，可穿透胎盘影响胎儿的发育。

（四）饮水放射性污染的危害

人为或偶然因素可致放射性物质进入水源。核辐射事件发生时，释放到空气中的放射性物质沉降到土壤和水体造成污染。人体通过食物（如海带、海藻、底栖生物和鱼类等）可吸收和浓集放射性核素，表现为毛发脱落、皮肤干燥、骨关节酸痛、晶状体混浊、肝脏肿大等。放射性核素损伤的程度与辐射元素的种类和剂量以及机体自身因素等有关。

四、饮用水污染的卫生防护

生活饮用水污染主要来源于水源的污染和饮水的二次污染。为了保证饮水安

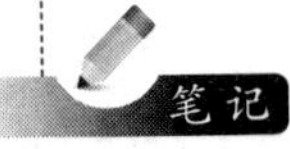

全，防止疾病发生，应完善法规、强化管理、保护水源和采取防治污染等措施，建立介水传染病和环境污染事故突发应急处理机制。

（一）水体的卫生防护措施

逐步建立和健全保护各类水体的相关法律和法规，推行"清洁生产"，预防水源污染，推进工业废水和生活污水的处理和再利用。加强医院污水和污泥的消毒处理措施。加强水体污染的调查，包括污染源调查、水体污染的调查和水体污染对居民健康影响的调查，定期监测和评价水体的污染状况。卫生部门应协同环境保护部门对水污染防治实施统一监督与管理。对突发的水体污染事故，应尽快查明原因和影响范围，及时采取有效措施，保护民众健康，减少经济损失。

（二）饮用水的卫生防护措施

加强水源防护、蓄水池（箱）和城镇输送管网的监管力度，减少饮用水中化学物的腐蚀、结垢和沉积物的污染以及微生物污染带来的健康安全隐患。应重视居室和医院等公共场所饮用水设备如饮水机管路和桶装纯净水引起的"二次污染"。灾后饮用水的防疫工作包括：尽快选择与保护合适水源，用混凝沉淀技术处理饮用水，即：50kg 水加明矾或碱式氯化铝 2.5～4.0g，或 25kg 水加花生米大小的明矾一粒，搅拌 1～2 分钟，静置 10 分钟左右使水澄清；或每吨水加漂白粉精（按含有效氯 50% 计算）4～8g；每 50kg 水加漂白粉精一片（含有效氯 0.2g），方法是：将研细的漂白粉精或漂白粉精片用清水调成糊状倒入待消毒水中，充分搅拌加盖静置 30 分钟即可取用。漂白粉（漂白粉精片）应保存在避光、干燥和凉爽处，以免失效。处理饮用水污染事件的原则包括：停水、救治病人和保护易感者、调查病因和水质污染情况、停止排放废水（污水）和冲洗和消毒被污染的管网。

第三节　地质环境和土壤与健康

一、土壤的特征与卫生学意义

（一）土壤的组成与特征

土壤由固体、液体和气体三类物质组成，是土壤肥力的物质基础。固体物质包括土壤矿物质、有机质和微生物等。液体物质主要指土壤水分。气体是指存在于土壤孔隙中的空气。土壤中矿物质种类很多，化学组成复杂，直接影响土壤的理化性质，是农作物养分的重要来源。土壤腐殖质可改良土壤理化性质，提供作物养分，对农作物生长有良好的促进作用。土壤中存在细菌、真菌、放线菌、藻类和原生动物等多种微生物，它们可分解有机质和矿物质。存在于土壤毛管孔隙中的水分能被农作物直接吸收利用，溶解和输送土壤养分。土壤空气对农作物的生长和发育有极大的影响。深耕、松土、排水、晒田（指稻田）等措施可改善土壤通气状况，促进农作物生长发育。

（二）土壤的卫生学意义

土壤是人类生活环境的基本要素之一。它由地壳表面的岩石经过长期风化和

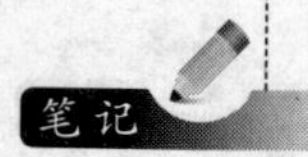

生物作用而形成。土壤的组成和理化性状影响微小气候，对人类的居住和生活条件产生深远的影响。工业废气、烟尘的降落、工农业废水和生活污水的径流以及工农业和生活废弃物的堆积均可污染土壤，并通过食物链危及人体健康。土壤也是各种废弃物的天然收容和净化场所。

二、土壤污染与健康

土壤污染（soil pollution）是指人类在生产和生活活动中，排入有害物质进入土壤中，影响农作物的生长发育，直接或间接地危害人畜健康的现象。

（一）土壤污染来源与土壤污染物

土壤污染的形式有：①气型污染：大气污染物沉降至地面所致；②水型污染：工业废水和生活污水灌田；③固体废弃物型污染：工业废渣、生活医疗垃圾粪便、农药和化肥等使用或露天堆积。土壤污染物根据其性质分为：工农业生产和生活过程中产生的化学污染物，存在于粪便、垃圾和污水中的细菌、病毒和寄生虫等生物污染物，以及核试验、核电站和科研机构排出的废水、废气和废渣中的放射性污染物。

（二）土壤主要污染物的危害

1. 重金属　是指密度大于 $5.0g/cm^3$ 的金属。残留于土壤耕作层的重金属移动性差、难降解、毒性大。土壤重金属可引起植物生理功能紊乱、营养失调和生长发育障碍。人食用镉污染的农作物可得“痛痛病”。

2. 农药污染　土壤中残留量很低的农药可通过食物链和生物浓缩作用对机体产生各种危害，包括：①不正确的使用农药、误服及自杀等所致的急性中毒；②长期暴露影响了人体谷丙转氨酶、碱性磷酸酶等多种酶的活性，导致人体生理功能发生紊乱的慢性中毒；③致突变、致癌和致畸作用等远期危害。

3. 生物性污染　土壤生物性污染的影响面广，可致人体钩端螺旋体病、炭疽病和破伤风等多种传染病。

三、地质环境与疾病

（一）地质环境及其影响因素

1. 地质环境　地质环境是地球演化的产物。地质体系各部分之间、地质体系与生态系统之间维持动态平衡关系。产业化、人口剧增以及科学技术的迅猛发展将危及上述平衡关系，产生潜在的健康危害。

2. 影响地质环境的因素　地质环境内部和人为活动可影响地质环境，如地质构造运动、风化作用、大型工程建设和资源开发、废弃物的大量排放等。

（二）地方病

地方病（endemic disease）是指在某些特定地区相对稳定并经常发生的疾病。典型的地方病应具备以下条件：该地区有决定该病存在的自然或人为因素；生活在病区的人群及进入病区的外来人群都有可能得病；未发病的健康人离开病区后不会再发病；一般情况下病区比较固定；除去该病的决定性因素后，该病逐渐消失。地方病按致病因素的性质分为：

1. 生物性地方病　在某些特定的地区，由于某些致病生物或某些疾病媒介生物孳生繁殖所致，其共同特点是致病因子均为生命体，具有一般传染病的流行病学特点，如出血热、流行性乙型脑炎、鼠疫、钩端螺旋体和疟疾等。

2. 化学性地方病　由于地质历史发展的原因或人为的原因，地壳表面局部地区出现化学元素分布不均匀的现象，使人体从环境摄入的元素量过多或过少，超出人体所能适应的变动范围而引发的地方病，称为地球化学性疾病（geochemical disease），其共同特点是致病因素无生命，不存在传染问题。

（三）我国常见的化学性地方病

1. 碘缺乏病　由于自然环境碘缺乏，导致碘摄入不足而造成机体碘营养不良所表现的一组疾病称为碘缺乏病（iodine deficiency disorders）。全球有 110 个国家共 16 亿人生活在缺碘地区。我国生活于缺碘地区的人口约有 7.2 亿。

（1）成因：①自然地理因素致土壤中的碘随水流失或泥炭土中的碘与土壤牢固结合使植物不能吸收碘都可致地甲病；②其他因素：玉米和高粱等食物中的硫氰酸盐在胃肠道可分解成 SCN^-，竞争性地抑制碘离子向甲状腺的输送，使碘排出增多。甘蓝和卷心菜等含硫葡萄糖苷的水解产物可抑制碘的有机化过程；食物中的钙可妨碍碘的吸收，抑制甲状腺素的合成，加速碘的排泄。低蛋白和高碳水化合物可影响甲状腺对碘的吸收和利用。水中碘含量与甲状腺肿的发病率有关。甲巯咪唑、间苯二酚、洋地黄类药物有一定的致甲状腺肿作用。

（2）临床症状：碘缺乏病的临床症状多种多样，地方性甲状腺肿和地方性克汀病是最明显的表现。成人患者的体力和劳动能力下降和甲状腺肿大等。患儿的临床表现则取决于缺碘的程度、缺碘时机体所处发育时期以及机体对缺碘的反应性或对缺碘的代偿适应能力。地方性克汀病（endemic cretinism）是以智力障碍为主要特征的神经 - 精神综合征（呆、傻、聋、哑、瘫）为主要临床表现。

（3）碘缺乏病区的判定：我国碘缺乏病病区划分标准（GB 16005—2009）见表 5-1，碘缺乏病病区的判定是以乡镇为单位，同时具备以下三项指标即可判定为碘缺乏病病区：①饮用水中碘化物含量中位数小于 10μg/L；② 8～10 岁儿童尿碘中位数小于 100μg/L，且小于 50μg/L 的样品占 20% 以上；③ 8～10 岁儿童甲状腺肿大率大于 5%。在采取了碘盐或其他防治措施的地区，符合①和③即可判定为碘缺乏病病区。

表 5-1　碘缺乏病病区划分标准

病区类型	8～10 岁儿童尿碘		8～10 岁儿童甲状腺肿大率（TRG）%	地方性克汀病
	中位数（MUI）μg/L	<50μg/L 的百分数 %		
轻病区	50≤MUI<100	≥20	5<TGR<20	无
中等病区	20≤MUI<50	—	20≤TGR<30	无或有
重病区	MUI<20	—	≥30	有

注：三项指标如不一致时，以 8～10 岁儿童甲状腺肿大率为主。

（4）碘缺乏病的预防：①第一级预防：食盐加碘是简单易行、行之有效的预防措施。食盐加碘 1∶50 000 可有效地预防地甲病，1∶20 000 可预防地方性克山病。碘盐在包装、贮存、运输及食用环节应保持干燥，存放于暗处。碘化油是一种长效、经济、方便、副作用小的防治药物，碘化油注射后的供碘效能可达 3～5 年。人体碘的生理需要量为：<4 岁儿童 70μg/d（正常范围：30～105μg/d）；≥4 岁及成人为 150μg/d（正常范围：75～225μg/d）；育龄妇女和孕妇的补碘：孕妇和乳母为 200μg/d（正常范围：150～300μg/d）；②第二级预防：加强碘盐生产和运输、贮存和销售、使用环节的监管和宣传。加强碘化油注射及口服的监测，防止并发症发生。定期调查和评估食用碘盐前后人群甲状腺肿发病率动态变化；③第三级预防：甲状腺制剂疗法对治疗发生胶性甲状腺肿以前的患者有明显的效果。成人每日口服甲状腺片 60～120mg，合并使用碘化钾 10mg，3 个月一疗程，一般 2～4 个疗程，疗程间隔半个月。

2．地方性氟中毒　由于人们长期摄入过量的氟而导致的以氟斑牙（dental fluorosis）和氟骨症（skeletal fluorosis）为主要临床表现的慢性全身性疾病称为地方性氟中毒（endemic fluorosis）。我国受威胁人口达 1 亿多人，病区类型复杂，有饮水型、燃煤污染型和饮茶型三种类型。

（1）流行病学特征：①地理分布特点：世界五大洲的 50 多个国家和地区，我国除上海市外其余各省、市、自治区（包括台湾省）均有不同程度的流行；②性别和年龄：本病的发生与性别无关，但女性患者病情有时较重，可能与妇女生育和哺乳等有关。氟斑牙的发病有明显的年龄特征，7～8 岁以前一直生活在高氟环境的儿童，因其牙齿造釉细胞损伤而出现牙齿钙化障碍、牙釉质或牙本质损伤。氟骨病一般在 10 岁或 15 岁以后发病；③饮水含氟量与氟斑牙：水氟浓度为 0.5～1mg/L 时，氟斑牙发生率为 10%～20%；水氟浓度为 1.0～1.5mg/L 时，氟斑牙发生率为 40%～50%；水氟浓度>1.5mg/L 时，氟斑牙发生率为 90%～100%。

（2）病因：饮水型地氟病是因长期饮用含氟量过高的饮水所致。煤烟型地氟病是由于病区居民使用含氟量过高燃煤造成室内空气和烤干粮食中含氟量增高而发病。饮茶型地氟病是因少数民族地区的居民习惯饮用含氟量极高的砖茶而引起。本病的发生和轻重程度与饮食等多种因素有关。

（3）临床症状：表现为中枢神经、肌肉和胃肠道等症状，但主要是牙齿和骨骼的损害。氟斑牙受损害时间是恒齿生长期，临床上分为白垩型、着色型和缺损型。氟斑釉齿的损害程度可分为轻度、中度和重度。地方性氟斑牙多具明显的地方性、家族性、多发性和对称性的特点。氟骨症主要发生在成年，并随年龄增加而患病率升高和病情加重。非病区迁入人群一般 3～5 年即可发病。2010 年我国实施了新的地方性氟中毒病区控制标准（GB17010—2010）。

（4）地氟病的预防：①第一级预防：减少氟的摄入量是根本性的预防措施。饮水型病区应加强改水降氟工程，煤烟型病区则应改良炉灶，防止和降低食物的氟污染，改善住宅建筑条件。饮茶型病区应开展健康教育，改变饮茶习惯、改善营养结构和发展当地经济等；②第二级预防：结合环境监测（饮水含氟量、砖茶含氟量）和合格改良炉灶率及正确使用率的调查，尽早发现、诊断和治疗地氟病；③第三级预防：目前尚无地氟病的特效治疗方法。治疗原则主要是减少氟的摄取和吸收，促进氟从体内排出，拮抗氟的毒性，增强机体的抵抗力及采取对症处理。

3．地方性砷中毒　居住在特定地理环境下的居民长期通过饮水、空气和食物摄入过多的砷而引起的以皮肤色素脱失、着色、角化及癌变等为主的慢性中毒称为地方性砷中毒(endemic arsenic poisoning)。目前全世界地方性砷中毒病人至少有20万。我国饮水型地方性砷中毒病区主要分布在山西、内蒙古、新疆、宁夏、吉林、四川、安徽、青海、黑龙江、河南、山东等省(区),多为贫困地区。

(1)分型:①饮水型病区:当地含砷岩矿源和含水层的地层结构致使压把井水(井深多为20～30m)中砷含量过高。高砷地区饮用水砷含量>0.05mg/L;②燃煤型:以砷含量>100mg/kg的高砷煤为燃料,烘烤粮食和辣椒等致使室内空气、食物和饮用水受到污染而引起的全身慢性中毒。

(2)临床症状:以慢性中毒较多见,主要表现为皮肤的色素异常,手掌和脚趾皮肤不同程度角化,躯干部分形成多种角化斑。临床早期表现为蚁走感,进而发生四肢对称性、向心性感觉障碍、四肢血管神经功能紊乱,甚至肢体末端皮肤变黑和坏死,俗称黑脚病。严重时可发展为皮肤癌。

(3)预防措施:主要包括:①饮水型病区因地制宜改水降砷;燃煤型病区主要采取改炉、改灶及燃用低砷煤等措施;②定期对高砷地区居民进行体检筛查;③对重度砷中毒病人进行药物治疗和康复治疗。

四、土壤污染的卫生防护

1. 完善土壤相关的卫生标准　健全有害固体废弃物管理法规、条例和标准。

2. 垃圾和粪便无害化处理和利用　用高温堆肥、卫生填埋和焚烧方法处理垃圾,发展垃圾资源化技术和垃圾合理利用的新技术,如橡胶和塑料再生和热分解技术以及垃圾固体燃料和填埋场沼气回收技术等。

3. 有害工业废渣的处理　凡具有易燃性、腐蚀性、反应性和浸出毒性之一者均视为有害固体废物。加强有害固体废弃物的鉴别、标记、分类、贮存、收集、运输和处理处置,妥善处理有机性工业废渣和放射性废物等。

4. 污水灌田的卫生防护措施　研发高效、低毒和低残留的新农药。科学使用农药和化肥,严格管理违禁农药。禁用污水灌溉农田。

(袁　晶)

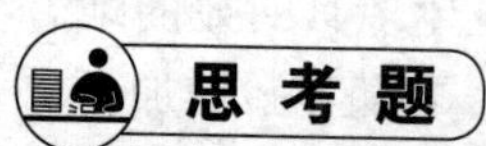

1. 环境因素致院内感染的现状与对策。
2. 常用控制医院室内空气污染的技术措施及其利弊。

第六章

职业环境与健康

导　读

劳动是人类生存和发展的必要条件之一，也是人类改造自然环境的基本方式。良好的劳动条件有利于劳动者的健康，而不良的劳动条件则可损害劳动者的健康，甚至危及生命。劳动条件包括生产过程、劳动过程和生产环境三个方面。生产过程是生产原料被加工、转化的过程，它随生产技术、机器设备、使用材料和工艺流程的变化而改变；劳动过程是与生产过程相伴随的劳动者活动过程，它涉及针对生产工艺流程的劳动组织形式、作业者操作体位和劳动方式等；生产环境指作业场所环境，包括自然环境和按工艺过程建立的室内、外作业环境等。

第一节　概　　述

一、职业性有害因素

在生产过程、劳动过程和生产环境中存在的可直接危害劳动者健康的因素，称为职业性有害因素（occupational hazard）。

（一）生产过程中存在的职业性有害因素

1. 化学因素

（1）生产性毒物：指在生产过程中使用、接触的能使人体器官组织功能或形态发生异常改变而引起暂时性或永久性病理变化的物质。生产性毒物主要来源于生产原料、中间产品、辅助材料、产品、副产品及废弃物等。常见的生产性毒物种类包括：①金属与类金属：如铅、汞、砷等；②有机溶剂：如苯、正己烷、三氯乙烯等；③有害气体：包括刺激性气体和窒息性气体，如氯气、氨气、氮氧化物及一氧化碳、氰化氢、硫化氢等；④苯的氨基和硝基化合物：如三硝基甲苯、苯胺等；⑤高分子化合物生产过程中的毒物：如氯乙烯、氯丁二烯、丙烯腈等；⑥农药：如有机磷农药、拟除虫菊酯类农药等。

（2）生产性粉尘：是指在生产过程中产生的，能够较长时间漂浮在空气中的固

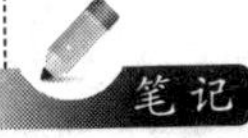

体微粒。按粉尘性质可分为无机粉尘、有机粉尘和混合性粉尘，如矽尘（含游离二氧化硅粉尘）、石棉尘、煤尘等。

2. 物理因素

（1）异常气象条件：如高温、高湿、强热辐射、低温等；

（2）异常气压：如高气压、低气压；

（3）噪声、振动；

（4）非电离辐射：如紫外线、红外线、射频辐射、激光等；

（5）电离辐射：如X射线、γ射线等。

3. 生物因素

（1）细菌：如炭疽杆菌、布氏杆菌等；

（2）病毒：如森林脑炎病毒等；

（3）霉菌：如谷物、甘蔗上的曲霉菌、青霉菌等。

（二）劳动过程中存在的职业性有害因素

1. 职业紧张因素　职业紧张是指在某种职业条件下，工作需求超过个体应对能力而产生的生理和心理压力。职业紧张因素包括：劳动组织、作息制度不合理；人际关系和组织关系不协调和不良的工作条件等。职业紧张因素是导致常见疾病发病率增高以及工伤事故和“过劳死”发生的主要原因。

2. 工效学有关因素　工效学涉及劳动者、机器设备和工作环境三者之间彼此协调配合的关系。劳动工具与机器设备的设计和选用、劳动组织与布局、仪器操作等均应符合工效学中以人为中心的原则，尽可能适合人体解剖和生理特点，否则可能导致个别器官或系统过度紧张，对机体造成损伤。例如，劳动强度过大或生产定额不当可使作业与劳动者的生理状况不相适应；劳动工具设计不科学或长时间处于不良体位可导致劳动者个别器官或系统过度紧张等。

（三）生产环境中存在的有害因素

1. 厂房建筑布局不合理　如有害工序与无害工序安排在同一个车间内等。

2. 自然环境中的有害因素　如炎热季节的太阳辐射、冬季的低温等。

在实际劳动过程中，上述职业性有害因素不是单一存在的，往往是多种职业性有害因素同时存在，并对劳动者的健康产生联合损害作用。

二、职业性损害

劳动者在劳动过程中由于接触职业性有害因素所引起的健康损害，统称为职业性损害。包括职业病（occupational diseases）、工作有关疾病（work-related diseases）和职业性外伤（occupational injury）。

（一）职业病

职业性有害因素作用于人体的强度与时间超过一定限度时，人体不能代偿其所造成的功能性或器质性病理改变，出现相应的临床征象，并影响劳动能力，这类疾病通称为职业病。

1. 职业病范围　广义的职业病是泛指职业性有害因素所引起的特定疾病，而法定职业病仅指由政府行政部门规定并以法规形式确定的职业病。不同国家法定职业病范围不同，同一个国家在不同历史时期的法定职业病范围也不一样。我国于1957年首次公布14种法定职业病，1987年进行了修订和增补，将职业病范围扩大为9类102种，2002年将法定职业病范围增加至10大类115种。

2. 职业病特点

(1) 病因明确且唯一，控制致病因素可减少或消除发病；

(2) 病因大多数可定量检测，且接触水平与发病率及病损程度之间有明确的剂量-反应或剂量-效应关系；

(3) 在同一职业人群中常有一定的发病率，很少只出现个别病人；

(4) 如能早期发现并及时处理，预后较好；

(5) 大多数职业病尚无特效治疗办法，发现愈晚，疗效愈差；治疗个体无助于控制人群发病。

3. 职业病的种类　目前我国公布的法定职业病有10大类，共115种。其中职业中毒的种类最多，有56种；尘肺有13种；职业性放射性疾病有11种；物理因素所致职业病有5种；生物因素所致职业病有3种；职业性皮肤病有8种；职业性眼病有3种；职业性耳鼻喉口腔疾病有3种；职业性肿瘤有8种及其他职业病有5种。

4. 职业病的诊断和处理　职业病的诊断和处理是一项政策性很强的工作。职业病的诊断应由省级卫生行政部门批准的、具备一定资质的医疗卫生机构承担，并由三名以上取得职业病诊断资格的执业医师进行集体诊断。职业病诊断原则包括：

(1) 职业史：它是职业病诊断的前提，包括患者的工种和工龄、接触职业病危害因素情况、症状出现的时间及同工种人群的发病情况等；

(2) 职业病危害因素现场调查与评价：职业病诊断机构应对患者的工作场所进行调查，了解工作场所中存在的有害因素种类及其强度等。

(3) 临床表现及辅助检查：了解患者出现的临床症状和体征，分析判断这些症状和体征与职业病损害的关系。必要时进行实验室辅助检查，如铅接触者，检查血铅和尿中δ-氨基-γ-酮戊酸(δ-ALA)水平等。

诊断机构应依据职业病诊断标准，结合上述资料进行综合分析后做出诊断，并出具诊断证明书。对职业病患者的处理主要包括：①进行及时有效的治疗；②按照《职业病防治法》的要求，落实应享有的各种待遇。

(二) 工作有关疾病

工作有关疾病又称职业性多发病，是由于生产过程、劳动过程和生产环境中的某些有害因素造成特定职业人群中某些常见病发病率增高、潜伏的疾病发作或现患疾病病情加重等，如慢性支气管炎、肺气肿、腰背疼痛、消化道溃疡病、高血压和冠心病等。

工作有关疾病的特点：①病因往往是多因素的，职业性有害因素是发病的诸多因素之一，但不是唯一因素；②由于职业性有害因素的影响，促使潜在疾病暴露或病情加重；③控制职业性有害因素，改善工作环境，可减少工作有关疾病的发生或使病情缓解；④不属于我国法定职业病范围。

（三）职业性外伤

职业性外伤又称工伤，是指劳动者在劳动过程中，由于外部因素直接作用而引起机体组织的突发性意外损伤。其主要原因包括：生产设备本身有缺陷、防护设备缺乏或不全；劳动组织不合理或生产管理不善。工伤也与生产环境布局不合理、照明不良或不合理、企业领导不重视安全生产、劳动者缺乏必要的安全生产知识等因素有关。

第二节 常见的职业中毒

一、重金属中毒

（一）铅中毒

1．理化特性　铅（lead，Pb）为银灰色的重金属，质柔软，比重 11.3。熔点 327.5℃。沸点 1740℃，加热到 400～500℃时可产生大量铅蒸气，在空气中被迅速氧化、冷凝为铅烟。

2．接触机会　铅矿的开采与冶炼、熔铅作业；制造蓄电池、玻璃、陶瓷、油漆及颜料等。

3．毒理　在生产环境中，铅及其化合物主要以粉（烟）尘形态经呼吸道进入人体，少量经消化道摄入。其在肺组织内的吸收率为 30%～50%，在胃肠道内吸收率为 5%～10%。血液中的铅 90% 与红细胞结合，并随血液分布于肝、肾和骨骼肌等软组织中，数周后，逐渐蓄积在骨组织并以难溶的磷酸铅形式沉积下来。人体内的铅 90% 储存于骨组织中。铅在软组织中的半减期约为 30 天，而在骨组织中其半减期为 10 年以上。

铅在体内的代谢与钙相似，在某些状况下，如体内缺钙、酸碱平衡发生改变、妊娠或骨疾病等，骨组织中沉积的磷酸铅可转化为可溶的磷酸氢铅，重新进入血液，引起内环境铅暴露，导致铅中毒症状发作。体内铅主要经肾脏随尿排出，少量也随唾液、汗液、乳汁等排出。母体内的铅可通过胎盘屏障进入胎儿体内，影响胎儿的发育。

铅中毒可损害机体的多个组织器官，主要包括神经系统、血液系统及消化系统等，但其中毒机制尚未完全阐明。卟啉代谢紊乱是慢性铅中毒较为重要和早期的变化之一。迄今，铅对卟啉代谢影响的机制已被基本阐明。卟啉代谢是血红素合成的重要途径，是在一系列酶促作用下进行的（见图 6-1）。在卟啉代谢过程中，铅主要抑制 δ- 氨基 -γ- 酮戊酸脱水酶（ALAD）和血红素合成酶。ALAD 被抑制后，使 δ- 氨基 -γ- 酮戊酸（ALA）形成胆色素原的过程受阻，导致血中 ALA 含量增加，并随尿排出。血红素合成酶被抑制后，导致二价铁离子不能与原卟啉Ⅸ结合形成血红素，进而影响血红蛋白的合成，引起贫血。由于红细胞中原卟啉Ⅸ的积聚，导致红细胞内游离原卟啉（FEP）含量的增加，并使锌离子与原卟啉Ⅸ络合，形成锌原卟啉（ZPP）。尿中 ALA 及红细胞中 FEP 和 ZPP 含量可作为铅中毒诊断的重要指标。

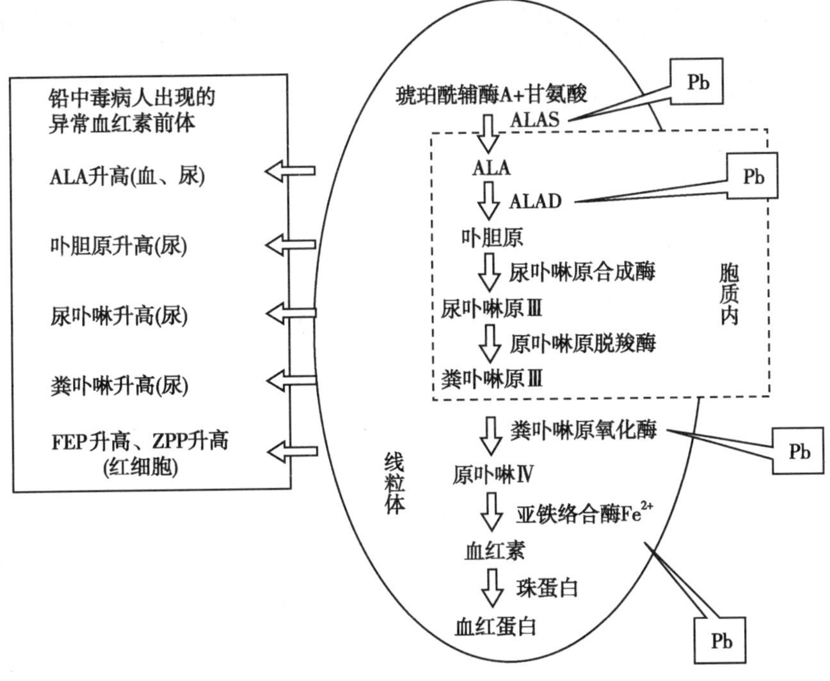

图 6-1 铅对血红素合成过程的影响

4．临床表现 职业性铅中毒多为慢性中毒，主要表现为对神经系统、消化系统和血液系统的损害。

（1）神经系统：主要表现为类神经征和周围神经的损害，重者可出现中毒性脑病。类神经征是慢性铅中毒及其他职业中毒早期的常见症状，主要表现为头痛、头昏、乏力、肌肉关节的酸痛及失眠、多梦和记忆力减退等。随着病情的进展，可出现周围神经损害，包括感觉型、运动型和混合型。感觉型表现为肢端麻木，四肢末端呈手套或袜套样感觉异常；运动型首先表现为握力下降，继而出现伸肌无力或麻痹，严重的出现伸肌瘫痪，即腕下垂（wrist drop）。铅对周围神经的损害与铅对神经鞘细胞的直接作用有关，铅可引起神经纤维节段性脱髓鞘。严重的铅中毒，可出现中毒性脑病，主要表现为癫痫样发作，精神障碍等症状。职业性铅中毒引起的腕下垂和中毒性脑病在我国已很少见。

（2）消化系统：轻者表现为食欲减退、恶心、腹痛、腹泻或便秘，较重者可出现腹绞痛，也称铅绞痛（lead colic），多为突然发作，呈持续性绞痛，每次发作持续数分钟至数小时，查体时腹部平软，可有轻度压痛，但无固定压痛点和反跳痛，肠鸣音减弱。其机制可能与铅引起肠壁小动脉平滑肌痉挛有关。有些口腔卫生较差的患者门齿、犬齿的牙龈边缘上可见到由硫化铅颗粒形成的暗蓝色线，称为“铅线”（lead line）。

（3）血液系统：可引起轻度的低色素正细胞型贫血，血液中可见点彩红细胞、网织红细胞及碱粒红细胞的增多。

（4）其他：部分患者可有肾脏损害，主要损伤肾小管，引起 Fanconi 综合征，可出现氨基酸尿、糖尿及低分子蛋白尿等。也可引起女工月经失调、流产及胎儿发育不良等。哺乳期妇女接触的铅可通过乳汁进入婴儿体内，甚至引起母源性铅中毒。

5. 诊断 根据我国职业性慢性铅中毒诊断标准(GBZ 37—2002),可进行如下诊断。

(1) 观察对象:有密切铅接触史,尿铅≥0.07mg/L或血铅≥400μg/L,但无铅中毒临床表现者。

(2) 慢性中毒:

1) 轻度中毒:血铅≥600μg/L或尿铅≥0.12mg/L,且尿ALA≥61.0μmol/L或红细胞内FEP≥3.56μmol/L或红细胞内ZPP≥2.91μmol/L者。

2) 中度中毒:在轻度中毒的基础上,具有腹绞痛、贫血或轻度中毒性周围神经病者。

3) 重度中毒:具有铅麻痹或中毒性脑病者。

6. 治疗 可使用金属络合剂进行驱铅治疗,并辅以对症治疗。首选络合剂为依地酸二钠钙,其用量为0.5～1g加入10%葡萄糖液250～500ml,每日一次,3～4天为一疗程,间隔3～4天重复用药。另外,二巯基丁二酸钠和二巯基丁二酸也是常用的驱铅络合剂。二巯基丁二酸的化学性质较稳定,可以口服,其用量为0.5g,一日3次,3～4天为一疗程,停药3～4天,进行下一疗程。使用依地酸二钠钙驱铅的同时,可增加体内钙、铜和锌等必需微量元素的排出,故不合理用药可出现"过络合综合征"。铅绞痛发作时,可静脉注射葡萄糖酸钙或皮下注射阿托品,以缓解腹部绞痛。

(二) 汞中毒

1. 理化特性 汞(mercury,Hg)俗称水银,为银白色液态金属。比重13.59,熔点-38.9℃,沸点356.6℃。常温下即能蒸发,蒸气比重6.9。金属汞表面张力大,溅落地面后可形成无数小汞珠,增加其蒸发的表面积。汞蒸气可被吸附于墙壁、天花板等处,清除比较困难。

2. 接触机会 汞矿的开采与冶炼;电工器材、仪器和仪表的制造与维修等。

3. 毒理 金属汞主要以蒸气形态经呼吸道进入人体,其在肺组织内的吸收率可达70%以上。金属汞很难经消化道吸收,基本不能通过皮肤吸收,但汞盐和有机汞易经消化道吸收。血液中元素汞被氧化形成汞离子,并随血液循环分布于全身的各组织器官中,然后蓄积于肾脏,主要在肾皮质,以近曲小管含量最多。元素汞具有脂溶性,故易通过血-脑屏障进入脑组织,并在脑组织被氧化形成汞离子,失去脂溶性,因而不易从脑组织排出。汞在人体内的半减期约为60天,但在脑组织的半减期可达数年。

汞主要经肾脏随尿排出,少量随唾液、汗液或乳汁等排出。

汞中毒的确切机制尚不清楚。目前认为汞与巯基(-SH)具有很强的亲和力。由于-SH是影响蛋白质结构的重要组成部分,故汞与-SH结合后,可改变蛋白质的结构与功能。但汞与-SH的结合并不能完全解释汞毒作用的特点。

4. 临床表现

(1) 急性中毒:一般起病较急,有发热、头晕、头痛及震颤等症状,主要引起化学性肺炎、中毒性肾损伤和口腔-牙龈炎。轻度中毒可出现口腔-牙龈炎或急性支气管炎;中度中毒可出现间质性肺炎或明显的蛋白尿;重度中毒可出现肾功能衰竭或中、重度中毒性脑病。

(2) 慢性中毒:早期表现为类神经征,随着病情的发展可出现易兴奋征、口腔-

牙龈炎和震颤“三联征”。轻度中毒可有类神经征、口腔 - 牙龈炎及手指、舌和眼睑的震颤或近端肾小管的功能障碍；中度中毒可出现性格、情绪改变或上肢粗大震颤及明显肾损害；重度中毒表现为中毒性脑病。

5. 诊断　根据我国职业性汞中毒诊断标准（GBZ 89—2007）进行诊断。

6. 处理原则

（1）急性中毒：迅速脱离中毒现场，更换被污染的衣服。可采用金属络合剂进行驱汞治疗，常用的络合剂有二巯基丙磺酸钠和二巯基丁二酸钠。根据具体情况采用对症及支持治疗。

口服汞盐者不应洗胃，需尽快口服蛋清、牛奶或豆浆，使汞离子与蛋白质结合，保护被腐蚀的胃壁。

（2）慢性中毒：使用金属络合剂进行驱汞治疗。根据具体情况采用对症及支持治疗。

二、有机溶剂中毒

（一）概述

有机溶剂是一大类在工业生产中被广泛应用的有机化合物，其分子量较小，常温下呈液态，多易挥发，进入人体的途径以吸入方式为主。因其具有脂溶性，故吸收后主要分布于富含脂质与类脂质的组织器官中，易透过血 - 脑屏障，故急性中毒时均有明显的中枢神经系统的麻醉作用。

有机溶剂在体内的代谢程度各异，有些可充分代谢，有些则几乎不被代谢。代谢对有机溶剂的毒性有重要影响，部分有机溶剂的毒作用是由其代谢产物引起的。多数有机溶剂的生物半减期较短，一般从数分钟至数天，故生物蓄积对大多数有机溶剂来说，不是影响其毒作用的重要因素。

（二）苯中毒

1. 理化特性　苯（benzene，C_6H_6）在常温下为具有特殊芳香气味的、无色油状液体。沸点 80.1℃，极易挥发，蒸气比重 2.77，微溶于水，易溶于乙醇、氯仿和乙醚等有机溶剂。

2. 接触机会　在工业生产中，苯的用途十分广泛，是有机化学合成中常用的原料，并可用作溶剂、萃取剂和稀释剂等。

3. 毒理　主要以蒸气形态经呼吸道进入人体，经皮肤吸收很少。进入体内的苯，约 50% 以原形从呼吸道排出，10% 以原形储存于体内富含脂质和类脂质的组织器官中，40% 在肝微粒体的细胞色素 P450 作用下被氧化代谢为环氧化苯，并进一步羟化形成氢醌或邻苯二酚。苯的酚类代谢产物可与硫酸根或葡萄糖醛酸结合随尿排出，故尿中酚类含量及呼气中苯含量可作为近期苯接触的指标。

苯的急性毒作用为中枢神经系统的麻醉作用。慢性毒作用则主要损害造血系统，但其发病机制尚未清楚。目前认为苯对造血系统的损害是由其酚类代谢产物对骨髓的损伤所致。

4. 临床表现

（1）急性中毒：主要表现为中枢神经系统的麻醉症状。轻度中毒可出现头晕、头痛、恶心、呕吐及步态蹒跚等酒醉样症状，并可伴有黏膜刺激症状及轻度意识障碍；重度中毒可出现中、重度意识障碍，甚至引起呼吸和循环功能的衰竭。呼气苯、血苯、尿酚含量增高。

(2) 慢性中毒：主要损伤造血系统，最早和最常见的异常表现是外周血中白细胞计数的持续性减少，主要是中性粒细胞减少，而淋巴细胞相对增多，随后可发生血小板减少。轻度中毒可有类神经征及易感染和（或）出血倾向等。白细胞计数一般低于 $4 \times 10^9/L$ 或中性粒细胞低于 $2 \times 10^9/L$、血小板计数低于 $60 \times 10^9/L$；中度中毒一般白细胞计数低于 $3 \times 10^9/L$ 或中性粒细胞低于 $1.5 \times 10^9/L$、血小板计数低于 $40 \times 10^9/L$；重度中毒可出现全血细胞减少或再生障碍性贫血、骨髓增生异常综合征或白血病。苯所致白血病有多种类型，以急性粒细胞性白血病较多见。

5. 诊断　根据我国职业性苯中毒诊断标准（GBZ 68—2008）进行诊断。

6. 治疗　急性中毒时，应迅速将病人移至空气新鲜处，立即更换被污染的衣服，用肥皂水清洗被污染的皮肤，并注意保暖。可静脉注射葡萄糖醛酸和维生素C，忌用肾上腺素。慢性中毒时，无特殊解毒药，治疗重点是恢复受损的造血功能，并给予对症治疗。

三、苯的氨基和硝基化合物中毒

苯环上的氢被一个或几个氨基（NH_2）或硝基（NO_2）取代而生成的一类芳香族氨基或硝基化合物，称为苯的氨基和硝基化合物。常见的有苯胺、联苯胺以及硝基苯、三硝基甲苯等。

（一）苯胺中毒

1. 理化特性　苯胺（aniline，$C_6H_5NH_2$）的纯品为无色油状液体，具有特殊臭味，久置可变为棕色。熔点 −6.2℃，沸点 184.3℃，蒸气密度 3.22g/L，稍溶于水，易溶于苯、乙醇和乙醚等有机溶剂。

2. 接触机会　苯胺合成；印染、染料制造、橡胶、塑料、香料及制药等化学工业。

3. 毒理　苯胺可经呼吸道和皮肤进入人体，但经皮肤吸收是其职业中毒的主要原因。苯胺的液体和蒸气均可经皮肤吸收，且随气温的升高，其吸收率增加。苯胺经呼吸道吸入也可引起职业中毒。

苯胺在体内代谢生成的中间代谢产物毒性更大，如苯基羟胺（苯胲）。苯胲被氧化生成对氨基酚，并与硫酸或葡萄糖醛酸结合，随尿排出，故尿中对氨基酚含量常与血中高铁血红蛋白含量相关。少量苯胺也以原形从呼吸道排出。苯胲具有很强的氧化性，可使血红蛋白形成高铁血红蛋白，造成组织缺氧；还可引起红细胞内珠蛋白变性，形成赫恩滋小体（Heinz body），导致溶血性贫血。

4. 临床表现

(1) 急性中毒：轻度中毒可出现口唇、耳廓、舌及指（趾）甲的发绀，并伴有头晕、头痛、乏力及胸闷等症状，血中高铁血红蛋白浓度在 10%～30%；中度中毒可出现皮肤、黏膜的明显发绀，并可发生轻度溶血性贫血或化学性膀胱炎、轻度肝和肾损害，赫恩滋小体轻度升高，血中高铁血红蛋白浓度在 30%～50%；重度中毒可表现为皮肤黏膜的重度发绀，并出现明显意识障碍或溶血性贫血、严重的肝和肾损害，赫恩滋小体明显升高，血中高铁血红蛋白浓度>50%，尿液呈葡萄酒色或暗褐色。

(2) 慢性中毒：可有类神经征，并伴有肝大、肝功能异常、贫血及接触性皮炎等。

5. 诊断 根据我国职业性急性苯的氨基和硝基化合物中毒诊断标准（GBZ 30—2002）进行诊断。

6. 治疗 急性中毒时，应迅速将患者移出现场，更换被污染的衣服，用 75% 酒精或温肥皂水（勿用热水）清洗被污染的皮肤。血中高铁血红蛋白浓度在 30%～40% 时，应使用特殊解毒剂亚甲蓝，通常将 1～2mg/kg 亚甲蓝加入 10%～25% 葡萄糖液中进行静脉注射。亚甲蓝的解毒机制是：在葡萄糖脱氢过程中，还原型辅酶Ⅱ的氢被传递给亚甲蓝，使其变成白色亚甲蓝，后者使高铁血红蛋白还原为血红蛋白；而白色亚甲蓝被氧化成亚甲蓝，故亚甲蓝起到了氢传递体的作用，但大剂量亚甲蓝（10mg/kg）可促使高铁血红蛋白形成。

（二）三硝基甲苯中毒

1. 理化特性 三硝基甲苯（Trinitrotoluene，$C_6H_2CH_3(NO_2)_3$）有六种同分异构体，通常指 2，4，6- 三硝基甲苯，简称 TNT，为无色或淡黄色结晶。熔点 82℃，沸点 240℃。极难溶于水，易溶于丙酮、苯和甲苯等有机溶剂。

2. 接触机会 作为炸药广泛应用于国防、采矿及开凿隧道等施工过程中。

3. 毒理 TNT 可经皮肤和呼吸道进入人体。在生产条件下，TNT 粉尘很容易吸附于皮肤表面，气温越高，其经皮肤吸收率越大，经皮肤吸收是导致职业性 TNT 慢性中毒的主要原因。

TNT 主要在肝微粒体和线粒体内进行代谢，其原形及代谢产物随尿排出，尿中 4- 氨基 -2，6- 二硝基甲苯和 TNT 含量可作为接触指标。

TNT 的毒作用机制尚未完全阐明。目前认为 TNT 可在机体的多个组织器官内被还原为其硝基阴离子自由基，并通过自由基连锁反应产生大量活性氧，进而引起脂质、蛋白质及 DNA 等生物大分子的过氧化反应，导致细胞膜结构与蛋白质功能的破坏。

4. 临床表现

(1) 急性中毒：在职业中毒中较少见到。

(2) 慢性中毒：主要损害肝脏和眼晶体。中毒性白内障是 TNT 中毒早期、特征性的体征。

观察对象可表现类神经征、肝大或肝功能试验异常、中毒性白内障。眼晶体的改变初期为周边的环状混浊，随着病情的进展，表现为晶体中央的盘状混浊。轻度中毒可出现肝肿大和肝功能异常；中度中毒可出现肝大、质韧及肝功能试验反复异常或脾脏肿大；重度中毒可出现肝硬化或再生障碍性贫血。

5. 诊断 根据我国职业性慢性三硝基甲苯中毒诊断标准（GBZ 69—2002）进行诊断。

6. 治疗 对肝脏和眼晶体的损害没有特效的解毒药物，一般根据病情制定相应的治疗方案，禁用或慎用损害肝脏的药物。

四、刺激性气体中毒

（一）概念

刺激性气体（irritant gases）是指对眼、呼吸道黏膜及皮肤具有刺激作用的一类有害气体。此类气体多具有腐蚀性，常因不遵守操作规程或容器、管道等的腐蚀而发生跑、冒、滴、漏事故而污染环境，造成急性中毒。

除了氨（成碱化合物）、臭氧（强氧化剂）和氧化镉（金属氧化物）外，绝大部分刺激性气体均为成酸气体。其种类很多，但常见的有氯气、氨气、光气、氮氧化物、氟化氢、二氧化硫及三氧化硫等。

（二）毒理

刺激性气体对人体的共同毒作用特点是对眼睛、呼吸道黏膜及皮肤的刺激作用，以局部损害为主，损害程度与作用部位密切相关，主要取决于刺激性气体的浓度、接触时间及水溶解度。高溶解度的气体主要损害眼和上呼吸道黏膜；低溶解度的气体易进入和损害呼吸道深部；而中等溶解度的气体，在低浓度时只侵犯眼和上呼吸道，在高浓度时可侵犯呼吸道深部。刺激性气体所引起的最严重损害是中毒性肺水肿。

（三）临床表现

1．急性中毒

（1）刺激症状：表现为畏光、流泪、流涕、咽痛、呛咳、胸闷及结膜与咽部的充血等。吸入高浓度刺激性气体可引起喉痉挛或水肿，重者可因窒息死亡。

（2）中毒性气管炎及肺炎：出现阵发性呛咳、胸闷、胸痛及气急等，听诊两肺有散在干、湿啰音，X 线胸片上可见肺纹理增强、边缘不清、肺野内可见局灶性大片密度增高的阴影。

（3）中毒性肺水肿（toxic pulmonary edema）：其临床过程可分四期，①刺激期：吸入高浓度刺激性气体后，短时间内出现眼和上呼吸道黏膜的刺激症状；②潜伏期（诱导期）：自觉症状减轻或消失，但病情仍在进展中，必须抓紧治疗，防止肺水肿的发生，潜伏期一般 2～12 小时，少数可达 24～72 小时；③肺水肿期：突然出现剧烈咳嗽、胸闷、气短，伴咳大量粉红色泡沫样痰。两肺满布湿性啰音，胸部 X 线检查，肺纹理增粗、出现大小不等的片絮状阴影，如蝴蝶状；④恢复期：上述症状及体征逐渐减弱或消失。如治疗及时，一般 3～4 天后症状减轻，7～11 天可基本恢复。

中毒性肺水肿的发生取决于刺激性气体的毒性、水溶解度、浓度、接触时间及机体的应激能力。

（4）急性呼吸窘迫综合征（acute respiratory distress syndrome，ARDS）：是以进行性呼吸窘迫和低氧血症为主要特征的急性呼吸衰竭。重症肺水肿是引起 ARDS 的重要病因之一。本病死亡率可高达 50%。

2．慢性影响　长期接触低浓度刺激性气体后，可引起慢性结膜炎、鼻炎、咽炎、支气管炎及牙齿酸蚀症。

急性氯气中毒后可有慢性喘息性支气管炎。有些刺激性气体有致敏作用，如甲苯二异氰酸酯等。

（四）诊断

依据刺激性气体的急性接触史及以呼吸系统损害为主的临床表现，参照国家有关的职业卫生分级诊断标准进行诊断。

（五）治疗

积极防治肺水肿是抢救刺激性气体中毒的关键。

1. 现场处理　应迅速脱离中毒现场，用大量清水彻底清洗污染的皮肤。出现刺激症状者，进行对症处理，卧床休息，避免体力活动，并严密观察至少12小时，接触氮氧化物者应观察24～72小时。

2. 合理氧疗　给氧浓度不应超过60%，如发生严重肺水肿或ARDS，应持续给予正压通气。

3. 激素治疗　应早期、足量、短程应用糖皮质激素以降低肺毛细血管通透性，每天可用氢化可的松200～600mg静脉滴注或20～40mg地塞米松分次静脉或肌内注射。潜伏期应注射地塞米松20mg。

4. 保持呼吸道通畅　可雾化吸入支气管解痉剂、去泡沫剂，如二甲基硅油（消泡净）。必要时气管切开。可雾化吸入弱碱（4%碳酸氢钠）或弱酸（2%硼酸或5%醋酸），以中和酸或碱性刺激性气体。

5. 维持水、电解质和酸碱平衡　补液量以不加重肺水肿为原则，可适当应用利尿剂或脱水剂等。同时预防、控制感染，防治并发症。

五、窒息性气体中毒

（一）概述

窒息性气体（asphyxiating gas）是指经吸入而直接引起机体窒息的一类有害气体，依其作用机制可分为两大类。

1. 单纯窒息性气体　是一类本身毒性很低或属惰性气体，如氮气、甲烷、二氧化碳等。由于它们的存在导致空气中氧含量降低，进而引起肺内氧分压下降和动脉血氧分压降低，导致机体缺氧和窒息。

2. 化学窒息性气体　一氧化碳、氰化物和硫化氢等气体能与血液或组织中的某种成分发生化学反应，引起血液运送氧的能力或组织利用氧的能力发生障碍，导致机体缺氧和窒息。

由于脑组织对缺氧非常敏感，窒息性气体中毒主要表现为中枢神经系统的缺氧症状，如注意力不集中、嗜睡，甚至昏迷，严重的疾病状态是脑水肿。治疗的关键是纠正缺氧和预防脑水肿的发生。

（二）一氧化碳中毒

1. 理化特性　一氧化碳（carbon monoxide，CO）为无色、无味、无臭、无刺激性的气体，比重0.967，微溶于水，易溶于氨水。

2. 接触机会　在工业生产中因含碳物质的不完全燃烧均可产生CO。如冶金工业中的炼焦、炼钢和炼铁以及各种锅炉等。

3. 毒理　主要经呼吸道进入体内，在血液中CO与血红蛋白（Hb）结合，形成碳氧血红蛋白(HbCO)，失去携氧能力。CO 与 Hb 的亲和力比氧大 240 倍，而 HbCO 的解离速度比氧合血红蛋白(HbO_2)慢 3600 倍。另外，HbCO 还影响 HbO_2 的解离，导致低氧血症，引起组织缺氧。

4. 临床表现

(1) 急性中毒：轻度中毒可出现剧烈头痛、头昏、四肢无力、恶心、呕吐或轻、中度意识障碍，但无昏迷，HbCO 浓度>10%；中度中毒可有意识障碍，并出现浅至中度昏迷，HbCO 浓度>30%；重度中毒可出现严重的意识障碍，伴脑水肿、休克或严重的心肌损害、肺水肿、呼吸衰竭等，HbCO 浓度>50%。CO 中毒患者皮肤、黏膜呈鲜红色。

(2) 迟发型脑病：部分患者在急性 CO 中毒意识障碍恢复后，经约 2～60 天的“假愈期”，突然出现精神、意识障碍或锥体外系神经障碍（帕金森氏综合征）、锥体系神经损害（如偏瘫、病理反射阳性或小便失禁等）、大脑皮层局灶性功能障碍（如失语、失明）等。迟发型脑病的发生与病情重及意识障碍恢复后休息不够充分或治疗、处理不当等因素有关。

5. 诊断　根据我国职业性急性 CO 中毒诊断标准（GBZ 23—2002）进行诊断。

6. 治疗　应迅速将中毒患者从中毒现场移至空气新鲜处，密切观察患者的意识状态。根据中毒程度采取合适的给氧方法。轻度中毒者，可给予常压氧气吸入及对症治疗；中、重度中毒者，应积极给予高压氧治疗。重度中毒者应积极防治脑水肿及预防迟发型脑病。

对迟发型脑病者，可给予高压氧、糖皮质激素、血管扩张剂或抗帕金森病药物及其他对症与支持治疗。

（三）氰化氢中毒

1. 理化特性　氰化氢（hydrogen cyanide，HCN）为无色、有苦杏仁味的气体，比重 0.94，易溶于水及乙醇、乙醚等有机溶剂，其水溶液为氢氰酸。

2. 接触机会　电镀业，如镀铜、镀铬、镀镍等；冶金工业，用氰化法从矿石中提炼金、银等；化学工业，作为合成乙腈、丙烯腈、正丁腈的原料。

3. 毒理　主要经呼吸道进入人体，高浓度氢氰酸液体可经皮肤吸收，在体内迅速解离出氰离子(CN^-)，并与细胞内多种酶类所含有的铁、铜、锌等金属离子结合，抑制这些酶的活性。CN^- 与三价铁离子(Fe^{3+})的亲和力最强，可迅速与线粒体内氧化型细胞色素氧化酶的 Fe^{3+} 结合，使该酶失去电子传递能力，导致线粒体内呼吸链中断，使细胞不能利用氧，引起细胞内窒息。此时，血液为氧所饱和，但不能被细胞利用，故 HCN 中毒时，患者的皮肤、黏膜呈樱桃红色。

CN^- 在体内硫氰酸酶的作用下与细胞内胱氨酸、半胱氨酸及谷胱甘肽等含巯基化合物的硫结合，形成无毒、稳定的硫氰酸盐随尿排出。

4. 临床表现

(1) 急性中毒：吸入高浓度 HCN 后几秒钟内可无任何先兆出现昏迷及全身痉挛，因呼吸停止，引起“电击样”死亡。吸入较低浓度 HCN 中毒的临床过程可分成四期：①前驱期：吸入接触时有眼、咽喉及上呼吸道黏膜的刺激症状，口唇及咽部麻木感，口中有苦杏仁味，并可出现恶心、呕吐及震颤等，皮肤和黏膜红润；②呼吸困难期：出现呼吸困难、脉快，患者两侧瞳孔先缩小后扩大，此后神志迅速模糊、昏迷，皮肤和黏膜呈鲜红色，逐渐转为发绀；③痉挛期：出现强直性、阵发性惊厥，甚至角弓反张、大小便失禁、意识丧失；④麻痹期：全身肌肉松弛，反射消失，呼吸浅慢，最后因呼吸、心搏停止而死亡。

（2）慢性影响：长期接触低浓度 HCN 可引起眼及上呼吸道的慢性炎症，如慢性结膜炎、鼻炎及咽炎等，并可出现类神经征。

5. 诊断　根据我国职业性急性氰化物中毒诊断标准（GBZ 209—2008）进行诊断。

6. 治疗　HCN 中毒的病情发展迅速，故抢救应分秒必争，迅速应用解毒剂。

（1）现场处理：迅速将患者从中毒现场移至空气新鲜处；彻底清洗被污染的皮肤，更换被污染的衣服，同时尽快给予解毒剂。

（2）解毒治疗：①“亚硝酸钠 - 硫代硫酸钠”疗法：立即让病人吸入亚硝酸异戊酯或静脉缓慢注射 3% 亚硝酸钠，然后用同一针头缓慢静脉注射 25%～50% 硫代硫酸钠。治疗时应密切观察血压；②“4- 二甲基氨基苯酚（4-DMAP）- 硫代硫酸钠”疗法：肌内注射 10% 的 4-DMAP，接着缓慢静脉注射 50% 硫代硫酸钠。4-DMAP 为新型高铁血红蛋白生成剂，其生成高铁血红蛋白的速度比亚硝酸钠快，但其对平滑肌无扩张作用，不引起血压下降。

解毒原理：亚硝酸盐等可使血红蛋白迅速氧化成高铁血红蛋白，其中的 Fe^{3+} 能与血液中游离的 CN^- 络合形成不稳定的氰化高铁血红蛋白，使组织中已与细胞色素氧化酶结合的 CN^- 又回到血液中，进而使组织中细胞色素氧化酶逐渐恢复活性。氰化高铁血红蛋白在数分钟又可解离出 CN^-，故需迅速给予硫代硫酸钠，作为供硫剂在体内硫氰酸酶的作用下，使 CN^- 转变为低毒、稳定的硫氰酸盐随尿排出。

第三节　生产性粉尘与职业性肺部疾患

一、概　　述

生产性粉尘是指在生产过程中形成的，并能较长时间飘浮在生产环境空气中的固体微粒。它是污染作业环境、损害劳动者健康的重要职业性有害因素之一，可引起尘肺等多种职业性肺部疾患。

（一）生产性粉尘的来源与分类

1. 来源　工农业生产过程都可产生粉尘，如矿山开采、筑路、隧道开凿、矿石粉碎及生产过程中固体物质的破碎和机械加工等；玻璃、水泥、陶瓷、化学工业等生产中粉末状物质的配料、混合、过筛、包装等；皮毛、纺织工业的原料处理等。生产环境中沉积的降尘也可因振动或气流变化等形成二次扬尘。

2. 分类

（1）无机粉尘（inorganic dust）：包括矿物性粉尘，如石英、石棉、滑石、煤等；金属性粉尘，如铅、锰、铍、铁、锡等及其化合物；人工无机粉尘，如水泥、玻璃纤维、金刚砂等。

（2）有机粉尘（organic dust）：包括动物性粉尘，如皮毛、羽绒、丝等；植物性粉尘，如棉、麻、谷物、烟草、茶等；人工有机粉尘，如合成染料、合成树脂、合成橡胶、合成纤维等。

（3）混合性粉尘（mixed dust）：在生产环境中粉尘常以两种以上的混合形式存在。

（二）生产性粉尘的理化特性与卫生学意义

粉尘的理化性质、浓度和接触时间是决定粉尘对机体健康危害的主要因素。

1. 化学组成　不同化学成分的粉尘对机体的损伤作用各异，可致纤维化，也可引起中毒或致敏等。

2. 分散度　是指物质被粉碎的程度，通常以粉尘粒径大小的数量或质量组成百分比来表示。前者称为粒子分散度，粒径较小的颗粒越多，分散度越高；后者称为质量分散度，粒径较小的颗粒占总质量百分比越大，分散度越高。分散度影响粉尘在空气中的悬浮稳定性、生物活性及在呼吸道中的阻留部位和阻留率。分散度越高，粉尘在空气中的稳定性越好，漂浮的时间越长，被吸入的机会就越大。粒径小于15μm的粉尘可进入呼吸道，称为可吸入性粉尘（inhalable dust）；粒径在10～15μm的粉尘主要沉积于上呼吸道；粒径小于5μm的粉尘可进入呼吸道深部，称为呼吸性粉尘（respirable dust）。

3. 浓度与接触时间　工作场所空气中粉尘的浓度、接触时间及分散度是影响肺内粉尘蓄积量的主要因素。同一种粉尘，浓度越高，接触时间越长，进入机体的粉尘量就越多，对机体的危害越严重。

4. 其他　粉尘的硬度、溶解度及荷电性等具有一定的卫生学意义。坚硬的尘粒能引起上呼吸道黏膜的机械性损伤；水溶解度大的粉尘可在上呼吸道被溶解吸附，引起局部刺激作用；荷电性可影响粉尘在空气中的沉降和在呼吸道的阻留。

（三）生产性粉尘对健康的影响

1. 呼吸系统疾患

（1）肺尘埃沉着病：又称尘肺（pneumoconiosis），是长期吸入生产性粉尘引起的以肺组织纤维化为主的全身性疾病。是生产性粉尘引起的最常见、危害程度最重的肺部疾患，其特征是肺内有粉尘阻留并有胶原纤维增生，导致肺泡结构永久性破坏。

（2）粉尘沉着症：某些生产性粉尘（如含锡、钡、铁或锑的粉尘）沉积于肺部后，可引起一般性异物反应，并继发轻度的肺间质非胶原纤维增生，但肺泡结构保留，脱离接尘作业后，病变并不进展甚至会逐渐减轻，X线阴影消失。

（3）有机粉尘所致肺部疾患：吸入棉、亚麻等粉尘可引起棉尘病；吸入霉变枯草尘等可引起职业性变态反应性肺泡炎。

（4）粉尘性支气管炎、肺炎、支气管哮喘等。

（5）呼吸系统肿瘤：吸入石棉、放射性矿物及镍、铬酸盐等可致肺部肿瘤。

2. 局部作用　粉尘对呼吸道黏膜可产生局部刺激作用，引起鼻炎、咽炎、气管炎等。也可造成角膜损伤、堵塞皮肤毛囊和汗腺引起粉刺或毛囊炎等。

3. 中毒作用　含铅、锰、砷等的粉尘被吸入后，可进入血液引起相应中毒。

二、矽　　肺

矽肺是指因长期吸入含游离二氧化硅含量较高的粉尘所引起的以肺组织弥漫性纤维化为主的全身性疾病。矽肺是尘肺中危害最严重的一种，在我国的患病人数约占尘肺病人数的一半以上。

1. 矽尘作业　游离二氧化硅在自然界中分布很广，约 95% 以上的矿石中含有游离二氧化硅。通常将接触含 10% 以上游离二氧化硅粉尘的作业称为矽尘作业。常见矽尘作业有各种矿山开采及筑路和水利工程等的爆破；玻璃、陶瓷以及耐火材料等的原料破碎、研磨、筛分等；铸造工序的砂型调制、清砂和喷砂等作业。

2. 影响矽肺发病的因素　矽肺的发病与粉尘中游离二氧化硅含量、粉尘的浓度和分散度、接尘工龄、防护措施及接尘者个体因素等有关。粉尘中游离二氧化硅含量越高，矽肺的发病时间就越短，病情也越严重。空气中粉尘浓度越高，分散度越大，接尘工龄越长，防护措施越差，吸入并蓄积在肺内的粉尘量就越大，越易发生矽肺。

矽肺的发病过程比较缓慢，一般在持续吸入矽尘 5～10 年后发病，有的长达 15～20 年。少数病例由于持续吸入高浓度游离二氧化硅含量高的粉尘后，经 1～2 年发病，称为“速发型矽肺”(acute silicosis)。有部分病例曾在较短时间内接触较高浓度矽尘，脱离矽尘作业时，X 线胸片未显示矽肺改变，但若干年后发生矽肺，称为“晚发型矽肺”(delayed silicosis)。

3. 发病机制　矽肺的发病机制十分复杂，尚未完全阐明。迄今，提出了多种假说，如机械刺激学说、化学中毒学说、硅酸聚合学说、表面活性学说及免疫学说等，但均不能圆满解释矽肺的发病过程。

4. 病理改变　矽肺的基本病理改变是弥漫性肺间质纤维化和矽结节(silicotic nodule)形成，其中矽结节是矽肺的特征性病理改变。矽肺病理形态有四种类型，以结节型和弥漫性间质纤维化型常见，晚期可发展为进行性大块纤维化型(团块型)，有些病例表现为矽性蛋白沉积型。

5. 临床表现与诊断

(1) 症状和体征：肺组织具有很强的代偿功能，即使 X 线胸片上已呈现典型矽肺影像，患者也可能在相当长的时间内无明显自觉症状。随着病情进展，特别是有合并症时，才会出现胸痛、胸闷、气短、咳嗽、咳痰和心悸等症状，并逐渐加重，但症状的严重程度与 X 线胸片的表现并不一定呈平行关系。

(2) X 线胸片：矽肺的 X 线影像主要为小阴影和大阴影，它们是矽肺病理改变在 X 线胸片上的反映。小阴影按其形态可分为圆形和不规则形，圆形小阴影呈圆形或类圆形，为若干个矽结节重叠的影像；不规则形小阴影是指粗细、长短、形态不一的致密阴影，可互不相连，也可呈网状或蜂窝状，其病理基础为肺间质纤维化。大阴影是指长径超过 10mm 的阴影，为晚期矽肺的重要 X 线表现，其病理基础是团块状纤维化。X 线胸片不仅是矽肺诊断的依据，也是判断矽肺病情进展和评价矽肺治疗效果的依据。肺门变化、肺气肿、肺纹理和胸膜变化等对矽肺诊断也有参考价值。

(3) 肺功能改变：矽肺早期即有肺功能损害，但由于其代偿能力很强，临床检查多正常。随着肺组织纤维化的进一步加重，可出现肺活量降低等肺功能异常，以混合性通气功能障碍多见。

(4) 并发症：矽肺常见的并发症有肺结核、肺部感染、肺心病及自发性气胸等，其中最为常见和危害最大的是肺结核。矽肺一旦合并肺结核，可加速病情的恶化，是矽肺患者死亡的最主要原因。

(5) 诊断：按我国尘肺病诊断标准（GBZ 70—2009）进行诊断。

6. 治疗与处理　确诊后应及时调离接尘岗位。目前尚无有效的根治办法。

第四节　物理因素与健康损害

一、高　温

（一）高温作业

高温作业是指工作地点具有生产性热源，以本地区夏季通风室外平均温度为参照基准，工作地点气温高于室外气温2℃及以上的作业。高温作业一般分为三类：

1. 干热作业　特点是气温高、热辐射强度大、相对湿度较低，如炼钢、炼焦等冶金行业、机械制造业的铸造、锻造和热处理、玻璃和陶瓷工业的炉窑等。

2. 湿热作业　特点是高温、高湿、热辐射强度不大，如印染、缫丝、造纸等工业。

3. 夏季露天作业　这类作业除受太阳辐射作用外，还受被加热地面和周围物体的二次热辐射作用，如夏季室外农业劳动、建筑和搬运等。

（二）中暑

中暑是指在高温环境下，机体因热平衡和（或）水盐代谢紊乱等而引起的一种以中枢神经系统和（或）心血管系统障碍为主要表现的急性疾病。

人在高温环境中工作一段时间后，机体的生理功能会发生一系列适应性变化，对热负荷产生适应或耐受，称为热适应。热适应对机体有保护性作用，如果热负荷超出人体的耐受限度，则可引起人体生理功能的紊乱，甚至发生中暑。

1. 发病机制与临床表现　中暑可分为三种类型，即热射病（heat stroke）、热痉挛（heat cramp）和热衰竭（heat exhaustion）。

(1) 热射病：亦称中暑性高热，是人体在高温环境下体温调节机制失调，散热途径受阻、体内蓄热所致的疾病。临床表现为起病急骤，体温高达40℃以上。疾病早期大量出汗，继之"无汗"，可伴有不同程度意识障碍、脉搏快而无力、呼吸表浅等症状。如抢救不及时，可因循环、呼吸衰竭而死亡，病死率可达20%以上。

(2) 热痉挛：是由于人体大量出汗造成钠、氯、钾等离子的严重丢失，导致体内水和电解质平衡的紊乱，使神经肌肉产生自发性冲动，出现肌肉痉挛。临床表现为四肢和腹部肌肉的痉挛，好发于活动较多的部位，尤以腓肠肌多见，患者意识清楚，体温多正常。

(3) 热衰竭：发病机制尚不明确，可能与高温导致皮肤血流量增加及汗液蒸发导致体液减少等因素有关。由于体液和血容量减少，导致脑部暂时性供血不足。临床表现为疲倦、极度虚弱、恶心、头疼、眩晕、皮肤湿冷、面色苍白、血压下降及脉搏细弱，体温一般正常或稍高。

2. 诊断 根据《职业性中暑诊断标准》(GBZ 41—2002)进行诊断。

3. 治疗 患者应立即脱离高温作业环境，到阴凉通风的地方休息，密切观察病情，给予含盐饮料及对症处理。其治疗原则为迅速降低过高的体温，纠正水、电解质平衡紊乱及酸碱平衡失调，积极防治休克和脑水肿。

(1) 物理降温：可用冷水浴或在头部、腋下及腹股沟等大血管区覆盖湿毛巾，再放置冰袋或用酒精擦身等。

(2) 药物降温：首选氯丙嗪，25～50mg 溶于 500ml 生理盐水中静脉滴注，视病情于 1～2 小时内滴注完毕。

(3) 纠正水、电解质平衡紊乱：视病情确定水和盐的补入量。24 小时内应控制在 1000～2000ml，一般不超过 3000ml，补液不宜过快，以免引发肺水肿和心功能不全。

二、噪　　声

(一) 基本概念

物体振动的能量在弹性介质中以波的形式向外传播，引起人耳的音响感觉称为声音。人耳能感受到的声音频率在 20～20 000Hz，低于 20Hz 的声波为次声波，高于 20 000Hz 的声波为超声波。

噪声(noise)是指无规则、非周期性振动所产生的声音，从卫生学角度讲，凡是使人感到厌烦或不需要的声音都可称为噪声。生产过程中产生的噪声即生产性噪声，长时间接触超过一定强度的噪声可影响劳动者的健康。

(二) 生产性噪声的健康损害

长期接触一定强度的噪声，不仅对听觉系统产生损害，其健康危害也是全身性的。噪声对听觉系统的损伤，一般经历从生理性变化到病理性改变的过程，即先出现暂时性听阈位移，接触一定时间后逐渐成为永久性听阈位移。

短时间暴露强噪声后听阈上升 10～15dB，脱离噪声环境数分钟内即恢复正常，称为听觉适应(auditory adaptation)。较长时间暴露于强噪声后听阈上升超过 15～30dB，脱离噪声环境后数小时甚至数十小时听力才恢复正常，称为听觉疲劳(auditory fatigue)。听觉适应和听觉疲劳属暂时性听阈上移(temporary threshold shift，TTS)。如继续接触强噪声可导致听阈上升不能完全恢复正常，称为永久性听阈上移(permanent threshold shift，PTS)。永久性听阈上移是不可逆的病理性改变，根据听力受损的程度分为听力损失(hearing loss)和噪声聋(noise-induced deafness)。

噪声所致的永久性听阈上移早期表现为高频听力下降，其特点是听力曲线在 3000～6000Hz，尤其在 4000Hz 处出现“V”型凹陷，如图 6-2。此时劳动者的交谈和社交活动不受影响，主观无听力损伤的感觉，但随着病损程度的加重，高频听力下降更明显，同时语音频段(500～2000Hz)的听力也受到影响，即噪声聋。

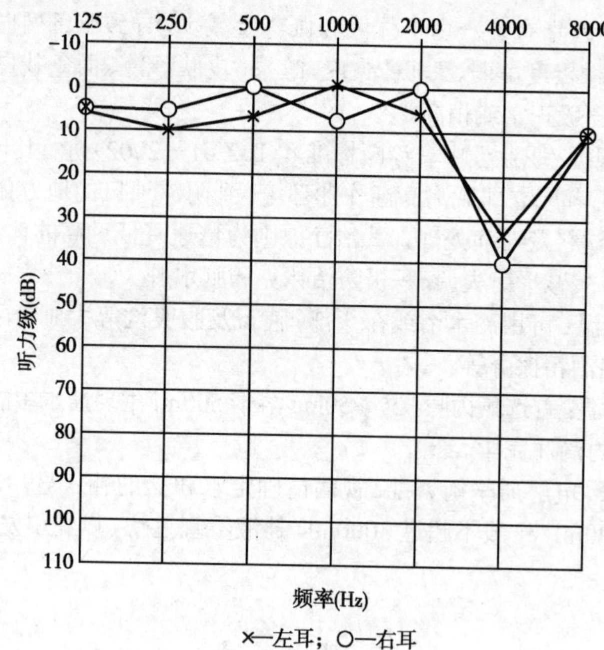

图 6-2　噪声性听力损失曲线

（三）听力损失的诊断与防制

听力损失和噪声聋是我国的法定职业病，可按《职业性噪声聋诊断标准》(GBZ 49—2007)进行诊断。

噪声性听力损伤目前无有效的治疗方法，听力损伤患者均应调离接触噪声作业。消除与控制噪声源是噪声危害控制的根本措施。个人防护用品是保护听力的有效措施，如防护耳塞、防护耳罩及头盔等。

三、振　　动

（一）基本概念

振动(vibration)是指一个质点或物体在外力作用下沿直线或弧线围绕一平衡位置来回重复的运动。物体离中心位置的最大距离为振幅，单位时间(秒)内振动的次数称为频率，它是评价振动对健康危害的常用基本参数。

影响振动对人体危害的主要因素包括振动的频率、振幅和加速度，环境温度、接触时间、体位和姿势及个体差异等因素也十分重要。

（二）生产性振动的分类与接触机会

根据振动作用于人体的部位和传导方式，可将生产性振动分为局部振动(segmental vibration)和全身振动(whole body vibration)。

1. 局部振动　是指手部接触振动工具、机械或加工部件，振动通过手臂传导至全身，又称手传振动或手臂振动。接触机会常见于使用风动工具，如风铲、风镐、风钻、气锤、凿岩机等；电动工具，如电钻、电锯、电刨等的作业。

2. 全身振动　是指工作地点或座椅的振动，人体足部或臀部接触振动，通过下肢躯干传导至全身。接触机会常见于振动机械的操作，如在交通工具(汽车、火车、拖拉机）及作业平台（钻井平台、振动筛操作台）上的作业。

（三）生产性振动对健康的损害

1. 局部振动病（segmental vibration disease）　属我国法定职业病，是长期从事手传振动作业所引起的以手部末梢循环障碍和/或手臂神经功能障碍为主的疾病，也可引起手臂骨关节-肌肉的损伤，其典型表现为发作性白指。

局部振动病患者的主诉多为手部症状，如手麻、手疼、手胀、手凉和手掌多汗等，多在夜间发生，其次为手僵、手颤和手无力，多在工作后发生，手指遇冷时可因缺血出现发白。临床检查有手部痛觉、振动觉及两点分辨觉的减退，前臂感觉和运动神经传导速度减慢。白指是局部振动病重要且具有诊断意义的体征，严重者还会出现骨骼、肌肉和关节的改变。

2. 全身振动对人体的损害　强烈的全身振动可导致内脏器官的损伤或位移及脏器周围神经和血管功能的改变；女工可发生子宫下垂。振动还可使人出现前庭功能障碍，导致内耳调节平衡功能的失调，出现恶心、呕吐、头疼、头晕和血压下降等，晕车和晕船症即属全身振动性疾病。

（四）振动危害的诊断与防制

我国《职业性手臂振动病诊断标准》（GBZ 7—2002）是手臂振动病诊断的依据。手臂振动病目前无有效的治疗方法，从生产工艺上控制、消除振动源或减轻振动是振动危害控制的最根本措施。加强个体防护，使用防振保暖手套等对预防振动危害有一定的作用。

第五节　护理职业环境中的有害因素及其防制

一、概　　述

护理职业环境是指护士在为病人及其家属或其他人群提供健康服务时，所处的空间、时间、位置及所接触到的人物、事物、物体等信息的总和。护理职业环境是护士与服务对象、护士与其他医务人员交流与合作的重要场所。护理职业环境中存在着各种化学、物理、生物及心理等职业有害因素。这些有害因素可对护士的身心健康构成威胁，故应重视和加强对护理职业环境中有害因素的了解与防护，杜绝或减少职业损害的发生。

国际劳工组织职业安全与卫生信息中心（ILO-CIS）将护理环境中的职业危害分为：事故性危害、物理性危害、化学性危害、生物性危害及工作环境、心理社会和组织因素危害五大类。

二、主要职业有害因素与损伤

（一）事故性危害（accidental hazards）

最常见的事故性危害为锐器伤害，包括针刺伤和刀割伤等，其中针刺伤最常见。锐器伤害是护士职业危害中感染血源性疾病的最常见原因，锐器伤害能感染

20余种血源性疾病，其中最常见、危害最大的是乙型肝炎、丙型肝炎和艾滋病。世界卫生组织的报道指出，医务人员乙型肝炎的感染率比一般人高3～6倍。美国疾病预防控制中心（CDC）的年报显示，1981—1993年间，在美国发现的30万例艾滋病人中，6.0%是医务工作者，护士占63.0%。另一则报告显示，在发现的52名感染艾滋病的医务工作者中，45名是由于刺伤皮肤而感染，其中41名是由针刺伤而感染。另外，针刺伤还可以传播其他疾病，如疟疾、败血症、伤口感染等。有文献报道，医务人员通过1次针刺或其他经皮方式暴露乙型肝炎病毒（HBV）、丙型肝炎病毒（HCV）和艾滋病毒（HIV）的感染率分别是6%～30%、3%～10%和0.2%～0.5%。

（二）物理性危害（physical hazards）

护理工作中常见的物理性危害包括电离辐射、非电离辐射和噪声污染。

1．电离辐射　随着医疗技术的发展，放射性检查（透视、拍片、CT检查）和放射介入治疗等都会使医护人员接触X射线和γ射线等。长期接触低剂量的电离辐射，可导致机体免疫功能及血液系统功能的障碍，甚至致癌。

2．非电离辐射　医院中常见的非电离辐射有微波、激光、超声、紫外线和红外线等。紫外线可致皮肤损伤，还可引起电光性眼炎；红外线可引起皮肤色素沉着及眼部损伤；微波可致神经衰弱综合征、内分泌失调及促使心血管疾病的发生；激光可引起皮肤灼伤、损伤视网膜等。

3．噪声　主要来源于监护仪、呼吸机等仪器工作和移动时发出的声音，以及病人的呻吟声和病人家属的吵闹声等。医护人员长期处在较高噪音水平的环境中，不仅可以引起疲劳、烦躁、头痛等心理反应，还可以出现心跳加快、听力下降和血压升高等生理改变。医院的国际噪声标准容许声压级为38dB，噪声强度在50～60dB时就能对人体健康产生相当大的干扰。

（三）化学性危害（chemical hazards）

1．消毒剂　医护人员在消毒、处置、换药等过程中经常接触各种消毒剂，常用的消毒剂有过氧化氢、过氧乙酸、戊二醛、甲醛、含氯消毒剂和臭氧等，它们对人体皮肤、黏膜、眼睛、呼吸道及神经系统都有一定程度损伤。长期接触混有较高浓度消毒剂的空气，可引起眼结膜刺激、胸闷、气喘和皮肤过敏等症状。

2．抗肿瘤药物　目前使用的抗肿瘤药物大多是细胞毒制剂，如环磷酰胺、甲氨蝶呤和顺铂等，它们具有致突变、致癌和致畸作用。护士在配制和注射抗肿瘤药物及处理肿瘤病人的排泄物和分泌物的过程中，抗肿瘤药物汽化，以气溶胶方式通过呼吸道吸入人体，暴露剂量虽小，但日常频繁接触，会因蓄积作用而产生远期影响。其主要毒副作用有骨髓抑制、生殖系统影响及过敏反应等，甚至有致癌、致畸、致突变的危险。

3．麻醉药　由于手术的需要，给全身麻醉病人吸入挥发性麻醉药物，如恩氟烷、异氟烷等。由于麻醉机呼吸回路的漏气或术后病人吸入麻醉药的排出等原因，均会造成空气污染。长期暴露于微量麻醉废气污染的环境中，对人体的呼吸道有刺激作用，并对神经系统产生不同程度的损伤。

4．汞污染　体温计、血压计等都含有汞，当不慎被损坏时，汞会迅速蒸发，并经呼吸道进入人体，危害护理人员的健康。而口腔科应用的银汞合金（汞齐）在使用过程中可产生汞蒸气，危害医护人员的身体健康。

5. 乳胶 近年来，随着乳胶手套在医院中广泛使用，乳胶过敏者也随之增多。手部接触乳胶手套，较为常见的是引起过敏性皮炎，表现为皮肤瘙痒、起水疱等；少数可发生过敏性鼻炎、荨麻疹、过敏性哮喘及过敏性休克等。根据美国职业安全与健康协会（NIOSH）的报告，普通人中乳胶过敏比率为 1%～6%，而医护人员中则有 8%～12%。

6. 抗生素 频繁接触各种抗生素对护士的身体健康也可产生不利的影响，有报道抗生素可引起慢性皮肤过敏，个别可因接触青霉素致过敏性休克、猝死。

（四）生物性危害（biological hazards）

由于其特殊的工作性质与职业环境，护士极易遭受生物性因素的侵害。常见生物性危害为细菌、病毒、真菌或寄生虫等引起的感染，可以通过与传染病人的直接接触或是间接接触被污染的物体，如分泌物、组织和体液等而感染。据卫生部的通报，在 2003 年春季暴发的 SARS 中，医务人员中感染率最高，为 18.38%，其中护士占 48.81%。世界卫生组织的一项报告显示，医务人员中 HBV 的感染率比一般居民高 3～6 倍。医护人员也是风疹、疱疹、腮腺炎、水痘、甲肝等病毒感染的高危险人群。

（五）工作环境、心理社会和组织因素危害（ergonomic，psychosocial or organizational hazards）

1. 工作环境危害 护士在工作中需要长时间站立、搬运患者、过多弯腰及负重等，易发生腰肌劳损与急性腰扭伤。美国劳动统计局的报告显示，护士位居最易发生肌肉骨骼不适职业的首位。长时间站立还可引起下肢静脉压力增高，导致下肢静脉曲张，而身体长时间处于相对固定位置或在传递器械时只转动颈部等，可引起颈椎病的发生。

2. 心理社会危害 包括同事间是否和谐、合作，彼此间有没有尖锐的矛盾；以及工作本身有无造成护理人员太多心理上的冲突。护理工作繁重而琐碎，护士面对的是各类严重的疾病与创伤，病人和家属表现的焦虑与急躁，病人的呻吟声与家属的吵闹声等，使护士长期处于精神高度紧张状态，这些因素对护士的心理造成损害，出现焦虑、烦躁及抑郁等不良心理表现。近年来，针对医务人员的暴力现象不断发生，而与病人有着最直接接触的护士的危险性最高。工作场所暴力不仅直接威胁护士的人身安全，还可对其心理造成严重伤害。

3. 组织因素危害 护士工作的主要压力源是其专业与工作本身，如社会地位有限、晋升少、报酬低以及工作疲劳感大等均会影响护士的身心健康、工作热情和工作效率。护士人力缺乏所带来的工作负荷过重，护理工作的特殊作息，如频繁的倒班、夜班及节假日加班等可引起家庭关系紧张和疲劳感。目前的医疗体制改革和经济环境也增加护士心理的不安定感。

三、护士职业损伤的防制

（一）加强培训与管理

对医务人员进行职业安全教育是减少职业损伤的主要措施。护士要增强自我保护意识，认识血液、体液传播疾病的危害，提高防护意识，树立标准预防观念。

标准预防是针对医院所有患者和医务人员采取的一组预防感染措施，是由美国CDC于1995年提出的医院感染预防策略，强调双向防护，既防止疾病从患者传染至医护人员，又要防止疾病从医护人员传染至患者。根据疾病的主要传播途径，采取相应的隔离措施，包括接触隔离、空气隔离和微粒（空气飞沫）隔离等。针对接触患者的血液、体液、分泌物、非完整皮肤和黏膜等采取相应预防感染措施，根据预期可能的暴露选用手套、隔离衣、口罩、护目镜或防护面具等，也包括穿戴合适的防护用品、处理患者环境中污染的物品与医疗器械。

（二）锐器伤的防护与处理

医疗操作过程中应严格执行操作规程，培养良好的操作素质。手术中传递锐器要严格规范动作避免传递过程中误伤医生或自己。安全处理使用后的锐器：①不要将针头套回针帽，如需套回时，必须单手操作；②不要徒手处理污染的针头和锐器；③用过的针头应及时浸泡消毒，统一销毁；④使用利器盒收集锐器，锐器收集箱不能装载过满，更不可用手去按压锐器盒中锐器，使用中的利器盒要加盖；⑤严格垃圾分类收集，勿将锐利废弃物同其他废弃物混装。

医护人员发生锐器伤后，及时和正确的处理是减少职业伤害的有效方法，应及时上报医院感染管理科，必要时请专家进行评估及指导预防用药，并进行定期的随访和观察。锐器刺伤后，正确处理伤口和采取补救措施可极大减少感染机会。其正确方法是：立即从近心端向远心端挤出少量血液，切勿采取一松一紧的方法，以防止松开时，污染的血液因压力突然降低加速进入体内；应始终压迫伤口近心端，使伤口周围污染血液流出，然后用肥皂和流水冲洗伤口，并用2%的碘酒和75%的乙醇消毒，包扎伤口。如被HBV阳性患者的血液或体液污染的锐器刺伤，自身无HBV抗体的最好在24小时内接种高效价免疫球蛋白0.06mg/kg。对被HCV污染的医护人员应注射干扰素300U/d，共3天，观察6～9个月。接种乙肝疫苗是预防HBV感染的最有效措施，同时对丙肝也有预防作用。

（三）接触病人血液、体液的防护

进行各种医疗操作时应按不同病种穿隔离衣、戴口罩和手套，必要时戴防护眼镜。戴手套是医务人员最直接和有效的保护措施，可以减少50%的感染机会。特别强调的是戴手套不可替代洗手的作用。脱手套后应严格清洗和消毒双手。眼结膜被血液、痰液污染后应立即用大量生理盐水反复冲洗。在进行穿刺、介入性操作时，每操作完一个病人后应更换手套。被血液或体液污染的废料及一次性材料应放在无泄漏、无遗失的清洁袋内密闭，运送到指定地点处理。

（四）化学消毒剂及化疗药物的防护

任何一种消毒剂对人体都有一定的危害，尽量选择对环境污染小的化学消毒剂。工作人员在消毒过程中要做好自我防护，了解消毒剂的理化性质，配制时应穿戴必要的防护用具，如口罩、帽子、手套，甚至防护眼镜等，并严格按照操作程序进行。盛放消毒剂的容器要配备容器盖，可避免消毒剂的挥发。操作人员手部皮肤发生破损时，应戴双层手套。要保持室内空气流通，定期开窗通风换气或安装通风设施。

护士在加化疗药物时，应戴手套、口罩及围裙，皮肤有破损者应戴双层手套。有条件的可在净化台内加药，治疗室安装排气扇。加药后，要用流水和肥皂彻底清洗双手。

（五）放射线的防护

使用X光机时，工作人员应穿戴防护铅衣，并设置铅制屏风，尽量避免身体直接接触。合理安排工作人员，避免使其短期内大剂量集中接受X线照射。孕期、哺乳期护士应避免接触X线。

（六）心理健康保健

注重自身修养，保持良好的心态。培养和增强心理承受能力，充分理解自己从事职业的特点，发扬爱岗敬业精神。合理安排工作时间，减轻劳动强度，可适当增加每天的班次，缩短夜班时间，减轻工作压力。同时应加强对护士心理学知识与人际沟通技巧的培训，教会护士自我减压。严禁护士带伤、带病工作，合理配备人力资源，尽量避免超负荷工作。护士还应建立良好的人际关系，创造和谐的工作氛围。

（金亚平　孙献策）

思考题

1. 诊断职业性铅中毒有哪些常用的实验室指标？
2. 生产性噪声引起听力损伤有哪些特点？
3. 不同类型中暑的主要临床表现与防治措施有哪些？

第七章

食物与健康

导 读

食物是人类赖以生存的基本条件。人类必须不断从食物中获得所需的营养成分以维持其生存和繁衍。合理的营养可以保证人体正常生理功能、生长发育及预防疾病、促进健康。食品安全也与人类的健康息息相关，安全的食物是保障人民身体健康的物质基础。随着近三十年中国经济快速发展，食物生产和加工得到极大提高，我国人民膳食结构发生巨大变化，但也伴随出现了膳食结构失衡，相关慢性疾病发病率迅速升高。同时，食品安全出现了诸多问题，食品安全事件层出不穷。因此，研究合理营养及影响食品安全的因素和控制措施，为人民提供安全和健康的食物，成为十分迫切的社会需求。

第一节 营养与健康

生命体为了生存必须从外界摄取食物，食物在体内经过消化、吸收、代谢以满足机体自身生长发育、组织更新和增进健康的动态过程称为营养(nutrition)。

一、营 养 素

营养素(nutrients)是指机体为维持生存和健康，保证生长发育和体力劳动以食物形式摄入的来自外界的必需的物质，包括蛋白质、脂肪、碳水化合物、矿物质和维生素。

(一)蛋白质

蛋白质(protein)是由氨基酸组成的高分子含氮化合物，蛋白质的含氮量约为16%，测定食物中的氮含量乘以6.25(100/16)即为粗蛋白质含量。

蛋白质在机体的主要生理功能：①构成机体组织：机体所有重要组成部分都需要蛋白质参与；②提供机体氮源。成人体内蛋白质占体重的16%～19%；③提供必需氨基酸。

组成蛋白质的氨基酸为20种，其中有9种体内自身不能合成，必须从食物中获取，称为必需氨基酸（essential amino acid, EAA），它们是亮氨酸（leucine）、异亮氨酸（isoleucine）、赖氨酸（lysine）、蛋氨酸（methionine）、苯丙氨酸（phenylalanine）、苏氨酸（threonine）、色氨酸（tryptophane）、缬氨酸（valine）和组氨酸（histidine）。由于胱氨酸和酪氨酸可分别由蛋氨酸和苯丙氨酸两种必需氨基酸转变而成。当膳食不能提供胱氨酸和酪氨酸时，机体必须利用蛋氨酸和苯丙氨酸这两种必需氨基酸合成胱氨酸和酪氨酸。因此，胱氨酸和酪氨酸又称为半必需氨基酸。膳食中胱氨酸和酪氨酸充裕时可以节约蛋氨酸30%和苯丙氨酸50%，所以有时考虑膳食必需氨基酸组成时，常将芳香族的苯丙氨酸和酪氨酸，含硫的蛋氨酸和胱氨酸分别合并计算。必需氨基酸含量是评价食物蛋白质质量的一个重要指标。食物蛋白质中如果某种必需氨基酸含量不足时，称为限制性氨基酸（limiting amino acid），并按其缺乏的严重程度依次称为第一、第二和第三限制性氨基酸。如小麦、玉米等谷类食物的第一限制性氨基酸是赖氨酸，大豆中的蛋氨酸含量较少，但赖氨酸较多，因此大豆与谷类混合食用，可较好地发挥蛋白质互补作用。

人体摄入蛋白质是为了满足机体对各种氨基酸的需要。组成人体内各种蛋白质的氨基酸有一定的数量和比例，因此，人体对各种氨基酸的需求也有一定的数量和比例关系。蛋白质中各种必需氨基酸间的比例，即必需氨基酸的构成或相互比例，称为氨基酸模式。食物蛋白质的必需氨基酸模式越是接近于人体蛋白质的必需氨基酸模式，其生物利用率和营养价值就越高。

蛋白质广泛存在于动植物食物中，其中优质蛋白质主要来源于动物性食物，如蛋类、奶类、鱼、禽、畜瘦肉及大豆类，而粮谷类蛋白为不完全蛋白。按能量计算，我国人群中蛋白质摄入占膳食总能量的比例成人为10%～12%，儿童青少年为12%～14%。

（二）碳水化合物

碳水化合物（carbohydrate）是由碳、氢、氧三种元素组成的一大类化合物。按其聚合度碳水化合物分为单糖、双糖、寡糖和多糖。单糖包括葡萄糖（glucose）、果糖（fructose）、半乳糖（galactose）。双糖主要包括蔗糖（sucrose）、乳糖（lactose）、麦芽糖（maltose）。寡糖是指由3～10个单糖组成，主要有棉子糖、水苏糖和低聚果糖等。多糖主要有淀粉（starch）、糖原（glycogen）和膳食纤维（dietary fiber）。

碳水化合物在机体的主要生理功能：①氧化供能：1g碳水化合物在体内氧化可产生16.7kJ（4kcal）的能量；②机体的组成成分。是糖蛋白和遗传物质的物质基础；③调节机体的生理功能。主要调节血糖、节氮和抗生酮作用。

膳食纤维是植物性食物中不能被人体消化吸收的碳水化合物，常见的有纤维素（cellulose）、半纤维素（hemicellulose）、果胶（pectin）和木质素（lignin）。膳食纤维在通过消化道的过程中吸水膨胀，刺激和促进肠蠕动；同时减少糖和脂类的吸收，降低血糖和血胆固醇水平，对预防便秘和大肠疾病，预防某些癌症、心血管病、胆石症和肥胖症等有重要的意义。

碳水化合物应占总能量的60%～70%，主要来源于植物性食物，如粮谷类、根茎类食物。蔬菜、水果及粗杂粮是膳食纤维的主要来源。

（三）脂类

脂类（lipids）包括脂肪（fats）和类脂（lipoids）。脂肪是指甘油和脂肪酸组成的甘油三酯，又称中性脂肪。大部分构成食物的脂肪和动物的体脂是以甘油三酯形式存在。构成脂肪的脂肪酸按不同饱和度分为三大类：①饱和脂肪酸（saturated fatty acid，SFA）；②有一个不饱和键的单不饱和脂肪酸（monounsaturated fatty acid，MUFA）；③有2个或2个以上不饱和键的多不饱和脂肪酸（polyunsaturated fatty acid，PUFA）。

脂类的生理功能：①供给机体能量：1g脂肪在体内氧化产生37.7kJ（9kcal）能量；②构成机体组织和重要物质；③提供必需脂肪酸，包括亚油酸和亚麻酸。必需脂肪酸是磷脂的主要成分，是类二十烷酸物质，如血栓烷和前列腺素的前体；④长链多不饱和脂肪酸，如二十碳五烯酸（eicosapentaenoic acid，EPA）参与炎性反应、血栓形成及溶解、血脂代谢及免疫调节等；二十二碳六烯酸（docosahexenoic acid，DHA）对胎儿、婴儿大脑及视功能发育有重要的作用；⑤促进脂溶性维生素的吸收，增强食欲及饱腹感；⑥脂肪还有参与内分泌、维持体温、保护人体组织器官等作用。

脂肪供能应占总能量的20%～30%，必需脂肪酸的摄入量不少于总能量的3%。膳食脂肪主要来源于动物脂肪和植物油。动物脂肪含丰富的饱和脂肪酸，而植物油含丰富的多不饱和脂肪酸。EPA和DHA多来源于深海鱼类和海藻类。

（四）能量

人体所需的能量（energy）为热能，国际上以焦耳（Joule，简称为J）表示，以往营养学上惯用卡（cal）或千卡（kcal）表示热量。其换算关系为：1cal＝4.184J，1J＝0.239cal。

人体的能量消耗主要用于维持基础代谢、满足食物特殊动力作用和体力活动三个方面的需要：①基础代谢（basal metabolism）是指维持人体基本生命活动所需的热量，即人体在安静和恒温条件下（一般18～25℃），禁食12小时后，静卧、放松而又清醒时的能量消耗；②食物特殊动力作用（specific dynamic action，SDA）是指摄食过程所引起的能量消耗；③体力活动消耗的能量在人体总能量消耗中占主要部分。

膳食能量主要来源于食物中的碳水化合物、脂肪和蛋白质三大类。能量的供给量是按劳动强度划分的，包括轻体力劳动、中等体力劳动、重体力劳动。孕妇、乳母在此基础上增加，不同年龄儿童供给量不同。

（五）维生素

维生素（vitamin）是维持机体正常生理功能及细胞内代谢反应所必需的一大类低分子有机化合物。维生素大都以本体或前体形式存在于天然食物中，体内不能合成，必须由食物提供。维生素既不参与机体组成也不提供能量，机体对其需要量甚微，许多维生素是体内重要代谢酶的辅酶。

维生素按其溶解性分为脂溶性与水溶性两大类。脂溶性维生素有维生素A、D、E及K，主要存在于植物油、坚果类和动物性食物中，其吸收与肠道中的脂类密切相关。水溶性维生素有B族维生素（B_1、B_2、B_6、B_{12}、烟酸、叶酸、泛酸、胆碱、生物素）和维生素C，广泛存在于动物性和植物性食物中，对光和热敏感，紫外线照射或加热过度时易被破坏。

当维生素摄入过多时，水溶性维生素常以原形从尿中排出体外，而脂溶性维生素则可在体内蓄积引起中毒。

（1）维生素A：又名视黄醇（retinol），是指具有视黄醇生物活性的一类物质。植物性食物来源的β-胡萝卜素（β-Carotene）及其他类胡萝卜素能在体内转化为维生素A。维生素A在体内有三种活性形式：视黄醇、视黄醛和视黄酸。

维生素A的生理功能与正常生长、生殖、视觉及抗感染有关。①影响视觉：视网膜中的杆状细胞含有视紫红质，对暗光敏感，视紫红质是视黄醛与视蛋白结合的复合物。维生素A缺乏时视紫红质合成数量少且慢，暗适应时间延长，严重者出现夜盲症；②与上皮细胞的正常形成有关：维生素A参与组织间质中黏多糖的合成，如果维生素A不足可能影响黏膜细胞中糖蛋白的生物合成，从而影响黏膜的正常结构；③增强免疫和抗癌作用。维生素A缺乏可使机体免疫功能降低，胡萝卜素的抗癌作用可能与癌症发生的自由基损伤学说有关。

人体从食物中获得的维生素A有两大类，一类是来源于动物性食物中的维生素A，主要存在于动物肝脏、鱼肝油、蛋、奶及其制品。另一类是来自植物性食物中的β-胡萝卜素和各种类胡萝卜素，绿叶蔬菜、黄色蔬菜和水果中含量较高，如花椰菜、菠菜、豌豆苗、韭菜、胡萝卜等。维生素A的推荐供给量为600～1000μg RE/d，过多补充维生素A可引起中毒。

（2）维生素D：是指具有胆钙化醇生物活性的一类化合物。人类可从两个途径获得维生素D，即从食物摄入和经阳光照射由皮肤内维生素D原转化而来，其后经肝、肾系列酶的催化作用被羟化成活性形式的1，25-$(OH)_2$-D_3。1，25-$(OH)_2$-D_3在肠黏膜上皮细胞可诱发特异性钙结合蛋白质的合成，促进钙的主动转运。维生素D促进骨与软骨及牙齿的钙化，同时与甲状旁腺素共同作用调节血钙，当血钙水平降低时，促使钙在肾小管再吸收，并动员骨钙维持血钙在正常范围。维生素D还具有免疫调节功能，可改变机体对感染的反应。

维生素D缺乏引起钙磷吸收减少，血钙降低，影响骨骼钙化，进而引起骨质软化、变形。婴幼儿严重缺乏将发生维生素D缺乏症（佝偻病），表现为骨骼变软，易弯曲，畸形，同时影响神经、造血、免疫等器官组织的功能。在成年人发生骨软化症或骨质疏松症，常有自发性、多发性骨折。

富含维生素D的食物有动物肝脏、含脂肪高的海鱼和鱼卵、鱼肝油、禽蛋等，但是奶中维生素D含量较低，所以母乳喂养的婴儿也要补充维生素D制剂。维生素A的推荐供给量为5～10μg/d，过多补充维生素D可能引起蓄积中毒。

（3）维生素E：又名生育酚，它有多种活性形式，即α、β、γ和δ-生育酚，其中以α–生育酚的生物活性最大。维生素E的生理功能包括：①抗氧化作用。维生素E具有较强的抗氧化作用，保护细胞膜中的多不饱和脂肪酸、细胞骨架及其他蛋白质的巯基及细胞内的核酸免受自由基的攻击；②参与体内重要物质的合成。维生素E通过调节嘧啶碱基而参与DNA的合成，维生素E也是辅酶Q合成的辅助因子，与血红蛋白的合成有关。同时维生素E与精子的生成和繁殖能力密切有关。

维生素E广泛存在于天然食物中，其中含量比较高的食物有植物油、坚果类、豆类及海产品。维生素E的供给量因年龄和生理状况以及多不饱和脂肪酸摄入量不同略有差别，一般每摄入1g多不饱和脂肪酸，应摄入0.4mg维生素E。

（4）维生素B_1：维生素B_1又名硫胺素（thiamine）、抗神经炎因子或抗脚气病因子，由一个吡啶和一个噻唑通过甲烯基连接而成。

硫胺素在体内与二个磷酸基团结合，形成二磷酸硫胺素（thiamine pyrophosphate，TPP），含量占体内维生素 B_1 总量的 80% 左右，另外 10% 为三磷酸硫胺素（thiamine triphosphate，TTP）。TPP 是羧化酶和转羟乙醛酶的辅酶，这两个酶可使丙酮酸和 α- 酮酸进入三羧酸循环，是体内物质代谢和能量代谢的关键酶。另外，维生素 B_1 还可抑制胆碱酯酶，对促进食欲、胃肠道的正常蠕动和消化液的分泌等功能也有重要作用。

维生素 B_1 缺乏常由于摄入不足、需要量增加和吸收利用障碍所致。维生素 B_1 缺乏早期临床症状不典型，可有疲乏、淡漠、食欲减退、恶心、腿麻木、心电图异常等。严重者可出现典型的脚气病症状，包括以下几种类型：①干性脚气病：主要症状是多发性神经炎，表现为肢端麻痹或功能障碍；②湿性脚气病：主要症状是充血性心力衰竭引起的水肿；③混合型脚气病：既有神经炎，又有心力衰竭和水肿。

维生素 B_1 广泛存在于天然食物中，含量丰富的食物有谷类、豆类和干果类。动物肝脏（心、肝、肾）、瘦肉、禽蛋中含量也较多。由于维生素 B_1 与能量代谢有密切关系，所以维生素 B_1 的供给量常按所需能量确定，为 1.26～1.47mg/10MJ（0.5～0.6mg/1000kcal）。孕妇、乳母、老人适当增加。

（5）维生素 B_2：维生素 B_2 又名核黄素（riboflavin），由一个咯嗪环与一个核糖衍生的醇连接而成。维生素 B_2 在食物中多与蛋白质形成复合物，即黄素蛋白，在消化道内经蛋白酶、焦磷酸酶水解为维生素 B_2，在小肠上部被吸收。维生素 B_2 在体内大多数以辅酶形式储存于血、组织及体液中。

维生素 B_2 是体内多种氧化酶系统不可缺少的辅基部分，如葡萄糖氧化酶、氨基酸氧化酶、黄嘌呤氧化酶、琥珀酸脱氢酶和谷胱甘肽还原酶等，其活性辅基通常为黄素腺嘌呤二核苷酸和黄素单核苷酸，其重要功能为电子传递，在细胞代谢呼吸链反应中起控制作用，直接参与氧化还原反应。核黄素可激活维生素 B_6，参与色氨酸转变为尼克酸，还可参与叶酸转化成各种辅酶的过程，由于这些辅酶是合成脱氧核糖核酸所必需的，所以核黄素间接地影响细胞增殖及人体的生长。

维生素 B_2 缺乏症常表现为口角炎、唇炎、舌炎、脂溢性皮炎以及眼部结膜充血、睑缘炎、角膜血管增生、畏光等，称为“口腔 - 生殖器综合征”。维生素 B_2 缺乏往往伴有其他 B 族维生素缺乏。

维生素 B_2 广泛存在于动植物食品中，含量较高的有动物内脏、乳类、蛋类、鳝鱼、蘑菇，豆类和各种绿叶蔬菜。维生素 B_2 需要量与能量代谢有关，一般定为 1.26～1.47mg/10MJ（0.5～0.6mg/1000kcal）。

（6）叶酸（folic acid，FA）：叶酸又称蝶酰谷氨酸，四氢叶酸为叶酸在体内的生物活性形式，它是一碳单位的载体，参与嘌呤、胸腺嘧啶核苷酸的合成以及丝氨酸与甘氨酸的相互转变。通过这些代谢转变，合成 RNA、DNA 以及蛋白质等重要物质。同型半胱氨酸转变成蛋氨酸也需要叶酸参与。

叶酸缺乏主要是由于摄入不足、吸收不良、需要量增高以及丢失过多引起。人体缺乏叶酸的典型症状为巨幼红细胞性贫血、舌炎和腹泻。妊娠早期缺乏叶酸可致胎儿神经管畸形。叶酸缺乏会影响同型半胱氨酸合成蛋氨酸，致血中同型半胱氨酸增高。

叶酸广泛存在于各种动植物性食物中，叶酸含量较丰富的食物有动物肝脏、豆类、坚果、绿叶蔬菜、水果、小麦胚芽等。我国成人叶酸推荐量为400μg/d。孕妇于怀孕3个月前和孕后3个月服用叶酸可有效预防胎儿神经管畸形。

（7）维生素C：维生素C又名抗坏血酸（ascorbic acid），在组织中以两种形式存在，即还原型抗坏血酸和脱氢型抗坏血酸。这两种形式可以通过氧化还原互相转化，因而都具有生理活性。

维生素C的生理功能包括：①维生素C作为还原剂。在体内可使铁保持亚铁还原状态，增进其吸收、转移、储存和利用；促使双巯键（-S-S-）还原为巯基（-SH），巯基在体内与其他抗氧化物质一起清除自由基，阻止体内的氧化损伤过程；②维生素C参与四氢叶酸的一碳单位转移；③维生素C可激活羟化酶，使脯氨酸和赖氨酸羟化形成胶原蛋白；④肾上腺皮质激素和5-羟色胺的合成与释放需要维生素C的参与。

维生素C缺乏症称为坏血病（scurvy），主要表现为毛细血管脆性增加，牙龈肿胀出血、四肢关节或皮下出血，伤口愈合不良等。

维生素C主要来源于新鲜蔬菜和水果，一般深色蔬菜、柑橘、柚子、猕猴桃、酸枣、刺梨、杨桃含量较高。我国推荐成人供给量为100mg/d。

（六）矿物质

构成人体组织、维持生理功能、生化代谢所必需的元素有20多种。在这些元素中，除碳、氢、氧、氮主要构成有机化合物外，其余的则构成无机盐。无机盐约占人体重量的5%，统称为矿物质。在体内含量大于0.01%，需要量在克水平的元素称为常量元素（macroelements），如钠、钾、钙、磷、镁、氯。在体内含量小于0.01%，需要量在毫克或微克水平的称为微量元素（trace elements），如铁、铜、钴、碘、氟、锰、钼、镍、锌、硒等。

矿物质的生理功能包括：①维持水、电解质及酸碱平衡；②构成人体组织的重要成分；③调节细胞膜的通透性和细胞内外液的渗透压；④维持神经肌肉的正常兴奋性；⑤构成酶的辅基、激素、维生素、蛋白质和核酸的成分，或参与酶系的激活。

人体本身不能合成矿物质，必须由食物中供给，每日都有一定的量随各种途径排出体外，如粪、尿、汗、头发、指甲、皮肤及黏膜的脱落细胞等。部分矿物质的生理需要量与中毒量之间只有很小的范围，稍有不慎就会引起中毒。

（1）钙：钙（calcium）是体内含量最多的矿物质，约占体重的1.5%～2%。成人体内钙含量约1200克，99%集中在骨骼和牙齿中。其余则以游离或结合形式存在于体液和软组织中，这部分钙统称为混溶钙池（miscible calcium pool）。混溶钙池与骨骼钙维持着动态平衡。随着年龄的增加，钙在骨中的含量逐渐下降。

钙对维持体内细胞正常生理状态有着重要的意义，红细胞、心肌、肝与神经等细胞膜上有钙的结合部位，当钙离子从这些部位释放时，细胞膜的功能与结构发生变化，维持神经肌肉的兴奋、神经冲动的传导、心脏的正常搏动。钙对细胞内的许多代谢酶都有调节作用，如三磷酸腺苷酶、琥珀酸脱氢酶、脂肪酶以及一些蛋白分解酶等。钙还参与血凝过程、激素分泌、维持体液酸碱平衡以及细胞内胶质稳定性。

我国成人钙的推荐量为1000mg/d，钙含量较丰富的食物有奶及奶制品、豆类及其制品、虾皮、海产品、坚果和蔬菜类。钙的摄入除考虑钙含量外，还要考虑其吸收利用率。另外，钙的吸收还与生理状况有关，婴幼儿、孕妇、乳母由于需要增高，吸收率相应也增加；随着年龄的增长，钙的吸收率逐渐下降。果蔬、粮食中含有草酸盐、植酸盐、磷酸盐等，可影响钙的吸收。维生素D不足、过多的膳食纤维、脂肪消化不良、服用制酸剂等均可影响钙的吸收。

（2）铁：铁（iron）是人体必需微量元素中含量最多的一种，总量约为4～5g，其中60%～75%存在于血红蛋白，3%存在于肌红蛋白，1%为含铁酶类，如细胞色素、细胞色素氧化酶、过氧化物酶与过氧化氢酶等，也称为功能性铁。其余25%左右的铁为储存铁，主要以铁蛋白（ferritin）和含铁血黄素（hemosiderin）的形式存在于肝、脾和骨髓中。铁是构成血红蛋白、肌红蛋白、细胞色素A和其他呼吸酶的成分，参与体内氧和二氧化碳的转运及交换，在组织呼吸、生物氧化过程中起重要作用。铁与红细胞的形成和成熟有关，铁在骨髓造血组织中，进入幼红细胞，与卟啉形成正铁血红素，正铁血红素与珠蛋白结合形成血红蛋白。

铁缺乏主要是由于摄入不足或需要量增加所致。铁缺乏可分三个阶段：第一阶段为铁减少期，此期主要是体内储存铁减少，血清铁蛋白浓度下降；第二阶段为缺铁性红细胞生成期，此期除血清铁蛋白浓度下降外，血清铁也下降，同时铁结合力上升（运铁蛋白饱和度下降），游离原卟啉浓度上升；第三阶段为缺铁性贫血期，血红蛋白和红细胞压积下降，临床表现有面色苍白、食欲减退、乏力、心悸、头晕、毛发干燥无光泽、指甲变脆、反甲等。

食物中的铁以血红素铁和非血红素铁的形式存在。血红素铁主要存在于动物性食物，吸收率为10%～30%，而非血红素铁主要存在于植物性食物，吸收率较低，一般不到10%。食物中的枸橼酸、维生素C、维生素A、动物蛋白质、果糖等能促进铁的吸收；而食物中的植酸、草酸和鞣质等则抑制铁的吸收。胃酸缺乏患者或大量服用抗酸药物时，铁的吸收降低。血红素铁以卟啉铁的形式直接被肠黏膜上皮细胞吸收，所以基本不受上述因素影响。含血红素铁较高的食物有牛肉、羊肉、肝、血和蛋黄。植物性食物中含铁较高的有蘑菇、发菜、黑木耳、芝麻等。我国成人铁的推荐量为男性15mg/d，女性20mg/d。

（3）锌：锌（Zinc）在人体内含量约为2～2.5g，分布于人体所有的组织器官，以视网膜、脉络膜、前列腺、肌肉、肝、肾含量高。血液中75%～85%的锌分布在红细胞中，3%～5%在白细胞中，其余在血浆中。锌是许多酶的结构成分或激活剂，体内的含锌酶超过80种。锌与蛋白质、核酸的合成代谢、骨骼的正常骨化、生殖器官的发育密切相关。锌还参与维护正常的味觉、嗅觉，促进食欲，促进维生素A代谢和生理作用，维持视觉和皮肤健康，参与免疫反应细胞的复制等过程。

儿童较容易出现锌的缺乏。锌缺乏可以导致生长发育迟缓、食欲减退、味觉迟钝甚至丧失、异食癖、性成熟延迟、第二性征发育障碍、性功能减退、皮肤创伤不易愈合和易感染等。

锌存在于动物性和植物性食物中，动物性食物中锌的利用率为35%～40%，而植物性食物中锌的利用率仅为1%～20%。含锌较丰富的食物有牡蛎、动物肝、脑、心、肾、烤麦芽、牛肉等。我国锌的推荐量为10～20mg。

(4) 碘：碘(iodine)在人体内的含量约为20～50mg，甲状腺含碘最多，约占70%～80%；其余的碘分布在皮肤、骨骼、中枢神经系统及其他内分泌腺。碘在体内主要参与甲状腺素合成，其生理作用也通过甲状腺素的作用表现出来。甲状腺素在体内的主要作用是调节蛋白质的合成与分解；促进糖、脂肪及水电解质代谢；促进维生素的吸收与利用；活化包括细胞色素酶系、琥珀酸氧化酶系等一百多种酶，维持机体正常代谢和促进生物氧化；促进神经系统和机体组织的发育与分化。

碘缺乏可引起甲状腺代偿性肿大，在我国边远地区和山区多有流行。碘缺乏发生在胎儿、初生儿及婴幼儿期，可引起生长发育迟缓、智力低下、甚至痴呆、聋哑，称为呆小病或克汀病。

含碘量较高的食物有海产品，如海带、紫菜、淡菜、海参等，海盐中也含有少量的碘，所以沿海地区很少有碘缺乏。人体对碘的需要量受年龄、性别、体重、发育及营养状况等影响。预防碘缺乏最好的办法是采用强化碘的食盐，一般强化碘量为1∶20 000至1∶50 000。

二、膳食结构与合理营养

(一) 各类食物的营养价值

食物的营养价值是指食物中所含营养素和能量满足人体营养需要的程度。营养价值的高低取决于食物中所含营养素种类是否齐全、数量的多少及其相互配比是否适宜。由于其化学组成、来源途径、储藏、烹调以及食用方式不同，形成了各类食物特有的营养价值。

1. 谷类的营养价值　谷类作为主食，提供了人体所需的大部分能量、碳水化合物和蛋白质，同时还提供相当数量的B族维生素和无机盐。谷类蛋白质含量约为7.5%～15%，属不完全蛋白质。第一限制性氨基酸是赖氨酸，其次是蛋氨酸、苯丙氨酸。碳水化合物含量约为70%～75%，主要是淀粉，占其总量的90%，是供给人体所需能量最理想、最经济的来源。谷类无机盐含量因加工程度而有较大的差异，约为1.5%～5.5%。主要分布在谷皮和糊粉层中。谷类含有丰富的B族维生素，含量因加工程度而有较大的差异，其中以维生素B_1和烟酸含量较高，主要分布在胚芽和糊粉层中，但玉米中的烟酸主要为结合型，必须经过加工处理后将其转变为游离型后，才能被人体吸收利用。

2. 豆类的营养价值　豆类的品种很多，根据其营养特点，大致可分为大豆和除大豆以外的其他干豆类，包括豌豆、蚕豆、绿豆、赤豆、赤小豆、芸豆等。大豆含有极其丰富的蛋白质，其含量高达35%～40%，所含的必需氨基酸种类齐全、数量充足，尤其富含赖氨酸，与缺乏赖氨酸的谷类食物混合食用，可以发挥蛋白质的互补作用。大豆中的碳水化合物含量相对较少，约占20%～30%，其组成较为复杂，约有一半是人体不能消化吸收的水苏糖、棉籽糖，这也是食用大豆后胀气的原因。大豆脂肪含量约18%～20%，其中不饱和脂肪酸占脂肪总量的85%，富含n-6系列亚油酸及n-3系列亚麻酸两种必需脂肪酸，其中亚油酸含量高达50%以上。大豆还含有较多大豆卵磷脂及植物固醇。大豆类还含有丰富的维生素和矿物质，其中B族维生素和钙含量较高。值得注意的是，生大豆中含有抗胰蛋白酶因子，能抑制胰蛋白酶的消化利用，还有血细胞凝集素，致甲状腺肿因子及皂角素等有害物质，只有在加热煮熟后才能使其受到破坏。

3. 蔬菜、水果的营养价值　蔬菜水果是居民膳食的重要构成之一，种类多、消耗大。是我国居民膳食中维生素 C、胡萝卜素、维生素 B_2、钙、铁等矿物质的主要来源。蔬菜、水果所含碳水化合物主要为糖、淀粉、纤维素和果胶等。蔬菜、水果是纤维素、半纤维素和果胶的重要来源。蔬菜、水果含有丰富无机盐和微量元素，如钾、钠、钙、镁、铁等。所有的新鲜蔬菜和水果都含有维生素 C。蔬菜中维生素 C 的分布以代谢比较旺盛的组织器官如叶、茎、花内含量最为丰富。含量最丰富的有小红辣椒（144mg/100g）、菜花（82mg/100g）等。水果中含维生素 C 最多的是鲜枣，其含量高达 243mg/100g，另外，山楂、柑橘、橙柚、柠檬、草莓、芒果等含维生素 C 也较为丰富。蔬菜、水果也是胡萝卜素的重要来源，胡萝卜素的含量与蔬菜、水果的颜色密切相关，各种红、黄、绿色蔬菜中含胡萝卜素较多。

4. 动物性食物的营养价值　动物性食物包括畜禽肉、禽蛋类、水产类和奶类，是人类优质蛋白质、脂肪、脂溶性维生素和矿物质的重要来源。肉类食品包括畜肉（猪、牛、羊肉等）、禽肉（鸡、鸭、鹅肉等）、畜禽内脏以及制品。畜禽肉蛋白质的含量约 10%～20%，所含必需氨基酸种类齐全、数量多，氨基酸模式接近人体蛋白质氨基酸模式，其生物学价值皆在 80% 以上。畜禽肉脂肪含量因肥瘦程度而异，肥肉可高达 80%，瘦肉中脂肪约 2%～6%，以饱和脂肪酸为主。畜禽肉中无机盐含量约为 0.6%～1.2%，以铁、硫、磷等最为丰富。蛋类蛋白质含量约为 10%～15%，氨基酸组成与人体蛋白质构成相接近，适合人体需要，容易消化吸收。生物学价值可视为 100，是食物中最理想的优质蛋白质。类脂肪含量约为 11%～15%，几乎全部集中在蛋黄中，主要为中性脂肪，还含有较多的卵磷脂和胆固醇。蛋类所含的维生素主要是维生素 A、维生素 B_1、维生素 B_2 和维生素 PP。主要集中在蛋黄中。奶类营养丰富，它含有人体所必需的营养成分，而且组成比例适宜，易于消化吸收，是各种哺乳动物哺育幼仔最理想的天然食物。奶类含蛋白质约 1.3%～3.5%，主要由酪蛋白和乳清蛋白组成。脂肪含量约为 3.2%～3.5%。奶中的碳水化合物主要是乳糖，牛奶中含量约为 4.6%～4.7%。部分人群由于缺乏乳糖酶，不能消化乳糖，因而发生乳糖不耐。奶中无机盐含量丰富，约占 0.6%～0.7%，特别富含钙，还有铜、锌、锰等微量元素。每 100g 奶中的钙含量约 100～130mg，与酪蛋白结合形成酪蛋白胶粒，易于消化吸收。

（二）膳食结构与膳食指南

1. 膳食结构与健康　膳食结构是指构成人们膳食的食物种类及其数量的相对构成。世界不同地区的膳食结构与其地理、气候条件，经济发展、文化背景以及风俗习惯关系密切。目前，世界各国的膳食结构大致可以分为三种类型，即经济发达国家模式、经济落后的发展中国家模式和二者之间的中间类型（日本、地中海膳食模式）。欧美膳食模式的特点是以动物性食物为主，肉、蛋、奶等动物性食物是膳食的主体，形成高能量、高蛋白、高脂肪的“三高”膳食。这种模式被认为会导致心血管疾病、糖尿病和肥胖等慢性非传染性疾病。发展中国家模式以印度、巴基斯坦、印度尼西亚及部分非洲国家为代表，其经济发展较落后，膳食长期以数量不足的粮食为主，主食是谷物和薯类，膳食结构中素食成分居多，动物性食物供应量偏少，蛋白质供应严重不足，容易引起营养不良、贫血和多种营养素缺乏症。中间类型（日本、地中海膳食模式）以日本和地中海沿岸为代表的一些国家和地区，膳食结构比较合理。日本融合东西方膳食结构的精华，从整体来看植物和动物蛋白搭配得较为合理，以植物性食物为主，动物性食物占一定比例。地中海膳食模式中还包含极具本地特色的橄榄油和葡萄酒，因此该地区心血管疾病发病率较低。

中国居民膳食结构接近发展中国家模式，但我国地域辽阔，民族众多，加上经济发展不平衡，居民膳食构成有较大的差异。近20年来，随着经济发展，居民生活水平有了极大的提高，膳食结构也在改变。谷类食物摄入呈下降趋势，而动物性食物和油脂摄入迅速增加，2002年第四次全国营养与健康调查结果显示，从总体上看全国居民摄入能量日平均达到2253.5kcal。同10年前相比，城乡居民脂肪的摄入量提高了30.7%，其中城市提高了10.2%，农村提高了50.3%。农村居民脂肪供能比已达到28%，而城市居民的这一比率则达到了35%。因此与膳食相关的慢性非传染性疾病发病率持续上升，呈现出总量大、增长快、城乡差别小等特点。2002年调查结果显示，我国18岁及以上居民中，有高血压患病人群1.6亿人，占本年龄段人口总数的18.8%；成人超重2.0亿人、肥胖病人0.6亿多人，分别为成年人口总数的22.8%和7.1%。大城市中这个比例则达到30.0%和12.3%；成人血脂异常病人1.6亿人，为成年人口总数的18.6%。2010年最新调查结果显示，中国成年人2型糖尿病的发病率高达9.7%，大约有9240万中国成年人患有糖尿病，另外还有接近1亿5000万人属于糖尿病前期。另一方面，由于膳食结构不平衡导致的营养不良依然存在，尤其是儿童。我国儿童中缺铁性贫血、维生素D缺乏症以及维生素或矿物质缺乏仍具有普遍性。因此，改善和调整我国膳食结构已成为提高全民身体素质的当务之急。在改善与调整食物结构中，必须考虑我国的国情。遵循“营养、卫生、科学、合理”的原则，并与我国食物生产能力和人们的消费习惯相结合。

2. 中国居民膳食指南　中国居民膳食指南是根据营养学原则，借鉴国外的经验，结合我国国情制定的，目的是教育我国居民采用平衡膳食，使食品的消费“营养、卫生、科学、合理”以摄取适当的营养，促进身体的健康。

中国营养学会于1988年颁布了第一部《中国居民膳食指南》，1997年颁布了第二版。2007年，中国营养学会根据中国居民膳食和营养摄入情况及存在的问题，结合现代营养科学，对1997年版中国居民膳食指南进行了全面修订。2007年版的中国居民膳食指南包括：①食物多样，谷类为主，粗细搭配；②多吃蔬菜、水果和薯类；③每天吃奶类、大豆类或其制品；④常吃适量鱼、禽、蛋和瘦肉；⑤减少烹调油用量，吃清淡少盐膳食；⑥食不过量，天天运动，保持健康体重；⑦三餐分配要合理，零食要适量；⑧每天足量饮水，合理选择饮料；⑨如饮酒要限量；⑩吃新鲜卫生的食物。另外，针对孕妇、乳母、婴幼儿、学龄前儿童、儿童青少年和老年人群等特定人群提出了相应的膳食指南。

为了使普通消费者更加深入理解并在实际生活中应用《中国居民膳食指南》，中国营养学会根据中国居民膳食结构特点，将平衡膳食的原则转化为各类食物的重量，并以直观的宝塔形式表示，见图7-1。

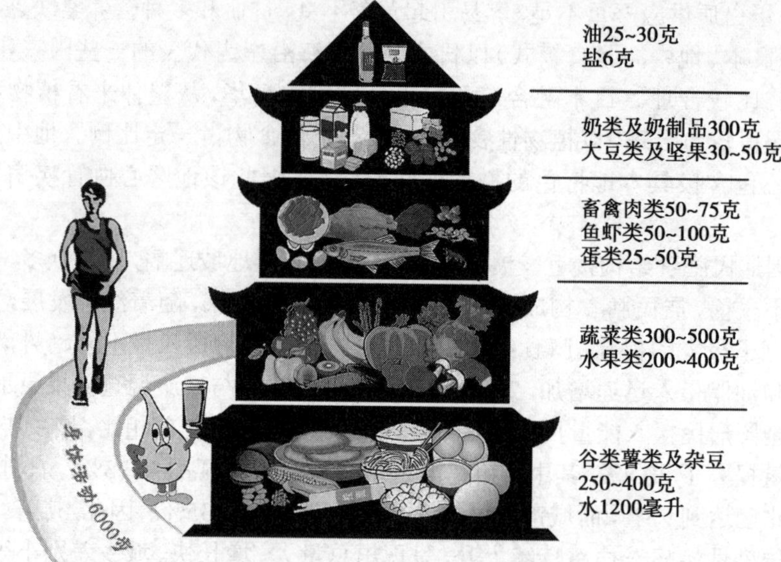

图 7-1　中国居民平衡膳食宝塔

平衡膳食宝塔共分五层，由下至上，宝塔的面积由大到小，包含中国居民每天应该或者说可能吃的主要食物种类。宝塔各层有不同种类的食物和它们各占不同面积，反映出各类食物在膳食中的地位和应占的比重。谷类、薯类及杂豆类食物位居底层，每人每天应吃 250～400g；2007 年版膳食宝塔增加了水的摄入量，每人每天 1200ml；蔬菜和水果占据第二层，每天分别应吃 300～500g 和 200～400g；鱼、禽、肉、蛋等动物性食物位于第三层，每天应吃鱼虾类 50～100g，畜、禽肉 50～75g，蛋类 25～50g；奶类和豆类食物合占第四层，每天应吃奶类及奶制品 300g 和豆类及豆制品 30～50g。第五层塔尖是油脂类和食盐，油摄入每天不超过 25～30g，盐每天不超过 6g。

第二节　食 品 安 全

食品与人类的生活息息相关，因此，食品的安全对人类的健康显然至关重要。1996 年 WHO 将食品安全定义为“对食品按其原定用途进行制作和食用时不会使消费者健康受到损害的一种保证”。目前对于食品安全所达成的共识认为，食品安全是一个综合性的概念，包括食品卫生、食品质量和食品营养等相关内容和食品（食物）的种植、养殖、加工、包装、贮藏、运输、销售和消费等环节，这一综合过程从而可以保证消费者不受到食品中可能存在的有毒有害物质所导致的健康损害。本节主要讨论的内容有：可能引起污染食品的有害因素及其控制措施、食品添加剂以及转基因食品安全。

一、食品污染

食品从原料到加工成品，从种植、养殖到生产加工、储运、销售、烹调再到食用前的各个环节，都有可能受到外来一些有害因素的污染，从而降低食品卫生质量并对人体造成不同程度的危害。食品污染是指含有外来的、影响食品食用价值与商品价值、危害人体健康的有害物质。按有害物质的性质，食品污染可分为生物性污染、化学性污染和物理性污染三大类。

（一）生物性污染

细菌与细菌毒素、寄生虫及虫卵、昆虫和病毒的污染是食品中最常见的污染。

1. 细菌与细菌毒素污染　自然界已知的细菌种类繁多，由于食品理化性质、所处外界条件与加工处理等因素的限制，在食品中存在的只是自然界细菌的一部分。在食品卫生学上，将食品中常见的细菌称为食品细菌，其中包括致病菌、条件致病菌和非致病菌。非致病菌一般不引起疾病，但由于其中多数为腐败菌，与食品腐败变质有密切关系，所以是评价食品卫生质量的重要指标。从食品安全意义而言，食品污染中常见的食品细菌主要有 10 余种，包括：①假单胞菌属（*Pseudomonas*），典型的食品腐败细菌，革兰阴性无芽胞杆菌，需氧、嗜冷、能产生水溶性荧光物质，广泛存在食品中，尤其是水产、蔬菜、肉和家禽类；②微球菌属（*Micro-coccus*）和葡萄球菌属（*StapHylococcus*），食品中极为常见的菌属，革兰阳性，嗜中温，营养要求较低，常存在于肉、水产、蛋类等食品中；③芽胞杆菌（Bacillus）和芽胞梭菌属（*Clostridium*），革兰阳性，前者需氧或兼性厌氧，后者厌氧，均为嗜中温菌，兼或有嗜热菌，分布较广泛，是肉和鱼类食品中常见的腐败菌；④肠杆菌科各属（Enterobacteriaceae），除志贺菌属及沙门菌属外，皆为常见的食品腐败菌，革兰阴性，需氧与兼性厌氧菌多与水产品、肉及蛋类腐败有关；⑤弧菌属（Vibrio）和黄杆菌属（*Flavobacterium*），革兰阴性兼性厌氧菌主要来自海水或淡水产品；⑥嗜盐杆菌属（*Halobacterium*）和嗜盐球菌属（*Halococcus*），革兰阴性需氧菌，高浓度食盐（食盐 12% 以上，甚至 28%～32%）环境中仍能生长，可产生橙红色素，多见于极咸的鱼类；⑦乳杆菌属（*Lactobacillus*）：革兰阳性杆菌，厌氧或微需氧，乳品中多见，能使乳类变酸。

目前，反映食品卫生质量的细菌污染指标主要包括三个方面：菌落总数、大肠菌群及致病菌，前二者是本节讨论的内容。

（1）菌落总数（total amounts of colony）是指在被检样品的单位重量（g）、容积（ml）或表面积（cm^2）内，并在严格规定的条件下（培养基及其 pH、培养温度与时间、计数方法等）培养所生成的活菌菌落总数，以菌落形成单位（colony forming unit，CFU）表示。

食品菌落总数代表食品中细菌污染的数量，可反映食品的卫生质量以及食品在生产、贮存和销售过程中的卫生管理状况。因此菌落总数的食品卫生学意义包括：①是食品清洁状态的标志，用于监督食品的清洁状态；②是预测食品的耐保藏时间，作为评定食品腐败变质程度（或新鲜度）的指标。食品细菌在繁殖过程中可分解食品成分，因而其在食品中存在的数量越多越能加速食品的腐败变质过程，但关于食品细菌菌落总数与食品腐败程度之间对应关系仍有待进一步探讨。

（2）大肠菌群（coliform group）是指在 37℃能发酵乳糖、产气、需氧或兼性厌氧、无芽胞的革兰阴性杆菌，仅极个别菌种例外。该菌属均来自人和温血动物的粪便，包括肠杆菌科的埃希菌属（*Escherichia*）、枸橼酸杆菌属（*Citrobacter*）、肠杆菌属（*Enterobacter*）和克雷伯菌属（*Klebsiella*）。其中埃希菌属为主体，又称典型大肠杆菌；其他三属除直接来自粪便外，也可能来自典型大肠杆菌排出体外 7 天至 1 个月后在环境中的变异，称为非典型大肠杆菌。

大肠菌群的主要卫生学意义：作为判断食品是否受到粪便污染的标志。如果在食品中检出有大肠菌群，说明该食品曾受到人或温血动物粪便的污染，其中典型大肠杆菌说明粪便近期污染，其他菌属可能为粪便的陈旧污染。食品中大肠菌群的数量一般用相当于 100g 或 100ml 食品中的可能数表示，简称大肠菌群最近似数（maximum probable number，MPN），这是按一定检验方案进行检验求出的统计数值，MPN 可用于对样品中活菌密度的估测。

菌落总数、大肠菌群均为评价食品的卫生程度和安全性卫生指标菌，因其本身不具致病作用，在不超过国标规定的限量情况下，允许在食品中存在；而致病菌与疾病有直接关系，因此，国家卫生标准规定在任何食品中不允许检出致病菌。

2. 霉菌与霉菌毒素的污染　霉菌（molds）广泛分布于自然界中，其中与食品卫生关系密切的霉菌大部分属于曲霉菌属（Aspergillus Micheli）、青霉菌属（Penicillum link）和镰刀菌属（Fusarium link）。影响霉菌发育和产毒的因素很多，其中起重要作用的因素是食物基质及水分含量、环境的温度、湿度和空气流通等情况。霉菌毒素（mycotoxin）是霉菌在其所污染的食品中产生的有毒代谢产物，其产生毒素的特征为一种菌种或菌株可以产生几种不同的毒素，而同一霉菌毒素可由几种霉菌产生。目前已知的霉菌毒素有 200 种左右，其中与食品关系密切且比较重要的有黄曲霉毒素（aspergillus flavus toxin）、赭曲霉毒素（ochratoxin）、杂色曲霉毒素（sterigmatocystin）、展青霉素（patulin）、单端孢霉烯族化合物（trichothecenes）、玉米赤霉烯酮（zearalenone）、伏马菌素（fumonisin）、3- 硝基丙酸（βnitropropionic acid）、岛青霉素（islanditoxin）等。

霉菌及其毒素的食品卫生学意义：①引起食品变质，使食品的食用价值降低或完全不能食用；②引起人畜中毒，表现有急、慢性中毒、三致作用（包括致癌、致畸和致突变），如黄曲霉毒素中毒、赤霉病麦中毒、黄变米、黄粒米和麦角中毒。不同霉菌毒素的主要毒性见表 7-1。

表 7-1　几种重要的霉菌毒素

霉菌毒素	产毒霉菌	主要理化特性	主要毒性	易污染食品
黄曲霉毒素，黄曲霉毒素 B1	黄曲霉和寄生曲霉	耐热，对酸稳定，易被碱破坏；紫外光下产生荧光	灵长类、家畜禽等动物产生急慢性毒性与多种癌症	花生、玉米、花生油污染为主
杂色曲霉素	杂色曲霉、构巢曲霉和离蠕孢霉		动物的急性毒性作用主要为肝、肾的坏死；肝癌和肝硬化	杂粮及饲料、小麦、稻谷、玉米、面粉和大米
赭曲霉毒素	曲霉菌、青霉菌	耐热，性质稳定，紫外光下产生微绿色荧光	对动物有强的肝、肾急性中毒，胚胎毒性、致畸性致突变和致癌性	玉米、大豆、大麦、花生、火腿等

续表

霉菌毒素	产毒霉菌	主要理化特性	主要毒性	易污染食品
展青霉素	扩展青霉、麻青霉	溶于水和乙醇；对酸稳定，对碱不稳定	中毒动物肺水肿，肝、肾和脾淤血，中枢神经系统水肿，致畸等	面包、香肠、水果等
T-2毒素	三线镰刀孢菌、拟枝头镰刀孢菌	耐热，难溶于水，紫外光下不产生荧光	中毒性白细胞缺乏症，免疫损伤、动物胚胎毒和致癌性	各种谷类如玉米小麦或作物，饲料等
玉米赤霉烯酮毒素	禾谷镰刀菌、黄色镰刀菌、木贼镰刀菌		类雌激素样作用，呈现生殖系统毒性作用，猪尤为敏感	玉米、小麦、大麦、大米等粮食作物

霉菌毒素中毒的预防措施主要是防霉、去毒，加强食品中各类霉菌毒素的检测及制定食品中霉菌毒素限量标准。

3. 病毒污染　病毒污染食品原料现象时有发生，但大多数不致病，故未受到重视。但近年来出现了与一些病毒污染食物引起的疾病，病毒经污染食物危害人类健康问题也引起国内外的普遍关注，如疯牛病，禽流感引起人的感染以及病毒污染的毛蚶引起的甲型肝炎大流行。

朊粒(prion)，又称传染性蛋白粒子，曾译名朊病毒。疯牛病是因健康牛食入由含有致病性朊粒的病牛、病羊的脑和脊髓等脏器制成的人工蛋白饲料所致，是一种对人、动物感染性强、诊断困难、危害极大的传染病。该病已波及世界许多国家，如英国、法国、爱尔兰、加拿大、丹麦、葡萄牙、瑞士、阿曼和德国。人类的库鲁病(Kuyu disease)、克-雅病(Creutzfeld-Jakob disease，CJD)是由于食入患疯牛病的牛肉、脏器及其制品而传染发病，并可通过孕妇胎盘垂直传播。

禽流感是禽流行性感冒的简称，它是一种由禽流感病毒引起的传染性疾病。按病原体类型的不同，禽流感可分为高致病性、低致病性和非致病性禽流感三大类。非致病性禽流感不会引起明显症状，仅使染病的禽鸟体内产生病毒抗体。低致病性禽流感可使禽类出现轻度呼吸道症状，食量减少，产蛋量下降，出现零星死亡。高致病性禽流感最为严重，发病率和死亡率均高，感染的鸡群常常“全军覆没”。近几年，发现高致病性H5N1病毒可引起人的感染，目前全世界已报道了几十例感染禽流感的死亡病例。禽流感病毒可经过呼吸道飞沫与空气传播。病禽咳嗽和鸣叫时喷射出带有H5N1病毒的飞沫在空气中漂浮，人吸入呼吸道被感染而发生禽流感。另外，人也可经消化道感染禽流感病毒，进食病禽的肉、蛋及其制品、接触病禽污染的水、食物和食饮具，或用被污染的手取食物均可被污染而发病。

4. 食品的腐败变质(food spoilage)是指食品在微生物为主的各种因素作用下，造成其原有化学性质或物理性质发生变化，降低或失去其营养价值和商品价值的过程。例如肉、鱼、禽、蛋的腐臭、粮食的霉变、蔬菜水果的溃烂和油脂的酸败等。

食品腐败变质的原因：①微生物的作用是引起食品腐败变质的重要原因。微生物包括细菌、霉菌和酵母；②食品本身的组成和性质，包括食品本身的成分、所含水分、pH 高低和渗透压的大小。食品发生腐败变质的过程中，蛋白质分解成胨、肽，经断链形成氨基酸，最后被相应酶分解成更小的分子；脂肪经过水解与氧化发生酸败最后被分解为醛、醇、酮、酸等小分子化合物；碳水化合物被最终分解成二氧化碳和水。

腐败变质不仅使食品带有让人难以接受的感官性状，如刺激性气味、异常颜色、酸臭味等，还使营养成分分解，导致营养价值严重降低。另外，由于腐败变质食品一般由于已被微生物严重污染，可引起人体的不适，甚至中毒。因此，对食品腐败变质的鉴定、预防和处理非常重要，以确保人体的健康。食品腐败变质的鉴定一般采用感官、物理、化学和微生物等方面的指标。防止食品腐败变质的措施基本原理是改变食品的温度、水分、氢离子浓度、渗透压以及采取其他抑菌杀菌的措施，将食品中的微生物杀灭或减弱其生长繁殖的能力。常见的方法有腌制、加防腐剂、低温保藏、加热杀菌、脱水干燥以及食品辐照杀菌等。

（二）化学性污染

食品的化学性污染种类繁多，来源广泛，包括有来自生产和生活环境中的各种污染物，如农药、工业三废、多环芳烃、N-亚硝基化合物和二噁英（dioxins）等；由食品容器、包装材料和涂料、运输工具等接触食品时溶入食品中的原材料与单体等物质；滥用食品添加剂；在食品加工、贮存过程中产生的物质，如酒中有害的醇类、醛类等以及掺假、制假过程中加入的物质。

1. 农药（pesticide） 是指用于预防、消灭或者控制危害农业、林业的病、虫、草和其他有害生物以及有目的地调节植物、昆虫生长的化学合成或者来源于生物、其他天然物质的一种物质或者几种物质的混合物及其制剂。在众多的农药类型中，使用最多的是杀虫剂（insecticide）、杀菌剂（fungicide）和除草剂（herbicide）。对食品造成的污染（包括农药本体物及其有毒衍生物的污染）称之为食品农药残留（pesticide residue）。由于农药广泛而大量的使用，农药可通过食物和水的摄入、空气吸入和皮肤接触等途径对人体和生活环境造成危害，如农药可引起机体的急、慢性中毒、“三致”作用（致癌、致畸和致突变）和生态环境失衡等。食品中常见的农药残留与毒性见表 7-2。

表 7-2 食品中常见的农药残留与毒性

名称	常见的品种	特性	残留特性	毒性
有机磷	敌百虫、敌敌畏、乐果等	较不稳定，易降解而失去毒性	较短	主要引起神经、血液系统和视觉的急、慢性中毒
氨基甲酸酯类	杀虫剂（西维因），除草剂（禾大壮）	溶于水，对光、氧较稳定，遇碱易分解	较低	对温血动物、鱼类和人的毒性较低
有机氯	滴滴涕、六六六和林丹	脂溶性、稳定不易降解	长，3～30年，平均10年	神经系统、肝和肾的急性损害；慢性中毒表现为肝脏、血液和神经系统损害
有机汞	西力生（氯化乙基汞）、赛力散（醋酸苯汞）		长，半衰期10～30年	蓄积体内，急性中毒与慢性中毒表现为侵犯神经系统和肝脏等，有“三致”作用。

续表

名称	常见的品种	特性	残留特性	毒性
有机砷	稻脚青、福美砷、田安	排泄慢，易蓄积	稻谷和土壤残留	急性中毒与慢性中毒和肿瘤，有"三致"作用的报道
除草剂	2，4-D、除草醚、氟乐灵	易被微生物分解	生长早期使用，残留量较低	急性毒性较低，但也有"三致"作用的报道

2. N- 亚硝基化合物（N-nitroso compounds）　是一类对人与动物有较强致癌作用的化学物。在已研究过的300多种亚硝基化合物中，90%以上化合物对动物有不同程度的致癌性。按其分子结构，N- 亚硝基化合物可分为N- 亚硝胺（N-nitrosamine）和N- 亚硝酰胺（N-nitrosamide）两大类，其中N- 亚硝酰胺因其化学性质活泼，在酸性或碱性条件下均不稳定，毒性较N- 亚硝胺低，是直接致癌物。作为N- 亚硝基化合物前体物的硝酸盐、亚硝酸盐和胺类物质广泛存在于环境和食物（如蔬菜、腌鱼、肉、乳制品等）中，在适宜的条件下，这些前体物质可通过化学或生物学途径合成各种形式的N- 亚硝基化合物。

国内外流行病学和多种动物实验研究已表明，N- 亚硝基化合物及其前体物是对多种实验动物多种组织器官多种途径致癌的一种强致癌物，也是引起人类某些肿瘤（如胃癌、食管癌与肝癌等）的重要的致病因素之一。同时，N- 亚硝基化合物还对动物有一定的致畸作用和致突变作用，且存在一定的剂量 - 反应关系。

3. 多环芳族化合物（polycyclic aromatic compounds）　是一类具有较强诱癌作用的食品化学污染物，包括多环芳烃（polycyclic aromatic hydrocarbons，PAH）、杂环胺（heterocyclic amines）和二噁英等，其中苯并（a）芘和二噁英因其毒性与致癌性强，且化学性质稳定，研究的较多。

（1）苯并（a）芘：是由5个苯环构成的多环芳烃。大量研究表明，苯并（a）芘对多种动物如大鼠、小鼠、地鼠、豚鼠、兔、鸭及猴等有致癌性，可引起多种肿瘤如前胃肿瘤、肺肿瘤和白血病，并可经胎盘使子代发生肿瘤，可致胚胎死亡或导致仔鼠免疫功能下降；另外，苯并（a）芘经S9的代谢活化后，对动物具有致突变作用。人组织培养试验研究发现，苯并（a）芘有组织和细胞毒性作用，可导致上皮分化不良、细胞损伤、柱状上皮细胞变形等。人群流行病学研究也显示，食品中苯并（a）芘含量与胃癌等多种肿瘤的发生有一定的相关性。

（2）二噁英：为氯代含氧三环芳烃类化合物，有200多种同系物异构体。该化合物不仅具有较强的急性毒性，而且具有多系统毒性，如肝毒性、免疫毒性、生殖毒性，发育毒性与致畸性和致癌性。2，3，7，8- 四氯二苯并 - 对 - 二噁英是目前已知此类化合物中毒性和致癌性最大的物质，其毒性远强于黄曲霉毒素，其化学性质极为稳定，不仅对光热稳定，环境中难于降解；而且脂溶性很强，且可经食物链富集。故已日益受到人们的广泛重视。国际癌症研究机构1997年已将2，3，7，8-TCDD确定为对人有致癌性的I类致癌物。

（三）物理性污染

物理性污染是指由于食品受到外来杂物或放射性污染物的污染，影响了食品应有的感观性状与营养价值，导致食品质量下降的过程。按照污染物的性质可将其分为杂物和放射性污染物，其中最受人们关注的是放射性污染物对食品的污染。食品中的放射性核素可以是天然存在的或因环境污染所致。食品中的天然放射性核素主要是^{40}K(钾)和少量的^{226}Ra(镭)、^{228}Ra、^{210}Po(钋)以及^{232}Th(钍)和^{238}U(铀)等。核爆炸、核废物的排放和意外事故泄漏造成的环境放射性核素的污染主要为^{131}I(碘)和^{129}I、^{90}Sr(锶)、^{89}Sr和^{137}Cs(铯)等。

食品放射性污染对人体的危害主要表现为对免疫系统、生殖系统的损伤和致癌、致畸和致突性。

二、食品添加剂

1. 食品添加剂(food additives)的定义和功能　世界各国对食品添加剂的定义不尽相同，按照《中华人民共和国食品安全法》第九十九条，中国对食品添加剂定义为：食品添加剂，指为改善食品品质和色、香和味以及为防腐、保鲜和加工工艺的需要而加入食品中的人工合成或者天然物质，营养强化剂、食品用香料、胶基糖果中基础剂物质、食品工业用加工助剂也包括在内。

食品添加剂大大促进了食品工业的发展，并被誉为现代食品工业的灵魂，这主要是它给食品工业带来许多好处：①它能够改善食品的品质，提高食品的质量和保藏性，满足人们对食品风味、色泽、口感的要求；②它能够使食品加工和制造工艺更合理、更卫生、更便捷，有利于食品工业的机械化、自动化和规范化；③它能够使食品工业节约资源，降低成本，在极大地提升食品品质和档次的同时，增加其附加值，产生明显的经济效益和社会效益。

2. 食品添加剂的分类　食品添加剂可按其来源、功能和安全性评价的不同来划分。食品添加剂按来源可分为三类：一类：是天然提取物；二类：利用发酵等方法制取的物质，如枸橼酸等，它们有的虽是化学合成的但其结构和天然化合物结构相同；三类：纯化学合成物，如苯甲酸钠。目前，天然食品添加剂品种较少，价格偏高，许多价格低廉的合成食品添加剂，仍占据着食品添加应用的主流。按功能用途可将食品添加剂分为许多类别。目前，我国商品分类中的食品添加剂种类共有35类，包括增味剂、消泡剂、膨松剂、着色剂、防腐剂等，含添加剂的食品达万种以上。其中，《食品添加剂使用标准》和卫生部公告允许使用的食品添加剂分为23类(除表中所列21种，还包括食品用香料和食品工业用加工助剂)(见表7-3)。

表7-3　中国食品添加剂分类与代码(GB 12493—1990)

酸度调节剂	(01)	抗结剂	(02)	消泡剂	(03)	抗氧化剂	(04)	漂白剂	(05)
膨松剂	(06)	胶姆糖基础剂	(07)	着色剂	(08)	护色剂	(09)	乳化剂	(10)
酶制剂	(11)	增味剂	(12)	面粉处理剂	(13)	被膜剂	(14)	水分保持剂	(15)
营养强化剂	(16)	防腐剂	(17)	稳定和凝固剂	(18)	甜味剂	(19)	增稠剂	(20)
其他	(21)								

食品添加剂安全评价作用不同划分为A、B、C三类。A类是JECFA已制定的人体每日容许量（ADI）和暂定ADI者，B类是JECFA曾进行过安全评价，但未建立ADI值，或者未进行过安全评价者，C类是JECFA认为在食品中使用不安全或应该严格限制作为某些食品的特殊用途者。

3. 使用原则与卫生管理

（1）使用原则：①食品添加剂本身应该经过充分的毒理学鉴定程序，证明在使用限量范围内长期使用对人体安全无害；②食品添加剂应有严格的卫生标准和质量标准，有害杂质不得检出或不能超过允许限量；③不影响食品感官理化性质，对食品营养成分不应有破坏作用，也不影响食品的质量及风味；④食品添加剂在达到一定使用目的后，经加工、烹调或贮存时，能消除或破坏，避免摄入人体，则更为安全；⑤食品添加剂在进入人体后，最好能参加人体正常的物质代谢；或能被正常解毒过程解毒后全部排出体外；或因不被消化道吸收而全部排出体外；不能在人体内分解或与食品作用形成对人体有害的物质；⑥不得使用食品添加剂掩盖食品的缺陷或作为伪造的手段。

（2）卫生管理：2009年6月1日，我国颁布《中华人民共和国食品安全法》，在此基础上，在安全性评价和标准方面、生产环节、流通环节以及餐饮服务环节先后颁布了一系列法律法规，如《食品添加剂新品种管理办法》、《食品添加剂使用卫生标准》、《食品添加剂生产监督管理规定》、《关于进一步加强整顿流通环节违法添加非食用物质和滥用食品添加剂工作的通知》、《餐饮服务食品安全监督管理办法》等。

三、转基因食品

近年，随着现代生物技术的发展，转基因食品作为现代生物技术的必然产物走进了我们的生活。随着转基因食品市场消费的日益增多，在赋予传统食品以新特性的同时，转基因食品的安全性及其对生态环境影响也逐渐引起了各国政府和国际组织的广泛关注。

1. 转基因食品（genetically modified food，GMO）的定义　转基因食品是指利用基因工程技术将某些生物的基因转移到其他生物中，改造它们的遗传物质，使其在性状、营养品质、消费品质等方面向人们所需要的目标转变，以这些生物为原料加工生产的食品就是转基因食品。我国目前明文规定的转基因食品有5类17种及其产品，包括：转基因动物、植物和微生物产品、转基因动植物和微生物直接加工品和以转基因动植物、微生物或者其直接加工品为原料生产的食品和食品添加剂。

2. 安全性评价　转基因食物从1993年出现到现在仅10余年，并未经过长期的安全性试验，还存在许多不确定因素：①基因技术采用耐抗生素基因标识转基因化的农作物，在基因食物进入人体后可能会影响抗生素对人体的药效，作物中的突变基因可能会导致新的疾病；②转基因技术中的蛋白质转移可能会引起人体对原本不过敏的食物产生过敏，分割重组后的新的蛋白质性状是否完全符合我们设想的需求有待考证；③基因的人工提炼和添加，有可能增加和积聚食物中原有的微量毒素，不可预见的生物突变，甚至会使原来的毒素水平提高，或产生新的毒素；④对于生态系统而言，转基因食品是对特定物种进行干预，人为使之在生存环境中获得竞争优势，这必将使自然生存法则时效性破坏，引起生态平衡的变化，且基因化的生物、细菌、病毒等进入环境，保存或恢复是不可能的，这比化学或核污染严重，危害更是不可逆转。

2006年卫生部颁布《新资源食品管理办法》第八条规定"卫生部建立新资源食品安全性评价制度。新资源食品安全性评价采用危险性评估、实质等同等原则。"

危险性评估是指对人体摄入含有危害物质的食品所产生的健康不良作用可能性的科学评价，包括危害识别、危害特征的描述、暴露评估、危险性特征的描述四个步骤。

实质等同是指如某个新资源食品与传统食品或食品原料或已批准的新资源食品在种属、来源、生物学特征、主要成分、食用部位、使用量、使用范围和应用人群等方面比较大体相同，所采用工艺和质量标准基本一致，可视为它们是同等安全的，具有实质等同性。

3. 国际社会转基因食品安全管理的现状　目前，对转基因食品安全管理，欧盟、美国、日本与加拿大等国先后出台了相应的法律和管理办法，主要包括食用安全性评价和实行强制标识或自愿标识，让消费者自己选择是否使用转基因食品。

我国在开始转基因技术研究的同时，国务院各部门就非常重视转基因技术的安全问题。1993年12月，国家科委就发布了《基因工程安全管理办法》，提出了转基因技术的申报、审批和安全控制。1996年7月，农业部发布了《农业生物基因工程安全管理实施办法》，强调登记审查制度。2001年5月国务院公布了《农业转基因生物安全管理条例》，对转基因生物的研究、试验和生产，规定了要有转基因生物安全证书、生产许可证和经营许可证等。2002年3月农业部又发布了《农业转基因生物标识管理办法》、《农业转基因生物安全评价管理办法》《农业转基因生物进口安全管理办法》。2007年12月1日《新资源食品管理办法》正式实施，1990年7月28日由卫生部颁布的《新资源食品卫生管理办法》和2002年4月8日由卫生部颁布的《转基因食品卫生管理办法》同时废止。

第三节　食物中毒与预防

食物中毒(food poisoning)是指摄入了含有生物性、化学性有毒有害物质的食品或者把有毒有害物质当做食品摄入后出现的非传染性(不属于传染病)的急性、亚急性疾病。食物中毒不包括因暴饮暴食而引起的急性胃肠炎、食源性肠道传染病(如伤寒)和寄生虫病，也不包括因一次大量或长期少量多次摄入某些有毒有害物质引起的以慢性毒害为主要特征(如致癌、致畸、致突变)的疾病。

食物中毒发生的原因各不相同，但发病具有以下共同的特点：①有共同食物史　中毒病人有食用过共同的污染食品，发病范围和这种有毒食物分布区域范围相一致，停止食用中毒食品后，发病也很快停止；②发病潜伏期短　短期内大量用食者突然发病，来势急骤，呈暴发过程，一般病程亦较短；③无人与人之间直接传染 食物中毒的流行曲线常于发病后突然急剧上升又很快下降，只有一个高峰，无尾端余波，亦无二代病人出现；④中毒表现和治疗方法相似 这与中毒病人有相同的致病因素有关。

依据病原物分类，一般可分为以下四类：①细菌性食物中毒：摄入含有细菌或细菌毒素的食品而引起的急性或亚急性疾病，是一类发生频数和发病人数最多、病死率较低、常发生在夏秋季的食物中毒；②真菌毒素和霉变食品中毒：食用含有真菌污染并产生大量真菌毒素的食物所引起的中毒，发病率和病死率均较高，有明显的地区性和季节性的特点；③有毒动植物性食物中毒：是由于摄入含有有毒成分的动植物性食品引起的中毒，其发病率较高，病死率因动植物种类而异；④化学性食物中毒：食用了化学性有毒食物引起的中毒。发病的季节性和地区性不明显，发病率和死亡率均较高，包括农药、鼠药、有毒金属化合物、亚硝酸盐等。

一、细菌性食物中毒

细菌性食物中毒是最常见的食物中毒，分为感染型、毒素型和混合型。感染型食物中毒是指病原菌随食物进入肠道，在肠道内繁殖、附于肠黏膜或侵入黏膜及黏膜下层，引起肠黏膜的充血、白细胞浸润、水肿、渗出等炎性病理变化。某些病原菌进入黏膜固有层后可被吞噬细胞吞噬或杀灭，死亡的病原菌可释放内毒素，内毒素可作为致热原刺激体温调节中枢引起体温升高，亦可协同致病菌作用于肠黏膜，使机体产生胃肠道症状。毒素型食物中毒则是食品中的病原菌大量生长繁殖并产生肠毒素（外毒素），这些外毒素激活肠壁上皮细胞的腺苷酸环化酶或鸟苷酸环化酶。该酶催化细胞内 ATP 和 GTP 转变成 cAMP 和 cGMP，使小肠细胞的分泌功能亢进和吸收能力降低而致腹泻。某些病原菌（如副溶血性弧菌）进入肠道除侵入黏膜引起肠黏膜的炎性反应外，还产生引起急性胃肠道症状的肠毒素。引起的食物中毒是致病菌对肠道的侵袭力及其产生的肠毒素的协同作用，因此，其发病机制为混合型。

（一）沙门菌

1. 病原 沙门菌（*Salmonella*）为肠杆菌科，菌种繁多、分布广泛，已发现约 2500 个血清型。据统计，我国发现有二百余种，主要是 A～F 群的各菌型。常引起食物中毒的有猪霍乱沙门菌（*Salmonella cholerae suis*）、鼠伤寒沙门菌（*Salmonella typhimurium*）和肠炎沙门菌（*Salmonella enteritidis*）等。

本菌为需氧或兼性厌氧的革兰阴性杆菌，生长繁殖的最适温度 20～30℃，适宜 pH 为 6.8～7.8；水中可生存 2～3 周，潮湿土壤中可越冬不死，蛋及蛋制品中也可存活数月；70℃水中 5 分钟可被杀灭，煮沸立即死亡，在含盐 12%～19% 的咸肉中可生存 75 天。该菌不分解蛋白质、不产生靛基质，食物被污染后无感官性状变化，常常没有可察觉的腐败现象，易被忽视。

2. 流行病学 本菌食物中毒在许多国家占细菌性食物中毒的首位，其传染源主要是人和各种动物的肠道内容物。①季节性：全年均有发生，以 6～9 月份发生最多；②引起中毒的食品：主要是动物性食品，如肉类（特别是病死畜肉类）、蛋类、家禽、水产类以及乳类等。

3. 发病机制 随食物进入肠道的沙门菌在小肠和结肠，特别在回盲部大量繁殖，附着于肠黏膜上皮细胞并侵入黏膜下固有层，使肠黏膜出现充血、水肿、渗出等炎性病理变化。然后经淋巴系统进入血循环而引起一过性菌血症的全身感染。由于大量菌体在肠系膜淋巴结和网状内皮细胞内被破坏，释放出菌体内毒素，引起机体发热。另外，肠炎沙门菌、鼠伤寒沙门菌可产生肠毒素，肠毒素激活小肠黏膜细胞膜上腺苷酸环化酶，改变小肠黏膜细胞对水及电解质的吸收，使 Na、Cl^- 水在肠腔潴留而致腹泻。

4. 临床表现 潜伏期一般为 12～36 小时，最长 72 小时。中毒开始为头痛、恶心、倦怠、全身酸疼和面色苍白；以后出现腹泻、腹痛和呕吐，严重者可产生脱水症状。腹泻主要为黄绿色水样便，恶臭，间有黏液或血，一日数次至十余次。腹痛多在上腹部，伴有压疼。体温一般在 38～40℃。重症者可出现烦躁不安，昏迷谵妄、抽搐等中枢神经症状，也有出现尿少、尿闭、呼吸困难、发绀、血压下降等循环衰竭症状，甚至休克，如不及时救治，可致死亡。

沙门菌食物中毒按其临床特点分为胃肠炎型、类伤寒型、类霍乱型、类感冒型和败血症型。一般仍以胃肠炎型为主而伴随程度不同的各类型掺杂发病为最常见。

5. 诊断与治疗 中毒判定原则：符合本菌的流行病学特点及临床表现；实验室检查从可疑食品、病人呕吐物或腹泻便中检出血清学型别相同的沙门菌；无可疑食品，从几个病人呕吐物或腹泻便中检出血清学型别相同的沙门菌也可。治疗：以对症处理为主，因吐泻较重致失水失盐者，补充水和电解质。一般病例不必使用抗生素，重症患者可考虑使用抗生素。

6. 预防措施 主要包括：①防止污染 加强对肉类食品生产企业的卫生监督及家畜、家禽屠宰前的兽医卫生检验，防止肉尸和熟肉类制品被带菌生食物、带菌容器及食品从业人员带菌者的污染；②控制繁殖：低温储存食品，加工后的熟肉制品应尽快出售；③彻底杀灭：加热杀死病原菌是防止控制沙门菌繁殖的最有效措施。在 60℃加热 10 分钟可被杀死。加热肉块重量应不超过 1kg，并持续煮沸 2.5～3 小时，蛋类应煮沸 8～10 分钟。

（二）副溶血性弧菌

1. 病原 副溶血性弧菌（*Vibrio parahaemolyticus*）为嗜盐性的革兰阴性杆菌，需氧兼性厌氧，在 3%～4% 氯化钠培养基和食物中生长良好，最适生长温度 30～37℃，pH7.4～8.2。本菌对酸及温热敏感，在 1% 醋酸中 1 分钟，60℃加热 5 分钟；90℃加热 1 分钟可将其杀死。在各种天然淡水中，生存一般不超过两天，而在海水中可存活 47 天以上。

2. 流行病学 ①季节性：大多发生于 5～11 月，高峰在 7～9 月；②中毒食品：主要是海产食品，其中以各种海鱼和贝蛤类如黄花鱼、带鱼、墨鱼、海蟹、海蜇等，也多见于咸菜食品；③引起中毒的原因：主要是烹调时未烧熟煮透，烹调后又被污染且存放不当，食前加热不充分所致。不卫生的凉拌拼盘及生食或半生食鱼和贝蛤类以及被染菌的厨具或容器污染的食品也可以引起中毒。

沿海地区饮食从业人员、健康人群及渔民带菌率为 0～11.7%，有肠道病史者可达31.6%～88.8%，构成了人群带菌者对食品的直接污染。

3．发病机制 副溶血性弧菌食物中毒主要为大量活菌侵入肠道及其所产生的耐热性溶血毒素对肠道的共同作用。副溶血弧菌产生的耐热性溶血素能使血琼脂培养基上出现β溶血带，即“神奈川现象”(Kanagawa phenomenon，KP)阳性。

4．临床表现 潜伏期一般为10～24小时，与摄入食物的含菌量密切相关，含菌量多则潜伏期短。发病急骤，主要表现上腹部阵发性绞痛，继而腹泻，每天5～10次。粪便为水样或糊状，少数有黏液或黏血样便，约15%的患者出现洗肉水样血水便。多数患者在腹泻后出现恶心、呕吐。体温一般37.7～39.5℃。回盲部有明显压痛。病程一般1～3日。

5．诊断与治疗 中毒判定原则：符合本菌的流行病学特点与临床表现，经细菌学检验确定为副溶血性弧菌的即可做出诊断，有条件时进行血清学检验或动物试验。按WS/T81—1996《副溶血性弧菌食物中毒诊断标准及处理原则》进行。

本病临床以对症和抗生素进行治疗，预后一般良好，极少数严重患者，可由于休克昏迷未及时抢救而死亡。

6．预防措施 ①防止污染：接触过海产食品的厨具、容器和手以及水池等用后均应洗刷冲净，避免造成交叉污染；②控制繁殖：低温冷藏各种食品，尤其是海产食品和各种熟制品；③杀灭病原菌：对蟹贝等海产品要煮透，达到100℃后需30分钟；凉拌海产品应在沸水中烫浸后先加醋拌渍，放置10～30分钟，然后再调拌。

（三）变形杆菌

1．病原 变形杆菌(*proteus*)为革兰阴性、需氧或兼性厌氧腐败菌，对营养要求不高，普通培养基上生长良好，4～7℃可繁殖，属低温菌。本菌广泛分布于自然界中，在土壤、污水和垃圾中均可检出。对热抵抗力较弱，55℃经1小时或煮沸数分钟即死亡，在1%苯酚中30分钟可被杀死。引起食物中毒的变形杆菌主要是普通变形杆菌和奇异变形杆菌，二者分别有100多个血清型。

2．流行病学

(1) 季节性：多发生于夏秋季节，以7～9月最多见。

(2) 引起中毒的食品：主要是动物性食品，特别是熟肉和内脏制品冷盘。豆制品，凉拌菜和剩饭等亦间有发生。变形杆菌与其他腐败菌共同污染生食品，会使生食品发生感官上的改变，但被污染的熟制品通常无感官上的变化，易被食用者忽视。

(3) 食物被污染的原因：①人类带菌者对食品的污染：正常人带菌率约为1.3%～10.4%，以奇异变形杆菌最常见。腹泻患者带菌率较高，约为13%～52%；②生熟交叉污染：处理生熟食品的工具、容器未严格分开，使熟食品受到重复污染，在较高温度下长时间存放，食用前未回锅加热或加热不彻底。

3．发病机制 主要是随食物食入大量活菌引起，属于感染型中毒；其次，也有一些菌可形成肠毒素，是一种具有抗原性的蛋白质和碳水化合物的复合物，能引起毒素型急性胃肠炎。

4．临床表现 潜伏期一般为10～12小时，最短为2～5小时。症状主要为恶心、呕吐、腹痛、腹泻、发热、头痛、头晕等。以上腹部(脐周围)阵发性刀绞样痛和急性腹泻为主，腹泻物常伴有黏液和恶臭，腹泻一般在数次至10余次，体温一般在38～40℃。发病率较高，病程较短，为1～3日，多数患者在24小时内恢复，一般预后良好。

5. 诊断与治疗　诊断依据中毒的流行病学特点与临床表现以及实验室检验的各项指标检定。具体实验操作见卫生部行业标准WS/T9《变形杆菌食物中毒诊断标准及处理原则》。变形杆菌食物中毒以对症治疗为主。轻症患者无须治疗。过敏型组胺中毒采用抗过敏治疗。

6. 预防措施　应严格按食品卫生要求，食物的加工要做到生熟分开，防止食品被污染。熟食最好不要放置过夜，残剩食物食用前必须充分加热。

（四）金黄色葡萄球菌

1. 病原学

（1）病原菌：葡萄球菌为革兰阳性兼性厌氧菌，最适温度为30～37℃，最适pH为6.0～7.0，耐盐性强，在含7.5%的NaCl培养基上亦可生长。能产生肠毒素（enterotoxin）的葡萄球菌主要是金黄色葡萄球菌（*StapHylococcus aureus*）。

（2）肠毒素：肠毒素是一种可溶性蛋白质，耐热，经100℃煮沸30分钟不破坏，也不受胰蛋白酶的影响。根据抗原性可分为A、B、C_1、C_2、C_3、D、E、F8个血清型，其中以A、D型引起的食物中毒较多见，其次为B、C型，F型为引起毒性休克综合征的毒素。食物的肠毒素需煮沸120分钟方能被完全破坏，故一般烹调方法不能将其破坏。

2. 流行病学特点

（1）季节性：全年均有发生，一般以夏秋季多见。

（2）中毒食品：一般以剩饭、凉糕、奶油糕点、奶类及其制品、鱼虾与熟肉等为常见，其他食品亦有发生。

（3）食品被污染的原因及肠毒素形成的条件：食物中葡萄球菌的来源：①人类带菌者对各种食物的污染：健康人带菌率为20%～30%，上呼吸道金黄色葡萄球菌感染的患者，鼻咽带菌率可高达83.3%，医院病人和医护人员带菌率可高达60%～80%；②奶牛患化脓性乳腺炎时，其乳汁中可能带有葡萄球菌；③畜、禽患其他化脓性感染时，感染部位的葡萄球菌污染肉尸。食物受葡萄球菌污染的程度高、在37℃的适宜温度下、当通风不良氧分压降低、含蛋白质丰富，含水分较多，同时含一定淀粉的食物（如奶油糕点、冰激凌、剩米饭、凉糕等）或含油脂较多的食物（如油炸鱼罐头、油煎荷包蛋）易形成毒素。

3. 发病机制　中毒剂量的肠毒素作用于胃肠道黏膜引起充血、水肿与糜烂等炎症变化及水电解质代谢紊乱，引起腹泻；另外，以完整的分子经消化道吸收入血，刺激迷走神经和交感神经腹腔丛到达呕吐中枢从而引起反射性呕吐。

4. 临床表现　潜伏期1～5小时，平均3小时左右。主要症状为恶心、剧烈而频繁地呕吐，并伴有上腹部剧烈地疼痛。约有80%病人发生腹泻，多为水样便或黏液便。体温正常或稍有微热。病程一般较短，多在1～2天内恢复正常，预后一般良好。儿童对肠毒素比成人敏感，故发病率高，病情重。

5. 诊断与治疗　中毒判定原则：符合该菌的流行病学特点及临床表现；实验室从中毒食品、患者吐泻物中经培养检出金黄色葡萄球菌，菌株经肠毒素检测证实在不同样品中检出同一型别肠毒素；或从不同患者吐泻物中检出金黄色葡萄球菌，其肠毒素为同一型别。轻者一般无须治疗；重症患者严重失水者可补充水和电解质，一般不需用抗生素。

6. 预防措施

(1) 防止污染：禁止患有疮疖，化脓性创伤或皮肤病以及上呼吸道炎症、口腔疾病等者从事直接的食品加工和食品供应工作；患乳腺炎奶牛的奶不得供饮用或制造奶制品。

(2) 防止肠毒素形成：剩余饭菜应及时低温（5℃以下）冷藏或放阴凉通风处，尽量缩短存放时间，最好不要超过4小时，食用前必须充分加热。

二、有毒动植物性食物中毒

有毒动植物性食物中毒是指某些动植物本身含有天然有毒成分或由于贮存条件不当产生大量有毒成分，被人食用后引起的中毒。动物性中毒食品可分为二类：将天然含有有毒成分的动物或动物的某一部分当作食品（如河豚）；在一定条件下，产生了大量的有毒成分的动物性食品（如鲐鱼等）。植物性中毒食品可分为三类：将天然含有有毒成分的植物或其加工制品当做食品（如大麻油、桐油等）；在加工过程中未能破坏或除去有毒成分的植物当做食品（如木薯、苦杏仁等）；在一定条件下，产生了大量的有毒成分的植物性食品（如发芽马铃薯等）。

自然界有毒的动植物种类很多，所含的有毒成分也较复杂，现就一些常见的动植物食物中毒分别介绍如下：

（一）河豚中毒

河豚（*puffer fish*）又称鲀，是一种味道鲜美又含剧毒的鱼类。引起中毒的种类主要是东方鲀，我国中毒多发区为沿海各地及长江下游，均系误食。

1. 有毒成分　河豚体内有毒成分为河豚毒素（tetrodotoxin，TTX），是一种毒性极强的非蛋白质的神经毒素。对热稳定，煮沸、盐腌、日晒均不能破坏。

河豚毒素主要存在于肝、脾、肾、卵巢、眼球等组织，其中以卵巢毒性最大，肝脏次之。新鲜洗净的鱼肉一般不含毒素，如果鱼已死，毒素可从内脏渗入肌肉中。每年春季2～5月，为生殖产卵期，毒素含量最多，毒性最强。

2. 中毒机制　河豚毒素主要作用于神经系统，是一种钠通道的强阻滞剂，可抑制神经细胞膜对钠离子的通透性，从而阻断神经肌肉间冲动的传导，使神经末梢和中枢神经麻痹。首先是知觉神经麻痹，继而运动神经麻痹，最后是呼吸中枢和血管运动中枢麻痹。

3. 中毒表现和治疗　河豚中毒的特点是发病急，潜伏期一般为10分钟至3小时，患者摄食初期，即感觉全身不适，出现恶心、呕吐、腹痛、腹泻等消化系统症状。随后出现感觉神经麻痹症状，口唇、舌尖、指端麻木刺痛，感觉消失而麻痹。继而出现运动神经麻痹症状，手、臂肌肉麻痹，抬手困难；腿部肌肉无力致运动失调，身体摇摆、平衡失调、最后全身麻痹呈瘫痪状态。出现舌头发硬、言语不清、瞳孔散大、血压和体温下降、昏迷、呼吸先迟缓浅表，后渐困难，常因呼吸衰竭、循环衰竭而于4～6小时内死亡。病程超过8小时者多能恢复。病死率较高，可达40%～60%。河豚毒素中毒尚无特效解毒剂。一旦发生河豚中毒必须迅速抢救，以催吐、洗胃和导泻为主，以排出尚未吸收的毒素，并辅以对症治疗。

4. 预防措施

(1) 加强宣教，说明河豚的毒性及其形态特点，严格禁止出售和食用河豚。

(2) 渔业水产部门对出售的海杂鱼，应严格仔细地检查，将挑出的河豚交有关部门集中处理，不可随便乱放，以防被人捡食后中毒。

(3) 某些新鲜的河豚去除头、内脏、剥去鱼皮，肌肉反复冲洗加工成罐头或盐腌晒干后方可食用，去掉的鱼头、内脏、鱼皮及漂洗的血水也要集中妥善处理。但这种加工方法应在专门单位集中加工，不可自行处理。

(二) 毒蕈中毒

蕈类亦称蘑菇，属真菌植物，种类繁多，资源丰富。蕈类又分为可食蕈、条件可食蕈和毒蕈三类。我国约有可食蕈有300余种，毒蕈则有100余种，其中含有剧毒能使人致死的不到10种，常见的有黑伞蕈属、乳菇属、毒肽和毒伞肽、光盖伞属、桔黄裸伞与鹿花菌等。

1. 有毒成分　毒蕈所含毒素种类，可因地区、季节、品种、生长条件和形态大小不同而异。毒蕈的有毒成分十分复杂，一种毒蕈可含有几种毒素，一种毒素又可能存在于多种毒蕈中。引起胃肠毒型中毒的毒素主要为黑伞蕈属和乳菇属的某些蕈种毒素——类树脂物质苯酚、苯甲酚类物质；神经、精神型毒素主要包括毒蝇碱、蜡子树酸及其衍生物、光盖伞素及脱磷酸光盖伞素和幻觉原；溶血型毒素主要为鹿花蕈素，而脏器损害型毒素主要是毒伞肽类和毒肽类。

2. 中毒表现

(1) 胃肠炎型：潜伏期较短，一般为0.5～6小时，主要为胃肠炎症状，恶心、呕吐、剧烈腹泻、每天可达十余次，多为水样便，上腹部或脐部阵发性疼痛，体温不高。病程较短，一般持续2～3天，预后良好，死亡率低。

(2) 神经、精神型：潜伏期短，10分钟至4小时，主要表现为副交感神经兴奋的症状，如流涎、大汗、流泪、瞳孔缩小、对光反射消失、脉缓、呼吸急促等，有部分病人出现胃肠道症状。重症患者表现出谵妄、幻视、幻听、狂笑、行动不稳、意识障碍、精神错乱，甚至出现特有的“小人国幻视症”。病程一般1～2天，死亡率低。

(3) 溶血型：潜伏期一般为6～12小时，最短2小时。开始表现为胃肠道症状，恶心、呕吐、腹泻与腹痛。发病3～4天后出现溶血性黄疸、血红蛋白尿、急性贫血、肝脾肿大等。严重者可昏迷、肾功能衰竭。一般病程2～6天，死亡率不高。

(4) 脏器损害型：潜伏期6小时至数天，进入恶心、呕吐、腹痛、腹泻水样便等胃肠炎症状期，继而转入无明显症状的假愈期，轻者由此进入恢复期，而重者则进入肝肾损害期，表现为肝、肾、心、脑等实质性器官的损害。以急性中毒性肝炎为主要症状，严重者出现肝坏死；肾脏受损时，肾脏水肿、变性、坏死。

(5) 精神症状期：可因肝昏迷引起烦躁不安、抽搐、惊厥、昏迷、休克甚至死亡，死亡率高达60%～80%。

(6) 恢复期：经过积极治疗的患者，一般在2～3周后进入恢复期，各项症状和体征逐渐好转并痊愈。

3. 急救与治疗原则

(1) 应及时采用催吐、洗胃和灌肠等方法，迅速排除未吸收的毒素。

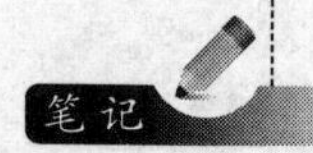

(2) 及时应用特效解毒剂和对症治疗：胃肠炎型可按一般食物中毒对症处理；神经精神型可用阿托品拮抗；溶血型毒蕈中毒可用肾上腺皮质激素，贫血严重者应及时输血；一般情况差或出现黄疸者应使用较大量的氢化可的松，同时注意保护肝肾。肝肾损害型用二巯基丙磺酸钠或二巯基丁二酸钠。

4. 预防措施 广泛宣传有关毒蕈知识，提高对毒蕈的鉴别能力，防止误食中毒。

三、化学性食物中毒

化学性食物中毒，是指由于食用了含有化学性有毒有害物质的食品或化学物质引起的食物中毒。中毒食品主要包括①被有毒有害化学物质污染的食品；②误为食品、食品添加剂、营养强化剂的有毒有害的化学物质；③添加非食品级的或伪造的或禁止使用的食品添加剂和营养强化剂的食品；④超量使用食品添加剂的食品；⑤食物营养素发生化学变化的食品。常见的化学性食物中毒有亚硝酸盐、毒鼠强、砷、锌以及农药中毒等。化学性食物中毒具有潜伏期短、中毒症状严重、预后不良与病死率高的特点。

（一）亚硝酸盐

1. 中毒的原因 ①误将外观与食盐相似的亚硝酸钠和亚硝酸铵等用做调料；②大量进食了保存不当、腐烂变质，煮后放置过久的蔬菜及腌制菜；③食用加工肉制品时，过多添加亚硝酸盐；④苦井水做饮用水。

2. 中毒机制 亚硝酸盐对血管运动中枢和血液呈现毒性作用。它使血液中正常的低铁（二价）血红蛋白氧化成高铁（三价）血红蛋白，使血液内的高铁血红蛋白增加，形成高铁血红蛋白症。这种高铁血红蛋白不仅失去了携带氧的作用，还能阻止正常血红蛋白释放氧的功能，因而出现组织缺氧，出现青紫症状而中毒。

3. 中毒表现与急救 中毒表现主要是由组织缺氧所发生的发绀现象，潜伏期短，如直接性摄入亚硝酸盐引起中毒的潜伏期为10～30分钟；腐烂蔬菜性亚硝酸盐中毒，潜伏期一般为1～3小时。主要中毒特征为口唇、指甲以及全身皮肤出现青紫等组织缺氧表现。并伴有头昏、头痛、乏力、心律紊乱、呼吸困难、昏迷不醒、并出现痉挛、血压下降、心律不齐，大小便失禁等症状，亦可发生循环衰竭及肺水肿，最后因呼吸麻痹而死亡。临床治疗可采取及时洗胃、催吐和导泻，结合特效药亚甲蓝（美蓝）和VC等的使用。

4. 诊断及治疗 有进食亚硝酸盐或含亚硝酸蔬菜史。流行病学特点及临床表现符合亚硝酸盐中毒，从中毒剩余食品或呕吐物中检出超过限量的亚硝酸盐。测定血液中高铁血红蛋白含量超过10%。对可疑食物、呕吐物等检验详见GB/T 5009.33《食品中亚硝酸盐与硝酸盐的测定方法》。

5. 预防措施 ①防止误食亚硝酸盐；②不吃腐烂蔬菜；③腌制蔬菜要腌透，至少20天以上再吃。

（二）毒鼠强

毒鼠强（tetramine）又名没鼠命、四二四、三步倒；化学名为四次甲基二砜亚胺，其化学性质稳定，可经口腔和咽部黏膜迅速吸收。毒鼠强对所有温血动物都有剧毒，没有选择性毒力，且可滞留体内，易造成二次药害。另外还有内吸作用，可长期滞留在植物体内。

1. 中毒机制及临床表现

毒鼠强可阻断中枢神经系统的γ-氨基丁酸受体，尤其对脑干有强烈刺激作用，主要引起抽搐。

急性中毒潜伏期短，误食后数分钟即可发病。主要症状为：进食后即感上腹不适，轻者头晕、恶心、呕吐，四肢无力；重者在数分钟内出现阵发性强直性抽搐，双目上吊，口吐白沫，颈项强直、四肢抽动，意识障碍，小便失禁（癫痫样大发作）。发作持续数分钟后自然缓解，意识可完全恢复，但反复发作。

2. 诊断及治疗　对本症尚无特效解毒药，临床可作对症处理。

3. 预防措施　①配制毒饵时要戴手套，遵守规程，工作完毕后要洗手洗脸，同时，工作时严禁吸烟及饮食；②加强毒饵的管理，存放的容器不用时要用肥皂水清洗，洗后禁装食品；③不能食用中毒死亡的畜禽。

四、食物中毒的调查与处理

（一）食物中毒的报告

1. 目的和意义　目的是为了掌握食物中毒发生的情况，及时控制食物中毒的蔓延和避免事态的扩大，尽快明确中毒的原因，分析发生的规律，有效地减少和控制食物中毒的发生，采取预防措施；另外，进行现场调查取证，为追究肇事者的法律责任，履行法律职责，保障人民群众身体健康。

2. 法定报告人与法定接受单位　发生食物中毒的单位和对病人进行治疗的单位是法定食物中毒的报告人。发生食物中毒的单位包括造成食物中毒的单位和中毒病人发生单位；对病人进行治疗的单位是指各级各类医疗卫生机构，包括工厂的保健站和各级医疗单位。食物中毒报告的法定接受单位是县级以上人民政府卫生行政部门。

3. 报告时限　食物中毒报告人应当在了解到食物中毒或疑似食物中毒后立即向所在地的卫生行政部门报告，最快捷的报告方式是电话。规定：中毒人数超过30人的，应当于6小时内报告同级人民政府和上级人民政府卫生行政部门；超过100人以上集体性食物中毒或有死亡病例的重大食物中毒要求逐级上报，并在6小时内报至卫生部。

4. 报告内容　应包括中毒单位、地址、中毒发生的时间、中毒人数、可疑中毒食品、主要的临床症状和病人所在的医疗机构名称、地址等。卫生行政部门在接到报告时应尽量多加询问，为组织赶赴现场进行调查处理提供线索和做好必要的准备工作，如取证器材、采样器具等。

（二）食物中毒的调查和原因分析

1. 调查内容

（1）对中毒病人的调查：①基本情况，如姓名、性别、年龄、地址单位等；②24小时、48小时或72小时内的膳食史，如进食时间、食谱、同餐人员情况等；③发病情况，如发病时间、临床症状及体征，治疗和服药的情况等。

（2）对可疑中毒食品生产经营现场的调查：即卫生学调查，主要内容有①一般食品卫生状况：如单位名称、地址、法定代表人，从业人员是否经健康检查合格上岗、有否卫生许可证等；②对可疑中毒食品的调查：如原料来源、原料质量、加工过程、贮存条件和时间、生产加工场所的一般卫生状况；③调查食物中毒发病期间可疑中毒食物单位的行为：引起中毒的食品生产经营者是否主动配合调查等；④有助查明原因的工作：到达现场之后，保护好现场，停止食用和出售剩余的可疑食品，剩余的可疑食品及工具不得清洗、消毒和销售，并协助搜集病人的排泄物和呕吐物。

2. 中毒样品的采集　常见样品的采集有6种。

（1）剩余食物：采集可疑食物时，最好取餐桌上的剩余食物，但必须注意灭菌和无菌操作，以备后来的实验室检查如细菌检验。对体积较大的肉食及鱼类等，可将其表面消毒后，取内部材料作为样品，放入灭菌容器内。必要时也可采取半成品及原料送检。

（2）患者呕吐物、排泄物及洗胃液：采集患者的呕吐物、排泄物及洗胃液样品，应取新鲜的，并避免混入其他杂质和细菌。若怀疑为细菌性食物中毒，采粪便时应用肛门拭子采样，已用抗生素治疗后采取粪便样品，可能会影响检验结果。

（3）炊具、容器：锅、盆、桶、刀、砧板、抹布等样品的采集，可用棉拭子蘸灭菌生理盐水反复涂擦，然后置于灭菌容器内。

（4）病人的血液或尿液：当怀疑是感染型细菌性食物中毒时，可在发病初期采血直接培养病原体。观察患者血液、排泄物中分离出的菌株，是否与可疑食物中分离出的菌株为同一型。亦可进行血清凝集试验。怀疑为化学性食物中毒时，应采集病人的尿液检验，并记录24小时尿量。

（5）带菌者：对直接接触食品的从业人员，可根据不同的目的进行带菌检查，采集其粪便、鼻腔分泌物、疮疖的脓液等进行检验。

（6）尸体解剖标本：必要时，征得病人家属同意，对中毒死亡病人作尸解，可采集胃肠内容物、脏器、肠系膜淋巴结及血液等样品进行检验。

3. 调查方法

（1）中毒病人个案调查：认真调查并填写《个案调查登记表》，应有两名监督员签字，被调查人必须签字，如果中毒患者是未成年或重症病人不能自己签字，则应由法定监护人签字。个案调查记录制作必须是逐个询问。尽量收集病人就诊的记录、病史等资料。

（2）制作现场检查笔录：应由两名或两名以上食品卫生监督员的签名和被检查人的签名。采样应出具采样单。对经营者或操作人员及相关人员的调查应制作询问笔录。对某些环节样品不能出具采样单的也应在检查笔录上注明，以保证实验室结果与本案件的关联性。

（3）当食物中毒的患者、中毒单位分布在两个或两个以上的管辖区内，应由所在地的卫生行政部门机构共同进行调查，必要时由共同的上级部门组织调查组进行调查，尤其是在中毒食品的生产单位与直接造成中毒的销售单位不在同一行政管辖区时，应及时上报情况，并相互主动配合，这对控制中毒食品源头，防止事故扩大是非常重要的。对造成食物中毒的单位调查一般以具有管辖权的所在地卫生行政部门为主。

4. 调查资料分析

(1) 绘制流行曲线：将食物中毒调查中获得的数据，分别绘制成统计图，以便直观和形象地进行描述。

(2) 潜伏期计算：潜伏期是指摄入被病原菌或毒素污染的食物至出现疾病最初症状和体征之间的间隔时间。潜伏期时间应以小时为单位，潜伏期平均数计算多采用中位数、众数等(偏态分布)，一般不采用均数。

(3) 确定中毒餐次：根据餐次，可用频数分布图来描述。以不同日期的餐次为横坐标，以进餐和不进餐者发病人次数为纵坐标，以频数分布集中或居多者确定为中毒餐次。

5. 确定中毒食品及原因　确定中毒食品时，可根据患者吃剩食物的检验结果和动物急性毒性试验结果；食物产运贮销或饲养种植过程的卫生学调查，用对比方法比较所吃食物种类、数量与发病的关系或用统计分析的方法。同时，要特别注意发现共同进食者发病的流行病学特点。

(三) 食物中毒的诊断和事故处理

1. 食物中毒诊断

(1) 诊断机构：在《食物中毒诊断标准及技术处理总则》(GB 14938—1994)中规定食物中毒患者的诊断由食品卫生医师以上(含食品卫生医师)诊断确定；食物中毒事件的确定由食品卫生监督机构根据食物中毒诊断标准及技术处理总则确定。

(2) 诊断依据：诊断基础就是食物中毒调查资料，将这些资料用流行病学方法进行分析，结合各类食物中毒的特点进行综合判断。其判定依据详见 GB 14938—1994 第 4 部分的要求。

对原因不明的食物中毒，流行病学的分析报告至关重要，该报告必须满足食物中毒流行病学特征性的要求，必要时可由三名副主任医师以上的食品卫生专家进行评定。

2. 食物中毒事故处理　对食物中毒事故的处理可分为技术处理和行政处理。前者如救治中毒病人，对中毒场所的清洁、消毒；后者如行政控制措施(强制措施)和行政处罚。处理对象可包括中毒病人、中毒食品和造成中毒的责任人等，关于食物中毒的技术处理和行政处理，按有关规定执行。

需要注意的几个问题强调如下：

(1) 食物中毒行政控制措施要求及时有效，这对控制食物中毒的发展具有重要意义，但必须按法定的程序使用法定的形式。对于已售出或外流的中毒食品及原料应责令追回封存或就地封存。责令追回应有书面的责令追回通知书，封存应下达行政控制决定书。

(2) 封存措施实施后，被封存者就处于全部或部分停产、停业状态，这是对生产经营者行为的严格限制，将会影响生产经营者的利益，另外食品存在腐败变质的问题，所以采取行政控制措施后应注意时限。

(3) 在严重食物中毒原因调查中，若怀疑有人为因素时，应及时与公安部门联系，并做好案件的移交工作。

(4)《中华人民共和国食品安全法》第七十五条规定，调查食品安全事故，除了查明事故单位的责任，还应当查明负有监督管理和认证职责的监督管理部门、认证机构的工作人员失职、渎职情况。

（冯　翔）

思考题

1. 我国居民目前的膳食营养状况与慢性非传染性疾病发病率持续上升有何内在联系？

2. 目前我国食品安全形势严峻的症结是什么？

第八章

社会因素与健康

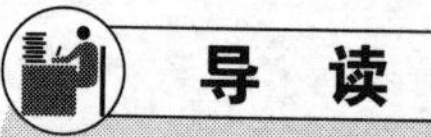

健康是人类的基本需求，拥有公平的卫生资源、享有公平的健康水平是人类的共同追求。然而，人类的健康水平在不同国家、地区、人群之间存在着严重差异。健康状况的不平等已成为影响全球健康的核心问题。造成这种差异的原因不仅受生物学因素、自然环境和生态环境的影响，而且与人们所处的社会经济、文化状况等社会因素息息相关。因此，理解和改进人类的健康状况，缩减不同人群健康状况的差距，不仅要关注导致健康结局差异的生物学因素、自然环境因素，同时也要考察导致健康差异的社会因素，并采取有效的综合措施来改善健康公平。

第一节　概　　述

一、社会因素的内涵

社会因素（social factors）是指社会的各项构成要素，包括一系列与社会生产力、生产关系有密切联系的因素，即以生产力发展水平为基础的经济状况、社会保障、人口、教育以及科学技术等，和以生产关系为基础的社会制度、法律体系、社会关系、卫生保健以及社会文明等。社会因素所涵盖的内容非常广泛，主要包括环境、人口和文明程度三个方面，每一部分又涉及人类社会的各个方面和人类生活的各个环节，而且各因素之间还存在着联系。

健康的社会决定因素（social determinants of health，SDH）是指对健康产生影响的社会因素，包括人们生活和工作的全部社会条件，是人们生活的社会环境特征。WHO对健康的社会决定因素定义是指除了直接导致疾病的因素外，还有那些由人们居住和工作环境中的社会分层的基本结构和社会条件产生的影响健康的因素，它们是导致疾病的“原因的原因”。健康的社会决定因素反映了人们出生、成长、学习、娱乐、工作和衰老过程中所处环境中的社会因素和自然条件。健康的社会决定因素反映了人们在社会结构中的阶层、权利和财富的不同地位。各国的经验表明，这些疾病的“原因的原因”是全球大部分疾病和健康问题的根源。研究健康的社会决定因素是采取针对影响健康的原因以及采取相应社会政策的基础。

二、社会因素影响健康的特点

（一）作用的广泛影响性和非特异性

疾病作为一种社会现象是由多种因素综合决定的，很难用某一特定的社会因素完全解释其病因。许多社会因素造成的影响具有明显的重叠性。在现实生活中，人们接触的社会因素是多样的，每种因素显示的作用是非特异的。另外，由于遗传及后天发育的差异，每个人对同类型、同强度刺激的耐受性也不同，从而使社会因素的致病作用及健康效应的特异性不明显。

（二）恒常性与累积性

社会因素广泛存在于人们的现实生活中，对人类产生的作用是持久性的。同时，社会因素以一定的时间顺序影响健康，形成反应的累加、功能损害的累加和健康效应的累加作用。

（三）交互作用

社会因素对人类健康的作用通常是以交互作用的方式产生效应，主要是由于其因果关系的多元性决定的。教育、经济、生育和营养可以分别直接影响人群健康，也可以作为其他社会因素的中介，或以其他社会因素为中介作用于健康。

三、社会因素影响健康的机制

社会因素影响健康的机制目前有多种理论阐释，本节重点介绍三种理论。

（一）社会因素影响健康的生物学机制

即社会因素影响健康主要是通过心理感受这个中心环节发生作用的。社会因素作用于健康的机制是社会因素被人的感知系统纳入，经过中枢神经系统的调节和控制，形成心理反应及行为、社会适应和躯体功能的变化，即社会 - 心理因素致病模式（图 8-1）。

（二）社会因素影响层次理论

道林和怀特海德提出的影响层次理论（图 8-2）认为人的健康除了受到年龄、性别和遗传因素的影响外，还会受到个人生活方式、社会和社区网络、一系列生活和工作环境以及总体社会经济与文化背景因素的影响。该理论明确指出，影响人类健康的因素具有多层次性，处于最外层的社会因素所起的作用是除了生理因素之外最根本的因素，而其表现却是最潜在的影响。

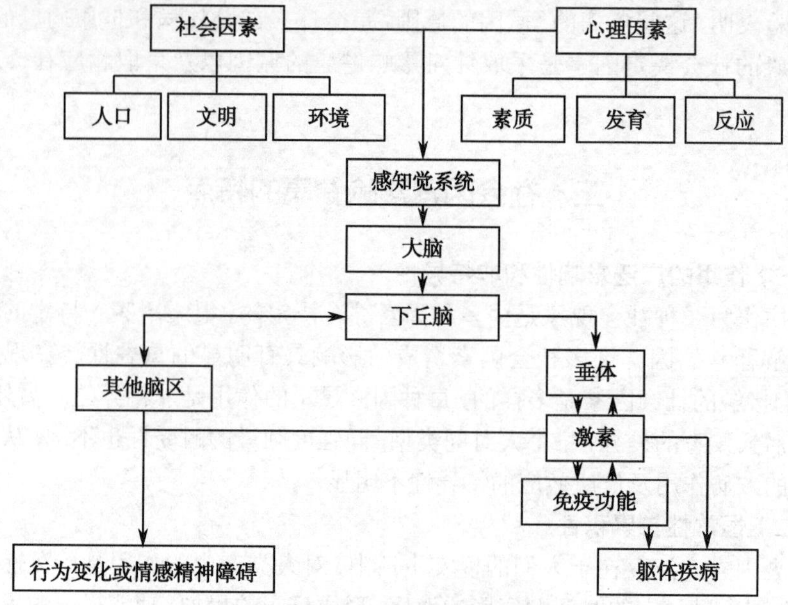

图 8-1　社会 - 心理因素致病模式

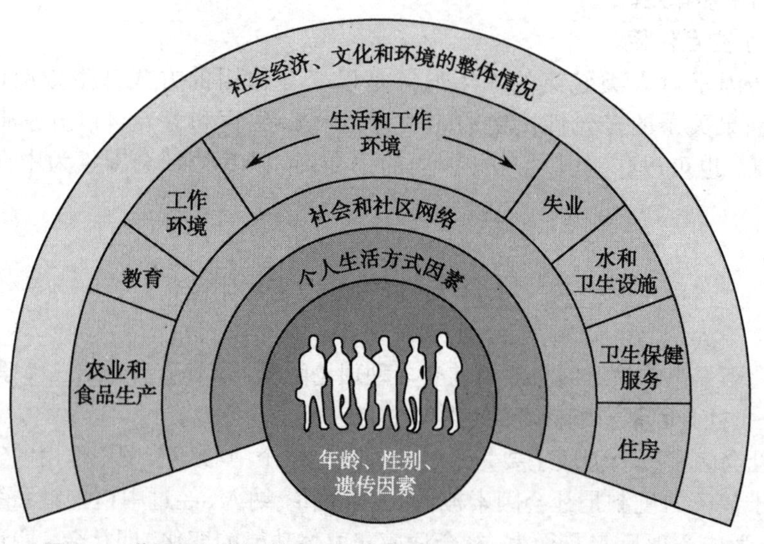

图 8-2　道林和怀特海德（Dahlgren and Whitehead）的影响层次理论

（三）WHO 的社会决定因素概念框架

世界卫生组织社会因素决定委员会提出的健康社会决定因素概念性框架(图 8-3)，分析和总结了社会决定因素的主要类别及其导致健康差异的过程和作用途径，同时也是一个行动导向的框架，为采取针对特定社会因素的干预措施、寻找适当的政策行动切入点提供了理论基础。该框架对健康的社会决定因素进行了结构划分，主要包括三个重要的构成要素。

1. 社会经济政治背景因素　包括影响个体健康的一系列政策和制度层面的因素，即所有产生和维持社会层级结构的社会和政治机制。这些因素包括：①社会的治理结构；②宏观经济政策，如财政、货币政策；③社会政策，如社会福利分配；④公共政策，如教育、医疗卫生；⑤文化和社会价值；⑥疾病的流行状况，如

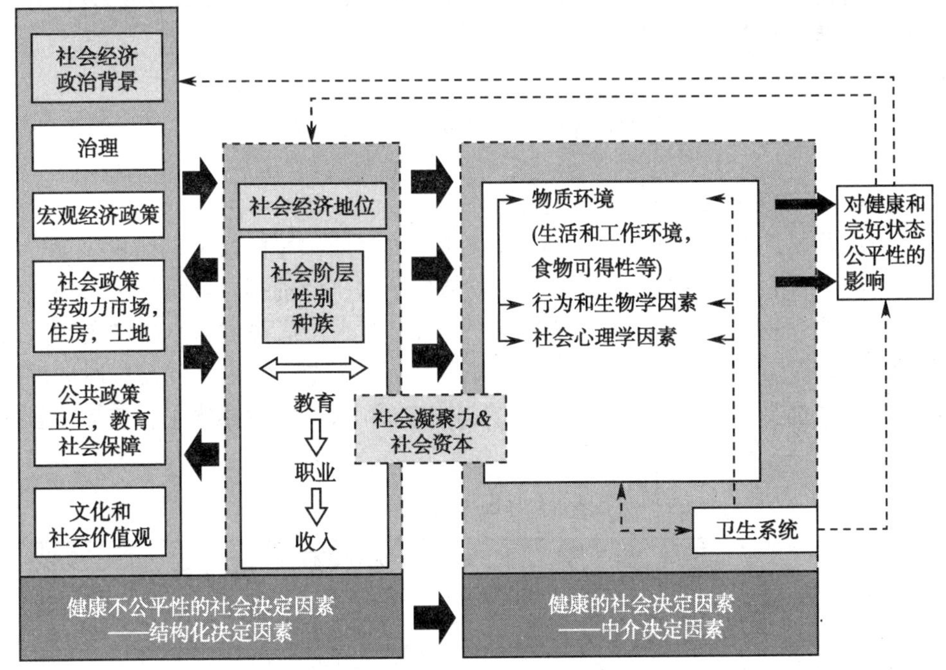

图 8-3　健康社会决定因素概念框架

资料来源：A conceptual framework for action on the social determinants of health，WHO，Geneva，2010

HIV、AIDS 等疾病流行状况会对社会结构和政策制定产生重要影响。

2. 结构性因素和社会经济地位　在任何一个社会，资源都不是完全公平分配的，这种不公平被描述为社会分层或社会层级。根据人们的职业状态、接受的教育和收入水平，不同的人处于社会层级中不同位置，这种位置也被称为社会经济地位。结构性因素是指那些决定社会经济地位的因素，他们根源于社会经济和政治背景因素中的关键制度和政策。重要的结构性分层因素包括：收入、教育、职业、社会阶层、性别和种族。背景性社会因素通过社会经济地位影响健康。

3. 中介决定因素　结构性社会因素通过中介社会因素发挥对健康的影响。中介因素是一系列与个体健康水平有关联的因素，包括健康相关的行为和社会心理因素等，这些因素由社会分层决定，它们决定了人们对健康危害条件的暴露和易感程度。健康的主要中介性社会决定因素包括：①物质环境，如住房、工作场所和消费能力等；②心理社会环境，如负性生活事件、工作和生活压力等；③行为和生活方式，如吸烟、膳食、烟草消费和缺乏体育锻炼等；④生物因素如遗传、性别、年龄等因素。卫生系统本身可作为影响健康的一个独立的社会决定因素。另外，一个跨域的社会决定因素是社会融合、社会资本因素，这些因素直接或间接影响了健康结局和健康的不公平分布。

第二节　宏观社会环境因素与健康

在众多与人群健康状况息息相关的社会因素中，每种因素对人群健康的作用途径和重要程度是各不相同的。广义的社会经济、文化、制度、人口等因素构成了影响人群健康的重要外部宏观环境。

一、社会经济因素与健康

（一）经济发展对健康的促进作用

经济发展是保障健康的物质基础，它对人群健康水平的影响是通过多渠道综合作用的。首先，经济发展是提高居民物质生活水平的前提。经济发展可为人们提供充足的食物、良好的生活与劳动条件，从而有利于居民健康水平的提高。其次，经济发展有利于卫生投资，促进医疗卫生事业发展，卫生事业发展对居民健康状况产生重要影响。不同经济水平的国家之间，人群的健康水平存在显著差异（表 8-1）。

表 8-1 部分国家居民健康指标与经济水平的关系

国家	平均期望寿命（岁）*	婴儿死亡率（‰）*	孕产妇死亡率（1/10万）**	人均国民收入（美元）*	人均医疗费用（美元）**	卫生总费用占 GDP（%）**
日本	83	2	6	33 470	2817	8.3
澳大利亚	82	4	8	38 210	3365	8.5
英国	80	5	12	37 230	3222	8.7
美国	79	7	24	45 640	7164	15.2
中国	74	17	38	6890	265	4.3
俄罗斯	68	11	39	18 350	985	4.8
印度	65	50	230	3250	122	4.2
刚果民主共和国	49	126	670	3040	23	7.3
古巴	78	5	53	—	495	12

资料来源：WORLD HEALTH STATISTICS 2011，WHO. 注：*2009 年数据，**2008 年数据

（二）经济发展带来的负面效应

社会经济发展在促进人类健康水平提高的同时，也带来了新的健康问题。主要表现在如下几方面：①环境污染加剧：工业化和现代化的进程不断加快，生态平衡遭到破坏，人类生存的环境受到严重污染，大量合成的化学物质已渗透到人们的日常生活中，由此对健康产生潜在的危害；②不良行为和心理压力突出：随着经济和社会的发展，社会竞争越来越激烈，不良行为生活方式如吸烟、酗酒、不良饮食、睡眠习惯以及精神紧张、工作压力对身心健康产生的不良影响已成为现代人突出的健康问题；③社会负性事件增多：交通事故猛增、暴力犯罪事件增多、家庭关系紧张、教育功能失调增加了家庭暴力和青少年暴力事件的发生等；④现代病的产生：高血压、糖尿病、冠心病、肥胖等“富裕病”的发病率增加；电子电气产品的广泛应用，产生了如空调综合征、电脑综合征、电子游戏机癫痫症等机体功能失调的“文明病”；⑤社会流动人口增加：经济发展必然伴随流动人口的增加，导致城市生活设施、治安和卫生保健等负担加大；同时也加大计划免疫和传染病控制等

预防工作的难度。

（三）健康水平的提高对经济的促进作用

在经济对健康产生巨大影响的同时，健康也促进经济发展。经济发展从根本上说是生产力发展的结果。生产力诸要素中最重要的是具有一定体力、智力和劳动技能的人。人的健康与智慧对生产力的发展起着决定性作用。人群健康水平的提高有利于保护社会劳动力，延长劳动力工作时间，创造更多的社会财富，促进社会经济的发展。分析人群健康水平提高对经济发展的促进作用，不仅可加深对经济发展与健康关系的认识，而且有利于全社会认识健康投资的重要性。

二、社会文化因素与健康

广义的文化是指人类创造出来的物质财富和精神财富的总和。人类生产活动的一切产物，如新的发明、产品等都属于物质文化的范畴。另一方面，语言、文字、观念、理论及艺术等是人类智慧的精神产品称为精神文化。狭义的文化即指精神文化，包括思想意识、宗教信仰、文学艺术、道德规范、习俗、教育、科学技术和知识等。狭义文化有较为确切的范畴。人们主要从狭义的文化概念出发，研究教育、风俗、宗教、道德等文化因素对健康的影响。

（一）教育对健康的影响

教育是文化的一个方面，是传播文化的一种方式。教育是人的社会化的过程和手段，它不仅包括学校教育，还包括社会、家庭和自我教育。教育具有两种职能：一是按社会需要传授知识，即对人的智能规范；二是传播社会准则，即对人的行为规范。成功的教育是使人能承诺一定的社会角色并有能力执行角色功能。教育可以从多方面影响人们健康。

1. 教育主要通过培养人的文化素质来指导人的生活方式　不同文化程度的人群生活方式不同，首先表现在消费结构对人群健康的影响。在收入一定的条件下，文化程度不同的人，生活资料的支配方式不同，从而产生不同的健康效果。教育正是通过传播这方面的知识，对人的物质消费进行文化导向，引导人们进行有利于健康的合理消费。其次表现为安排闲暇时间对人群健康的影响。闲暇时间的消磨方式与人群健康有密切的关系。从病因的时间分布看，人类的病因绝大多数暴露在闲暇时间，并且人的不良行为和意外损伤也常常发生在闲暇时间。不同文化程度的人对闲暇时间的消磨方式不同，因而接触致病因素的机会也不同，最终带来健康结果的差异。

2. 教育有助于提高人的健康保健意识　文化知识水平较高的人群容易接受和正确掌握健康和疾病防治知识，主动预防并合理利用卫生服务，而且文化知识水平的提高使人们更加关注自身的生活环境和生活质量，保持良好的家庭环境和心理环境、积极维护健康。

（二）风俗习惯对健康的影响

风俗也称为习俗，是逐渐形成的社会习惯。风俗习惯与人的日常生活联系极为密切，对人们健康的影响也非常广泛，且这种影响常常表现为一定的地区性和民族性。

1. 民族习俗与健康 不同民族人群有着不同的身体素质和生活习惯。疾病在各民族的分布差异一部分是由身体特质决定，生活习惯（即民族习俗）对健康产生着重要影响，如回族严禁饮酒，认为酒是万恶之源，这些风俗习惯对于健康是有益的。但不少民族仍保留着一些对身心健康有害的习俗，如男女老幼都喜嚼烟草等。

2. 地区习俗与健康 风俗是人们自发的习惯性行为模式，涉及面广。各个国家和地区都有其本身固有的习惯，从而形成了人群特殊的健康状况。西方人的分餐进食方式比中国人围坐一桌共享菜肴卫生得多，如中国人饮开水的习惯，避免了由于饮水条件较差可能带来的危害等。

（三）宗教对健康的影响

宗教是以神的崇拜和神的旨意为核心的信仰和行为准则的总和。宗教主要通过教义、教规、仪式等形式对人类健康产生影响。宗教对健康的影响具有双面性。

1. 宗教的精神力量 宗教信仰常常使人对自己难以解决或难以回答的问题有了归宿。宗教信徒把自己的人生曲折或难题归于天命、上帝，从而达到心理平衡，这一点是有利于健康的。西方研究表明，虔诚的基督徒病人往往能坦然地面对绝症，从而减轻了疾病带来的精神压力，但也时常因相信上帝旨意胜过相信医嘱而影响治疗。

2. 宗教对行为的影响 宗教对人行为的影响，是通过教规及教徒的信仰来实现的，其作用有明显的强制性及高度的自觉性。宗教大多有教化人们养身修行、劝恶从善的宗旨，许多是有益于健康的。例如，佛教有不杀生、不奸淫、不饮酒的戒条。另一方面，教徒的盲目信仰对健康也带来危害。例如，世界上曾经发生过六次古典霍乱大流行，夺走了成千上万人的生命，每次流行都源于印度，时至今日，印度仍是霍乱威胁世界的疫源地。其主要原因是印度教教徒视恒河为“圣河”，若生前能饮其水，死后能用其浴身，便能除去一切罪孽。教徒常千里迢迢云集恒河饮水，把死人送到恒河洗浴，尸体或就地火焚，或任其随水漂流，致使恒河水污染严重，造成疾病的流行。

三、社会制度因素与健康

（一）社会制度与健康

社会制度是指在一定历史条件下形成的社会关系和社会活动的规范体系，是社会经济、政治、法律、文化制度的总和，包括观念、规范、组织等。社会制度的内涵有三个层次：一是社会形态，如资本主义制度、社会主义制度等；二是各种社会管理制度，如政治制度、经济制度、法律制度等；三是指导人们具体行动的行为规则，如考勤制度、奖惩制度等。在制度的三个层次中，第一层次是广义的，是以整个社会作为实体，常常用于区别人类社会的不同发展阶段和不同性质。第二个层次是指一个社会的具体制度，是社会制度最基本的内容。第三个层次是狭义的社会制度，代表着某种行为模式和办事程序，由各个部门制订。研究社会制度与健康的关系，主要是从宏观上分析社会制度对人群健康的影响。

（二）社会制度影响人群健康的特性

社会制度影响健康具有以下几个特性：①双向性：不平等的分配制度导致人群间贫富差距拉大，不利于保护人群的整体健康，公平性高的社会制度更能够体现人人享有卫生保健的宗旨，促进人群健康水平的提高；②普遍性和稳定性：在各个国家、民族、地区都普遍存在着各种社会制度，这些制度直接或间接影响生存在该社会环境中的每个人的健康。社会制度一经建立，就要持续一定的时间，对人群健康将产生缓慢、持久而稳定的影响；③变异性：社会制度在具有稳定性的同时，随着社会发展，又处在不断的动态变化之中，体现在不同时期卫生工作的重点、政策、投入等方面的不同；④强制性：社会制度建立后，不同程度地对社会成员具有一定的约束性，要求社会成员共同遵守，社会制度对健康影响的强制性体现在如国家计划免疫、计划生育政策和强制性戒毒等。

（三）社会制度影响健康的途径

社会制度对人群健康的影响十分明显。世界各国在政治制度、法律制度以及相关的公共政策、社会政策的差异被认为是造成居民健康水平差别的重要原因之一。社会制度影响健康的途径主要有以下几个方面：

1. 社会分配制度对居民健康的影响　经济发展创造的财富能否合理分配依赖于社会制度。社会财富如果掌握在少数人手中，贫富分化必然会影响到人群健康。威尔金森关于期望寿命与社会分配制度之间的研究发现，世界仍然有近10亿人处于营养不良的状态。卫生资源分配不合理已成为全球普遍存在的问题，这也是世界卫生组织发起“人人享有卫生保健全球战略”的重要原因之一。

2. 社会制度对卫生政策的决定作用　人群健康水平的提高，经济是基础条件，而政策导向是决定因素。社会制度中对卫生政策及人群健康影响最广泛、最深远的是政治制度。政治制度的核心是社会各阶层在政治生活中的地位及其管理国家的原则，是经济、法律、卫生等一切制度和政策实施、发展和巩固的保证。卫生保健应该是面向大众的，卫生政策和方针必须坚持这个基本原则，才能有效地提高国民的健康水平。

3. 社会规范对健康行为的影响　社会制度实质上是一种社会规范体系，它对人的行为具有广泛的导向和调适作用。社会规范通过提倡或禁止某些行为，保持和促进社会的协调发展。社会规范对健康行为诸如禁止吸毒，控制烟草生产、禁止酒后驾车等的影响，对人群健康具有深远的意义。

四、社会人口因素与健康

人口不仅是社会存在和发展最基本的要素，而且与人类健康息息相关。人口包括数量、质量、构成、分布、迁移和发展等方面。

（一）人口规模与健康

人口问题已成为一个重大的全球性社会问题。人口增长过快及人口数量过多对人类健康的影响主要有以下几个方面：

1. 加重社会负担，影响人群生活质量　在世界上一些地区，由于人口增长速度超过了经济增长速度，致使大批居民营养不良，社会卫生状况恶化。例如，非洲近十几年粮食产量增长率1%，而同期平均人口增长率为2.7%，人均粮食拥有量下降了15.4%。另外，人口数量过多，使劳动力人口超出了现有经济发展的需要，从而造成大量人员失业，居民收入下降，最终对人们身心健康造成严重损害。

2. 加重教育及卫生事业的负担，影响人口质量　人口增长过快，使社会财富主要用于维持人们的温饱需要，而对教育和医疗保健的投入减少，最终必然影响到人的身体健康及人口质量。研究表明，一个国家的人口增长1%，资产投资必须增加3%才能维持整个人群生活及卫生教育标准的原有水平。

3. 加重环境污染和破坏　由于人类对自然界的干预已形成空前的全球规模，人类的活动必然导致自然环境发生巨大的变化，如地表结构的变化，生物圈的变化，而这些变化常常以严重的环境污染和生态平衡的破坏为结局。

（二）人口结构与健康

人口结构主要是指人口的性别、年龄、婚姻、职业、文化等，其中与健康密切的是年龄及性别。

1. 人口年龄结构与健康　年龄结构指群体中各年龄层人口所占比例，是反映人口健康的重要指标。目前，人类所面临的重大人口问题之一就是人口老龄化问题。老年人口患病率高，卫生资源消耗量大，做好老年保健工作不仅对提高整个人群的健康水平有重要意义，而且是合理使用卫生资源的主要方面。

2. 人口性别结构与健康　人口的性别结构是指男、女性人口分别在总人口中所占的百分比。性别比例是用来评价人口性别结构是否平衡的指标。正常情况下，出生性别比是由生物学规律决定的，保持在103～107之间。我国人口性别比例已超出此一般范围，并且还有逐步升高的趋势。性别比例失调是滋生社会问题的根源之一。从人类生殖学及生物学特点分析，人口性别比例能保持自然平衡，而性别比例失调是社会因素作用的结果，如战争、社会生产及不适当医疗措施等。

（三）人口素质与健康

人口素质是身体素质、文化素质和思想道德素质的综合体现。人口素质的提高对健康促进的正效应是不容忽视的，公民素质已经日益成为综合国力和国际竞争力的核心组成部分。

（四）人口流动与健康

人口流动是指人口在地理空间位置上的变动和阶层职业上的变动。人口流动是任何社会都经常发生和普遍存在的一种社会现象。人口流动对居民健康造成的影响程度及性质取决于社会环境、自然条件及人口特点。人口流动可促进经济繁荣及社会发展，给居民健康带来有益的影响。但是，人口流动会出现一些特殊的卫生问题，如传染病的控制和计划生育工作等。

第三节　社会生活环境因素与健康

人类的生活环境由两部分组成，一方面是由人类生活所处的地理位置、气候、地貌和各种自然资源所形成的自然生活环境；另一方面也包括由人类自身所创造的各类物质和社会生活条件，如所处的社会阶层、人际间形成的各类社会关系以及生存所需的社会服务（如卫生服务系统）等环境构成的人类社会生活环境。这类社会因素是影响人群健康的中观层次的社会变量，介导了宏观社会因素对人群健康的影响。

一、社会阶层与健康

（一）社会阶层的概念

社会阶层（social class）是西方社会学的一个重要概念，主要指由财富、权力和威望不同造成的社会地位和生活方式等方面不同的基本层次。从社会学的角度分析，阶层主要由个人受教育程度、职业和收入等因素决定的。收入决定了消费能力、营养、住房和医疗保健状况。职业决定了社会地位、责任感、体力活动和与工作相关的健康风险。教育决定了获取社会、心理和经济资源的能力。人们常以经济收入划分社会阶层，但社会阶层还蕴含着许多因素如文化程度、价值观念、卫生服务的利用、生活习惯及环境等差异。

（二）社会阶层与健康

社会阶层主要由人们的职业、教育和收入水平决定的，它们彼此之间有一定的关联。人们的职业选择与所受的教育程度有关，职业决定了收入水平的高低，与人们所处的物质条件直接相关，并对健康产生影响。职业也是构成社会网络的重要资源，可通过社会心理因素影响健康。另外，职业决定了人们所处的工作环境，是否暴露于有害健康的职业环境以及工作压力大小都将对健康产生影响。

总体上讲，社会阶层较低的人群收入低，生活贫困，居住条件、卫生条件和环境安全都较差。他们比高阶层的人群遭受更多的负性社会因素影响，在遭受精神刺激时又不能获得足够的社会支持帮助他们应对。教育水平普遍低于高阶层人群，影响了他们处理应激的能力，同时也较难形成良好的卫生习惯。接受医疗卫生保健的机会少、容易造成疾病病程的迁延，影响健康水平。在较高阶层人群中，其所承受的来自职业、竞争等方面的压力较大，焦虑、抑郁等情绪障碍性疾病发生率相对于较低阶层的人群要高。

二、社会关系与健康

人生活在由一定社会关系构成的社会群体之中，包括家庭、邻里、朋友群、工作团体等，这些基本社会群体编织成社会关系网络。人在社会网络中的相互关系是否协调，是否相互支持，不仅是健康的影响因素，也是健康的基础。

（一）社会支持的概念、内容与影响因素

1. 社会支持的概念　社会支持（social support）是个人在其社会网络中获得的支持和帮助的数量和质量。社会网络、社会关系或社会联系等属于社会支持的来源。社会支持的最主要来源是配偶和其他家庭成员，其次是朋友、同事、同学等。另外，还有各种社会组织和团体的支持，包括宗教团体、政治团体和职业团体等。

2. 社会支持的内容　目前一般认为社会支持有4个维度：①物质支持（material support）是指个人从社会网络中获得的实际的、具体的帮助，既包括物质的帮助，如金钱、食物，也包括其他的帮助形式，如帮助做家务和生病时获得照顾等；②情感支持（emotional support）是指从社会网络中获得友谊、爱、关心、温暖等非物质的支持和体验，主要来自于社会网络中关系较为密切的成员，如家人和密友，但

在某些特定情况下也可能来自于其他社会关系，如恶性肿瘤患者之间相互情感支持；③信息支持（informational support）是指从社会网络中获得知识和个人需要的信息；④评价性支持（appraisal support）是指从社会网络中获得对自己的价值观、信念、选择、行为等肯定性的看法和反馈。

3. 影响社会支持的因素　主要包括：①人际关系：是指人类社会中人与人之间相互联系与作用的过程。人际交往是人类社会发展和人类生存不可缺少的社会环境。融洽的人际关系不仅可以获得情感上的支持，而且是获得其他社会支持的基础；②社会网络：社会网络结构的健全或合理性是人们获取社会支持的基本条件。主要包括：个人社会网络的亲疏程度，即相互了解和影响的程度；社会网络上人数的多少；社会网络成员的年龄，社会阶层和宗教信仰等特征的相似程度；以及中心人物与社会网络成员接近的难易程度等；③社会凝聚力：是人们思想道德观念、社会责任感及对社会的信心的综合反映。社会凝聚力虽然比较抽象，但在社会生活中，它是社会支持发生与否的重要决定因素。西方国家常用一定人口中拥有社会志愿者数量作为评价社会凝聚力的指标。

（二）社会支持与健康

大多数研究已证实社会支持有益于健康。社会支持对健康的保护作用方式有两种不同的理论假设模型：一个称为直接效应假设；另一个称为缓冲效应假设。前者认为不管是否存在较强的心理社会应激，社会支持都对健康有益。后者则认为当存在较强心理社会应激时，社会支持才表现出明显的保护作用，而没有应激的时候，作用可能不明显。社会支持影响健康的作用机制主要包括：①影响神经免疫内分泌系统；②满足情感上的需要；③影响自尊水平和应对方式；④影响健康相关行为。

三、家庭与健康

家庭是以婚姻和血缘关系组成的社会基本单位。家庭环境是个体所处社会生活环境中最为具体的综合体现，对个体健康带来非常重要的影响。家庭的结构、功能和家庭关系处于完好状态的健康家庭有利于增进家庭成员的健康。反之，则可能危害家庭成员的健康。

（一）家庭结构与健康

家庭结构主要指家庭的人口构成情况。家庭结构的建立是以婚姻和血缘关系的确定为标志。最常见最基本的家庭类型是由父母和未成年子女所组成的核心家庭。由三代以上或两个以上的核心家庭构成的家庭称为扩大家庭。常见的家庭结构破坏及缺陷有离婚、丧偶、子女或同胞死亡等，有学者对丧偶妇女进行研究，发现居丧可引起人体免疫功能改变，血液中NK细胞、T细胞、免疫复合物等都显著低于对照组。

（二）家庭功能与健康

家庭的功能主要表现在生育、生产和消费、赡养、休息和娱乐等方面。家庭功能对健康的影响非常广泛：在生育方面，优生和优育有利于控制人口数量，提高人口质量；家庭经济状况良好、消费方式正确，可保障儿童健康生长发育，有利于防止营养不良、传染病及慢性病等；关怀照料老人及儿童是其身心健康的保障。家庭功能失调主要是通过破坏提供物质及文化生活的微环境对人的健康产生不良影响。尤其是儿童及老年人在缺乏家庭支持的情况下，将出现诸多健康问题。

（三）家庭关系与健康

家庭中每个成员通常承担多种不同角色，形成错综复杂的家庭关系。在家庭发展周期的不同时期，具有不同的特点，需要不同的保健。协调家庭中各种关系，维持家庭的和谐气氛有利于家庭成员生理和心理调节控制处于稳定状态，促进身心健康。家庭关系失调主要表现为夫妻关系失调，父母与子女关系失调等。家庭关系失调可导致各类家庭暴力问题发生，直接或间接影响家庭成员的身心健康。

（四）家庭物质条件与健康

物质生活条件是影响健康最为重要的中介变量。家庭的物质生活条件，包括住房、消费能力以及所处社区环境等。这些物质条件的好坏直接影响到家庭成员的健康。住房条件是物质条件的重要指标，房屋的结构、内部条件如潮湿、寒冷、室内污染等以及房屋所处的邻里环境等对健康的影响越来越被人们重视。房屋内的设施，如是否有冷热水供给、中央空调、单独的浴室和卫生间、室内或室外厕所等是物质条件的标志，与家庭成员疾病的发生有关。例如，缺乏自来水和厕所将增加机体感染的机会，拥挤的住房增加呼吸道传染病的传播。

四、卫生系统与健康

（一）卫生系统的概念与功能

世界卫生组织将卫生系统定义为所有致力于产生卫生行动的组织、机构和资源的总和。世界卫生组织在其《人人有责：加强卫生系统，改善健康结果》报告中明确了卫生系统的 4 个总体目标：①改善健康水平和健康公平性；②卫生系统要响应人的期望与需要；③提供卫生支出的社会及资金保障；④提高效率，即从健康结果来看，资金投入要物有所值。

世界卫生组织要求卫生系统应实现四个重要功能：①监督管理：政府在监控卫生体系的过程中如何行使它的权利，例如，政府如何实施政策任务、规划、管制和立法，其中监督管理是最重要的功能；②筹资：即筹集经费、建立统筹及分配资金，为卫生系统提供重要的资金保障；③服务提供：即提供什么样的服务、谁来提供服务。卫生系统的一个重要功能就是提供高质量的个人卫生服务及公共卫生服务；④资源筹措：卫生服务提供系统所需要的医务人员、设备、药品、医疗卫生技术和知识的生产和筹集。

（二）卫生系统与健康的关系

卫生系统对人群健康的作用主要表现为人们对卫生服务的可及性。在 WHO 提出的综合模型中，卫生系统被认为是社会决定因素中的中介变量，与卫生服务提供的组织密切相关。卫生系统可直接解决人们对卫生保健服务的公平性和可及性，同时通过部门间共同行动，如通过卫生系统的食物补贴以及交通政策和干预来克服人们对卫生服务地理可及性障碍，由此来改善人群的健康状况。卫生系统更重要的作用是调节疾病结局对人们生活的影响。卫生系统应保证健康问题不会导致人们社会状况的进一步恶化，帮助人们重新融入社会。例如，许多慢性病项目帮助人们恢复劳动能力，通过适宜的筹资方式避免人们由于医疗费用而陷入贫困。卫生系统的另外一个重要的作用是通过社会参与和民众赋权，使人们更多地参与到公平导向的卫生政策制定过程中来，使人们有更多的空间，参与到卫生系统优先领域确定、资源投入的监督、评价和决策中。

底德里森认为卫生系统在改善健康不公平问题上有五种形式：①通过干预因贫致病的因素，改善营养、卫生条件、住房和工作条件，降低贫困人口的不公平状况。②降低人群对疾病的易感性，采用各种手段，如免疫、赋权和社会支持等降低其不公平的接触机会。③卫生系统通过治疗和康复那些可能导致社会经济状况产生差异的疾病和健康问题，进而降低人群的健康不公平状况。这一点是常常被人们所忽视的，卫生系统在改善健康不公平中所起到的重要作用。④加强政策背景因素，如社会资本等可改变贫困对健康的影响。⑤通过医疗保险受益包的设计和劳动力市场保护政策来防止疾病疾病给人们带来的社会和经济状况的影响。

第四节　社会心理行为因素与健康

WHO 的概念性框架提出，影响健康的宏观社会因素和结构性变量是通过中介变量影响人群健康的，这些中介变量包括物质生活条件、生物学因素、社会心理和行为因素。本节重点讨论社会心理因素和行为因素对人群健康的作用，他们是直接与健康相关的重要社会因素。

一、社会心理因素与健康

社会心理因素（psychosocial factors）或称心理社会因素，是指一组与健康和疾病相关的心理现象，这些心理现象直接或间接地与个体所处的社会环境和社会生活联系在一起。与健康关系密切的心理社会因素包括个性、情绪、心理社会应激等。目前认为社会心理因素致病机制是社会心理因素刺激通过中枢神经、内分泌和免疫系统对机体产生作用，从而影响健康。

（一）个性心理特征与健康

1. 气质与健康　气质是人的典型的、稳定的心理特征，主要表现为个人心理活动过程的速度和稳定性、心理过程的强度以及心理活动的指向性。它是高级神经活动类型在后天行为活动中的表现，主要由遗传因素决定。通常将气质分为胆汁质、多血质、黏液质和抑郁质四种类型。胆汁质的人以情感和动作发生的迅速、强烈、持久为特征；多血质是以情感和动作发生的迅速、微弱、易变为特征；黏液质的人是以情感和动作缓慢、平稳、善于抑制为特征；而抑郁质的人则是以情感体验深而持久、动作迟缓为特征。气质主要表现为心理活动的动力和方式，并无好坏之分。研究表明，不同的气质类型对人的心身健康有不同影响，许多疾病有明显的气质分布。例如，对确诊为精神分裂病人的前期心理特征的研究表明，抑郁型气质者占被调查者的40%。

2. 性格与健康　性格是个体在社会实践活动中所形成的对人、对自己、对客观现实所持的稳定的态度以及与之相适应的习惯了的行为方式。许多研究表明性格与健康密切相关。自20世纪50年代，Friedman和Rosenmao等提出A型性格模型以来，关于它与冠心病的关系已有大量研究。结果表明，A型性格者冠心病发病率、复发率、死亡率均较高。A型性格的特征是：有雄心壮志，喜欢竞争，性情急躁，缺乏耐心，容易激动；有时间紧迫感，行动匆忙；对人有敌意。而把与此相反的性格，如不争强好胜，做事不慌不忙的性格称为B型性格。流行病学调查证明，A型性格被认为是与高胆固醇血症、吸烟及高血压并列的四项冠心病危险因子。

（二）情绪与健康

情绪是人对客观事物是否符合自身需要而产生的态度的体验。情绪有三个特征：①情绪不是固有的，是由客观现实的刺激引起的；②情绪是主观体验；③情绪的产生是以客观事物是否满足人的需要为中介。

情绪致病主要有两个方面，一是作为疾病发作或复发的诱发因素；二是直接作为致病因素或疾病的促发因素。现代医学研究证明，临床上常见的高血压、冠心病、恶性肿瘤、糖尿病、消化性溃疡、哮喘和偏头痛等多种疾病，都与不良情绪有关。如急剧的情绪变化被认为是心肌梗死、脑出血、精神病发作等的重要诱发因素。流行病学及实验医学研究证明消极情绪与多种疾病有密切关系。

（三）心理社会应激与健康

1．心理社会应激概念　应激是躯体对所施加的任何刺激做出的非特异反应。导致这种非特异性反应的刺激称为应激源。根据来源，刺激大致可以分为物理刺激（如高温、寒冷）、化学刺激（如强酸、强碱）、生物刺激（如细菌感染）、心理刺激（如内心冲突）、社会刺激（如社交隔离）等。来源于心理和社会刺激引起的应激反应即为心理社会应激。大量流行病学研究发现心理社会应激是许多不良结局的致病因素，包括各种慢性躯体性疾病、抑郁、危害健康行为如酗酒、吸毒和自杀等。

2．心理社会应激源分类　在现代社会，人们的主要应激来源有三方面：①生活事件应激源：生活事件是指生活中遭遇到的大变故，可以扰乱人们的心理和生理稳态。消极的生活变故对健康的影响较大，而且越是不可预料的、不可控制的生活变故所致的心理应激作用就越强烈；②环境应激源：环境应激源是指自然和社会环境中的一些重大或突然的变故破坏了个体的生理、心理稳态。如自然灾害发生后导致机体许多生理和心理综合症状出现，生理上的不适包括疲劳感增加、头痛以及其他病症；心理方面则包括恐慌、焦虑、孤独、脆弱、挫折感等；③工作应激源：工作中的应激已成为人们普遍关心的问题。来自工作中的消极应激源主要有不安全的工作环境、超负荷的工作强度、职业角色冲突、同事间人际关系紧张等。

3．心理社会应激与健康　心理社会应激会引起体内的生理应激反应，下丘脑－垂体－肾上腺轴活动增强，激素水平变化，心跳加快、血压升高、血糖增高，同时出现胃肠功能、消化道，泌尿与排尿功能、生殖系统功能、代谢与营养功能变化，睡眠节律变化，这些变化统称为机体内环境的失衡。临床上，患者表现进食障碍、睡眠障碍、性功能障碍和躯体不适感是心理社会因素引起的生理功能障碍。应激过强或持续存在，生理反应趋于激烈或持续时间过长，合并存在其他致病因

笔记

素都可致病理解剖变化，出现器质性改变，称为心身疾病。心理社会应激导致的免疫功能下降还能致机体对其他致病因素的易感性增高，增加个体患感染性疾病和恶性肿瘤等疾病的风险。除外躯体疾病，心理社会应激还与许多心理行为障碍有关，如抑郁症、各类神经症、急性应激障碍、酒精与药物滥用、人格障碍与人格改变、社会适应不良行为等。

二、行为生活方式与健康

行为是指人在主客观因素影响下产生的外部活动。人类对自己的行为有明显的目的性与意志性。生活方式是指人们长期受一定民族习俗、规范以及家庭影响所形成的一系列生活意识和习惯。个体的行为和生活方式的选择明显地受到人们教育、认知水平、所处的社会和经济状况的影响。个人的吸烟、饮酒、吸毒等行为方式将对健康产生近期和长期的影响。是否使用烟草、酗酒、吸食成瘾药物等行为经常是由个体所处的社会经济地位决定的。事实上，吸烟行为经常发生在处于较低社会阶层的人群中，同时也带来与吸烟行为密切相关的健康问题。

（一）卫生行为的相关概念

卫生行为是指与人类健康紧密相关的生活方式，其形成受特殊文化、社会和经济状况等因素制约。卫生行为分健康行为和健康危险行为两类，前者为保护和增进自身健康的行为，后者是产生健康危险因素的行为。

1. 健康行为　健康行为是指人们为了增进体质和维持身心健康而进行的各种活动，这是一种理想的行为模式。健康行为一般分为团体健康行为和个人健康行为。团体健康行为是社会群体、团体作为行为主体而采取的旨在保证公众健康的活动。个体健康行为是每一个体作为行为主体而采取的旨在保证自身健康的活动。判断促进健康行为必须结合个体心理及身体特征。例如，一个身体功能正常的青年人每天晨跑3000米是一个很好的健康行为，但对一个患有心脏病的七旬老者，则不一定能促进健康。

2. 健康危险行为　是指个体或群体在偏离个人、他人及社会的健康期望方面表现出来的一系列相对明显、相对不确定的行为。众多行为生活方式中，以不良行为生活方式最具有研究意义。

（二）不良行为生活方式与健康

1. 不良行为生活方式概念与特点　不良行为生活方式是指对人类健康存在明显或潜在损害的行为和生活方式。不良行为生活方式具有下列特点：①自创性：主要是为了满足个人的某些欲望，自发形成了某些不良生活方式，说明了个体在选择生活方式中的自主性；②社会性：不良生活方式的社会性特点，提醒人们生活方式的选择会受到社会的影响和环境的制约；③播散性：不良生活方式可通过模仿、学习及适当的社会和心理环境得以传播；④多样性：不良生活方式具有多样性，可分为失范性不良生活方式和差异性不良生活方式。失范性不良生活方式已经不受社会规范制约，甚至有违法犯罪倾向的危害健康的生活方式；⑤家族性（或遗传性）：不良生活方式形成的原因具有不确定性，比如喜吃甜食往往具有家族倾向，很难区分是遗传结果还是长期生活同化的结果；⑥可改变性：意味着不良生活方式的可控制性。通过健康教育和必要的生活方式干预可以控制和改变不良的行为生活方式。

2. 不良行为生活方式与健康　目前，对人类健康危害最大的不良行为生活方式主要有吸烟、酗酒、吸毒、性滥交、赌博、不良饮食习惯、滥用药物和缺乏体育锻炼、不良遵医行为等。因此，促进人们形成有利于健康的行为，必须通过综合的社会措施，健康教育和健康促进活动，使人们养成合理营养、规律作息、体育锻炼等基本的健康行为；同时还要戒除不良嗜好避免危害健康，调整心理积极应对各类生活应激事件、合理和正确地应用医疗保健服务等。

（郝艳华　宁　宁）

思考题

1. 社会因素包括哪些因素、它们是如何影响人群健康的？
2. 你认为应从哪些方面采取社会综合措施来改进和降低人群健康差异？

第三篇　医学统计方法

第九章

医学统计学的基本概念与步骤

导　读

医学统计学(medical statistics)是运用统计学的基本原理和方法，研究医学及其有关领域数据信息的搜集、整理、分析和推断的一门学科。医学的研究对象主要是人体，由于影响人体的因素错综复杂，而人体对影响因素的反应又往往各不相同，即个体变异普遍存在，必须运用统计方法透过具有偶然性的现象来探测其规律性。理解和掌握医学统计学的基本步骤和过程并进一步学习医学统计学的方法，培养科学的统计思维，科学和理性地分析判断结果。进行资料分析时，能够根据研究目的、设计类型和资料的类型正确地选择统计描述和统计推断的方法。

第一节　统计学基本概念

一、变量和变量值

统计分析最基本的是变量，即观察对象个体的特征或测量结果。由于个体的特征或指标存在个体差异，在测量前不能准确预测，故称为随机变量(random variable)，简称为变量(variable)，如患者的年龄、性别、职业等。变量的取值称为变量值或观察值(observation)，如实际的年龄、性别等。

二、变量的分类

变量分类的方法很多，本课程不做详细讨论。变量的取值可以是定量的，亦可以是定性的。按变量取值之特性，可将变量分为定量变量和定性变量，前者反

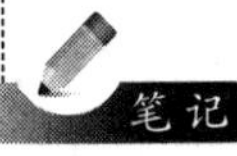

映事物的数量特征，后者说明事物的类别和性质，不同类型的变量应采用不同的统计分析方法。某次研究变量值的组合构成了该次研究的统计资料。

（一）定量资料（quantitative data）

定量变量也称计量变量或数值变量，是通过度量衡的方法，测定每一个观察单位的某项研究指标的量的大小得到的资料。其取值是定量的，表现为数值大小。按取值的不同可分为离散型变量（discrete variable）和连续性变量（continuous variable）两种，前者如儿童龋齿数、孕妇胎次等，后者如身高、体重等。

（二）定性资料（qualitative data）

定性变量也称计数变量或分类变量，是将全体观测单位按照某种性质或特征分组，然后再分别清点各组观察单位的个数所获得的资料。其取值是定性的，一般无度量衡单位。表现为互不相容的类别或属性，有两种情况：

1. 无序分类（unordered categories）资料　包括：①二项分类：如性别（男女）、疾病（有无）和结局（生死）等。表现为互相对立的两种结果；②多项分类：如“血型”变量，分为A、B、O、AB四种。表现为互不相容的多类结果。

2. 有序分类（ordered categories）资料　各类之间有程度上的差别，或等级顺序关系，有“半定量”的意义，亦称等级变量。如问卷调查中对某件事情的满意程度，给出5项答案：极不满意、有点满意、中度满意、很满意、极满意，请被调查对象挑选。

根据分析需要，数值变量可以转化为有序分类变量，有序分类变量可以转化为无序分类变量。但变量只能由“高级”向“低级”转化：定量→有序→分类；不能作相反方向的转化。如上述“体重”变量属数值变量，如按体重小于2500g为低体重儿，大于2500g为正常儿，则“体重”变量转化为二项分类变量。但需注意这种转换可能损失部分信息。

三、同质和变异

一个总体中有许多个体，他们之所以共同成为人们研究的对象，必定存在共性。性质相同的事物称为同质（homogeneity），否则称为异质（heterogeneity）。没有同质性就构不成一个总体供人们研究，如不同年龄组男童的身高不能计算平均数，因为所得结果没有意义。

不同研究或同一研究中不同观察指标对观察对象的同质性的要求不同，即同质是相对的。例如，男性身高与女性身高有着本质的差别。因此，在考虑身高这一指标时，不能把不同性别的人混在一起，此时，不同性别表示不同质；而在研究白细胞计数这一指标时，因性别对该指标没有影响，故可以把不同性别的人放在一起分析。又如，在某新药的临床试验中，计算有效率的观察病例必须患同一疾病，甚至具有相同的病型、病情、病程等，对同质性的要求是很严格的；而计算不良反应发生率，通常可将不同病种的病例合起来统计，此时对同质性的要求只有一条：按规定服用该新药。

宇宙中的事物千差万别，各不相同，即使是同质事物，就某一观察指标来看，各观察单位（亦称个体）之间也有差别，这种同质事物间的差别称为变异（variation）。例如，研究儿童的身体发育，同性别、同年龄儿童的身高，有高有矮，各不相同，称为身高的变异。由于观察单位通常即观察个体，故变异亦称个体变异（individual variation）。变异表现在两个方面：其一，个体与个体间的差别；其二，同一个体重复测量值间的差别。变异是宇宙事物的个性反映，在生物学和医学现象中尤为明显。

变异是由于一种或多种不可控因素（已知的和未知的）以不同程度、不同形式作用于生物体的综合表现。如果我们掌握了所有因素对生物体的作用机制，那么，生物体的某指标的观察值就是可预测的。有些指标的变异原因已被人们认识，例如，染色体决定了新生儿的性别；有些指标的变异原因已被认识一部分。例如，人的身高受遗传和后天营养的影响，但尚有一部分影响因素是未知的；更多的情况下，影响变异的因素是未知的。就每个观察单位而言，其观察指标的变异是不可预测的，或者说是随机的。观察指标用变量（variable）表述。当观察值的个数达到足够多时，其分布将趋于稳定，并最终服从于总体分布（distribution of population）。

个体变异现象广泛存在于人体及其他生物体，是个性的反映。虽然每个个体的变异表现出一定的随机性和不可预测性，但变异并不等于杂乱无章，指标的变异是有规律的，当所观察的个体数足够多时，观察值的分布将呈现一定的规律性，这是对总体的反映。统计学就是探讨变异规律、并运用其规律性进行深入分析的一门学科。因此，没有变异就没有统计学。

四、总体和样本

总体（population）是根据研究目的所确定的同质观察单位的全体，确切地说，是同质的所有观察单位某种变量值的集合；个体（individual）是构成总体的最基本的观察单位；样本（sample）是从总体中随机抽取部分观察单位，其变量值的集合；样本中所包含的个体数称为样本含量（sample size）。

例如，调查某地某年正常成年男子的红细胞数，则观察对象是该地正常成年男子，全部正常成年男子构成了研究总体（study population），其同质基础是同一地区，同一年份，同为正常人，同为成年男性。观察单位是该地该年的每一个正常成年男子。今从中抽取了200名，测得其红细胞数，则这是一个样本含量为200的样本。这里的总体只包括（确定的时间、空间范围内）有限个观察单位，称为有限总体（finite population）。有时总体是假想的，如研究某种辅助疗法对肾移植病人生存时间的影响，这里总体的同质基础是同为肾移植病人，同用某种辅助疗法，总体包括设想用该辅助疗法的所有肾移植病人，是没有时间和空间概念的，因而观察单位是无限的，称为无限总体（infinite population）。

医学研究中的总体很多是无限总体，要直接研究总体的情况是不可能的。即使是有限总体，如果包含的观察单位过多，也要花费大量的人力、物力、财力，有时也是不可能的和不必要的。如检查乙肝疫苗的合格率，不可能将所有的疫苗打开逐一检查。所以实际工作中总是从研究总体中抽取少量有代表性的样本，目的是根据样本所提供的信息推断总体的特征，这是统计推断的根本内容。

五、误　差

统计上所说的误差泛指测量值与真实值之差。包括：

（一）系统误差

指数据搜集和测量过程中由于仪器不准确、标准不规范等人为原因，造成观察结果偏大或偏小的一种误差。

（二）随机误差

由于一些非人为的偶然因素，使得结果或大或小，是不确定、不可预知的，分为随机测量误差和抽样误差两种。

由于总体中每个个体存在着变异，因此从同一总体中随机抽取若干个体所组成的样本，其统计量如均数，标准差或样本率等，与相应的总体参数一般不会恰好相等。如从某地某年13岁女生的总体中随机抽取含量为120的样本，算得其平均身高（统计量）为155.4cm，这个数不一定恰好等于该地13岁女生的总体均数（参数）。又如，从某地随机抽取500人，查出HBsAg阳性率为10.2%（统计量），这个数不一定恰好等于该地人群中HBsAg的阳性率（参数）。这种样本的统计指标（统计量）与总体的统计指标（参数）的差别称为抽样误差（sampling error）。

由于生物体的变异总是客观存在的，因而抽样误差是不可避免的，但抽样误差的规律是可以被认识的，因而是可以控制的，“统计推断”就是运用抽样误差的规律性对总体的某些特征进行估计和推断。

一般来说，样本含量愈大，抽样误差就愈小，用样本推断总体的精确度就愈高。当样本无限接近总体时，抽样误差就会逐渐消失。

六、概率和小概率事件

在n次随机试验中，事件A发生了m次，则比值：

$$f=\frac{m}{n}=\frac{A\text{发生的试验次数}}{\text{试验的总次数}} \tag{9-1}$$

称为事件A在这n次试验中出现的频率（relative frequency）。m称为频数（frequency）。频率常用小数或百分数表示，显然有：$0 \leq f \leq 1$。医学上通常所说的发病率、患病率、病死率、治愈率等都是频率。

如检查某药品的合格率，其结果见表9-1：

表9-1　某药抽样次品率随抽样次数变化情况

抽出样品数n	次品数m	次品率(%)f
50	0	0
100	2	2
600	7	1.17
1500	19	1.27

续表

抽出样品数 n	次品数 m	次品率(%)f
6000	56	0.93
9000	93	1.03
18 000	176	0.98

从表 9-1 可以看到，抽到次品数的多少具有偶然性，但随着抽样的大量进行，抽取的样品数逐渐增加，次品率 f 将愈来愈接近常数 1%。

实践表明，在重复试验中，事件 A 的频率，随着试验次数的不断增加将愈来愈接近一个常数 p，频率的这一特性称为频率的稳定性。

频率的稳定性充分说明随机事件出现的可能是事物本身固有的一种客观属性，因而是可以被认识和度量的。这个常数 p 就称为事件 A 出现的概率(probability)，记作 $P(A)$ 或 P。这一定义称为概率的统计定义。它是事件 A 发生的可能性大小的一个度量。容易看出，频率为一变量，是样本统计量，而概率为常数，是一总体参数。实践中，当试验次数足够多时，可以近似地将频率作为概率的一个估计值。

显然，概率 P 有如下性质：

$$0 \leq P \leq 1 \tag{9-2}$$

概率常以小数或百分数表示。事件 A 出现的概率愈接近于 0，表示 A 出现的可能性愈小；愈接近于 1，表示出现的可能性愈大。$P(A)=0$ 表示 A 为不可能事件，即 A 不可能发生；$P(A)=1$ 表示 A 为必然事件，即 A 必然要发生。

按概率的统计定义，为了确定一个随机事件的概率，就得进行大量重复试验。但有些情况下，可以根据事物本身的性质直接计算某事件的概率。例如，抛掷一枚质地均匀的硬币，因只有两种可能，且“出现正面”和“出现反面”的机会相等，各占一半，因此，事件 A(出现正面)的概率为 0.5。

又如，掷一颗骰子，设骰子是一均匀的六面体，分别标有 1 到 6，因掷一次只能出现其中一面，各点出现的可能性相同，所以在一次试验中出现“6 点”的概率为 1/6，而出现“1 点或 6 点”的概率为 2/6。

设某种随机现象具有如下特征：① 所有可能的结果只有有限个，记为 A_1，A_2，…，A_N，它们出现的机会均等(可能性相同)；② 在任一次试验中 A_1，A_2，…，A_N 至少出现其中一种(完备性)；③ 在任一次试验中 A_1，A_2，…，A_N 只能出现其中一种(互不相容性)。则在一次试验中 A_i 出现的概率为 $1/N$，出现 A_1 或 A_2 或…或 A_M 的概率为 M/N。这一定义称为概率的古典定义。

无论采用何种定义，概率的意义不变，即概率是描述随机事件发生的可能性大小的统计指标。

若在一次观察或实验中某事件发生的可能性很小，可以看作很可能不发生，则称该事件为小概率事件。研究不同问题对小概率的要求不同，医学研究中，将概率小于等于 0.05 或 0.01 者称为小概率事件。这种小概率事件虽不是不可能事件，但一般认为小概率事件在一次随机试验中基本上不会发生，这就是小概率原理。小概率原理是统计推断的一条重要原理。

第二节　医学统计工作的基本步骤

医学统计工作的基本步骤包括研究设计、搜集资料、整理资料和分析资料。

一、研究设计

医学研究设计（design）是根据特定的研究目的，对一项医学科学研究的全过程进行科学、有效和周密的计划和安排。包括专业设计和统计设计两部分内容。专业设计主要考虑专业方面的需要，如研究对象的选择，实验技术与方法的确定等。统计设计围绕专业设计确定，其内容包括资料搜集、整理和分析全过程总的设想和安排。例如，什么是研究目的和假说？什么是观察对象和观察单位？需要搜集哪些原始资料？用什么方式和方法取得这些原始资料？怎样对取得的资料作进一步的整理汇总和计算统计指标？如何控制误差？预期会得到什么结果等。凡此种种，都要结合实际，周密考虑，妥善安排。设计是后续步骤的依据，是统计工作最关键的环节。

二、搜集资料

搜集资料（collection of data）的任务是取得准确可靠的原始数据。卫生工作中的统计资料主要来自三个方面：①统计报告表：如法定传染病报表，职业病报表，医院工作报表等。这些是国家规定的报表，由国家统一设计，要求有关医疗卫生机构定期逐级上报，提供居民健康状况和医疗卫生机构工作的主要数字，作为制定卫生计划与措施，检查与总结工作的依据。报表资料的质量取决于填报人员的认识和责任感，使用时应对数据的准确性做出判断；②经常性工作记录：如经常性卫生监测记录、健康检查记录等。要做到登记的完整、准确。病历是医疗工作的重要记录，分析时应注意其局限性（如不能反映一般人群特征）；③专题调查或实验：实验和现场调查一般都经过严格的研究设计过程，但应注意收集资料过程中的质量控制和审核。无论何种手段收集资料都应强调它的完整、准确、及时、可靠。

三、整理资料

整理资料（sorting data）的任务是净化原始数据，使其系统化、条理化，便于进一步计算指标和进行分析。首先是资料清理（data cleaning）。因为无论是调查或实验的原始记录和计算机录入过程，常会有错误，必须经过反复地检查和核对，这是需要耐心从事的基础工作，特别是数据较多时，一定要在修正错误，去伪存真之后，再开始按分析要求，分组汇总资料。检查与核对一般按照逻辑检查和统计检查进行。

四、分析资料

分析资料（analysis of data）的目的是计算有关指标，反映数据的综合特征（亦称综合指标），阐明事物的内在联系和规律。统计分析包括：①统计描述（descriptive statistics）：指用统计指标、统计表、统计图等方法，对资料的数量特征及其分布规律进行测定和描述；②统计推断（inferential statistics）：指如何抽样，以及如何由样本信息推断总体特征问题，包括参数估计和假设检验。

以上四个步骤是紧密联系，不可分割的整体，任何一步有缺陷，都会影响统计分析的结果。

（潘发明）

思考题

1. 统计工作的基本步骤是什么？

2. 统计资料分为几类？各有何特点？并说明大学教授的年收入、患者的血红蛋白、肿瘤患者的病理分期等各属于何种类型的数据。

3. 什么是抽样误差，能否避免，如何降低抽样误差？

第十章

数值变量资料的统计分析

导 读

数值变量资料的统计分析包括统计描述和统计推断，首先应该选择正确的指标来描述，正态分布的数值变量资料应该选择算术均数和标准差来描述，偏态分布或分布类型不明资料应该选择中位数和四分位数间距来描述。多组资料之间的离散度的比较还要考虑度量衡是否相同，是否需要引入变异系数指标。数值变量资料统计推断方法的选择要根据研究的设计类型和资料的分布正确选择统计学方法，如两组符合正态分布且方差齐性的数值变量数据可以采用成组比较的 t 检验等，否则可以考虑采用变量变换或者后面章节的秩和检验的方法，多组定量数据的比较不能拆分成几个独立样本的 t 检验，统计描述指标选择的错误或统计学方法选择的错误都会导致统计结论的错误。

第一节 数值变量资料的统计描述

对搜集得来的资料(无论是定量资料，还是定性资料)都要进行整理，使其条理化、系统化，以了解资料的数量特征、分布规律，以便进一步统计分析。

一、频数表及频数分布

频数表或频数分布图是描述资料的一种基本形式。下面讲述如何对定量资料编制频数表。

(一) 频数表的编制

例 10-1 抽样调查某地 120 名 18～35 岁健康男性居民血清铁含量(μmol/L)，如表 10-1，试编制血清铁含量的频数表。

对于连续性资料，须编制频数表。频数表的编制方法如下(为简便起见，以下计算中略去单位)：

表 10-1　调查某地 120 名 18～35 岁健康男性居民血清铁含量（μmol/L）

7.42	8.65	23.02	21.61	21.31	21.46	9.97	22.73	14.94	20.18	21.62	23.07
20.38	8.40	17.32	29.64	19.69	21.69	23.90	17.45	19.08	20.52	24.14	23.77
18.36	23.04	24.22	24.13	21.53	11.09	18.89	18.26	23.29	17.67	15.38	18.61
14.27	17.40	22.55	17.55	16.10	17.98	20.13	21.00	14.56	19.89	19.82	17.48
14.89	18.37	19.50	17.08	18.12	26.02	11.34	13.81	10.25	15.94	15.83	18.54
24.52	19.26	26.13	16.99	18.89	18.46	20.87	17.51	13.12	11.75	17.40	21.36
17.14	13.77	12.50	20.40	20.30	19.38	23.11	12.67	23.02	24.36	25.61	19.53
14.77	14.37	24.75	12.73	17.25	19.09	16.79	17.19	19.32	19.59	19.12	15.31
21.75	19.47	15.51	10.86	27.81	21.65	16.32	20.75	22.11	13.17	17.55	19.26
12.65	18.48	19.83	23.12	19.22	19.22	16.72	27.90	11.74	24.66	14.18	16.52

1．求极差　极差（range），又称全距，用 R 表示，是数据的最大值与最小值之差。本例的最大值和最小值已用粗体字标出，极差为二者之差，即 29.64−7.42＝22.22。

2．确定组数和组距　组数要适当，其多少视样本含量及资料的变动范围大小而定，一般设 8～15 个组，常用的是 10 组，组距（class interval）为每组的跨度，一般由极差与预计的组段数之商来确定。

组段的界限要明确，不能有交叉。第一组应当包括最小值，最后一组应当包括最大值。每一组段的起点称为"下限"（lower limit），而终点称为"上限"（upper limit），为避免交叉，除最后一个组段外，每个组段从该组的下限开始（包括下限），到上限为止（不包括上限）。

这里设定组段数为 10，本例 22.22/10＝2.22，组距取为 2。

于是第一组下限为 6，上限为 8（但不包括 8），记作"6～"；最后一组下限为 28，上限为 30，记作"28～30"。见表 10-1 第（1）栏。

3．列表划记　将每一个观察值按其大小归于相应的组段中去，将每段中的频数汇总为频数表，见表 10-1 的第（2）栏。

还可以计算出每组频数占总观察单位数的频率，见表 10-2 的第（3）栏。

表 10-2　120 名正常成年男子血清铁含量频数表（μmol/L）

组段（1）	频数（2）	频率（3）（%）
6～	1	0.83
8～	3	2.50
10～	6	5.00
12～	8	6.67
14～	12	10.00
16～	20	16.67
18～	27	22.50
20～	18	15.00
22～	12	10.00

续表

组段(1)	频数(2)	频率(3)(%)
24～	8	6.67
26～	4	3.33
28～30	1	0.83
合计	120	100.00

(二)频数分布图

用频数表显示频数分布规律，不够直观。以血清铁含量为横轴，频数为纵轴，每一组段画一直条，直条的面积与该组频数成正比，绘制成频数分布图，如图 10-1。

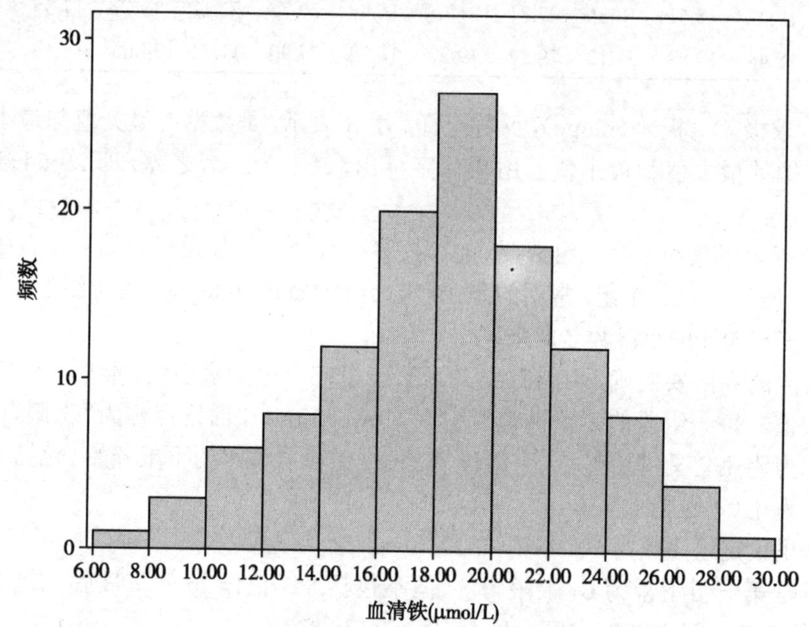

图 10-1 120 名正常成年男子血清铁含量的频数分布图

由图 10-1 可以看出，该 120 名成年男子的血清铁分布在 6～30μmol/L 之间，分布最集中的区间为 18～20μmol/L，中心分布较多，中心向两侧分布逐渐减少，且基本对称。这就是该 120 名成年男子血清铁含量的分布规律。

(三)频数表和频数分布图的应用

对频数表和频数图的分析，主要在于以下几个方面：

1. 观察有无可疑值　列出频数表并作出频数图后，容易发现一些特大或者特小的值。

2. 便于进一步计算指标并进行统计分析。

3. 揭示资料的分布类型　频数分布分为对称分布和非对称分布两种类型。非对称分布又称偏态分布，是指观察值偏离中央的分布。例 10-1 资料的分布近似对称。

4. 描述分布的特征　从频数表还可看到分布的两个重要特征，即集中趋势(central tendency)和离散趋势(tendency of dispersion)。集中趋势在表 10-1 资料中表现为 120 名成年男子的血清铁含量大多集中在“18～”左右；但 120 个数据仍参差不齐，从最小的7.42到最大的29.64，且由中间向两侧逐渐减少，数据的这种分布特征体现了离散趋势。

二、描述集中趋势的指标

集中趋势反映了一组同质观察值的平均水平，在统计学中用来描述集中趋势的指标体系是平均数(average)，包括以下几种：

(一) 算术均数

算术均数(arithmetic mean)，简称均数(mean)，总体均数用μ表示，样本均数用$\overline{X}$表示，均数反映了一组观察值的平均水平，适用于正态分布或近似正态分布资料的平均水平的描述。

用公式表示为：

$$\overline{X}=\frac{X_1+X_2+\cdots+X_n}{n}=\frac{\sum X_i}{n} \tag{10-1}$$

有时候，数据集中的每个观察值的重要性不尽相同，因此其对均数的贡献大小也不同，这时可以计算加权均数(weighted mean)。其计算公式为：

$$\overline{X}=w_1X_1+w_2X_2+\cdots+w_nX_n=\sum_{i=1}^{n}w_iX_i \tag{10-2}$$

w_i为第i组的权重系数(weight)，说明重要性的大小。$w_i>0$，$\sum w_i=1$。

(二) 几何均数

有些医学资料，如抗体的滴度、细菌计数等，应该使用几何均数(geometric mean)描述。几何均数一般用G表示，适用于各变量值之间成倍数关系，分布呈偏态，但经过对数变换后成单峰对称分布的资料，如对数正态分布资料。

变量值$X_1, X_2, X_3, \cdots, X_n$的几何均数为

$$G=\sqrt[n]{X_1\cdot X_2\cdot\cdots\cdot X_n} \tag{10-3}$$

即将n个观察值相乘，再开n次方根。也可用式(10-4)计算几何均数。

$$G=e^{\left[\frac{\ln X_1+\ln X_2+\cdots+\ln X_n}{n}\right]}=e^{\left[\frac{\sum \ln X_i}{n}\right]} \tag{10-4}$$

即先求对数值之均数，再取反对数。

例10-2 5名慢性迁延性肝炎患者的HBsAg滴度资料为1∶10，1∶20，1∶40，1∶80，1∶160，试求几何均数。

该资料的各观察值呈倍数增加，其几何均数为

$$G=\sqrt[5]{10\times20\times40\times80\times160}=40$$

或

$$G=e^{[\ln(10)+\ln(20)+\ln(40)+\ln(80)+\ln(160)]/5}=40$$

故5名慢性迁延性肝炎患者的HBsAg滴度的几何均数为1∶40。

计算几何均数时要注意，变量值中不能出现0，且不能同时包括正值和负值。

(三) 中位数和百分位数

中位数(median)是将观察值按升序排列，位次居中的数，常用M表示。理论

上数据中有一半数比中位数小，另一半比中位数大。中位数既适用于偏态分布资料或分布类型不明资料的描述，也适用于开口资料的描述。

$$M=\begin{cases} X_{[n+1]/2} & \text{当}n\text{为奇数} \\ [X_{n/2}+X_{n/2+1}]/2 & \text{当}n\text{为偶数} \end{cases} \tag{10-5}$$

例 10-3 某病 7 例患者的潜伏期（天）如下：2，6，3，3，4，5，30，试求其平均潜伏期。本例资料是偏态分布资料，适宜用中位数描述其集中趋势。

将观察值按升序排列，其中位数为 4 天。所以，该病 7 例患者的平均潜伏期为 4 天。

百分位数（percentile）是一种位置指标，以 P_X 表示，一个百分位数 P_X 将全部观察值分为两个部分。故百分位数是一个界值，也是分布数列的一百等份分割值。显然，中位数即是 P_{50}，即中位数是一特定的百分位数。

三、描述离散趋势的指标

仅用平均数来描述数据分布的特征是不够的，因为数据的分布特征不仅仅包括集中趋势，还应当包括离散趋势。下面用一个例子来说明这个问题。

例 10-4 观察下面三组数据，试分析其集中趋势和离散程度。

甲组	26	29	30	31	34	$\bar{X}_{甲}=30$
乙组	24	27	30	33	36	$\bar{X}_{乙}=30$
丙组	26	28	30	32	34	$\bar{X}_{丙}=30$

以上三组资料的均数均为 30，但并不能因此说明这三组数据的分布特征相同。从数据及图 10-2 可以看出：乙组数据的分布比甲组和丙组更“分散”，即变异的程度不一样，甲组与丙组的数据分布也不尽相同。因此，除了用平均数来描述资料的集中趋势外，还需要有描述资料离散程度的指标。常用来描述数据离散程度的指标有：极差、四分位数间距、标准差、方差和变异系数，尤以方差和标准差最为常用。

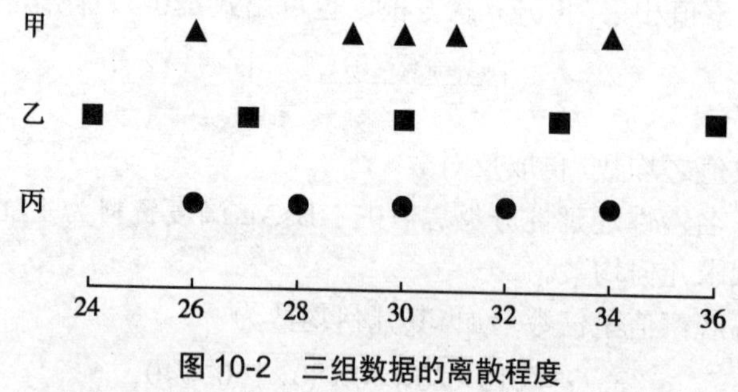

图 10-2 三组数据的离散程度

（一）极差

极差（range，记为 R），又称全距，指一组数据中最大值与最小值之差。极差大，说明资料的离散程度大。如例 10-4 中的甲组和乙组的极差分别为 8 和 12，说明乙组的离散程度大于甲组。

用极差反映离散程度的大小，简单明了，故得到广泛采用。其缺点是：①不灵敏：仅利用了最大值和最小值，因此不能反映组内其他数据的变异程度；②不稳定：尤其在样本例数较多时，得到较大或较小的观察值的可能性越大，极差就有可能越大，故在样本例数相差悬殊时，不宜比较其极差。

（二）四分位数间距

四分位数（quartile，记为 Q），即 P_{25} 和 P_{75}。P_{25}，称为下四分位数，记为 Q_L；P_{75}，称为上四分位数，记为 Q_U。所谓四分位数间距（inter-quartile range）就是上四分位数与下四分位数之差，即：

$$Q=Q_U-Q_L \tag{10-6}$$

其间包含了全部观察值的一半。所以四分位数间距又可看成中间一半观察值的极差。其意义与极差相似，数值大，说明变异度大；反之，说明变异度小。如**例10-1** 中 120 名成年男子血清铁含量的 25% 和 75% 百分位数分别为 16 和 21.44，故 $Q=21.44-16=5.44$（μmol/L）。

可用 $P_{95}-P_5$、$P_{90}-P_{10}$ 或 $P_{80}-P_{20}$ 来表示变异程度，有时多个合用，但以四分位数间距最为常用。对偏态分布，集中趋势用中位数描述，相应的离散趋势用四分位数间距描述，记为：$M(P_{25}, P_{75})$。

（三）方差和标准差

相对于极差与四分位数间距，方差（variance）和标准差（standard deviation）利用了所有的信息，因而得到了广泛应用。

对于一个总体而言，可以用数据集中各个观察值与均数之差（离均差）来反映数据集中每个个体的离散程度，然而并不能将所有的离均差加在一起反映整个数据集的离散程度，因为结果将为 0。往往将离均差平方后再相加，即 $\sum(X-\mu)^2$，称为离均差平方和（sum of squares）。但 $\sum(X-\mu)^2$ 的大小，除了与变异度有关，还与变量值的个数 N 的多少有关。为消除这一影响，用 N 除之，便得到总体方差，记为 σ^2，σ 读作 sigma。即

$$\sigma^2=\frac{\sum(X-\mu)^2}{N} \tag{10-7}$$

将总体方差开平方，就是总体标准差，记为 σ。

$$\sigma=\sqrt{\frac{\sum(X-\mu)^2}{N}} \tag{10-8}$$

标准差直接地、总结地、平均地描述了变量值的离散程度。在同质的前提下，标准差越大，说明一组资料的变异程度越大。

实际工作中常常得到的是样本资料，而总体是未知的，故只能用样本统计量估计总体参数，即以 $\sum(X-\bar{X})^2$ 代替 $\sum(X-\mu)^2$，以样本含量 n 代替 N。这样得到的结果低估了实际的 σ，英国统计学家 W.S.Gosset 提出用 $n-1$ 代替 n 来校正。即用下式计算样本标准差 S：

$$S=\sqrt{\frac{\sum(X-\bar{X})^2}{n-1}} \tag{10-9}$$

也可用公式：

$$S=\sqrt{\frac{\sum X^2-(\sum X)^2/n}{n-1}} \tag{10-10}$$

显而易见，样本方差为S^2。

例10-4中三组资料的样本标准差分别为：$S_{甲}=2.9155$、$S_{乙}=4.7434$、$S_{丙}=3.1623$，$s_{乙}>s_{丙}>s_{甲}$，即乙组的变异大于丙组，丙组的大于甲组。可见由于利用了所有观察值的信息，标准差在度量观察值的变异度方面比极差要准确。

例10-5 求例10-1中资料的标准差。

因 $\Sigma X=2228$，$\Sigma X^2=43\,640$，故

$$S=\sqrt{\frac{43\,640-2228\times2228/120}{120-1}}=4.37(\text{umol/L})$$

（四）变异系数

变异系数（coefficient of variance，CV），亦称离散系数（coefficient of dispersion），为标准差与均数之比，常用百分数表示。

$$CV=\frac{S}{\bar{X}}\times100\% \tag{10-11}$$

变异系数没有度量衡单位，常用于比较量纲不同的变量间或均数差别较大的变量间的变异程度。

例10-6 某地女童100人，其身高的均数为72.4cm，标准差为3.0cm；体重的均数为8.42kg，标准差为0.98kg。由于身高和体重的度量单位不同，不能直接比较标准差，可以比较其变异系数。

$$CV_{身高}=\frac{3.0}{72.4}\times100\%=4.14\%$$

$$CV_{体重}=\frac{0.98}{8.42}\times100\%=11.64\%$$

可见，该地女童体重的变异大于身高的变异。

需要注意的是，当均数太接近于0时，不宜计算CV。

第二节 正态分布和参考值范围

正态分布（normal distribution）又称高斯分布（Gaussian distribution），是统计学中一个重要的概率分布，原因有三：①医学研究中的某些观察指标服从或近似服从正态分布；②很多统计方法建立在正态分布的基础之上；③很多其他分布的极限为正态分布。因此，正态分布是统计分析方法的重要基础。

一、正态分布的概念

若例10-1资料中的人数不断增加、分组数不断变多，组距不断分细，频数分布就会越来越呈现出中间高，两边低且左右对称的特征来，直方图的边线渐渐接近于一条光滑曲线（图10-3），这条曲线称为频数曲线，若以各组的频数在总样本含量中所占的比例（频率）作图，则所得直方图称为频率曲线，由于频率的总和等于100%，故该曲线下的面积为1。当所研究的变量确定后，变量值的分布型也随之确定。

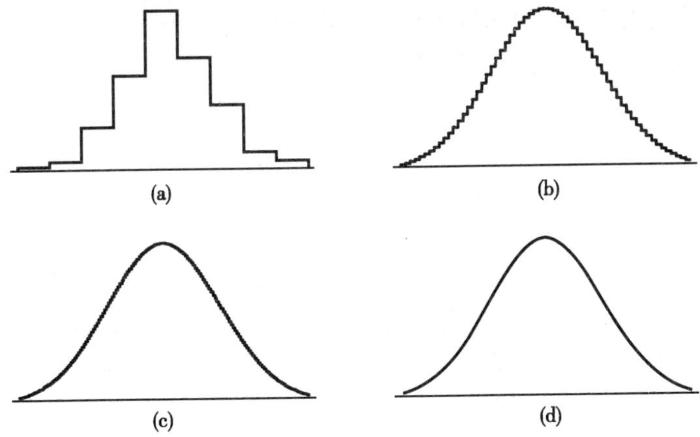

图 10-3　直方图逐渐接近一光滑曲线

二、正态分布的图形、特征

根据正态分布的概率密度函数（probability density function，pdf），可绘制出正态分布曲线图，其方程为：

$$f(X)=\frac{1}{\sigma\sqrt{2\pi}}e^{-(X-\mu)^2/2\sigma^2},-\infty<X<+\infty \quad (10\text{-}12)$$

式中 μ 为总体均数，σ 为总体标准差，π 为圆周率，e 为自然对数的底，X 为变量，代表图形上横轴的数值，$f(X)$ 为纵轴数值。μ 和 σ 是正态分布的两个参数，当给定 μ 和 σ，就可按上式绘制一条正态分布曲线如图 10-4（a）。从这个意义上说，正态分布曲线是一簇曲线。

为了应用方便，常将正态分布变量作如下的数据转换：

$$z=\frac{X-\mu}{\sigma} \quad (10\text{-}13)$$

也就是将图 10-4（a）的中心 μ 移到 0，横轴以 σ 为单位，使得变换后的均数为 0，标准差为 1，则将正态分布变换为标准正态分布（standard normal distribution），式中的 Z 称为标准正态变量或标准正态离差（standard normal deviate），于是式（10-12）被简化为：

$$\varphi(z)=\frac{1}{\sqrt{2\pi}}e^{-z^2/2},-\infty<Z<+\infty \quad (10\text{-}14)$$

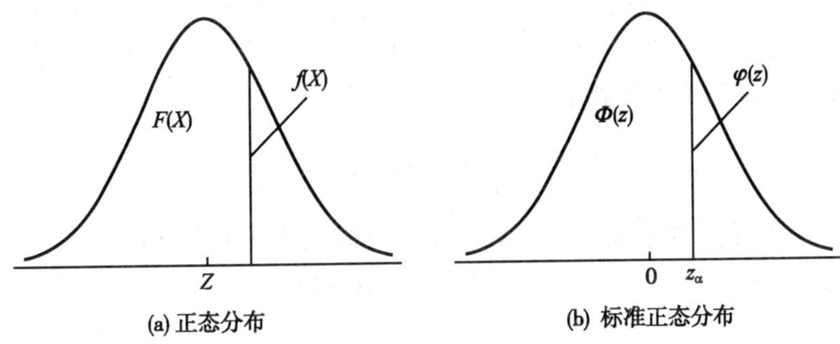

图 10-4　正态分布的面积与纵高

以 u 为横轴尺度，$\varphi(Z)$ 为纵轴尺度，即可画出标准正态分布图 10-4(b)。

从图 10-4 可知，正态分布具有如下特征：

1. 正态分布是一单峰分布，高峰位置在均数 $X=\mu$ 处，这一点由 $f(X)$ 的定义即知。总体中位数亦为 μ。

2. 正态分布以均数为中心，左右完全对称。这是因为式(10-12)中 $(X-\mu)$ 为平方，故 $(X-\mu)$ 值无论正负，只要绝对值相等，则纵高 $f(X)$ 相等。

3. 正态分布取决于两个参数，即均数 μ 和标准差 σ。μ 为位置参数，μ 大，则曲线沿横轴向右移动；μ 小，曲线沿横轴向左移动。σ 为形态参数，表示数据的离散程度，若 σ 小，变异小，则曲线形态“瘦高”；σ 大，变异大，则曲线形态“矮胖”(如图 10-5)。一般情况下，我们用 $N(\mu, \sigma^2)$ 表示均数为 μ，方差为 σ^2 的正态分布，$N(0, 1)$ 表示标准正态分布。

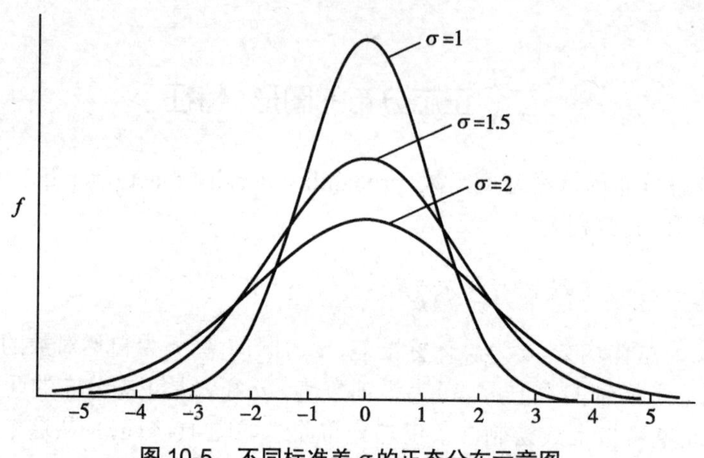

图 10-5 不同标准差 σ 的正态分布示意图

4. 有些指标不服从正态分布，但通过适当的变换(transformation)后服从正态分布。例如发汞含量之对数值服从正态分布。经对数变换后服从正态分布的资料称为对数正态分布(log-normal distribution)资料。

5. 正态分布曲线下的面积分布是有规律的，且曲线下面积为 1。

三、正态分布曲线下面积分布的规律

在实际工作中，经常需要了解正态曲线下横轴上一定区间的面积占总面积的比例，用以估计该区间的例数占总例数的百分数(频数分布)，或变量值落在该区间的概率。最常用的是 $-\infty$ 至某一数值 X 间曲线下面积占总面积的比例，这可以通过对密度函数的定积分表示：

$$F(X)=\frac{1}{\sigma\sqrt{2\pi}}\int_{-\infty}^{X} e^{-(X-\mu)^2/2\sigma^2}dX \tag{10-15}$$

式中 $F(X)$ 代表横轴自 $-\infty$ 到 X 间曲线下面积，即下侧累计面积(概率)。

当然，对标准正态分布的密度函数公式(10-14)积分，计算更为简便：

$$\Phi(z)=\frac{1}{\sqrt{2\pi}}\int_{-\infty}^{z} e^{-z^2/2}dz \tag{10-16}$$

式中 $\Phi(z)$ 为标准正态变量 z 的累计分布函数，反映图 10-4（b）横轴自 $-\infty$ 到 z 的正态曲线下面积，也是下侧累计面积（概率）。因积分式（10-15）和式（10-16）均无显式表达，需用计算机迭代法计算，为此，统计学家已将不同 z 的积分值 $\Phi(z)$ 编制成了附表 1：标准正态分布曲线下的面积，以查表代替计算。而所有统计软件中均具有直接计算标准正态变量的下侧累计面积（概率）的功能。

需注意：①当 μ、σ 和 X 已知时，须先用公式 $z=(X-\mu)/\sigma$ 求得标准离差 z 值，再用 z 值查表，得到所求区间面积占总面积的比例，而当 μ 和 σ 未知时，常分别用样本均数（$\overline{X}$）和样本标准差（S）来估计；②曲线下对称于 0 的区间，面积相等。例如，区间（$-\infty$，-1.96）与区间（1.96，$+\infty$）的面积相等，所以附表 1 只列出 $\Phi(-z)$ 值；③曲线下总面积为 1。因此，根据第②、③两点，可计算上侧累计面积，如图 10-6 所示，若求区间（2.58，$+\infty$）的面积，可直接查附表 1 的 $\Phi(-2.58)$；而区间（$-\infty$，2.58）的面积 $\Phi(2.58)=1-\Phi(-2.58)$。

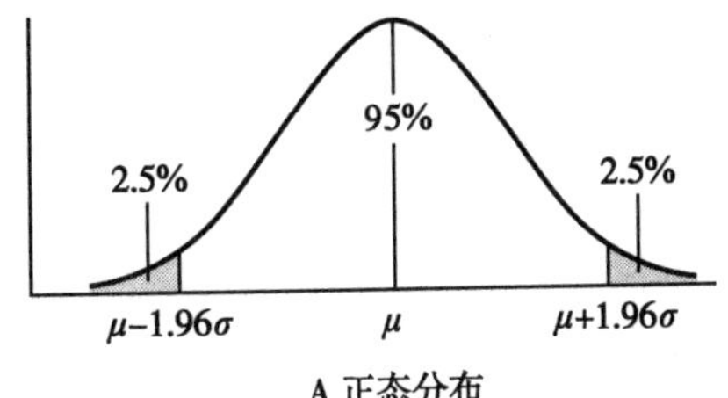

A 正态分布

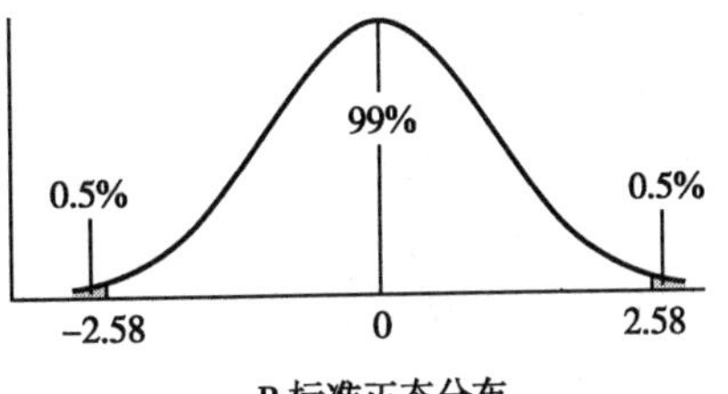

B 标准正态分布

图 10-6　正态曲线下面积分布示意图

例 10-7　在例 10-1 中已求得某市 120 名成年男子的血清铁含量的均数为 18.57μmol/L，标准差为 4.37μmol/L。设该资料服从正态分布，试求：①该市成年男子血清铁含量在 24μmol/L 以下者占该市成年男性总数的比例；②分别求 $\overline{X}\pm1.00S$、$\overline{X}\pm1.96S$ 和 $\overline{X}\pm2.58S$ 范围内成年男子占该市成年男子总数的实际百分数，并与理论百分数比较。

① 按式 $z=(X-\mu)/\sigma$ 求标准正态离差 $z=(24-18.57)/4.37=1.24$

查附表 1，在表的左侧找到 −1.2，在表的上方找到 0.04，二者交汇处为 0.1075（10.75%），即该市成年男子血清铁含量在 24μmol/L 以下者，估计约占 89.25%。

② 计算结果见表 10-3，可见该资料的理论分布和实际分布是很接近的。

表 10-3　120 名成年男子血清铁含量的实际分布与理论分布的比较

$\overline{X}\pm zS$	血清铁含量（μmol/L）	实际分布		理论分布（%）
		人数	百分数（%）	
$\overline{X}\pm1.00S$	14.20～22.94	67	67.00	68.27
$\overline{X}\pm1.96S$	10.00～27.14	95	95.00	95.00
$\overline{X}\pm2.58S$	7.30～29.84	100	100.00	99.00

四、正态分布的应用

正态分布是一种很重要的连续型随机变量的分布，是很多统计方法的基础。医疗卫生工作中有许多指标近似服从正态分布。例如正常人的血压；同性别、同年龄正常儿童的身高；正常人的脉搏，以及实验中的随机误差等。还有一些指标虽不服从正态分布，但通过变量转换后，能近似服从正态分布。例如，抗体滴度、处方费用等，原本是偏态分布的，但经过对数转换后，近似正态。经过转换后能近似服从正态分布的指标，也能借助正态分布理论作统计分析。医疗卫生领域中常利用正态分布估计频数分布，制定参考值范围。

（一）估计频数分布

例 10-8　出生体重低于2500g为低体重儿。若由某项研究得某地婴儿出生体重均数为3200g，标准差为350g，估计该地当年低体重儿所占的比例。

记X为当年该地新生儿出生体重，则X服从正态分布N(3200, 3502)。先求标准离差：

$$z=\frac{2500-3200}{350}=-2$$

再查附表1得：

$$\phi(-2)=0.0228$$

即标准正态曲线下从 $-\infty$ 到 $z=-2$ 范围内的面积为 2.28%，从而在正态分布 $N(3200, 350^2)$ 曲线下，从 $-\infty$ 到 $X=2500$ 的比例为 2.28%，即 $X\leqslant 2500$ 的比例为 2.28%。故估计该地当年低体重儿所占的比例为 2.28%。

（二）制定参考值范围

参考值范围（reference range）也称为正常值范围（normal range）。医学上参考值范围是指特定的"正常"人群的解剖、生理、生化指标及组织代谢产物含量等数据中大多数个体的取值所在的范围。这里的"绝大多数"可以是 90%、95%、99% 等，最常用的是 95%。所谓"正常人"不是指健康人，而是指排除了对所研究指标有影响的疾病和有关因素的特定人群。对于服从正态分布的指标，其参考值范围的制定可根据正态分布面积分布的规律；对于不服从正态分布的指标，可利用百分位数法制定参考值范围。

根据一个指标是否过大过小均属异常，决定该指标的参考值范围是双侧范围还是单侧范围。若一个指标过大过小均属异常，则相应的参考值范围既有上限又有下限，是双侧参考值范围；若一个指标仅过大或过小属异常，则此指标的参考值范围只有上限或下限，是单侧参考值范围。

对于一个指标，随机抽取一个大样本后，如何根据样本资料利用正态分布法或百分位数法制定参考值范围，可参阅表 10-4。

表 10-4　参考值范围的制定

百分比（%）	正态分布法			百分位数法		
	双侧	单侧		双侧	单侧	
		只有下限	只有上限		只有下限	只有上限
90	$\overline{X}\pm1.64S$	$\overline{X}-1.28S$	$\overline{X}+1.28S$	$P_5\sim P_{95}$	P_{10}	P_{90}
95	$\overline{X}\pm1.96S$	$\overline{X}-1.64S$	$\overline{X}+1.64S$	$P_{2.5}\sim P_{97.5}$	P_5	P_{95}
99	$\overline{X}\pm2.58S$	$\overline{X}-2.33S$	$\overline{X}+2.33S$	$P_{0.5}\sim P_{99.5}$	P_1	P_{99}

例 10-9　某地调查正常成年男性 120 人的第一秒肺通气量，得均数 $\overline{X}=4.2(L)$，标准差 $S=0.7(L)$。试估计该地成年男子第一秒肺通气量的 90% 参考值范围。

因第一秒肺通气量仅过低属异常，故此参考值范围应是仅有下限的单侧范围。又因为此指标近似正态，故可用正态分布法求90%参考值范围如下：

下限为：$\overline{X}-1.28S=4.2-1.28\times0.7=3.3$（L）

即该地成年男子的第一秒肺通气量90%参考值范围为：>3.3（L）

例 10-10　某地调查正常成年女子120人的血红蛋白含量（近似正态分布），得均数$\overline{X}$ =117.4g/L，标准差 $S=10.2$g/L。试估计该地成年女子血红蛋白含量的95%参考值范围。

因血红蛋白含量过多或过少均为异常，故此参考值范围应是双侧范围。又因为此指标近似正态分布，故可用正态分布法求95%参考值范围的下、上限如下：

下限为：$X-1.96S=117.4-1.96\times10.2=97.4$（g/L）

上限为：$X+1.96S=117.4+1.96\times10.2=137.9$（g/L）

即该地成年女子血红蛋白含量的95%参考值范围为：97.4～137.9g/L。

（三）质量控制

为了控制实验中的检测误差，常以$\overline{X}\pm2S$作为上、下警戒值，以$\overline{X}\pm3S$作为上、下控制值。这里的$2S$和$3S$是$1.96S$与$2.58S$的近似值。以$\overline{X}\pm2S$为警戒值和以$\overline{X}\pm3S$为控制值的依据是：正常情况下检测误差服从正态分布。

（四）统计分析方法的基础

正态分布是许多统计方法的基础。本书相关章节介绍的t检验、方差分析、相关回归分析等多种统计方法均要求分析的指标服从正态分布。对于非正态分布资料，实施统计处理的一个重要途径是先作变量的转换，使转换后的资料近似服从正态分布，然后按正态分布的方法作统计处理。

很多统计量的分布，在样本含量足够大的情况下，亦近似服从正态分布，因此，相应的统计推断是以正态分布为基础的。例如，以后将要介绍的秩和检验，虽不要求资料服从正态分布，但这些方法中的有关统计量当样本相当大时，近似服从正态分布，从而大样本时这种非正态分布资料的统计推断方法也是以正态分布为基础的。

第三节　均数的抽样误差和总体均数估计

医学研究往往是从总体中随机抽取一定含量的样本进行研究，目的是通过样本的信息推断总体的特征，这一过程称为统计推断（statistical inference）。其内容包括参数估计（parameter estimation）和假设检验（hypothesis test）。

一、均数的抽样误差和标准误

（一）抽样误差

从某总体中随机抽取一个样本来进行研究，所得样本统计量与总体参数常不一致，这种由抽样引起的样本统计量与总体参数间的差异称为抽样误差（sampling error），在抽样研究中是不可避免的。

抽样误差有两种表现形式，其一是：样本统计量与总体参数间的差异；其二是：样本统计量间的差异。

抽样误差产生的两个基本条件：抽样研究和个体变异，两者缺一不可。

（二）标准误

虽然均数的抽样误差可表现为样本均数与总体均数之差值，但由于总体均数往往是未知的，这个差值实际上得不到。如何衡量抽样误差的大小，揭示抽样误差的规律呢？这就要应用数理统计中的中心极限定理（central limit theorem）了。

中心极限定理的含义：从均数为μ，标准差为σ的总体中独立随机抽样，当样本含量n增加时，样本均数的分布将趋于正态分布，此分布的均数为μ，标准差为$\sigma_{\overline{X}}$。

$$\sigma_{\overline{X}}=\frac{\sigma}{\sqrt{n}} \tag{10-17}$$

在统计理论上将样本均数的标准差称为标准误（standard error, SE），用来衡量抽样误差的大小。此标准误与个体变异σ成正比，与样本含量n的平方根成反比。

实际工作中，σ往往是未知的，一般可用样本标准差S代替σ，求得$\sigma_{\overline{X}}$的估计值$S_{\overline{X}}$。即：

$$S_{\overline{X}}=\frac{S}{\sqrt{n}} \tag{10-18}$$

因为标准差s随样本含量的增加而趋于稳定，故增加样本含量可以减少抽样误差。

中心极限定理表明，即使从非正态总体或精确分布不清楚的总体中随机抽样，只要样本含量足够大，样本均数的分布也趋于正态分布。因此，在很多统计分析中，当样本含量较大时，可以用近似正态分布的原理进行分析。

下面介绍从正态分布总体中随机抽样，均数的抽样分布。

（三）*t*分布

中心极限定理表明，从任何总体中随机抽样，当样本含量较大时，其均数的抽样分布将趋于正态分布。如果是从正态分布总体中抽样，英国统计学家W.S.Gosset（1909）导出了样本均数的确切分布。

设从正态分布$N(\mu,\sigma^2)$中随机抽取含量为n的样本，样本均数和标准差分别为$\overline{X}$和S，设：

$$t=\frac{\overline{X}-\mu}{S_{\overline{X}}}=\frac{\overline{X}-\mu}{S/\sqrt{n}} \tag{10-19}$$

则t值服从自由度为$n-1$的t分布（t-distribution）。Gosset在生物统计杂志《Biometrics》上发表该论文时用的是笔名“Student”，故t分布又称Student分布。

t分布曲线可用图10-7表示。

t分布有以下的特征：

1. t分布为一簇单峰分布曲线，以0为中心，左右对称。

2. t分布与自由度v有关，自由度越小，t分布的峰越低，而两侧尾部翘得越高。

3. 自由度逐渐增大时，t分布逐渐逼近标准正态分布；当自由度趋向无穷大时，t分布趋近标准正态分布，故标准正态分布是t分布的特例。

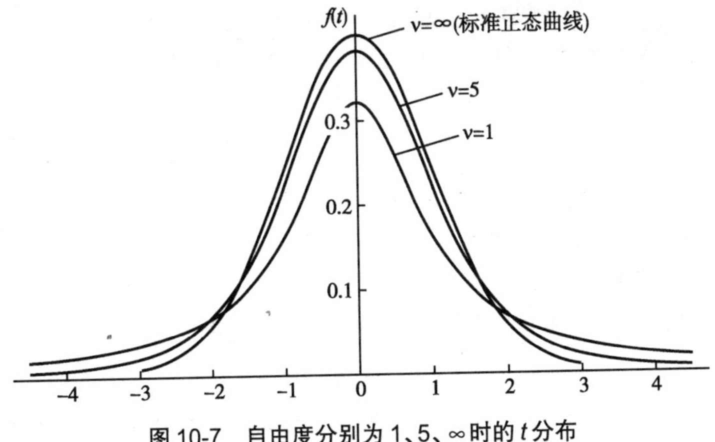

图 10-7　自由度分别为 1、5、∞时的 t 分布

每一自由度下的 t 分布曲线都有其自身分布规律，这个规律可见于 t 界值表（附表 2），表中横标目为自由度，纵标目为概率 P，表中数据为相应的 t 界值，常记为 $t_{\alpha,\upsilon}$。

$t_{0.05,10}=2.228$，表明，从正态分布总体中抽取样本含量为 $n=10$ 的样本，则由该样本计算的 t 值大于等于 2.228 的概率为 0.025，小于等于 −2.228 的概率亦为 0.025。可表示为：

$$P(t\leqslant-2.228)+P(t\geqslant2.228)=0.05$$

或：$P(-2.228<t<2.228)=1-0.05=0.95$

二、参数估计

由样本信息估计总体参数称为参数估计（parameter estimation），包括两种：点估计（point estimation）和区间估计（interval estimation）。参数估计是统计推断的重要内容。

（一）点估计

点估计是直接用样本统计量作为对应的总体参数的估计值。如用样本均数 $\overline{X}$ 作为总体均数 μ 的一个估计，用样本的标准差 S 作为总体标准差 σ 的一个估计，在例 10-1 中，120 名男子血清铁含量均数为 18.57μmol/L，标准差为 4.37μmol/L，以此来估计该地所有男子血清铁含量，这就是点估计。

（二）区间估计

区间估计是按一定的概率 $1-\alpha$ 确定的包含总体参数的一个范围，这个范围称作可信度为 $1-\alpha$ 的可信区间（confidence interval，CI），又称置信区间。这种估计方法称为区间估计。

总体均数可信区间的计算方法，依据样本资料的条件选用不同的方法：

1. t 分布法　当 σ 未知时，按 t 分布原理计算可信区间。t 分布曲线下 $1-\alpha$ 可信度的区间面积为去掉 t 分布双侧尾部面积 α 后 $-t_{\alpha,\upsilon}$ 与 $t_{\alpha,\upsilon}$ 区间对应的面积，一般有：

$$P(-t_{\alpha,\nu}<\frac{\overline{X}-\mu}{s_{\overline{X}}}<t_{\alpha,\nu})=1-\alpha \tag{10-20}$$

也就有： $$P(\overline{X}-t_{\alpha,\nu}S_{\overline{X}}<\mu<\overline{X}+t_{\alpha,\nu}S_{\overline{X}})=1-\alpha \tag{10-21}$$

从而可得，总体均数的可信度为（1-α）的可信区间定义为：

$$(\overline{X}-t_{\alpha,\nu}S_{\overline{X}},\ \overline{X}+t_{\alpha,\nu}S_{\overline{X}}) \tag{10-22}$$

简记为：$\overline{X}\pm t_{\alpha,\nu}\times S_{\overline{X}}$。当 α=0.05 时，该可信区间的可信度为 95%。

可信区间通常由两个可信限（confidence limit）构成，其中较小者称为下限，记为 C_L，较大者称为上限，记为 C_U，可信区间（C_L, C_U）是一开区间。

2. 正态近似法　当 σ 已知或未知但样本含量较大时，例如 n>100，按正态分布原理估计总体均数的可信区间。当 σ 未知时，相应的总体均数 1-α 可信区间为：

$$(\overline{X}-z_{\alpha}S_{\overline{X}},\ \overline{X}+z_{\alpha}S_{\overline{X}}) \tag{10-23}$$

其中，z_α 为标准正态离差，即双侧概率为 α 的标准正态分布的分位数。α=0.05 时，z_α=1.960；α=0.10 时，z_α=1.645。

例 10-11　随机抽取某地 25 名正常成年男子，测得该样本的脉搏均数为 73.6 次/分，标准差为 6.5 次/分，求该地正常成年男子脉搏总体均数 95% 的可信区间。

本例自由度 υ=25−1=24，经查表得 $t_{0.05,24}$=2.064，则：

$$\overline{X}-t_{0.05,24}\times S_{\overline{X}}=73.6-2.064\times 6.5/\sqrt{25}=70.9\text{（次/分）}$$

$$\overline{X}+t_{0.05,24}\times S_{\overline{X}}=73.6+2.064\times 6.5/\sqrt{25}=76.3\text{（次/分）}$$

即该地正常成年男子脉搏总体均数的 95% 可信区间为：70.9～76.3（次/分）。

例 10-12　某市 2001 年 120 名 7 岁男童的身高 $\overline{X}$=123.62（cm），标准差 S=4.75（cm），计算该市 7 岁男童总体均数 90% 的可信区间。

因 n=120>100，故可以用标准正态分布代替 t 分布，$z_{0.10}$=1.645，

$$\overline{X}-z_{\alpha}S_{\overline{X}}=122.91\text{（cm）}$$

$$\overline{X}+z_{\alpha}S_{\overline{X}}=124.33\text{（cm）}$$

即该市 7 岁男童平均身高的 90% 可信区间为：122.91～124.33（cm）。

3. 关于可信区间

（1）可信区间的含义：可信度为 1-α 的可信区间的含义是：如果重复若干次样本含量相同的抽样，每个样本均按同一方法构建 100（1-α）% 可信区间，则在这些可信区间中，理论上有 100（1-α）个包含了总体参数，还有 100α 个未估计到总体参数。

（2）可信区间的两个要素：可信区间的第一个要素是准确性，反映为可信度 1-α 的大小，常用的可信度为 90%、95% 和 99%。第二个要素是精确性，常用可信区间的长度 C_U-C_L 衡量。实际工作中一般常用 95% 可信区间，认为它能较好地兼顾准确性和精确性。

第四节　假设检验的基本思想与步骤

统计推断的另一个重要内容是假设检验（hypothesis test）。假设检验是医学统计学的一个极其重要的理论问题，具有独特的逻辑，并包含诸多方法。总的来

讲是先对所估计的总体提出一个假设，然后通过样本数据去推断是否拒绝这一假设，称为假设检验。

一、假设检验的目的和原理

例 10-13 大规模调查表明健康成年男子血红蛋白的均数为 136g/L，今随机调查某单位食堂成年男性炊事员 25 名，测得血红蛋白均数为 121g/L，标准差为 48.8g/L，试问该单位食堂成年男性炊事员血红蛋白的均数与健康成年男子血红蛋白的均数有无差别？

本例中已知一个总体 μ_0= 136g/L，一个样本：n = 25，$\bar{X}$ =121g/L，S = 48.8g/L。现有的样本均数和总体均数不同，其差别可能有两个方面的原因造成，一是：抽样误差；二是：样本所来自的未知总体与已知总体不同，存在本质差异。为识别这两种可能，我们对其做假设检验。

假设检验的基本原理包括小概率思想和反证法思想。

1．小概率思想　小概率事件（发生概率很小的事件）在一次试验中被认为基本上不发生。

2．反证法思想　首先提出一个假设，用适当的统计方法确定当假设成立时，获得现有样本的概率大小，如果是小概率事件，则推断假设是假的，因此拒绝它；如果不是小概率事件，则不能认为假设是假的，于是不能拒绝它。

二、假设检验的基本步骤

对例 10-13 进行假设检验的步骤如下：

（一）建立假设

首先建立假设，假设是根据统计推断的目的而提出的对总体特征的假设。统计学中的假设有两方面的内容：一是检验假设（hypothesis to be tested），亦称原假设或无效假设（null hypothesis），记为 H_0；二是与 H_0 相对立的备择假设（alternative hypothesis），记为 H_1。两者是互斥的，非此即彼。

本例属于单样本检验。建立以下假设：

$$H_0: \mu=\mu_0, H_1: \mu \neq \mu_0;$$

或

$$H_0: \mu=136\text{g/L}, H_1: \mu \neq 136\text{g/L}。$$

在这里备择假设包含了 $\mu>\mu_0$ 和 $\mu<\mu_0$ 两方面。

（二）确定检验水准

确定检验水准（size of test）实际上就是确定拒绝 H_0 时的最大允许误差，常用 α 表示，最常用的检验水准为 α=0.05。本例取 α = 0.05。

（三）计算检验统计量和 P 值

检验统计量（statistics for hypothesis test）是衡量样本与总体间的差别或偏离程度的一个统计指标。各种检验方法大多需按相应的公式计算检验统计量。样本与总体间的差别常用 t 统计量来衡量：

$$t=\frac{|\bar{X}-\mu_0|}{S_{\bar{X}}}=\frac{|\bar{X}-\mu_0|}{S/\sqrt{n}}, \nu=n-1 \tag{10-24}$$

统计量 t 表示：在标准误的尺度下，样本均数与总体均数的偏离。本例中统计量 t 的当前值为：

$$t=\frac{|\bar{X}-\mu_0|}{S_{\bar{X}}}=\frac{|\bar{X}-\mu_0|}{S/\sqrt{n}}=1.54$$

$t=1.54$，这个差别是大还是小？当前样本是否支持 H_0 假设？需根据抽样分布计算与统计量对应的概率即 P 值判断。P 值的大小表示：在 H_0 成立的前提下，获得现有这么大 t 离差及更大 t 离差即 $t \geqslant 1.54$ 的可能性，即：

$$P=P(t \geqslant 1.54)$$

由 $\nu=25-1=24$ 查附表 2 的 t 界值表得 $t_{0.10,24}=1.711$，则 $t<t_{0.10,24}$，故 $P>0.10$。

（四）推断结论

若 $P \leqslant \alpha$，则拒绝 H_0，接受 H_1，可以认为样本与总体的差别不仅仅是抽样误差造成的，可能存在本质上的差别，属"非偶然的（significant）"，差别有统计学意义。若 $P>\alpha$，则样本与总体间的差别尚不能排除纯粹由抽样误差造成，属"偶然的（non-significant）"，故尚不能拒绝 H_0，差别无统计学意义。

例 10-13 的结论：$t=1.54$，$\nu=24$，$P>0.10$，按 $\alpha=0.05$ 水准，不拒绝 H_0，差别无统计学意义，可以认为该单位食堂成年男性炊事员血红蛋白与健康成年男子无差异。

第五节 t 检验和 z 检验

一、样本均数与总体均数比较的 t 检验

样本均数与已知总体均数比较的目的，是推断该样本是否来自某已知总体；具体方法步骤见例 10-13。

二、配对设计计量资料的 t 检验

配对设计（paired design）有两种情况：①自身配对：同一对象接受两种处理，如同一标本用两种方法进行检验、同一患者接受两种治疗方法；② 异体配对：将实验对象按某些重要特征相近的原则配对，并分别给予两种处理，如同性别、同窝的两只动物可配成一对。在进行配对资料的 t 检验时，首先应求出各对数据间的差值 d，将 d 作为变量值计算均数。若两处理因素的效应无差别，理论上差值 d 的总体均数 μ_d 应为 0，故可将该检验理解为样本均数 $\bar{d}$ 与总体均数 $\mu_d=0$ 的比较。

例 10-14 现用两种测量血压的仪器对 12 名妇女测得收缩压（SBP），资料如表 10-5，问两种方法的检测结果有无差别？

表 10-5　用两种方法对 12 名妇女收缩压的检测结果（mmHg）

被测者编号 （1）	水银血压计法 （2）	电子血压计法 （3）	差值 （4）=（3）-（2）	d^2 （5）
1	120	115	−5	25
2	110	125	15	225
3	108	112	4	16
4	123	129	6	36
5	130	136	6	36
6	120	126	6	36
7	90	90	0	0
8	110	116	6	36
9	102	98	−4	16
10	105	112	7	49
11	96	100	4	16
12	88	80	8	64
合计			53	555

本例为同一受试对象接受了两种血压计的测量，所得数据为配对计量资料，可用配对资料的 t 检验进行假设检验。这时，t 值计算公式为：

$$t=\frac{\bar{d}}{S_d/\sqrt{n}} \tag{10-25}$$

$$v=\text{对子数}-1 \tag{10-26}$$

上式中 $\bar{d}$ 为差值均数，S_d 为差值标准差，n 为差值的个数，$S_d/\sqrt{n}$ 为差值均数的标准误。假设检验步骤如下：

H_0: $\mu_d=0$，两种血压计检验结果相同；

H_1: $\mu_d\neq 0$，两种血压计检验结果不同。

$\alpha=0.05$。

已知　$n=12$，$\bar{d}=\sum d/n=53/12=4.42$（mmHg）

差值的标准差为：

$$S_d=\sqrt{\frac{\sum d^2-(\sum d)^2/n}{n-1}}=\sqrt{\frac{555-(53)^2/12}{12-1}}=5.40\text{（mmHg）}$$

则检验统计量：

$$t=\frac{4.42}{5.40/\sqrt{12}}=2.83$$

按 $\upsilon=n-1=12-1=11$ 查 t 值表，得 $t_{0.02,11}=2.718$，$t>t_{0.02,11}$，则 $P<0.02$，差别有统计学意义，可以认为两种血压计检查的结果不同。

三、成组设计计量资料的 t 检验

如果设计思路是将受试对象完全随机地分配到两组中，分别接受不同的处

理，或者分别从两个总体中完全随机地抽取一部分个体进行研究，称为完全随机设计。若指标是计量的，通常采用两组计量资料的 t 检验，目的在于推断两个样本所代表的两总体均数 μ_1 和 μ_2 是否相等。此时，t 检验的公式为：

$$t=\frac{\overline{X}_1-\overline{X}_2}{S_{\overline{X}_1-\overline{X}_2}} \tag{10-27}$$

$$\upsilon=n_1+n_2-2 \tag{10-28}$$

$$S_{\overline{X}_1-\overline{X}_2}=\sqrt{S_c^{\ 2}\times\left(\frac{1}{n_1}+\frac{1}{n_2}\right)} \tag{10-29}$$

$S_{\overline{X}_1-\overline{X}_2}$称为均数之差的标准误。$S_c^{\ 2}$ 称为合并方差，是两样本方差的加权平均：

$$S_c^{\ 2}=\frac{(n_1-1)S_1^2+(n_2-1)S_2^2}{n_1+n_2-2} \tag{10-30}$$

例 10-15 为研究某种蛋白与系统性红斑狼疮的关系，测试了某医院中 15 名狼疮患者和 12 名正常人血清中该蛋白的含量（μg/dl），结果见表 10-6。问患者和正常人的蛋白含量是否有差异？

表 10-6 正常人和狼疮患者血清中某蛋白含量的比较

分组	n	$\overline{\chi}\pm S$
正常组	12	271.89±10.38
狼疮组	15	235.21±14.39

H_0: $\mu_1=\mu_2$，正常人与狼疮患者的转铁蛋白含量相等；

H_1: $\mu_1\neq\mu_2$，正常人与狼疮患者的转铁蛋白含量不等。

双侧 $\alpha=0.05$。

因 $\overline{X}_1=271.89, S_1^2=10.38^2$

$\overline{X}_2=235.21, S_2^2=14.39^2$

则合并方差为：$S_c^{\ 2}=\dfrac{11\times10.38^2+14\times14.39^2}{12+15-2}=163.3679$

计算检验统计量：

$$t=\frac{271.89-235.21}{\sqrt{163.3679\times(1/12+1/15)}}=7.402$$

$$\upsilon=n_1+n_2-2=12+15-2=25$$

查附表 2 的 t 界值表得 $t_{0.001,25}=3.725>t_{0.001,25}$，因此 $P<0.001$，按 $\alpha=0.05$ 水准拒绝 H_0，接受 H_1，差别有统计学意义，可以认为狼疮患者的该蛋白含量较低。

四、大样本资料的 z 检验

在大样本的时候，两种检验的近似程度较好，小样本时，结果出入较大。

1. 单样本资料的 z 检验 单样本检验的公式（10-31）可简化如下：

$$z=\frac{\overline{X}-\mu_0}{S/\sqrt{n}} \tag{10-31}$$

2. 两独立样本资料的 z 检验 在两个样本均数比较时，若两组样本含量都很大（如 n 均大于 50），可用 z 检验，其计算公式为：

$$z=\frac{\overline{X}_1-\overline{X}_2}{S_{\overline{X}_1-\overline{X}_2}}=\frac{\overline{X}_1-\overline{X}_2}{\sqrt{S_1^2/n_1+S_2^2/n_2}} \tag{10-32}$$

z 为标准正态离差，按正态分布界定 P 值并作出推断结论。

例 10-16 某学校于 2000 年和 2003 年分别抽查部分 12 岁男童对其发育情况进行评估，其中身高的资料如下，试比较这两个年度 12 岁男童身高均数有无差别。

2000 年：$n_1=120$ $\overline{X}_1=139.9\text{cm}$ $S_1=7.5\text{cm}$；

2003 年：$n_2=153$ $\overline{X}_2=143.7\text{cm}$ $S_2=6.3\text{cm}$。

H_0: $\mu_1=\mu_2$，即该市两个年度 12 岁男童平均身高相等；

H_1: $\mu_1\neq\mu_2$，该市两个年度 12 岁男童平均身高不等。

$\alpha=0.05$。

计算检验统计量：$S_{\overline{X}_1-\overline{X}_2}=\sqrt{S_1^2/n_1+S_2^2/n_2}=\sqrt{7.5^2/120+6.3^2/153}=0.8533$

$$Z=\frac{\left|\overline{X}_1-\overline{X}_2\right|}{S_{\overline{X}_1-\overline{X}_2}}=\frac{|139.9-143.7|}{0.8533}=4.4353>Z_{0.01}=2.58$$

$P<0.01$，按 $\alpha=0.05$ 水准拒绝 H_0，接受 H_1，差别有统计学意义，可以认为该市 2003 年 12 岁男童平均身高比 2000 年高。

五、Ⅰ型错误和Ⅱ型错误

假设检验的核心是推断 H_0。假设检验中作出的推断结论有以下四种情况：

	拒绝 H_0，有差异	不拒绝 H_0，无差异
H_0 真实	Ⅰ型错误（α）	正确推断（$1-\alpha$）
H_0 不真实	正确推断（$1-\beta$）	Ⅱ型错误（β）

为区别这两种错误，统计学上规定：如果实际情况与 H_0 一致，仅仅由于抽样的原因，使得统计量的观察值落到拒绝域，拒绝原本正确的 H_0，这类“弃真”的错误称为Ⅰ型错误（type Ⅰ error）；如果实际情况与 H_0 不一致，也仅仅是抽样的原因，使得统计量的观察值落到接受域，不拒绝原本错误的 H_0，这类“存伪”的错误称为Ⅱ型错误（type Ⅱ error）。

Ⅰ型错误的概率用 α 表示，是根据研究者的要求在计算检验统计量之前设定的，如确定 $\alpha=0.05$，即Ⅰ型错误的概率为 0.05，理论上 100 次抽样中发生这样的错误平均有 5 次；Ⅱ型错误的概率用 β 表示，β 值的大小很难确切估计，仅知样本例数确定时，α 越小，β 越大；反之，α 越大，β 越小。所以 α 和 β 是相互制约的，可以根据研究要求适当控制。要同时减少 α 及 β，唯一的方法是增加样本例数，实际工作中，可以通过选定 α 来控制 β。若重点减少 α，一般取较小的 α，例如 $\alpha=0.01$；若重点在减少 β，一般取 $\alpha=0.05$，$\alpha=0.1$ 或更高。图 10-8 中的 $1-\beta$ 称为检验效能或把握度（power of a test），即当两总体确有差别时，按 α 水准能发现它们有差别的能力。例如 $1-\beta=0.90$，意味着若两总体确有差别，则理论上 100 次抽样研究中，平均有 90 次能得出有差别的结论。

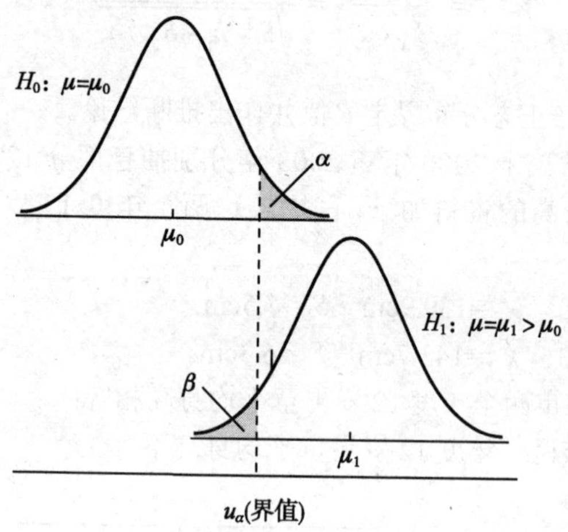

图 10-8　Ⅰ、Ⅱ型错误示意图（以单侧 t 检验为例）

六、假设检验时应该注意的问题

（一）要有严密的研究设计

这是假设检验的前提。研究个体应具有同质性，资料应具代表性，即样本从相应的总体中经随机抽样获得，能够代表总体的特征；比较的组间应具可比性，即各对比组间除了要比较的主要因素外，其他影响结果的因素应尽可能相同或相近。

（二）选用检验方法必须符合使用条件

应根据研究设计类型、变量的类型和分布、样本含量大小等选用适当的检验方法。

应用 t 检验，要求原始数据满足如下三个条件：①独立性（independence）；②正态性（normality）；③方差齐性（homogeneity）。

在实际应用中，只要变量分布为单峰近似正态分布，对 t 检验的结果影响不大；对方差而言，理论上应相等方能合并，计算出合并方差 s_c^2，从而进一步计算检验统计量 t 值，样本含量较大时，对等方差的要求较弱；样本含量较小时，应先作方差齐性检验。判断两总体方差 σ_1^2 与 σ_2^2 是否相等可用 F 检验，F 统计量的计算见式（10-33）。

$$F=\frac{s_1^2(\text{较大})}{s_2^2(\text{较小})},\ \upsilon_1=n_1-1,\ \upsilon_2=n_2-1 \tag{10-33}$$

检验统计量 F 值为两个样本方差之比，求得 F 值后，查附表 4（方差齐性检验用）得 P 值并按检验水准作出结论。由上式可知，F 统计量必然大于 1，附表 4 中只给出了不对称 F 分布的右侧界值，实则对应双尾的概率 P。

当方差不齐时两样本比较用 t' 检验，t' 统计量的公式为：

$$t'=\frac{\left|\overline{X}_1-\overline{X}_2\right|}{\sqrt{\frac{s_1^2}{n_1}+\frac{s_2^2}{n_2}}} \tag{10-34}$$

t' 检验的自由度可用 Satterthwaite 法校正：

$$\nu'=\frac{(s_1^2/n_1+s_2^2/n_2)^2}{\frac{(s_1^2/n_1)^2}{n_1-1}+\frac{(s_2^2/n_2)^2}{n_2-1}} \tag{10-35}$$

根据自由度 ν' 查 t 界值表，作出推断结论。

（三）正确理解 α 水准和 P 值的意义

α 水准是在假设检验之前设定的，是犯Ⅰ型错误的最大风险；P 值是指由 H_0 所规定的总体做随机抽样，获得大于等于现有样本获得的检验统计量值的概率。可见两者是有差别的。

P 值很小时"拒绝 H_0，接受 H_1"，但是不要把很小的 P 值误解为总体参数间差异很大。如果 $P<\alpha$，差异"有统计学意义"，同时写明 P 的数值或相应不等式。

（四）单侧检验和双侧检验

H_0: $\mu_1=\mu_2$ 和 H_1: $\mu_1\neq\mu_2$ 是假设检验所建立两个假设，当 $P\leqslant\alpha$ 时，结论为"拒绝 H_0，接受 H_1"。这里的 H_1: $\mu_1\neq\mu_2$ 显然包括 $\mu_1>\mu_2$ 和 $\mu_1<\mu_2$，称双侧检验（two-sided test）。若仅取其中之一侧，就是单侧检验（one-sided test），其检验假设如下：

$$① \begin{cases} H_0:\ \mu_1=\mu_2 \\ H_1:\ \mu_1>\mu_2 \end{cases} \quad \text{或} \quad ② \begin{cases} H_0:\ \mu_1=\mu_2 \\ H_1:\ \mu_1<\mu_2 \end{cases}$$

单侧检验原则上根据研究目的和专业知识确定。如果选择单侧检验是恰当的，可获得优于双侧检验的效能；但如果选择单侧检验属于不当，所得的 P 值将小于实际 P 值，会增大Ⅰ型错误的概率，这是单侧检验的弊端。

（五）结论不能绝对化

假设检验的结论依据概率，因此不能绝对化。报告结论时常需列出由样本算得的检验统计量值，并写出 P 值的确切值，如 $P=0.0171$。P 在界值附近时，下结论要慎重。

第六节　方 差 分 析

英国统计学家 R.A. Fisher（1925）提出，对多组均数的比较需采用方差分析（analysis of variance，简称 ANOVA），为了纪念这位伟大的统计学家，方差分析又称为 F 检验。

一、方差分析的基本思想

前面介绍了配对资料的 t 检验和两样本均数的 t 检验，方差分析在应用上可认为是这两种 t 检验的扩展，它用于两组或两组以上数据的分析，其基本思想可用下面例子来说明。

例 10-17　某妇幼保健院用甲、乙和丙三种方案治疗血红蛋白含量不满 10g 的婴幼儿贫血患者，甲方案为每公斤体重每天口服 1ml 的 2.1% 硫酸亚铁，乙方案为每公斤体重每天口服 0.6ml 的 2.5% 硫酸亚铁，丙方案为每公斤体重每天口服 2g 鸡肝粉。治疗一月后，记录下每名受试者血红蛋白的上升数，资料见表 10-7，问三种治疗方案对婴幼儿贫血的治疗效果是否相同？

表 10-7　用甲、乙、丙三种方案治疗婴幼儿贫血的疗效观察

治疗方案	血红蛋白增加量(g)									
甲	1.8	0.5	2.3	3.7	2.4	2.0	1.5	2.7	1.1	0.9
(n=20)	1.4	1.2	2.3	0.7	0.5	1.4	1.7	3.0	3.2	2.5
乙	5.0	0.2	0.5	0.3	1.9	1.0	2.4	−0.4	2.0	1.6
(n=20)	2.0	0.0	1.6	3.0	1.6	0.0	3.0	0.7	1.2	0.7
丙	2.1	1.9	1.7	0.2	2.0	1.5	0.9	1.1	−0.2	1.3
(n=20)	−0.7	1.3	1.1	0.2	0.7	0.9	0.8	−0.3	0.7	1.4

对于上述三组数据，可将变异分为三类：

1．总变异(total variation)　通过治疗 60 个贫血婴儿的血红蛋白上升程度各不相同，这种变异为总变异，其大小可用每一个变量值 X_{ij} 与总均数 $\overline{X}$ 的离均差平方和(sum of squares of deviations from mean，简写为 SS)来表示，即：

$$SS_{总}=\sum_{i=1}^{k}\sum_{j=1}^{n_i}(X_{ij}-\overline{X})^2 \tag{10-36}$$

因为总例数为 N，因此，总自由度 $\nu_{总}=N-1$。

2．组间变异(variation between group)　甲、乙、丙三种治疗方案(三组间)血红蛋白上升的平均水平也不等，这种变异称为组间变异，反映了三组间的差别，它可能包含不同治疗方案疗效的不同，也包括了随机误差，其大小可用各组均数 $\overline{x}_i$ 与总均数 $\overline{x}$ 的离均差平方和来表示：

$$SS_{组间}=\sum_{i=1}^{k}n_i(\overline{x}_i-\overline{x})^2 \tag{10-37}$$

因为有 k 个组，则组间自由度为 $k-1$。组间均方为 $MS_{组间}=SS_{组间}/(k-1)$。

3．组内变异(variation within group)　每组内部血红蛋白上升值也不等，各组内的变异之和称为组内变异，它反映了血红蛋白上升值的随机误差(包括个体差异和其他随机因素的干扰)，其大小可用三组组内离均差平方和表示：

$$SS_{组内}=\sum_{i}^{k}\sum_{j}^{n_i}(x_{ij}-\bar{x}_i)^2=\sum_{i}^{k}(n_i-1)\ s_i^2 \tag{10-38}$$

各组自由度为 n_i-1，则组内自由度为 $\nu_{组内}=N-k$，组内均方为 $MS_{组内}=SS_{组内}/(N-k)$。

可以证明，

$$SS_{总}=SS_{组间}+SS_{组内} \tag{10-39}$$

这就是总变异的分解。且自由度亦相应地有：

$$\nu_{总}=\nu_{组间}+\nu_{组内} \tag{10-40}$$

$MS_{组间}$是组间变异的均方，表示各组样本均数间的变异。$MS_{组内}$是组内变异的均方，纯粹由随机误差造成。如果各组来自同一总体，即：$\mu_1=\mu_2=\mu_3$，则组间变异与组内变异都只反映随机误差，即组间均方应等于组内均方。此时，若计算组间均方和组内均方之比：

$$F=\frac{MS_{组间}}{MS_{组内}}=\frac{SS_{组间}/(k-1)}{SS_{组内}/(N-k)} \tag{10-41}$$

则理论上 F 值应等于 1。但由于抽样误差的影响，F 值不会正好等于 1，F 值的分布服从 F 分布（F distribution）。反之，如果各组不是来自同一总体，F 值将明显大于 1。因此，可以根据 F 分布作出统计推断。

方差分析的优点归纳起来有三点：(1) 不受比较组数的限制；(2) 可同时分析多个因素的作用；(3) 可分析因素间的交互作用。

二、完全随机化设计资料的方差分析

完全随机化设计（completely random design）亦称成组设计。该设计仅涉及一个研究因素，k 个不同的水平（k 个分组），目的是比较 k 个水平下各均数是否相等。用单因素方差分析（one-way ANOVA）。

例 10-18　续例 10-17。资料中每一种方案只治疗了 20 名患者，这 20 名患者只能作为某种治疗方案治疗婴幼儿贫血全部病人中的一个样本，故三个样本均数分别为 $\overline{X}_A=1.840$，$\overline{X}_B=1.415$，$\overline{X}_C=0.930$，而用三种方案治疗婴幼儿贫血病人一个月后血红蛋白升高的总体均数 μ_A、μ_B、μ_C 是未知的，对这份资料作方差分析，实际上就是通过对三个样本均数进行假设检验，来判断三个总体均数是否相等。

假设 H_0: $\mu_A=\mu_B=\mu_C$，即各总体均数相等，然后通过样本数据计算 F 值。步骤如下：

设各组样本含量、均数、合计分别为：n_i、$\bar{x}_i$和 ΣX_i。总样本含量为 $N=n_1+n_2+\cdots+n_k$，总合计为 ΣX_i，总均数为$\overline{X}$。

为计算方便，先计算 C 值：

$$C=(\sum X)^2/N \tag{10-42}$$

计算总的离均差平方和 $SS_{总}$：

$$SS_{总}=\sum X^2-C \tag{10-43}$$

计算组间变异，即组间离均差平方和 $SS_{组间}$：

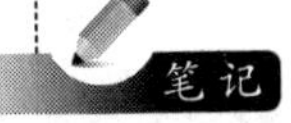

$$SS_{组间}=\sum n_i(\overline{X}_i-\overline{X})^2=\sum\frac{(\sum X_i)^2}{n_i}-C \tag{10-44}$$

计算组内变异，即组内离均差平方和$SS_{组内}$：

$$SS_{组内}=\sum s_i^{\,2}(n_i-1)=SS_{总}-SS_{组间} \tag{10-45}$$

（1）建立假设和确定检验水准

H_0：三种治疗方案治疗婴幼儿贫血的疗效相同，$\mu_A=\mu_B=\mu_C$；

H_1：三种治疗方案治疗婴幼儿贫血的疗效不全相同或全部不相同。

$\alpha=0.05$。

（2）计算各组基础数据（表10-8）

表10-8　方差分析基础数据

	甲	乙	丙	总和
$\sum X_i$	36.80	28.30	18.60	83.70
$\sum X_i^2$	83.56	72.01	28.86	184.43

（3）计算检验统计量F值

$$C=(83.70)^2/60=116.7615$$

$$SS_{总}=184.43-116.76=67.6685$$

$$SS_{组间}=\frac{36.80^2+28.30^2+18.60^2}{20}-116.7615=8.2930$$

$$SS_{组内}=0.913\,32\times19+1.297\,12\times19+0.780\,02\times19=59.3747$$

或：

$$SS_{组内}=SS_{总}-SS_{组间}=67.6685-8.2930=59.3747$$

自由度：$\upsilon_{总}=N-1=59$；$\upsilon_{组间}=k-1=3-1=2$；$\upsilon_{组内}=N-k=59-2=57$

列出方差分析表，见表10-9。

表10-9　例10-18资料的方差分析表

变异来源	*SS*	υ	*MS*	*F*	*P*
总	67.6685	59			
组间（处理）	8.2930	2	4.1465	3.98	0.0241
组内（误差）	59.3755	57	1.0417		

（4）确定P值，作出推断结论

按第1自由度为2，第2自由度为59，查附表5 F界值表，得$P<0.05$，按$\alpha=0.05$水平拒绝H_0，接受H_1，认为三种治疗方案的治疗效果不一样。

三、随机区组设计的方差分析

随机区组设计（random block design）又称配伍组设计，是配对设计的扩展。

研究者希望了解某种处理因素有无作用，但同时又存在另一因素对这个研究可能有影响，可进行包含这两因素的实验设计，其数据可作两因素多个样本均数的比较（或称两因素方差分析，two way analysis of variance），这样可以提高检验功效。

例 10-19　在抗基因突变药物筛选试验中，用 20 只狼疮鼠按不同窝别分为 5 组，分别观察三种药物对狼疮鼠抗 FCR 基因突变效果，数据见表 10-10，问三种药物是否有抗基因突变作用？

表 10-10　三种药物抗基因突变效果的比较（含量：mg/dl）

窝别（配伍组）	对照	A	B	C	配伍组合计
Ⅰ	0.80	0.36	0.17	0.28	1.61
Ⅱ	0.74	0.50	0.42	0.36	2.02
Ⅲ	0.31	0.20	0.38	0.25	1.14
Ⅳ	0.48	0.18	0.44	0.22	1.32
Ⅴ	0.76	0.26	0.28	0.13	1.43
处理组合计$\sum X_i$	3.09	1.50	1.69	1.24	7.52（$\sum X$）
$\sum X_i^2$	2.0917	0.5196	0.6217	0.3358	3.5688（$\sum X^2$）

本例的主要目的是研究三种药物对狼疮鼠抗基因突变的效果，药物是处理因素。但是，不同窝别的狼疮鼠对抗基因突变的反应若有差别，必定影响对药物效应的分析，因此可将不同窝别视为干扰因素，并作为配伍组，则在数据分析时就可以将处理因素的作用与干扰因素的影响区分开，提高检验功效。因此，总变异可以分解为处理因素的变异、区组间的变异，以及误差。即：

$$SS_{总} = SS_{处理} + SS_{区组} + SS_{误差} \tag{10-46}$$

其中，

处理平方和$SS_{处理} = \sum_i \sum_j (\bar{x}_{i.} - \bar{x})^2$反映三种不同药物处理的差别；

区组平方和$SS_{区组} = \sum_i \sum_j (\bar{x}_{.j} - \bar{x})^2$反映不同窝别间的差别；

误差平方和$SS_{误差} = \sum_i \sum_j (x_{ij} - \bar{x}_{i.} - \bar{x}_{.j} + \bar{x})^2$反映随机误差。

自由度：$\nu_{总}=kb-1$，$\nu_{处理}=k-1$，$\nu_{区组}=b-1$，$\nu_{误差}=(k-1)(b-1)$。且：

$$\nu_{总}=\nu_{处理}+\nu_{区组}+\nu_{误差} \tag{10-47}$$

（1）建立假设和确定检验水准

处理组间：

H_0：三种药物对狼疮鼠抗基因突变的效果与对照组相同，即 $\mu_{对照}=\mu_A=\mu_B=\mu_C$；

H_1：三种药物对狼疮鼠抗基因突变的效果与对照组不全同或全不同。

区组间：

H_0：不同窝别狼疮鼠抗基因突变的反应相同；

H_1：不同窝别狼疮鼠抗基因突变的反应不全相同或全部不相同；

均取 $\alpha=0.05$。

(2) 计算检验统计量

先计算 C 值：$C=\frac{(\sum X)^2}{bk}=\frac{(7.52)^2}{5\times 4}=2.82752$

上式中 b 为配伍因素水平数，k 为处理因素水平数。本例配伍因素有 5 个水平，处理因素有 4 个水平。

总平方和：

$$SS_{总}=\sum X^2-C=3.5688-2.82752=0.74128$$

处理平方和：

$$SS_{处理}=\sum\frac{(\sum X_i)^2}{b_i}-C=\frac{(3.09)^2}{5}+\frac{(1.50)^2}{5}+\frac{(1.69)^2}{5}+\frac{(1.24)^2}{5}-2.82752=0.41084$$

区组平方和：

$$SS_{配伍}=\sum\frac{(\sum X_j)^2}{k_j}-C=\frac{(1.61)^2}{4}+\frac{(2.02)^2}{4}+\frac{(1.14)^2}{4}+\frac{(1.32)^2}{4}+\frac{(1.43)^2}{4}-2.82752=0.11233$$

误差平方和：

$$SS_{误差}=SS_{总}-SS_{处理}-SS_{配伍}=0.74128-0.41084-0.11233=0.21811$$

将上述结果列成表 10-11。

表 10-11　例 10-19 资料的方差分析表

变异来源	SS	υ	MS	F	P
总	0.741 28	19			
处理	0.410 84	3	0.136 95	7.53	P<0.01
区组	0.112 33	4	0.028 08	1.54	P>0.05
误差	0.218 11	12	0.018 18		

(3) 查表确定 P 值和作出推断结论

查附表 5 F 界值表，得对处理因素的检验：$P<0.01$，按 $\alpha=0.05$ 水平拒绝 H_0，认为三种药物对狼疮鼠抗基因突变的效果与对照组不同。

对区组效应进行检验：得 $P>0.05$，即尚不能认为各窝狼疮鼠抗基因反应不相同。

四、多个样本均数间的两两比较

在方差分析结果显示各处理组差异有统计学意义后，需要进一步分析是哪几组之间的差异有统计学意义。此时需要进行多重比较（multiple comparison）。本节介绍多个样本均数间每两个均数的比较。

若方差分析结果显示各处理组间差异有统计学意义，需要进行所有组间的两两比较，可用 q 检验（又称 Student-Newman-Keuls 法，简称 SNK 法），适用于探索性研究。q 检验统计量为：

$$q=\frac{\overline{x}_A-\overline{x}_B}{S_{\overline{x}_A-\overline{x}_B}}=\frac{\overline{x}_A-\overline{x}_B}{\sqrt{\frac{MS_{误差}}{2}\left(\frac{1}{n_A}+\frac{1}{n_B}\right)}} \tag{10-48}$$

按自由度 $\upsilon=\upsilon_{误差}$和组数 a 查附表 6 q 界值表。其中，a 是指将方差分析中的几组样本均数按从小到大顺序排列后要比较的 A、B 两组所包含的组数(包含 A、B 两组本身)。

例 10-20 对例 10-17 资料作两两比较。

H_0: 每次对比时两个总体均数相等，即 $\mu_A=\mu_B$；

H_1: $\mu_A\neq\mu_B$；

$\alpha=0.05$。

将 3 组样本均数从小到大(或从大到小)顺序排列，并编上组次。

组次	1	2	3
均数	1.840	1.415	0.930
组别	甲	乙	丙

列出两两比较表(表 10-12)：

表 10-12 三组均数比较的 q 检验

对比组比较	两均数之差	组数 a	q 值	q 界值 $P=0.05$	P
1 与 2	0.910	3	3.9877	3.40	<0.05
2 与 3	0.425	2	1.8624	2.83	>0.05
1 与 3	0.485	2	2.1253	2.83	>0.05

从 P 值一栏中可以得到结论，1 与 3 对比组拒绝 H_0，接受 H_1，说明甲方案与丙方案间差别有统计学意义；而其余两对比组均不拒绝 H_0，说明还看不出有统计学意义。

除了以上介绍的两两比较的方法以外，还有 Duncan 法、Dunnett 法、LSD 法、Scheffé 法等。

五、方差分析的正确应用

1. 方差分析对原始数据的要求与 t 检验一样。即要求资料满足独立性、正态性和方差齐性。

2. 变量变换(data transformation) 方差分析中要求各总体的方差相等，所以在做方差分析前，应做多个方差的齐性检验。方差不齐时，解决此类问题的方法有：变量变换、非参数检验、近似 F 检验(F' 检验)。经过变量变换，虽然分布形式已改变，但数据之间的相对关系仍然保留，可以用变换后的数据作统计分析。

(1) 对数变换(logarithmic transformation)：$y=\lg x$

适用于标准差与均数成比例及对数正态分布资料。

(2) 平方根变换(square root transformation)：$y=\sqrt{x}$

适用于方差与均数成比例的资料，如服从 Poisson 分布的资料。

(3) 倒数变换(reciprocal transformation)：$y=1/x$

适用于标准差与均数的平方成比例的资料。

(4) 平方根反正弦变换(arcsine transformation)：$y=\arcsin(\sqrt{x})=\sin^{-1}\sqrt{x}$

适用于服从二项分布的率（百分数）为观察值的资料，如白细胞的分类计数（%）、畸变细胞出现率等。

（潘发明）

思考题

1. 描述定量数据的集中趋势和离散趋势指标有哪些？在应用和选择这些指标时应该注意哪些问题？

2. 为什么要引入标准正态分布的概念？

3. 制定医学参考值范围的方法有哪些？应该如何选择？

第十一章

分类资料的统计分析

导 读

前一章介绍了定量资料的统计描述和统计推断，但在医学与护理学实践中，我们感兴趣的某些研究指标的取值表现为互不相容的属性，如患者性别、病情严重程度、强迫体位患者是否发生压疮等，都属于分类资料或计数资料。分类资料的统计描述不宜采用绝对数进行描述。例如，描述不同医院住院患者中有强迫体位者的压疮发生情况时，某年甲医院有30人发生压疮，乙医院有10人发生压疮；虽然甲医院发生压疮的绝对数高于乙医院，但不能据此认为甲医院压疮发生强度高于乙医院，因为两医院有强迫体位患者的基数不一定相等。因此，分类资料的统计描述应采用相对数。

第一节 分类资料的统计描述

相对数是两个有关联的指标之比，常用的相对数有率、构成比和相对比。

一、常用相对数

（一）率

率（rate）是指某现象的实际发生数与可能发生该现象的观察单位总数之比，用以说明某现象发生的频率或强度，又称频率指标。常用百分率、千分率、万分率或十万分率等表示，计算公式为：

$$率=\frac{某时期内实际发生某现象的观察单位数}{同时期可能发生某现象的观察单位总数}\times K \tag{11-1}$$

式中 K 为比例基数，可以是100%、1000‰、10 000/万、100 000/10万等。比例基数的选择主要根据习惯用法或使计算结果能保留一位或二位整数为宜。例如，某病患病率常用百分率或千分率，婴儿死亡率、出生率常用千分率，死因别死亡率常用十万分率等。

例 11-1　在一项老年脑卒中偏瘫患者压疮风险评估及护理干预研究中，某医院对 182 例 Norton 压疮风险评估得分在 5～12 分的住院病人实施综合护理干预，并进行随访观察，结果有 3 例住院病人发生Ⅰ期压疮，则Ⅰ期压疮发生率为：

$$压疮发生率=\frac{3}{182}\times 100\%=1.65\%$$

（二）构成比

构成比（proportion）又称比例，是指事物某一组成部分观察单位数与事物各组成部分观察单位的总数之比，说明事物内部各组成部分所占的比重。常用百分数表示。计算公式为：

$$构成比=\frac{某一组成部分的观察单位数}{同一事物各组成部分的观察单位总数}\times 100\% \qquad (11\text{-}2)$$

例 11-2　某医院为了解医院护理差错医疗事故发生情况，将年度内所发生的 54 起护理差错事故汇总如表 11-1。护理事故中，只改医嘱未改执行单的构成比为 24/76 × 100% = 31.58%，该类事故在所有护理事故中所占比重最大；其次是给错药或剂量，其构成比为 20/76 × 100% = 26.32%；接下来依次是抄错医嘱、漏发药物或治疗，分别占 23.68%、18.42%，各护理事故合计构成比为 100%。

表 11-1　某医院一年内护理差错医疗事故的构成情况

护理事故类型	发生次数	构成比（%）
抄错医嘱	18	23.68
只改医嘱未改执行单	24	31.58
给错药物或剂量	20	26.32
漏发药物或治疗	14	18.42
合计	76	100.00

构成比有两个特点：①各组成部分的构成比之和等于 100% 或 1；②事物内部各组成部分的构成比呈此消彼长的关系。

（三）相对比

相对比（ratio）是指两个有关联的指标之比，简称比，用以说明一个指标是另一个指标的几倍或几分之几。计算公式为：

$$相对比=\frac{甲指标计数}{乙指标计数}（或\times 100\%） \qquad (11\text{-}3)$$

两个指标可以是绝对数，也可以是相对数；可以性质相同，也可以性质不同。例如：不同年份某地恶性肿瘤死亡率之比即为性质相同的两个相对数之比。

另外，根据相对比分子与分母的关系，相对比也可作如下分类：① 关系指标：指两个有关的非同类事物的指标，例如：某医院医护人员数与病床数之比，某个国家和地区每千人口拥有的护士数等；②对比指标：指同类事物的两个指标之比，例如：不同年份某地恶性肿瘤死亡率之比。

例 11-3　某省卫生厅在对该省各级医院基础护理落实情况的调查中发现，在特级护理上，三甲医院中有 94.12% 的医院主要是由护士完成基础护理，其余医院主要由护工完成基础护理；二甲医院中仅66.67%的医院是由护士完成基础护理。则三甲医院与二甲医院特级护理中，由护士完成基础护理的比例之比为：

$$\frac{94.12\%}{66.67\%}=1.41$$

即三甲医院特级护理中由护士完成基础护理的医院的比例是二甲医院的1.41倍。

二、应用相对数时应注意的问题

1. 计算相对数尤其是率时，应有足够数量的观察单位数或观察次数，即分母不宜太小。观察单位数或观察次数太少，偶然性大，计算的相对数不稳定，此时最好能用分数表示，同时写出分子分母。例如：某医师采用新疗法治疗2例患者，1例有效，此时，不能认为有效率是50%。

2. 不能以构成比代替率进行分析，尤其不能以构成比的动态变化来说明率的动态变化。应该明确的是构成比与率所说明的问题不同，构成比说明事物内部各组成部分所占的比重，不能说明某现象的发生强度或频率大小。在实际应用中，有以下两类常见的错误：①以构成比来代替率进行解释。例如：分析某市某年交通事故数据后发现，发生交通事故的车辆中，高速行驶的占28%，低速行驶的占14%，中速行驶的占58%，所占比例最大，若据此认为中速行驶的车辆最容易发生交通事故，则犯了以构成比代替率的错误。虽然中速行驶车辆的事故发生数构成比较大，但中速行驶的车辆较多，车辆事故发生率为事故发生数与行驶的车辆总数之比，其值不一定大；②用构成比的动态变化来说明率的动态变化。例如：某地1992年和2002年5种慢性疾病的发病例数变化见表11-2。某医师认为，相对于1992年，2002年心脑血管疾病的比例从47.68%上升到57.21%，提示心脑血管疾病发病率升高，而其他疾病发病率下降。事实上，该医师的分析犯了以构成比的动态分析代替了率的动态分析的错误。因为2002年与1992年相比，几种慢性疾病发病人数都增加了，若要比较疾病的发病强度，应计算1992年和2002年5种慢性疾病的发病率。

表11-2　某地1992年和2002年5种慢性疾病发病情况

疾病	1992年		2002年	
	病例数	构成比(%)	病例数	构成比(%)
心脑血管疾病	3117	47.68	5226	57.21
恶性肿瘤	1284	19.64	1483	16.23
呼吸系统疾病	1218	18.63	1403	15.36
消化系统疾病	515	7.89	614	6.72
其他	403	6.16	409	4.48
合计	6537	100.00	9135	100.00

3. 应分别用分子和分母的合计数来求合计率或平均率。对观察单位数不等的几个率计算合计率或平均率时，不能简单地把各组率相加求和再除以组数而得到平均值，应该分别用分子和分母的合计数相除得出合计率或平均率。

4. 相对数的比较应注意可比性。对相对数进行比较时，除对比的因素之外，其余影响因素应尽可能相同或相近，以确保资料的可比性。例如：比较两种药物治疗糖尿病的有效率时，应考虑两对比组患者的年龄、性别、病情轻重等构成（基线情况）是否相同，若构成不同，则应考虑进行分层分析或将其构成调整为一致后再进行比较。

5. 样本率或样本构成比进行比较时应采用假设检验。由于样本率或构成比也存在着抽样误差，因此不能仅根据样本率或构成比的差别作结论，而应对样本率或构成比的差异进行假设检验。

三、率的标准化法

（一）率的标准化法的意义

前面提到相对数的比较时，应注意保证对比因素之外的其他影响因素尽可能相同，否则，不具可比性。例如：甲乙两地人口的总死亡率分别为11.3‰和9.2‰，从表面上看，甲地的总死亡率高于乙地，但按年龄段分层计算死亡率后发现，甲地各年龄段死亡率均低于乙地（见表11-3），那么出现这种矛盾现象的原因何在？仔细分析后不难发现其原因在于两地人口年龄构成不同，直接计算的合并率缺乏可比性。

表 11-3　甲乙两地各年龄组人口数及死亡率（‰）

年龄组（岁）	甲地		乙地	
	人口数	死亡率	人口数	死亡率
0～	15 598	34.2	7830	42.9
5～	52 016	3.6	89 600	4.6
20～	19 310	5.3	24 300	7.2
40～	14 679	12.1	13 912	14.2
60～	15 597	21.1	7758	26.3
合计	117 200	11.3	143 400	9.2

率的标准化法（standardization）就是选用统一的内部构成，以消除混杂因素的影响，使计算得到的标准化率（standardized rate）具有可比性。混杂因素（confounding factor）是指与研究因素有关，并对研究结果产生影响的非研究因素。例如，表11-3中的年龄就是混杂因素。

若要比较甲乙两地的人口死亡率情况，应对甲乙两地的年龄构成进行标准化，即将两地人口年龄构成调整一致后，再比较其总死亡率，才能正确反映甲乙两地死亡率之间的差异。

其实，在医疗卫生领域上，类似情况很多。例如，三甲医院住院患者的病死率可能高于乡镇卫生院，原因不是乡镇卫生院医疗水平较三甲医院高，而是两医院住院患者中，轻、中、重型病人所占比例不同。

（二）标准化率的计算

标准化率亦称为调整率（adjusted rate），常用的计算方法有直接法和间接法两种。以表11-4为例，说明当两组观察对象的年龄构成不同时，其标准化死亡率的计算方法和计算公式。

表 11-4　计算标准化率的数据符号

年龄组	标准组			被标化组		
	人口数	死亡数	死亡率	人口数	死亡数	死亡率
1	N_1	R_1	P_1	n_1	r_1	p_1
2	N_2	R_2	P_2	n_2	r_2	p_2
⋮	⋮	⋮	⋮	⋮	⋮	⋮
k	N_k	R_k	P_k	n_k	r_k	p_k
合计	N	R	P	n	r	p

1. 直接法　当已知被标化组的年龄别死亡率时，宜采用直接法计算标准化率。根据可获得的标准组数据的不同，又分为两种情况：

(1) 已知标准组年龄别人口数时，计算公式为：

$$p'=\frac{\sum N_i p_i}{N} \tag{11-4}$$

(2) 已知标准组年龄别人口构成比时，计算公式为：

$$p'=\sum\left(\frac{N_i}{N}\right)p_i \tag{11-5}$$

在式(11-4)和式(11-5)中，p' 为标准化率，N_i 为标准组各年龄组的人口数，N 为标准组总人口数，p_i 为被标化组的各年龄别死亡率。

式(11-4)中 $N_i p_i$ 为各年龄组的预期死亡数，总的预期死亡数 $\sum N_i p_i$ 除以标准组总人口数 N 就得到标准化率。

在式(11-5)中，标准组的年龄构成比 $\frac{N_i}{N}$ 乘以被标化组的年龄别死亡率 p_i 称为分配死亡率，分配死亡率的累计 $\sum\left(\frac{N_i}{N}\right)p_i$ 就是标准化率。对于相同的标准组，式(11-4)和式(11-5)完全等价。

2. 间接法　当被标化组的年龄别死亡率 p_i 未知，只能得到各年龄组人口数和死亡总数 r 时，可采用间接标准化法，其计算公式为：

$$p'=P\cdot\frac{r}{\sum n_i P_i} \tag{11-6}$$

式中，P_i 指标准组各年龄别死亡率，$\sum n_i P_i$ 是被标化组的预期死亡人数，$\frac{r}{\sum n_i P_i}$ 是被标化组的实际死亡数与预期死亡数之比，称为标准化死亡比(standardized mortality ratio，SMR)。若 SMR>1，表示被标化组的死亡率高于标准组，若 SMR<1，表示被标化组死亡率低于标准组。

3. 标准化率的计算步骤

(1) 根据被标化组的数据条件选择直接法或间接法：如果已知被标化组的年龄别死亡率，宜采用直接法计算标准化率；如果被标化组年龄别死亡率未知，仅能获得被标化组死亡总数和各年龄别人口数，可采用间接法计算标准化率。

(2) 选择标准组：① 根据研究目的，选择有代表性的、较稳定的、数量较大的人群。如以全国的、全省的或本地区历年累计的数据作为标准较为理想；② 如果得不到前述的标准人口，也可将所比较两地或两组的各年龄组人口数合并作为标准组，或选择其中一组人口作为标准。

(3) 选择公式计算标准化率：根据所选方法和数据条件选择相应的公式。

4．应用实例

例 11-4 比较表 11-5 中甲、乙两地的标准化死亡率。具体步骤如下：

(1) 已知甲、乙两地的年龄别死亡率，采用直接法计算标准化死亡率。

(2) 选择甲、乙两地各年龄组合并人口数作为标准人数 N_i，见表 11-5 第 2 栏。

(3) 按式(11-4)计算甲、乙两地的标准化死亡率，结果见表 11-5。

表 11-5 直接法计算甲、乙两地人口标准化死亡率(‰)

年龄组(岁)(1)	标准人口数(N_i)(2)	甲地		乙地	
		原死亡率 p_i (3)	预期死亡数 Np_i (4)=(2)(3)	原死亡率 p_i (5)	预期死亡数 Np_i (6)=(2)(5)
0～	23 428	34.2	801.2376	42.9	1005.0610
5～	141 616	3.6	509.8176	4.6	651.4336
20～	43 610	5.3	231.1330	7.2	313.9920
40～	28 591	12.1	345.9511	14.2	405.9922
60～	23 355	21.1	492.7905	26.3	614.2365
合计	260 600 (N)	11.3	2381 ($\sum N_i p_i$)	9.2	2991 ($\sum N_i p_i$)

$$\text{甲地标准化死亡率}\,p' = \frac{2381}{260\,600} \times \frac{1000}{1000} = 9.14‰$$

$$\text{乙地标准化死亡率}\,p' = \frac{2991}{260\,600} \times \frac{1000}{1000} = 11.48‰$$

可见，经标准化以后，甲地总死亡率低于乙地，与各年龄组死亡率比较结果一致。

对于本例，假如只能得到标准组年龄构成，而不能得到各年龄组人口数时，可采用式(11-5)计算标准化死亡率，计算结果与式(11-4)完全相同，结果见表 11-6。

表 11-6 利用标准人口年龄构成计算标准化死亡率(‰)

年龄组(岁)(1)	标准人口构成比 N_i/N (2)	甲地		乙地	
		原死亡率 p_i (3)	分配死亡率 $(N_i/N)p_i$ (4)=(2)(3)	原死亡率 p_i (5)	分配死亡率 $(N_i/N)p_i$ (6)=(2)(5)
0～	0.089 900	34.2	3.07	42.9	3.86
5～	0.543 423	3.6	1.96	4.6	2.50
20～	0.167 345	5.3	0.89	7.2	1.20
40～	0.109 712	12.1	1.33	14.2	1.56
60～	0.089 620	21.1	1.89	26.3	2.36
合计	1	11.3	9.14 (p')	9.2	11.48 (p')

（三）应用标准化法的注意事项

1. 标准化率不能单独用来表示实际的水平　标准化率是为消除混杂因素影响，而选用同一参照标准计算的相对指标，如为避免因年龄构成不同所致的错误结论，因此，标准化率并不代表真实的死亡（或患病、发病）率水平。选择的标准不同，计算出的标准化死亡（或患病、发病）率也不相同。因此，标准化死亡（患病、发病）率仅限于指标相互间的比较，而不能单独用来表示实际水平。实际的死亡（或患病、发病）率水平应用未标化的死亡（或患病、发病）率来反映。

2. 样本标准化率的比较需进行假设检验　两样本的标准化率也存在抽样误差，若要比较其代表的总体标准化率是否相同，需做假设检验。关于标准化率假设检验方法可参阅有关统计学文献。

3. 当被标化组各年龄组人口数太少、年龄别死亡率波动较大时，宜采用间接标准化法　若已知被标化组各年龄组死亡率时，虽然宜采用直接法计算标准化率，但如果被标化组中，各年龄组人口数过少、年龄别死亡率波动较大时，宜采用间接标准化法。

4. 当两对比组内部各亚组率呈现交叉时，不宜采用标准化法　若两对比组内部各分组率呈现交叉情况，提示各亚组可能不同质，应分别进行各亚组率的比较。

四、动态数列

动态数列（dynamic series）是一系列按照时间顺序排列的统计指标，用以反映事物或现象在时间上的变化和发展趋势。常用的动态数列分析指标有：绝对增长量、发展速度与增长速度、平均发展速度与平均增长速度。

例 11-5　以表 11-7 为例，介绍动态数列各指标的含义和计算方法。

表 11-7　某市 1999—2010 年期间执业护士人数的动态变化表

年份	符号	护士人数	绝对增长量		发展速度		增长速度	
			累计	逐年	定基比	环比	定基比	环比
(1)	(2)	(3)	(4)	(5)	(6)	(7)	(8)	(9)
1999	a_0	7912	—	—	—	—	—	—
2000	a_1	8538	626	626	1.079	1.079	0.079	0.079
2001	a_2	8924	1012	386	1.128	1.045	0.128	0.045
2002	a_3	9186	1274	262	1.161	1.029	0.161	0.029
2003	a_4	9522	1610	336	1.203	1.037	0.203	0.037
2004	a_5	9697	1785	175	1.226	1.018	0.226	0.018
2005	a_6	11 035	3123	1338	1.395	1.138	0.395	0.138
2006	a_7	12 893	4981	1858	1.630	1.168	0.630	0.168
2007	a_8	14 289	6377	1396	1.806	1.108	0.806	0.108
2008	a_9	16 057	8145	1768	2.029	1.124	1.029	0.124
2009	a_{10}	18 065	10 153	2008	2.283	1.125	1.283	0.125
2010	a_{11}	19 786	11 874	1721	2.501	1.095	1.501	0.095

（一）绝对增长量

绝对增长量是指事物或现象在一定时期内增长的绝对值，可分为两种情况：

1. 累计增长量(cumulative quantity of increase)　指报告期的指标值与某一固定期(基期)指标值的差值，其计算公式为：

$$累计增长量=报告期指标值-某固定期指标值 \tag{11-7}$$

表 11-7 中，该市 2002 年执业护士人数的累计增长量=9186−7912=1274 人，其他年份护士人数累计增长量见表 11-7 第(4)栏。

2. 逐年增长量　指报告期的指标值与相邻前期指标值之差，其计算公式为：

$$逐年增长量=报告期指标值-相邻前期指标值 \tag{11-8}$$

表 11-7 中，该市 2002 年执业护士人数的逐年增长量=9186−8924=262 人，其他年份护士人数逐年增长量见表 11-7 第(5)栏。

（二）发展速度与增长速度

发展速度(speed of development)与增长速度(speed of increase)是相对比指标，用以说明事物或现象在一定时期的变化速度。

1. 发展速度　发展速度表示报告期指标值与某一固定期(基线)指标值或相邻前期指标值的比值，说明前者是后者的多少倍。报告期指标值与基线指标值的比值为定基比发展速度；报告期指标值与其相邻前期指标值的比值为环比发展速度。

(1) 定基比发展速度：指报告期的指标值与某一固定期(基期)指标值之比，可表达为 $a_1/a_0, a_2/a_0, \cdots, a_n/a_0$。$a_0$ 为某一固定期(基期)指标值，a_n 为报告期指标值。

表 11-7 中，该地区 2002 年执业护士人数的定基比发展速度=9186/7912=1.161，2003 年执业护士人数的定基比发展速度=9522/7912=1.203，其他年份护士人数定基比发展速度见表 11-7 第(6)栏。

(2) 环比发展速度：指报告期指标值与相邻前期指标值之比，可表达为 $a_1/a_0, a_2/a_1, \cdots, a_n/a_{n-1}$。本例中，该地区 2002 年执业护士人数的环比发展速度=9186/8924=1.029，2003 年执业护士人数的环比发展速度=9522/9186=1.037，其他年份护士人数环比发展速度见表 11-7 第(7)栏。

2. 增长速度　增长速度是发展速度的净增长量，增长速度=发展速度−1，包括定基比增长速度和环比增长速度，分别用以说明报告期指标值与某一固定期指标值或相邻前期指标值相比，增长了多少倍。定基比增长速度见表 11-7 第(8)栏；环比增长速度见表 11-7 第(9)栏。

（三）平均发展速度与平均增长速度

1. 平均发展速度　是指一定时期内各环比发展速度的平均值，用以说明事物或现象在一定时期内逐年的平均发展程度，常用几何平均数来计算平均发展速度。计算公式为：

$$平均发展速度=\sqrt[n]{a_n/a_0} \tag{11-9}$$

式中，a_0 为某一固定期(基期)指标值，a_n 为报告期指标值。

2. 平均增长速度　是说明某事物在一定时期内逐年的平均增长程度。计算公式为：

$$平均增长速度=平均发展速度-1 \quad (11\text{-}10)$$

根据表 11-7 的资料，该地区 1999 年有执业护士 7912 人，到 2010 年增加到 19 786 人，相当于 1999 年的 2.501 倍，11 年间共增加执业护士 11 874 人，增加了 1.5 倍。1999～2010 年的平均发展速度为$\sqrt[11]{19786/7912}=1.087$倍，平均增长速度$=1.087-1=0.087$ 倍，执业护士人数总体呈增长趋势。从环比增长速度看，2006 年增长较快，增长了 0.168 倍。

动态数列不仅可以分析过去一段时间中，指标的变化规律，也可根据各指标过去的变化规律预测未来的变化情况，计算未来几年后指标预期能达到的水平。如根据表 11-7 资料，可预测到 2012 年该地区执业护士数规模，相当于假定平均发展速度 1.087 在今后保持不变，按式(11-9)计算 a_{13}：

$$1.087=\sqrt[13]{a_{13}/7912}$$

$$a_{13}=1.087^{13}\times 7912=23\,403$$

即预计到 2012 年该市执业护士人数将达到 23 403 人。

第二节　分类资料的统计推断

前面章节介绍了定量资料的总体均数进行估计和假设检验。对于分类资料，同样存在对总体率进行参数估计和假设检验的问题。样本率用英文字母 p 表示，总体率用希腊字母 π 表示。

一、率的抽样误差和标准误

从同一研究总体中随机抽取样本含量为 n 的样本 k 个，则可得到 k 个样本率 $(p_1, p_2, \cdots, p_i, \cdots, p_k)$，$k$ 个样本率相互之间，以及样本率和总体率 π 之间存在差别，这种差别是由于抽样造成的，称为率的抽样误差。率的抽样误差可用率的标准误 σ_p 来表示，其公式为：

$$\sigma_p=\sqrt{\frac{\pi(1-\pi)}{n}} \quad (11\text{-}11)$$

当总体率 π 未知时，可用样本率 p 作为 π 的估计值，率的标准误的估计值 S_p 表示，其公式为：

$$S_p=\sqrt{\frac{p(1-p)}{n}} \quad (11\text{-}12)$$

率的标准误越小，说明率的抽样误差越小，用样本推论总体时，可信程度越高。

例 11-6　抽查某地 260 名医护人员的血清标本，检出乙肝表面抗体(抗－HBs)阳性 153 人，求其抽样误差。

$$S_p=\sqrt{\frac{\frac{153}{260}\times(1-\frac{153}{260})}{260}}=0.0305=3.05\%$$

故该地医护人员乙肝表面抗体阳性率的抽样误差，即标准误为3.05%。

二、总体率的估计

同总体均数的估计一样，总体率的估计也包括点估计和区间估计。点估计即直接用样本率来估计总体率。区间估计是根据样本提供的信息、按照一定概率 $1-\alpha$（即置信度）来估计总体率的可能范围。总体率置信区间的估计方法有两种。

（一）正态近似法

当 n 足够大，p 和 $1-p$ 均不太小时（np 与 $n(1-p)$ 均大于 5），样本率 p 近似服从正态分布，这时可以利用正态分布理论来估计总体率的置信区间。

置信度为 $1-\alpha$ 的置信区间：

$$(p-Z_\alpha S_p,\ p+Z_\alpha S_p) \tag{11-13}$$

其中，Z_α 是标准正态分布双侧临界值，估计 95% 置信区间时 $Z_\alpha=1.96$，估计 99% 置信区间时 $Z_\alpha=2.58$。

例 11-7　某医院用复方丹参滴丸治疗冠心病患者 201 例，其中显效 127 例，试估计复方丹参滴丸显效率的 95% 和 99% 置信区间。

本例，$n=201$，$p=127/201=0.6318$

$$S_p=\sqrt{\frac{p(1-p)}{n}}=\sqrt{\frac{0.6318\times(1-0.6318)}{201}}=0.034$$

故复方丹参滴丸显效率的 95% 的置信区间为

$$(0.6318-1.96\times0.034,\ 0.6318+1.96\times0.034)=(56.51\%,\ 69.84\%)$$

复方丹参滴丸显效率的 99% 的置信区间为

$$(0.6318-2.58\times0.034,\ 0.6318+2.58\times0.034)=(54.40\%,\ 71.96\%)$$

（二）查表法

如果 n，p 不符合上述要求，即当 $n\leq 50$，特别是 p 很接近 0 或 1 时，这时需要用二项分布原理来估计总体率的置信区间，计算较为繁杂。为了方便应用，附表 6 列出了在样本含量不同时，总体率的 95% 和 99% 置信区间。

例 11-8　某市某年确诊某罕见肿瘤 31 例，1 年内死亡 9 例。试估计该病 1 年病死率的 95% 置信区间。

本例 $n=31$，$X=9$，查附表 6 的置信度为 95% 的置信区间为（14%，48%）。即该地该罕见肿瘤病死率的 95% 置信区间为（14%，48%）。

注意：附表 6 中 X 值只列出 $X\leqslant\frac{n}{2}$ 的部分，当 $X>\frac{n}{2}$ 时，可以用 $n-X$ 查表，然后以 100% 减去查得的区间即为所求的置信区间。

例 11-9　某医生采用中西医结合疗法对 10 例肝硬化患者进行治疗，一个疗程后，8 名患者病情缓解，求该疗法治疗肝硬化的缓解率的 95% 置信区间。

本例，$n=10$，$X=8$，$X\geqslant\frac{n}{2}$，以 $n-X=2$ 查表，得到 3%～56%，再以 100% 减去该区间得到该疗法治疗肝硬化的缓解率的 95% 置信区间为（44%，97%）。

三、率的 z 检验

（一）单个样本率与已知总体率的比较

单个样本率与已知总体率的比较，主要用于推断样本所代表的总体率 π 与已知总体率 π_0 是否不相等。如前所述，当 n 足够大且 π 既不接近于 0 也不接近于 1 时，如 np 和 $n(1-p)$ 均大于 5 时，样本率 p 近似服从正态分布，可利用正态分布进行 z 检验。检验统计量为：

$$z=\frac{|p-\pi_0|}{\sqrt{\frac{\pi_0(1-\pi_0)}{n}}} \tag{11-14}$$

例 11-10　一项调查结果表明，某市一般人群的艾滋病知识知晓率为 65%。现对该市护士进行调查，在 150 名护士中有 130 人回答正确。问该市护士的艾滋病知识知晓率是否高于一般？

本例为单侧检验，该市护士的艾滋病知识知晓率为 π，已知 $\pi_0=0.65$，其假设检验步骤为：

（1）建立检验假设，确定检验水准

H_0: $\pi=0.65$，即该市护士的艾滋病知识知晓率等于该市一般人群

H_1: $\pi>0.65$，即该市护士的艾滋病知识知晓率高于该市一般人群

单侧 $\alpha=0.05$

（2）计算检验统计量

本例 $n=150$，样本含量较大，$p=130/150=0.867$，符合正态近似条件，按式（11-14）有：

$$z=\frac{0.867-0.65}{\sqrt{0.65(1-0.65)/150}}=5.572$$

（3）确定 P 值，作出统计推断

查 t 界值表（附表 2，$\nu\rightarrow\infty$），得 $P<0.0005$，按 $\alpha=0.05$ 水准，拒绝 H_0，接受 H_1，差异有统计学意义，可以认为该市护士的艾滋病知识知晓率高于该市一般人群。

（二）完全随机设计两样本率的比较

完全随机设计两样本率比较的目的，在于通过两个样本率 p_1 和 p_2 来推断其代表的总体率 π_1 和 π_2 是否相等。

当 n 较大且 π 不接近于 0 也不接近于 1 时，特别是 n_1p_c、$n_1(1-p_c)$ 及 n_2p_c、$n_2(1-p_c)$ 均大于 5 时，根据正态近似原理，进行 Z 检验，检验统计量为：

$$z=\frac{|p_1-p_2|}{\sqrt{p_c(1-p_c)(\frac{1}{n_1}+\frac{1}{n_2})}},\quad p_c=\frac{X_1+X_2}{n_1+n_2} \tag{11-15}$$

式中，n_1 和 n_2 分别为两样本的样本含量，X_1 和 X_2 分别为两样本的事件发生数，p_c 为两样本的合并率。

例 11-11　为研究某地男、女性人口的血吸虫感染率是否存在差别，某研究者

随机抽取该地91名男性和87名女性，查得感染人数男性32人，女性24人。试问该地男、女性人口血吸虫感染率有无差别？

H_0: 男、女性的总体血吸虫感染率相同，即 $\pi_1=\pi_2$

H_1: 男、女性的总体血吸虫感染率不同，即 $\pi_1\neq\pi_2$

双侧 $\alpha=0.05$

本例，$n_1=91$, $X_1=32$, $p_1=0.35$; $n_2=87$, $X_2=24$, $p_2=0.28$

合并率 $p_c=\dfrac{32+24}{91+87}=0.31$

$$z=\frac{|p_1-p_2|}{\sqrt{p_c(1-p_c)(\frac{1}{n_1}+\frac{1}{n_2})}}=\frac{|0.35-0.28|}{\sqrt{0.31\times(1-0.31)\times(\frac{1}{91}+\frac{1}{87})}}=1.01$$

查 t 界值表（附表2，$\nu\rightarrow\infty$），得 $0.20<P<0.40$，按双侧 $\alpha=0.05$ 水平不拒绝 H_0，尚不能认为该地男、女性人口血吸虫感染率有差别。

第三节　χ^2　检　验

χ^2 检验（chi-square test）是英国统计学家Pearson于1900年提出的一种以 χ^2 分布（chi-square distribution）和拟合优度检验（goodness-of-fit test）为理论依据，应用范围很广的统计方法。本章主要介绍两个及两个以上样本率或构成比比较的 χ^2 检验，以及两个分类变量间有无相关关系（关联分析）的 χ^2 检验。

一、四格表资料的 χ^2 检验

根据设计类型不同，四格表资料的 χ^2 检验可分为完全随机设计（也可称为成组设计）两样本率比较的 χ^2 检验和配对设计的 χ^2 检验。

（一）完全随机设计四格表资料的 χ^2 检验

1. χ^2 检验的基本思想　现以两样本率比较的 χ^2 为例，说明 χ^2 检验的基本思想。

例11-12　为探讨INTIMA封闭式留置针替代普通输液针进行临床输液治疗的效果。研究者将120例需要输液的患者随机分为2组，每组60例，试验组采用INTIMA封闭式留置针进行静脉输液，对照组用普通输液针进行静脉输液治疗，对两种输液方法出现的液体渗漏情况进行统计，结果见表11-8，问INTIMA封闭式留置针输液外渗率是否异于普通输液针？

表11-8　两种输液方法液体外渗情况的比较

组别	渗漏	未渗漏	合计	渗漏发生率(%)
对照组	34(26)	26(34)	60	56.67
试验组	18(26)	42(34)	60	30.00
合计	52	68	120	43.33

在表11-8中，34、26、18、42这4个数据为试验观察到的原始数据，其他数据，如行合计、列合计、总合计和有效率都可根据这4个数据计算出来。这种两组两分类的资料称为2×2列联表资料，亦称四格表（fourfold table）资料。

事实上，对任何两独立样本率的资料，均可表达为表11-9的形式。其中，a、b、c、d为4个基本数据，其余数据均可由这4个数据计算出来。其属性变量多为2类互斥结果，如生与死、有效与无效、患病与未患病、阳性与阴性、检出与未检出等。

表11-9　完全随机设计两样本率比较的四格表基本形式

组别	属性		合计
	Y_1	Y_2	
1	$a(T_{11})$	$b(T_{12})$	$a+b$
2	$c(T_{21})$	$d(T_{22})$	$c+d$
合计	$a+c$	$b+d$	n

对于例11-12资料，34、26、18、42这4个观察到的原始数据，也称为实际频数（actual frequency），用符号A表示；根据假设检验的思想，本例无效假设H_0为$\pi_1=\pi_2$，即两种输液针的液体外渗率无差异，在H_0成立的前提下，可计算两样本合计渗漏率，用来作为总体渗漏率的估计值，并据此推算每个格子的期望频数，称为理论频数（theoretical frequency），用符号T表示。对例11-12，两组的合计渗漏率为43.33%，则对照组渗漏的理论数为60×43.33%=26人，即四格表第1行第1列格子的理论频数为：

$$T_{11}=60\times\frac{52}{120}=26$$

式中，60、52分别为该格子对应的行合计、列合计。依此类推，理论频数可由公式（11-16）求得：

$$T_{RC}=\frac{n_R n_C}{n} \tag{11-16}$$

式中，T_{RC}为第R行第C列格子的理论频数，n_R为该格子相应的行合计数，n_C为该格子相应的列合计数，n为总例数。

然后，考察实际频数A与其相应理论频数T的吻合度，得到χ^2统计量，其计算公式为：

$$\chi^2=\sum\frac{(A-T)^2}{T} \tag{11-17}$$

显然，若H_0成立，则四个格子的实际频数A与理论频数T应该比较接近，所得χ^2统计量不应该很大；反之，若得到的χ^2值越大，则对应的P值会越小，当$P\leqslant\alpha$，则有理由认为无效假设不成立，继而拒绝H_0。

因为$(A-T)^2$均大于等于零，所以格子数越多，χ^2值也会越大，因而考虑χ^2值大小的意义时，应同时考虑到格子数（严格地说是自由度ν）的多少，这样χ^2值才能客观反映A与T的吻合程度。

四格表中，在周边合计不变的条件下，其中任一格的理论频数确定后，其余三个格子的理论频数就没有自由变动的余地了，故自由度 $\nu=1$，χ^2 统计量的自由度也可由式（11-18）求得：

$$\nu=(R-1)(C-1) \tag{11-18}$$

式中，R：行数；C：列数。

2. 完全随机设计两样本率 χ^2 检验的步骤　现以例 11-12 为例，说明 χ^2 检验的基本步骤

（1）建立假设，确定检验水准：

H_0：两种输液针的总体渗漏发生率相同，即 $\pi_1=\pi_2$

H_1：两种输液针的总体渗漏发生率不同，即 $\pi_1\neq\pi_2$

$\alpha=0.05$

（2）计算检验统计量 χ^2 值和自由度：

将 A 与 T 的值代入基本计算式（11-17），有

$$\chi^2=\frac{(34-26)^2}{26}+\frac{(18-26)^2}{26}+\frac{(26-34)^2}{34}+\frac{(42-34)^2}{34}=8.69$$

$$\nu=(2-1)(2-1)=1$$

（3）确定 P 值，做出结论：

由 χ^2 界值表（附表 7）查得 $\chi^2_{0.01,1}=6.63$，本例 $\chi^2=8.69$，所以 $P<0.01$，按 $\alpha=0.05$ 水准，拒绝 H_0，接受 H_1，差别有统计学意义，可认为两种输液针的总体渗漏发生率不同，INTIMA 封闭式留置针输液外渗率低于普通输液针输液外渗率。

3. 四格表专用公式　为了简化计算，省去求理论频数的过程，对于四格表资料，还可直接用专用公式（11-19）计算 χ^2 值。

$$\chi^2=\frac{(ad-bc)^2n}{(a+b)(c+d)(a+c)(b+d)} \tag{11-19}$$

式中，a、b、c、d 为四格表的基本数据。将例 11-12 数据代入，得

$$\chi^2=\frac{(34\times42-26\times18)^2\times120}{60\times60\times52\times68}=8.69$$

结果与前面计算的相同。

4. χ^2 统计量的连续性校正　英国统计学家 Yates（1934 年）认为，χ^2 分布是一种连续型分布，而原始资料属离散型分布，由此得到的 χ^2 值的抽样分布也是离散的。为改善 χ^2 统计量分布的连续性，他提出将实际频数与理论频数之差的绝对值减去 0.5 进行连续性校正（correction for continuity）的观点。

当所有格子的 $T\geqslant5$，且 $n\geqslant40$ 时，用式（11-17）或式（11-19）算得的 χ^2 值近似服从自由度为 1 的 χ^2 分布。当有格子的理论频数小于 5 时，近似程度降低。因此，在分析完全随机设计四格表资料时，需根据具体情况作出不同处理：

1）当 $n\geqslant40$，且 $T\geqslant5$ 时，用式（11-17）或式（11-19）计算 χ^2 值。

2）当 $n\geqslant40$，且有 $1\leqslant T<5$ 时，用公式（11-20）或公式（11-21）计算校正的 χ^2 值，或用四格表的确切概率法（参见其他教材）。

$$\chi^2=\sum\frac{(|A-T|-0.5)^2}{T} \tag{11-20}$$

$$\chi^2=\frac{(|ad-bc|-n/2)^2 n}{(a+b)(c+d)(a+c)(b+d)} \tag{11-21}$$

3）当 $n<40$ 或 $T<1$ 时，用四格表的确切概率法。

例 11-13　为观察甲、乙两药对治疗胃溃疡的疗效，将 70 名患者随机分为两组，一组 30 人服用甲药，另一组 40 人服用乙药。结果见表 11-10。问两种药物的胃溃疡治愈率有无差别？

表 11-10　两种药物治疗胃溃疡的结果

药物	治愈	未愈	合计	治愈率(%)
甲	22(25.29)	8(4.71)	30	73.33
乙	37(33.71)	3(6.29)	40	92.50
合计	59	11	70	84.29

(1) 建立假设，确定检验水准

H_0: 两种药总体治愈率相同，即 $\pi_1=\pi_2$

H_1: 两种药总体治愈率不同，即 $\pi_1\neq\pi_2$

$\alpha=0.05$

(2) 计算检验统计量 χ^2 值和自由度

因本例有一个格子的理论数小于 5、大于 1，同时总例数大于 40，故应采用连续性校正公式计算 χ^2 值，将 A 与 T 的值代入式(11-20)，有

$$\chi^2=\frac{(|22-25.29|-0.5)^2}{25.29}+\frac{(|8-4.71|-0.5)^2}{4.71}+\frac{(|37-33.71|-0.5)^2}{33.71}+\frac{(|3-6.29|-0.5)^2}{6.29}=3.42$$

也可采用公式(11-21)计算结果与之完全一致。

(3) 确定 P 值，做出结论

由 χ^2 界值表（附表 7）查得 $\chi^2_{0.05,1}=3.84$，本例 $\chi^2=3.42$，所以 $P>0.05$，按 $\alpha=0.05$ 水准，不拒绝 H_0，差别无统计学意义，尚不能认为两种药物对胃溃疡的治愈率不同。

注意，该资料在计算分析时，若不进行校正，直接采用式(11-17)或式(11-19)计算 χ^2 值，则 $\chi^2=4.75$，$\chi^2>\chi^2_{0.05,1}=3.84$，则 $P<0.05$，据此将做出与前述相反的结论。

前面我们曾介绍过两个样本率比较的 z 检验，事实上，四格表 z 检验与 χ^2 检验完全等价，两个统计量的关系为 $z^2=\chi^2$。

二、行列表资料的 χ^2 检验

前面涉及的资料均为 2×2 表资料，那么对于行数或列数大于 2 的资料又该如何分析呢？

对于这类资料，因其基本数据有 R 行 C 列，故称 $R\times C$ 列联表。$R\times C$ 列联表有多种形式：① 2×2 列联表，即四格表，是最简单的一种 $R\times C$ 列联表形式，如例

11-12；② $R\times 2$ 列联表，即多个样本率的比较，如例 11-14；③ $2\times C$ 或 $R\times C$ 列联表，即两个或多个构成比的比较，如例 11-15。下面介绍后两种 $R\times C$ 列联表 χ^2 检验的应用。

$R\times C$ 列联表 χ^2 检验的通用公式见式（11-22），它同样适用于四格表资料，且与式（11-17）等价，但用式（11-22）计算更为简便，式中符号意义同前。

$$\chi^2=n\left(\sum\frac{A^2}{n_R n_C}-1\right) \tag{11-22}$$

（一）多个样本率的比较

例 11-14 将 135 例尿路感染患者随机分为 3 组，每组 45 例，分别接受甲、乙、丙三种疗法治疗。治疗过程中，甲组和丙组各有 1 例退出试验，未观察到疗效。一个疗程后观察疗效，结果如表 11-11，问三种疗法的尿培养阴转率有无差别？

表 11-11 三种疗法对尿路感染患者的治疗效果

疗法	阴转人数	阳性人数	合计	阴转率（%）
甲	30	14	44	68.2
乙	9	36	45	20.0
丙	32	12	44	72.7
合计	71	62	133	53.4

H_0：三种疗法治疗尿路感染患者的总体尿培养阴转率相同，即 $\pi_1=\pi_2=\pi_3$

H_1：三种疗法治疗尿路感染患者的总体尿培养阴转率不全相同

$\alpha=0.05$

将表 11-11 数据代入式（11-22），得

$$\chi^2=133\left(\frac{30^2}{44\times 71}+\frac{14^2}{44\times 62}+\frac{9^2}{45\times 71}+\frac{36^2}{45\times 62}+\frac{32^2}{44\times 71}+\frac{12^2}{44\times 62}-1\right)=30.64$$

按式（11-18）计算，得

$$\nu=(3-1)(2-1)=2$$

查附表 7，χ^2 界值表，得 $P<0.005$。按 $\alpha=0.05$ 水准拒绝 H_0，接受 H_1，差别有统计学意义，故可认为三种疗法治疗尿路感染患者的总体尿培养阴转率不全相同。

（二）两个或多个构成比的比较

例 11-15 随机选择 283 名汉族成年男性和 197 名彝族成年男性，其 ABO 血型分布见表 11-12，试比较两个民族男性的 ABO 血型构成有无差异？

表 11-12 283 名汉族成年男性与 197 名彝族成年男性血型分布

分组	A	B	O	AB	合计
汉族	87	96	72	28	283
彝族	62	67	49	19	197
合计	149	163	121	47	480

H_0：汉族成年男性和彝族成年男性 ABO 血型总体分布相同

H_1：汉族成年男性和彝族成年男性 ABO 血型总体分布不同

$\alpha=0.05$

将表 11-12 的数据代入式(11-22)，得

$$\chi^2=480\left(\frac{87^2}{283\times149}+\frac{96^2}{283\times163}+\frac{72^2}{283\times121}+\frac{28^2}{283\times47}+\frac{62^2}{197\times149}+\frac{67^2}{197\times163}+\frac{49^2}{197\times121}+\frac{19^2}{197\times47}-1\right)=0.042$$

按式(11-18) $\nu=(2-1)(4-1)=3$

查附表 7，χ^2 界值表，得 $P>0.995$，按 $\alpha=0.05$ 水准，不拒绝 H_0，差别无统计学意义，尚不能认为汉族成年男性和彝族成年男性血型总体分布不同。

（三）$R\times C$ 列联表 χ^2 检验注意事项

1. 计算 χ^2 值时，必须用绝对数，而不能用相对数，因为 χ^2 值的大小与频数大小有关。

2. χ^2 检验要求理论频数不宜太小，否则可能导致分析的偏性。

不能有 1/5 以上格子的理论频数小于 5，或有 1 个格子的理论频数小于 1。对于理论频数太小的情形，大致有 3 种处理方法：

(1) 最好增大样本含量，以达到增大理论频数的目的；

(2) 将理论频数太小的行或列与性质相近的邻行或邻列合并，相应的实际频数相加，使重新计算的理论频数增大。不过，行或列合并时应注意从专业角度判断其是否合理，如相邻年龄组可以合并，但不同血型的合并可能就不太合适。

(3) 删去理论频数太小的格子所对应的行或列。

上述合并或删除的方法都会损失信息，损害样本的随机性。

3. 结果为有序多分类变量的 $R\times C$ 列联表，在比较各处理组的平均效应大小是否有差别时，应该用秩和检验或 Ridit 检验。

4. 当多个样本率（或构成比）比较的 χ^2 检验，结论为拒绝 H_0 时，只能认为各总体率（或总体构成比）之间总的来说有差别，但不能说明它们彼此之间都有差别，或某两者间有差别。若想进一步了解哪两者的差异有统计学意义，需要进行多个样本率（或构成比）的两两比较。多个率的两两比较的方法通常有 2 种：①调整检验水准后进行两两比较；② χ^2 分割。具体方法，请参考其他文献。

三、配对资料的 χ^2 检验

（一）配对设计四格表 χ^2 检验

对配对设计且试验结果为“二分类”的资料，如例 11-16 中对同一患者分别采用两种方法来诊断，诊断结果只可能有 4 种组合，即如表 11-13 中所示的甲、乙两法均阳性、甲、乙两法均阴性、甲法阳性乙法阴性、乙法阳性甲法阴性。

例 11-16 为比较甲、乙两种方法的诊断肝癌的效能，某研究者分别用甲、乙两种方法对已确诊的 273 例肝癌患者进行诊断，结果如表 11-13，问两种方法的诊断效能有无差别？

表 11-13　两种方法对 273 例肝癌患者的诊断结果

甲法	乙法		合计
	+	−	
+	161(*a*)	17(*b*)	178
−	66(*c*)	29(*d*)	95
合计	227	46	273

表 11-13 中的 a、d 两格中的数据为两种方法检查结果一致的情况，在比较两法的诊断效能有无差异时，不起作用；而 b、c 两格子反映了两种方法检查效能的差异。因此，其无效假设 H_0 为 $B=C$，即 b、c 代表的总体相等。在此假设成立的前提下，b、c 对应的理论频数均为$\dfrac{b+c}{2}$。根据 χ^2 检验的基本思想，将这两个格子的实际频数和理论频数代入式(11-17)，得：

$$\chi^2=\frac{\left(b-\frac{b+c}{2}\right)^2}{\frac{b+c}{2}}+\frac{\left(c-\frac{b+c}{2}\right)^2}{\frac{b+c}{2}}=\frac{(b-c)^2}{b+c}$$

即配对设计四格表的 χ^2 检验公式为：

$$\chi^2=\frac{(b-c)^2}{b+c} \tag{11-23}$$

$$\nu=1$$

上式又称 McNemar 检验，当 $b+c<40$ 时，需作连续性校正，见式(11-24)。

$$\chi^2=\frac{(|b-c|-1)^2}{b+c} \tag{11-24}$$

例 11-16 假设检验过程如下：

H_0: 两种方法对肝癌的诊断效能相同，即 $B=C$

H_1: 两种方法对肝癌的诊断效能不同，即 $B\neq C$

$\alpha=0.05$。

已知 $b=17$，$c=66$，$b+c>40$，故将其代入式(11-23)，有

$$\chi^2=\frac{(17-66)^2}{17+66}=28.93$$

查附表 7，χ^2 界值表，得 $P<0.005$，按 $\alpha=0.05$ 水准拒绝 H_0，接受 H_1，差别有统计学意义，故可以认为两种方法的检查效果不同，乙法的检出率较高。

(二)两分类变量的关联性分析

对一个样本(或称一组观察对象)按照两种分类变量的取值，用行列表的形式表达，此时，可采用 χ^2 检验来分析两分类变量的关联性。本例是 492 例矽肺患者组成的一个样本，对每个患者的肺门密度、矽肺期次两个变量分类情况进行观察，在形式上可以看作配对设计，但此时目的不是判断两种分类方法有无差别，而是期望研究两个变量间有无关联性及关联程度如何。对此资料的分析，其假设检验的思路和方法同前面所介绍的 $R\times C$ 表的 χ^2 检验。检验统计量的计算也采用公式(11-22)。

例 11-17 某研究者欲探讨矽肺不同期次患者的胸部平片肺门密度变化情况，把 492 名患者资料归纳如表 11-14 所示，问矽肺患者肺门密度的增加与矽肺期次有无关系？

表 11-14 不同期次矽肺患者肺门密度级别分布

矽肺期次	肺门密度级别			合计
	+	++	+++	
Ⅰ	43	188	14	245
Ⅱ	1	96	72	169
Ⅲ	6	17	55	78
合计	50	301	141	492

H_0: 肺门密度级别与矽肺期次无关系

H_1: 肺门密度级别与矽肺期次有关系

$\alpha=0.05$

将表 11-17 数据代入式(11-22)，得

$$\chi^2=492\times(\frac{43^2}{245\times50}+\frac{188^2}{245\times301}+\frac{14^2}{245\times141}+\frac{1^2}{169\times50}+\frac{96^2}{169\times301}+\frac{72^2}{169\times141}+\frac{6^2}{78\times50}+\frac{17^2}{78\times301}+\frac{55^2}{78\times141}-1)=163.01$$

$\nu=(3-1)(3-1)=4$

查附表 7，χ^2 界值表，得 $P<0.005$，以 $\alpha=0.05$ 水准拒绝 H_0，接受 H_1，故可认为肺门密度级别与矽肺期次有关。结合本资料可见肺门密度有随矽肺期次增高而增加的趋势。

如有必要还可进一步计算列联相关系数，如使用 Pearson 列联系数进一步说明关联的密切程度，其计算方法如公式(11-25)，列联系数 r 的取值在 0 至 1 之间，r 越接近于 1，表明两个变量间的关联越密切。

$$r=\sqrt{\frac{\chi^2}{\chi^2+n}} \tag{11-25}$$

本例 $r=\sqrt{\frac{163.01}{163.01+492}}=0.499$，$r$ 大于 0.45，提示两变量有中度相关。

（朱彩蓉）

思考题

1. 某医院拟分析畸形儿与母亲分娩年龄的关系，检查了新生儿 4470 例，其中畸形儿 116 例，得以下资料，据此得出结论："母亲年龄在 24～29 岁时，所生小孩中最容易发生畸形，占总数的 83.6%，符合一般规律"。以上结论是否合理？为什么？

某医院分娩畸形儿数及母亲年龄分布

母亲年龄(岁)	畸形儿例数	百分比(%)
21	1	0.8621
22	2	1.7241
23	13	11.2069
24	14	12.0690
25	19	16.3793
26	24	20.6897
27	18	15.5172
28	19	16.3793
29	3	2.5862
30	1	0.8621
31	1	0.8621
32	1	0.8621

2. 某研究者为比较甲、乙两个同类矿厂工人尘肺的患病率，对该厂工人进行普查，结果见下表，据此，该研究者认为，乙矿工人尘肺患病率为6.07%，高于甲矿工人尘肺患病3.47%。你是否同意该研究者的看法，为什么？

甲、乙两矿工人尘肺患病率

工龄(年)	甲矿			乙矿		
	检查人数	尘肺人数	患病率(%)	检查人数	尘肺人数	患病率(%)
<6	14029	240	1.72	950	4	0.42
6～	4285	168	3.92	3805	60	1.58
10～	2542	316	12.43	12044	955	7.93
合计	20856	724	3.47	16799	1019	6.07

第十二章

秩和检验

导 读

假设检验通常可划分为参数检验和非参数检验两大类。前面章节介绍的 t 检验和方差分析均要求样本来自正态总体，且对未知总体参数进行统计推断，这类检验方法称为参数检验。实际工作中，有些资料不满足参数检验所需要的条件，此时，需要一种不以特定的总体分布为前提，也不对总体参数作推断的检验方法，称为非参数检验。本章主要介绍非参数检验方法中常用方法—秩和检验。

非参数检验（nonparametric test）对数据分布没有特别要求，无论样本资料的总体分布形式如何，如一端无界、甚至是未知的，都能适用。因此，非参数检验又称任意分布检验（distribution-free test）。在非参数检验中，一般不直接用样本观察值做分析，统计量的计算是基于原始数据在整个样本中按大小所占的位次。大多数非参数统计方法简便，易于理解和掌握。但要注意，对符合参数检验（parametric test）条件的资料，或经变量变换后符合参数检验条件的资料应选择参数检验方法，因为非参数检验的方法很难充分利用资料所提供的信息，可能会导致检验效能降低。

秩和检验中所谓的“秩”，指观察值按从小到大的顺序排列的序次；秩和，指序次之和。

第一节 Wilcoxon 符号秩和检验

Wilcoxon 符号秩和检验（Wilcoxon signed rank test）是 Wilcoxon 于 1945 年提出，可用于检验配对设计计量资料差值不服从正态分布时，推断其是否来自总体中位数为零的总体，还可用于单一样本与总体中位数的比较。

一、配对设计的两样本秩和检验

（一）Wilcoxon 符号秩和检验基本思想与步骤

同配对 t 检验一样，配对设计秩和检验也是对差值进行分析。通过检验配对样本的差值是否来自中位数为0的总体，来推断两种处理方式的效应是否不同。下面通过例12-1说明本法的基本思想。

例12-1 为比较两种骨密度检测方法的测量结果是否一致，某研究者分别用甲、乙两种骨密度检测方法对10名成年男性桡骨骨密度(BMD)值(g/cm^2)进行测量，测量结果见表12-1中的(2)、(3)栏，问两种检测方法检测结果有无差别？

表12-1 10名成年男性用两种方法测定骨密度值(g/cm^2)

编号 (1)	甲法 (2)	乙法 (3)	差数 (4)=(2)-(3)	秩次 (5)
1	0.28	0.31	−0.03	−2
2	0.51	0.46	0.05	3
3	0.44	0.54	−0.10	−4
4	0.34	0.35	−0.01	−1
5	0.14	0.89	−0.75	−8.5
6	0.31	0.19	0.12	5
7	0.18	0.33	−0.15	−7
8	0.39	0.39	0.00	–
9	0.21	0.34	−0.13	−6
10	0.86	0.11	0.75	8.5

本例为小样本定量资料的配对设计，其配对差值经正态性检验Kolmogorov-smirnov检验得统计量0.2653，$P=0.047$，按$\alpha=0.05$检验水准，差值不服从正态分布，故不宜选用配对t检验，而应使用Wilcoxon符号秩和检验。

根据假设检验的基本思想，对于Wilcoxon符号秩和检验的无效假设H_0应为差值的总体中位数等于0，在无效假设成立的前提下，对于例12-1，则有两种方法测定结果配对数值之差的总体中位数等于零，相当于把这些差值按其绝对值大小编秩后，正差值的秩和与负差值的秩和理论上应相等，即使有差别存在，也是抽样误差所致。反之，如果正差值秩和与负差值秩和差别太大，就拒绝H_0。

1. 建立检验假设，确定检验水准

H_0: 两种方法检测结果差值的总体中位数为零，$M_d=0$

H_1: 两种方法检测结果差值的总体中位数不为零，$M_d\neq 0$

$\alpha=0.05$

2. 计算检验统计量T值

(1) 求差值: 见表12-1的第(4)栏。

(2) 编秩: 按差值的绝对值由小到大编秩。当差值为0，舍去不计，n随之减少；当差值绝对值相等，若符号不同，求平均秩次；若符号相同，既可顺次编秩，也可求平均秩次，并将各秩次冠以原差值的正、负号。如本例差值的绝对值为0.75的有两个，但差值的符号不同，因此需按取它们的位次8、9的平均秩次，即$(8+9)/2=8.5$。

(3) 求秩和，确定检验统计量T: 分别求出正、负差值的秩和。本例正差值的秩和$T_+=16.5$，负差值的秩和$T_-=28.5$。两者中任取其一作为统计量T，本例可取

$T=16.5$。

根据本例样本含量，其正、负差值秩和之和应为 n(n+1)/2(n 为不等于 0 的对子数)，即 9(9+1)/2=45。

3．确定 P 值，做出推断结论

以 T 值查附表 8，T 界值表(配对比较的符号秩和检验用)，若检验统计量 T 值在上、下界值范围内，其 P 值大于相应的概率；若 T 值等于上、下界值或在其范围以外，则 P 值等于或小于相应的概率。

本例 $n=9$，$T=16.5$，查附表 8，得双侧 $P>0.10$，按 $\alpha=0.05$ 检验水准，不拒绝 H_0，差别无统计学意义，尚不能认为两种方法检测结果有差别。

(二)正态近似法

随着 n 增大，检验统计量 T 的分布渐渐逼近均数为 $n(n+1)/4$、方差为 $n(n+1)(2n+1)/24$ 的正态分布。若 $n>50$，超出附表 8 的范围，可用正态近似法作 Z 检验。

$$Z=\frac{\left|T-n(n+1)/4\right|-0.5}{\sqrt{n(n+1)(2n+1)/24}} \tag{12-1}$$

式中 0.5 是连续性校正数，因为 T 值是不连续的，而 Z 分布是连续的。

若相同秩次较多时(不包括差值为 0 者)，用式(12-1)求得的 Z 值偏小，应用式(12-2)计算校正的 Z_c：

$$Z_c=\frac{\left|T-n(n+1)/4\right|-0.5}{\sqrt{\frac{n(n+1)(2n+1)}{24}-\frac{\sum(t_j^3-t_j)}{48}}} \tag{12-2}$$

式中 t_j 为第 j($j=1,2\cdots$)个相同秩次的个数。如当编秩时，有 3 个秩次同为 10，6 个秩次同为 22.5，则 $\sum(t_j^3-t_j)=(3^3-3)+(6^3-6)=216$

二、单一样本与总体中位数比较的秩和检验

单一样本与总体中位数比较的符号秩和检验可看作配对设计符合秩和检验的特殊形式，即将配对个体的取值均看作已知总体中位数相同。其他步骤与例 12-1 相同，详见例 12-2。

例 12-2 为了解女大学生发汞含量是否高于该地一般水平，某医生随机选取某地女大学生 14 名，测得其发汞含量(μg/g)见表 12-2。已知该地一般人群发汞含量的中位数为 3.34μg/g。问该地女大学生发汞含量女大学生发汞含量是否高于一般人群？

表 12-2 14 名女大学生发汞含量(μg/g)测定结果

发汞含量 x_i (1)	差值 d_i (2)=(1)−3.34	负差值秩次 (3)	正差值秩次 (4)
8.43	5.09	–	14
8.34	5.00	–	13
8.27	4.93	–	12
7.96	4.62	–	11

续表

发汞含量 x_i (1)	差值 d_i (2)=(1)-3.34	负差值秩次 (3)	正差值秩次 (4)
7.76	4.42	–	10
7.32	3.98	–	9
7.23	3.89	–	8
4.96	1.62	–	7
4.95	1.61	–	6
4.42	1.08	–	5
3.91	0.57	–	4
3.38	0.04	–	2
3.31	−0.03	1	–
3.22	−0.12	3	–
合计	–	4（T_-）	101（T_+）

根据专业知识可知，发汞含量值呈偏态分布，表 12-2 第（2）栏为样本各观察值与已知总体中位数的差值，对 d_i 经正态性检验 Kolmogorov-smirnov 检验得统计量 0.2267，$P=0.049$，按 $\alpha=0.05$ 检验水准，差值不服从正态分布不满足单样本 t 检验条件，故选用 Wilcoxon 符号秩和检验。

1. 建立检验假设，确定检验水准

H_0: 差值的总体中位数等于 0，即女大学生发汞含量与该地一般人群相同

H_1: 差值的总体中位数小于 0，即女大学生发汞含量高于该地一般人群

单侧 $\alpha=0.05$

2. 计算检验统计量

（1）求差值　$d_i=x_i-3.34$，见表 12-2 第（2）栏。

（2）编秩　依差值的绝对值由小到大编秩。本例各观察值差值的秩次见表 12-2 第（3）、（4）栏。

（3）分别求正、负差值的秩和　本例中，$T_-=4$，$T_+=101$，$T_+ + T_- = \frac{14(14+1)}{2} = 105$，表明秩和计算无误。

（4）确定检验统计量 T　本例，$T=T_-=4$ 或 $T=T_+=101$。

3. 确定 P 值，作出统计推断

本例，由 $n=14$，$T=4$ 或 $T=101$，查附表 8，得单侧 $P<0.01$。按照 $\alpha=0.05$ 水准，拒绝 H_0，接受 H_1，差异有统计学意义，可以认为女大学生发汞含量高于该地一般人群。

第二节　成组设计两样本比较的秩和检验

Wilcoxon 秩和检验（Wilcoxon rank sum test），是推断两个独立样本的连续型变量资料或有序变量资料所代表的总体分布位置是否有差别的假设检验方法。

一、原始数据的两样本比较

(一) Wilcoxon 秩和检验的步骤

例 12-3　某研究者观察局部加热治疗小鼠移植肿瘤的疗效，以生存日数作为观察指标，实验结果见表 12-3，试检验两组小鼠生存日数有无差别？

表 12-3　两组小鼠生存日数比较

实验组		对照组	
生存日数	秩次	生存日数	秩次
10	9.5	2	1
12	12.5	3	2
15	15	4	3
15	16	5	4
16	17	6	5
17	18	7	6
18	19	8	7
20	20	9	8
23	21	10	9.5
90 以上	22	11	11
		12	12.5
		13	14
$n_1=10$	$T_1=170$	$n_2=12$	$T_2=83$

1. 建立检验假设，确定检验水准

H_0: 两组小鼠生存日数总体分布相同

H_1: 两组小鼠生存日数总体分布不同

$\alpha=0.05$

2. 计算统计量 T 值

(1) 编秩：将两组数据由小到大统一编秩。编秩时，遇相同数值在同一组内，可顺次编秩；当相同数值出现在不同组时，则必须求平均秩次。如实验组第 3、4 两个数据皆是 15，其秩次列为 15、16；当两组各有一个生存日数为 10 天时，应取秩次 9、10 的平均秩次 $(9+10)/2=9.5$。

(2) 求秩和，确定统计量 T：分别求两组秩次之和。以样本例数较小者为 n_1，其秩和为 T_1，样本例数较大者为 n_2，其秩和为 T_2。若两组例数相等，任取一组的秩和为统计量；若两组例数不等，则以样本例数较少组的秩和为统计量 T。本例 T_1 和 T_2 分别为 170 和 83，取检验统计量 $T=T_1=170$。

3. 确定 P 值，做出推断结论：查附表 9，T 界值表（两样本比较的秩和检验用），先从左侧找到 n_1（较小的 n），本例为 10，再从表上方找两组例数的差 n_2-n_1，本例 $n_2-n_1=12-10=2$，在两者交叉处即为 T 的界值。将检验统计量 T 值与 T 界值相比，若 T 值在界值范围内，其 P 值大于相应的概率；若 T 值等于界值或在界值范围外，其 P 值等于或小于相应的概率。本例 $n_1=10$，$n_2-n_1=12-10=2$，由附表 9 查得双侧 $P<0.01$，按

$\alpha=0.05$ 水准拒绝 H_0，接受 H_1，差别有统计学意义，故可认为实验组小鼠生存日数与对照组小鼠生存日数的分布位置不同，实验组小鼠的生存日数较对照组长。

（二）正态近似法

如果 n_1 或 n_2-n_1 超出了附表 9 的可查范围，可用正态近似 Z 检验，其检验统计量计算见式（12-3）：

$$Z=\frac{|T-n_1(N+1)/2|-0.5}{\sqrt{n_1n_2(N+1)/12}} \tag{12-3}$$

式中 $N=n_1+n_2$，0.5 为连续性校正数。Wilcoxon 秩和检验的基本思想：假设含量为 n_1 与 n_2 的两个样本（且 $n_1\leqslant n_2$），来自同一总体或分布相同的两个总体，则 n_1 样本的秩和 T_1 与其理论秩和 $n_1(N+1)/2$ 相差不大，即 $[T_1-n_1(N+1)/2]$ 仅为抽样误差所致。当二者相差悬殊，超出抽样误差可解释的范围时，则有理由怀疑该假设，从而拒绝 H_0。

若相同秩次较多（比如超过 25%）时，应按下式进行校正：

$$Z_C=Z/\sqrt{C} \tag{12-4}$$

其中 $C=1-\sum(t_j^3-t_j)/(N^3-N)$，$t_j(j=1,2,\cdots)$ 为第 j 次相同的秩次个数。

二、频数表资料（或等级资料）两样本比较秩和检验

例 12-4 某医生欲比较两种方法治疗肾病综合征的疗效，将 71 例肾病综合征患者随机分为两组，分别采用甲、乙用两种方法治疗，一个疗程后的疗效见表 12-4，问两种方法的疗效有无不同？

1. 建立检验假设，确定检验水准

H_0：甲、乙两种方法的疗效总体分布位置相同

H_1：甲、乙两种方法的疗效总体分布位置不同

$\alpha=0.05$

2. 计算检验统计量

（1）编秩：本例为等级资料，应先计算各疗效等级的合计人数，见表 12-4 第（4）栏，据此确定各组段秩次范围，见第（5）栏，然后计算出各疗效等级的平均秩次，见第（6）栏。如疗效为“痊愈”者共 25 例，其秩次范围为 1～25，平均秩次为 $(1+25)/2=13$，余仿此。

表 12-4 两种方法治疗肾病综合征患者的疗效

疗效	患者数			秩次范围	平均秩次	秩和	
	甲法	乙法	合计			甲法	乙法
(1)	(2)	(3)	(4)	(5)	(6)	(7)=(2)(6)	(8)=(3)(6)
痊愈	20	5	25	1～25	13	260	65
显效	7	6	13	26～38	32	224	192
进步	8	13	21	39～59	49	392	637
无效	6	6	12	60～71	65.5	393	393
合计	41	30	71			1269	1287

(2) 求秩和：以各疗效等级的平均秩次分别乘以两组各等级的患者例数，并求和得到两组秩和 T_1，T_2。见第(7)、(8)栏。对于本例，$T_1=1287$，$T_2=1269$。

(3) 计算 Z 值：本例 $n_1=30$，$n_2=41$，检验统计量 $T=1287$。由于 $n_1=30$，超过了两样本比较的秩和检验用的 T 界值表范围，需用 Z 检验。每个等级的人数表示相同秩次的个数，即 t_j，由于相同秩次过多，故需按式(12-3)和式(12-4)计算 Z_C 值。

$$Z=\frac{\left|1287-30\times(71+1)/2\right|-0.5}{\sqrt{30\times41\times(71+1)/12}}=2.4038$$

$$C=1-\sum(t_j^3-t_j)/(N^3-N)$$

$$=1-\frac{(25^3-25)+(13^3-13)+(21^3-21)+(12^3-12)}{71^3-71}=0.9197$$

$$Z_C=Z/\sqrt{C}=2.4038/\sqrt{0.9197}=2.5065$$

3. 确定 P 值，做出推断结论　本例 $Z_C=2.5065$，则 $P<0.05$。按 $\alpha=0.05$ 水准拒绝 H_0，接受 H_1，差别有统计学意义，可认为两种方法治疗肾病综合征患者的疗效不同。

第三节　成组设计多个样本比较的秩和检验

成组设计多个样本比较由 Kruskal 和 Wallis 在 Wilcoxon 两样本秩和检验的基础上扩展而来，又称 Kruskal-Wallis H 秩和检验。

一、原始数据的多个样本比较

例 12-5　为比较三种不同菌型伤寒杆菌的毒性，将 15 只小白鼠随机分为 3 组，分别接种三种不同菌型伤寒杆菌 9D、11C、DSC_1 后，观察存活日数，实验结果见表 12-5 第(1)、(3)、(5)栏，问接种不同菌型伤寒杆菌的小白鼠存活日数有无差别？

表 12-5　小白鼠接种三种不同菌型伤寒杆菌后存活日数

9D		11C		DSC1	
存活日数 (1)	秩次 (2)	存活日数 (3)	秩次 (4)	存活日数 (5)	秩次 (6)
2	1	4	3.5	7	9
3	2	5	6	9	11
4	3.5	6	8	10	12.5
5	6	8	10	11	14
5	6	10	12.5	13	15
Ri	18.5	–	40.0	–	61.5

1. 建立检验假设，确定检验水准

H_0: 接种三种不同菌型伤寒杆菌后小白鼠存活日数总体的分布位置相同

H_1: 接种三种不同菌型伤寒杆菌后小白鼠存活日数总体的分布位置不全相同

$\alpha=0.05$

2. 计算检验统计量 H 值

(1) 编秩：将三组数据由小到大统一编秩，遇相同数值在同一组内，可顺次编秩；当相同数值出现在不同组时，则必须求平均秩次。对于本例，如生存日数为 5 的有 3 个，它们的位次为 5、6、7，取平均秩次为 $(5+6+7)/3=6$。

(2) 求秩和：分别将各组秩次相加，得各组秩和 R_i。

(3) 计算 H 值：

$$H=\frac{12}{N(N+1)}(\sum\frac{R_i^2}{n_i})-3(N+1) \tag{12-5}$$

式中，R_i 为各组的秩和，n_i 为各组对应的例数，$N=\sum n_i$。

本例 $H=\frac{12}{15(15+1)}(\frac{18.5^2}{5}+\frac{40^2}{5}+\frac{61.5^2}{5})-3(15+1)=9.245$

3. 确定 P 值，做出推断结论

以 $N=15$，$n_1=n_2=n_3=5$ 查附表 10，H 界值表，得 $P<0.01$，按 $\alpha=0.05$ 水准拒绝 H_0，接受 H_1，差别有统计学意义，故可认为接种三种不同菌型伤寒杆菌的小白鼠存活日数不全相同。

当组数 $k=3$，且各组例数 $n_i\leq 5$ 时，可查 H 界值表得到 P 值。当组数或各组例数超出 H 界值表范围，即 $k>3$，或者 $n_i>5$ 时，由于 H_0 成立时 H 值近似地服从 $v=k-1$ 的 χ^2 分布，此时可由 χ^2 界值表得到 P 值。

当相同秩次较多时（如超过 25%），由式（12-5）计算出的 H 值偏小，此时应按式（12-6）计算校正值 H_C：

$$H_C=H/C \tag{12-6}$$

式中，$C=1-\sum(t_j^3-t_j)/(N^3-N)$，符号的含义同式（12-4）。

二、频数表资料或等级资料的多个样本比较秩和检验

例 12-6 为比较甲、乙、丙三种疗法治疗腰椎间盘突出的疗效，将 285 例腰椎间盘突出患者随机分为 3 组，每组例数及三个疗程后治疗效果见表 12-6，问三种方法的疗效是否不同？

表 12-6 三种方法治疗腰椎间盘突出的疗效比较

疗效	例数				秩次范围	平均秩次	秩和（Ri）		
	甲	乙	丙	合计			甲	乙	丙
(1)	(2)	(3)	(4)	(5)	(6)	(7)	(8)=(2)(7)	(9)=(3)(7)	(10)=(4)(7)
痊愈	11	26	3	40	1～40	20.5	225.5	533.0	61.5
显效	18	43	67	128	41～168	104.5	1881.0	4493.5	7001.5

续表

疗效	例数				秩次范围	平均秩次	秩和(Ri)		
	甲	乙	丙	合计			甲	乙	丙
(1)	(2)	(3)	(4)	(5)	(6)	(7)	(8)=(2)(7)	(9)=(3)(7)	(10)=(4)(7)
好转	20	35	38	93	169～261	215.0	4300.0	7525.0	8170.0
无效	5	9	10	24	262～285	273.5	1367.5	2461.5	2735.0
合计	54	113	118	285	–	–	7774.5	15 013.0	17 968.5

1. 建立检验假设，确定检验水准

H_0: 三种方法治疗腰椎间盘突出的疗效总体分布相同

H_1: 三种方法治疗腰椎间盘突出的疗效总体分布不全相同

$\alpha=0.05$

2. 计算检验统计量 H

(1) 编秩：与频数表资料两样本比较秩和检验类似，应先计算各疗效等级的合计人数，确定各组段秩次范围，再计算出各疗效等级的平均秩次见表第(5)、(6)、(7)栏。

(2) 求秩和：按照频数表资料两样本比较秩和检验类似方法计算秩和，结果见表第(8)、(9)、(10)栏。

(3) 计算 H 值：

$$H=\frac{12}{N(N+1)}\sum\frac{R_i^2}{n_i}-3(N+1)$$

$$=\frac{12}{285\times286}(\frac{7774.5^2}{54}+\frac{15\,013.0^2}{113}+\frac{17\,968.5^2}{118})-3\times286$$

$$=3.255$$

本例相同秩次较多，需要校正。

$$C=1-\sum(t_j^3-t_j)/(N^3-N)$$

$$=1-[(40^3-40)+(128^3-128)+(93^3-93)+(24^3-24)]/(285^3-285)=0.8713$$

$H_C=H/C=3.255/0.8713=3.7358$

3. 确定 P 值，做出推断结论

因本例样本含量超过了附表 10，H 界值表的范围，故按照 $\nu=k-1=2$，查附表 7，χ^2 界值表，得 $0.1<P<0.25$。按 $\alpha=0.05$ 水准，不拒绝 H_0，差别无统计学意义，尚不能认为三种方法治疗腰椎间盘突出的疗效有差别。

(朱彩蓉)

思考题

1. 参数检验与非参数检验的区别是什么？

2. 某医生为探讨新鲜南瓜泥外敷治疗静脉炎患者的临床效果，将 120 例静脉炎患者随机分为试验组和对照组(每组各 60 例)，试验组给予新鲜南瓜泥外敷，对照组给予50%硫酸镁外敷，一个疗程结束后，治疗效果如下表：

新鲜南瓜泥和50%硫酸镁外敷治疗静脉炎效果

组别	显效	有效	无效	合计
新鲜南瓜泥	40	18	2	60
50%硫酸镁	36	15	9	60

经卡方检验(P<0.05)，可认为新鲜南瓜泥外敷治疗静脉炎效果优于50%硫酸镁外敷。请问该医生的分析是否正确，并说明理由。

第十三章

统计表和统计图

导 读

统计表和统计图是重要的统计描述方法。它们具有简单、明了、易于理解和接受的优点，而且便于比较和分析。同样的事实，用文字叙述可能需要进行长篇大论的解释，而且还受语言不同的限制，而用统计表或统计图则可一目了然。统计表就是以表格的形式，表达被研究对象的特征、内部构成及研究项目分组之间的数量关系。统计图是用点的升降、直条的高低、直条的面积表达被反映指标的大小相对关系。

统计表（statistical table）和统计图（statistical graph）是描述性统计分析中常用的重要方法，也是科研论文中数据表达的主要工具。

第一节 统 计 表

统计表是以表格的形式来表达统计分析结果中的数据和统计指标，它既可避免冗长的文字叙述，又可使数据条理化、系统化，便于理解、分析和比较。

一、统计表的内容

统计表通常由标题、标目、线条、数字等几部分组成，一般情况下，表中数字区不插入文字，也不列备注项，如确有必要，可在表下方说明。

（一）标题

它位于表的正上方，高度概括表的主要内容，一般包含表的编号、资料产生的时间、地点或来源以及基本研究内容。

（二）标目

有横标目和纵标目，用于说明表内纵横方向数据的含义。其中，横标目用于说明表格中每行数字的意义，纵标目用于说明表格中每列数据的含义。

（三）线条

只使用横线，不使用竖线和斜线，多采用三线式表格，即顶线、底线、纵标目

笔记

下的分隔线。横标目末尾有合计项时，可再用短横线将合计分隔开。

（四）数字

一律用阿拉伯数字表示。同一指标小数点位数一致，位次对齐。表内不留空项，无数字用“—”表示，缺失数字用“…”表示，数值为零者记为“0”。

（五）备注

它不属于统计表固有的组成部分，一般不列入表内。如需对某个数字或指标加以说明，可在该数字或指标右上方用“*”之类的符号标注，并在统计表的下方用文字加以说明。

二、统计表的种类

统计表按分组标志多少可分为简单表（simple table）与组合表（combinative table）。只按单一变量分组的为简单表，如表 13-1，只按性别一个变量分组，可比较不同性别的患病率；按两个或两个以上变量分组的为组合表或复合表，如表 13-2，按医院和疾病两个变量分组，可比较不同医院、不同疾病死亡人数和构成比。但为了便于理解，分组变量不宜超过 3 个。

表 13-1 某地 2003 年男、女活动性肺结核发病率

性别	人口数	病例数	发病率（1/10 万）
男	98 541	413	419.11
女	95 623	358	374.39
合计	194 164	771	397.09

表 13-2 两医院 2004 年住院病人五种疾病死亡人数和构成比

疾病	甲医院		乙医院	
	死亡人数	构成比（%）	死亡人数	构成比（%）
恶性肿瘤	66	32.31	51	27.86
循环系统疾病	50	24.57	55	30.02
呼吸系统疾病	46	22.49	38	21.13
消化系统疾病	22	11.01	26	14.36
其他	19	9.62	12	6.63
合计	203	100.00	182	100.00

三、应用统计表的注意事项

1. 简明扼要，重点突出。如果篇幅允许，每张表最好只表达一个中心内容，不要把过多的内容放在一个表里，宁愿用多个表格表达不同指标和内容，这样读者容易理解。

2. 统计表要层次分明，即标目的安排及分组符合逻辑，便于分析比较。统计表就如完整的一句话，有其描述的对象（主语）和内容（宾语）。通常主语放在表的左边，作为横标目；宾语放在右边，作为纵标目。由左向右读，构成完整的一句话。

如表 13-1 可读成某地 2003 年肺结核发病率为 397.09/10 万。

3. 表内数据要认真核对、准确可靠。

第二节　统　计　图

统计图是用点、线、面等各种几何图形来表达统计数据和分析结果，以便直观地反映出事物间的数量关系，使其更加生动形象，便于读者理解。

一、统计图的种类和意义

在医学中常用的统计图的分类和意义如下：

1. 条图　以直条的高度表示指标数值的大小，显示对比关系。
2. 构成图　以圆内的扇形面积或直条内各段的大小表示构成指标。
3. 散点图　表示两个变量间的关系。
4. 直方图　表示变量的频数分布。
5. 箱式图　单位相同的两组或多组数据分布特征的比较分析，也用于发现异常值。
6. 线图　表示某指标随时间或另一指标变化而变化的绝对变化趋势（幅度）。
7. 半对数线图　表示某指标随时间或另一指标变化而变化的速度。

二、常用统计图

常用的统计图有直条图、百分条图、圆图、线图、半对数线图、直方图、散点图和箱式图等。

（一）条图

条图（bar chart）又称直条图，用相同宽度的直条长短表示某统计指标的数值大小及其相互之间的对比关系。适用于分析、比较多个类别的统计指标。指标既可以是绝对数，也可以是相对数。常用的条图有如下两种：①单式条图：具有一个统计指标，一个分组因素；②复式条图：具有一个统计指标，两个分组因素。条图的绘制：通常横轴安排不同类别的事物，纵轴表示欲比较的指标，直条竖放；当分析的事物较多时，可将直条横放，此时纵轴安排不同类别的事物，横轴表示欲比较的指标。直条尺度必须从 0 开始，且等距，否则会改变各对比组间的比例关系。各直条的宽度应相同，间隔一般与直条等宽或为其一半。

例 13-1　某地 1952 年与 2002 年两种死因的死亡率比较情况见表 13-3。根据该表绘制的直条图如图 13-1。

表 13-3　某地 1952 年与 2002 年两种死因别死亡率（1/10 万）

死因	1952 年	2002 年
肺结核	163.2	8.7
心脏病	72.5	85.6

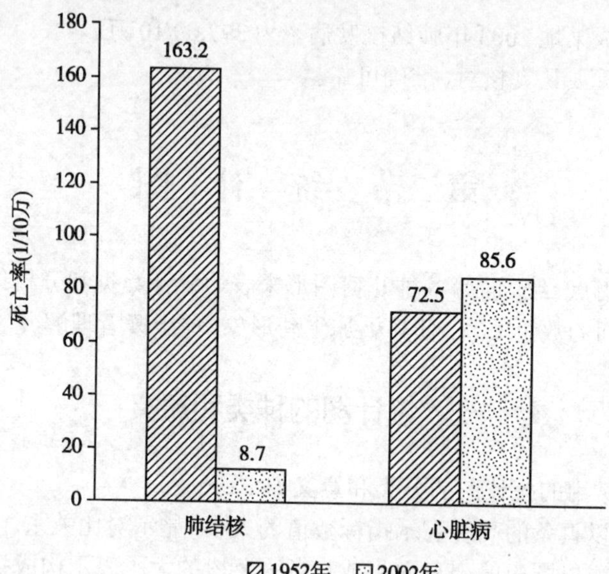

图 13-1 某地 1952 年与 2002 年两种死因的死亡率比较

图 13-1 按死因和年份两个因素分类，为复式条图。由图 13-1 可见，该地 2002 年与 1952 年相比，心脏病的死亡率上升，肺结核的死亡率则明显下降。

(二) 圆图和百分比条图

圆图(pie chart)也称饼图，是以圆的总面积来表示事物的全部，将其分割成若干个扇面表示事物内部各部分所占的比重。百分比条图(percent bar chart)是以直条的总长表示事物的全部，将其分割成不同部分来表示各构成的比重。圆图和百分比条图适合描述各事物内部的构成。不同的扇面或部分用不同颜色或花纹区别，需要用图例加以说明，也可将各类别标目和构成比数值标在图中。百分比条图主要用于多个构成比的比较，将不同组别、不同时间或不同地区的某指标的构成比平行地绘制成多个百分比条图，可以方便地比较其构成比的差异。

例 13-2 某医院 2000 年住院病人 5 类疾病死亡构成比情况见表 13-4，根据该表绘制的圆图如图 13-2，绘制的百分比条图如图 13-3。

表 13-4 某医院 2000 年住院病人五类疾病死亡人数和构成比

疾病	2000 年	
	死亡人数	构成比(%)
恶性肿瘤	45	27.32
循环系统疾病	49	30.19
呼吸系统疾病	25	15.52
消化系统疾病	23	14.21
传染病	21	12.76
合计	163	100.00

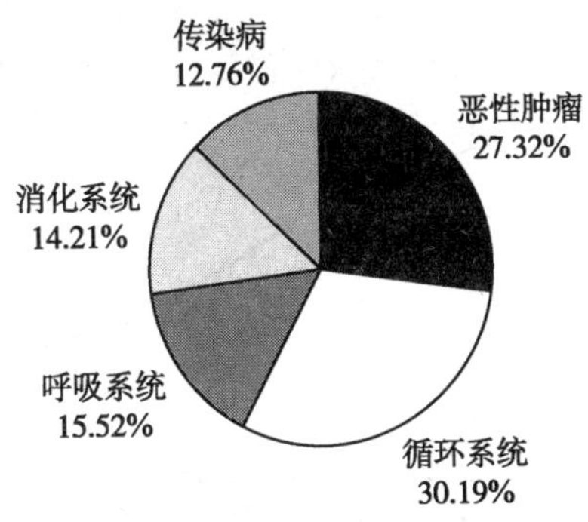

图 13-2 某医院 2000 年住院病人 5 种疾病死亡构成比（%）

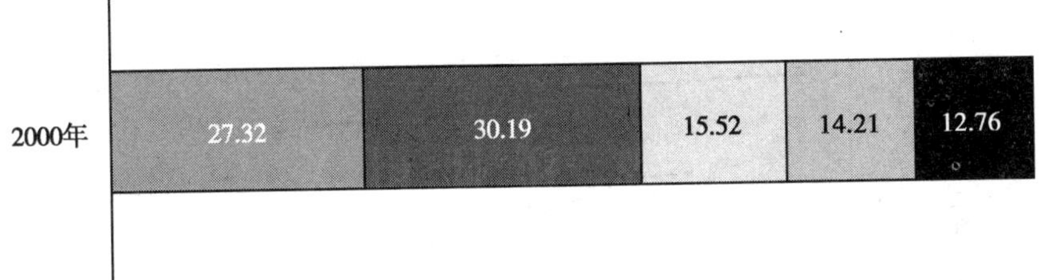

图 13-3 某医院 2000 年住院病人 5 类疾病死亡构成比（%）

由图 13-2 和图 13-3 可见，该院 5 种疾病的住院死亡病人中，以恶性肿瘤和循环系统病的病人为主。

（三）线图

线图（line chart）是用线段的升降来表示数值的变化，适合于描述某变量随另一变量变化而变化的趋势。通常横轴是时间或其他连续性变量，纵轴是统计指标。如果横轴和纵轴都是算术尺度，称普通线图，用于描述绝对变化趋势；横轴是算术尺度，纵轴是对数尺度，称半对数线图（semi-logarithmic linear chart），用于描述相对变化趋势，特别适宜作不同指标变化速度的比较。绘制线图时需注意：纵轴一般以 0 作起点，否则需作特殊标记或说明；不同指标或组别可以用不同的线段如实线、虚线等表示，各测定值标记点间用直线连接，不可随意修匀成光滑曲线。

例 13-3 1950—1964 年某地居民伤寒和结核病死亡率资料见表 13-5。根据该表绘制的普通线图和半对数线图如图 13-4。

表 13-5 某地居民 1950—1964 年伤寒与结核病死亡率（1/10 万）

年份	伤寒死亡率	结核病死亡率
1950	31.3	174.5
1952	22.4	157.1
1954	18.0	142.0
1956	9.2	127.2
1958	5.0	97.7
1960	3.8	71.3
1962	1.6	59.2
1964	0.8	46.0

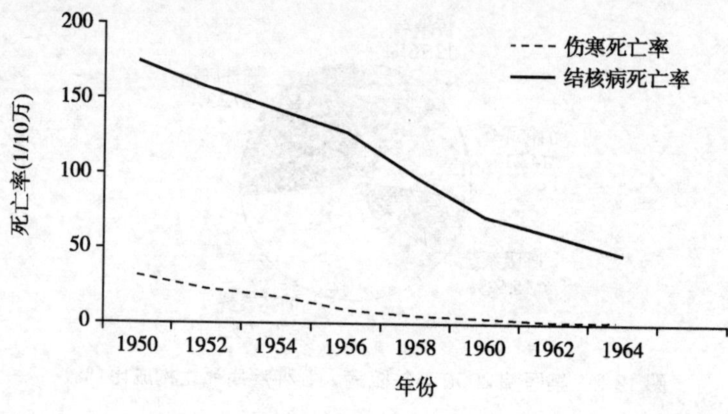

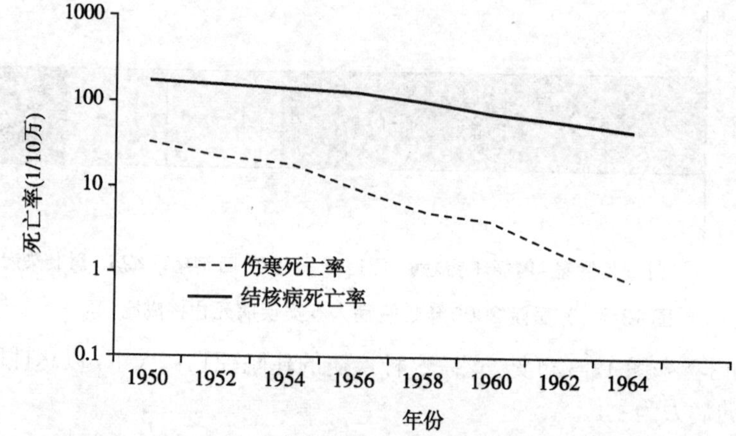

图 13-4 某地 1950—1964 年伤寒和结核病的死亡率变化情况

普通线图描述了伤寒和结核病死亡率随时间变化的趋势，可看出该地区在 1950—1964 年间两种病死亡率逐渐下降，结核病死亡率的下降幅度较大。半对数线图则描述了两种病死亡率随时间变化的速度，伤寒死亡率下降较快。

（四）直方图

直方图（histogram）是以直方面积描述各组频数的多少，面积的总和相当于各组频数之和，适合表示数值变量的频数分布。直方图的横轴尺度是数值变量值，纵轴是频数且纵轴尺度必须从"0"开始。注意：如各组的组距不等时，要折合成等距后再绘图。即将频数除以组距得到单位组距的频数作为直条的高度，组距为直条的宽度。

（五）散点图

散点图（scatter diagram）以点的密集程度和趋势来表示两个变量间的相互关系。绘制散点图时，通常横轴代表自变量，纵轴代表应变量。散点图与线图不同的是：对于横轴上的每个值，纵轴上可以有多个点与其相对应，且点与点之间不能用直线连接。

（六）箱式图

箱式图（box plot）通常选用 5 个描述统计量（最大值、P_{75}、中位数、P_{25}、最小值）来绘制。另外标记可能的异常值。上下两端相距越长，数据变异程度越大。中间横线在箱子中点表明分布对称，否则不对称。箱式图特别适合多组数据分布的比较。

例 13-4　图 13-5 为 A、B、C、D 四个处理组患者低密度脂蛋白(LDL)含量分布的箱式图。图中显示 A、B、C、D 四个处理组 LDL 含量的分布近似对称分布，可能的异常值有 3 例(样品号分别为 13、33、59)。

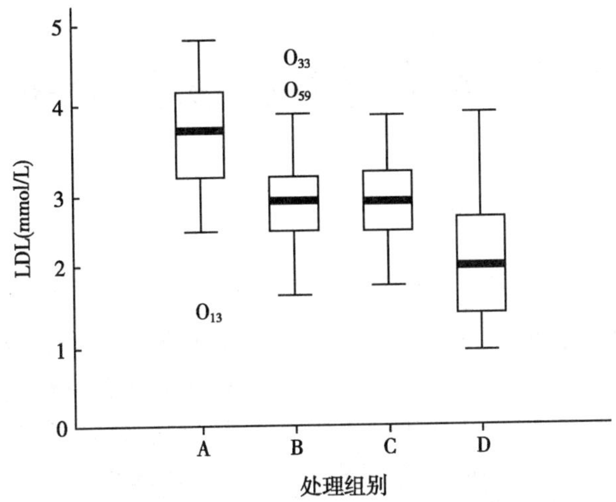

图 13-5　4 个处理组患者低密度脂蛋白含量分布箱式图

三、绘制统计图注意事项

1. 根据资料的性质和分析目的选择最合适的图形。

2. 每一张统计图都要有标题，简明扼要地说明图形要表达的主要内容，必要时应注明资料收集的时间和地点。标题一般位于图的正下方。

3. 条图、散点图、线图和直方图都有纵、横坐标轴，要标明尺度，纵轴尺度自下而上，横轴尺度自左而右，数量一律由小到大，并等距标明。条图与直方图纵坐标从 0 开始，要标明 0 点位置。纵横坐标长度的比例一般为 5∶7。

4. 比较不同事物时，宜选用不同的线条或颜色表示，并附图例加以说明。图例一般放在图的右上角的空隙处，也可放在图下方的适当位置。

(潘发明)

思考题

1. 统计表的结构包括哪些内容，编制统计表时应该注意哪些问题？

2. 常用统计图绘制中应该注意哪些问题？

第十四章

线性相关与线性回归分析

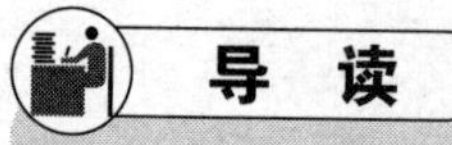

在医学研究中，不仅要对某一变量的统计特征进行描述或对其组间差异进行统计推断。还常常对两个变量间的关系进行分析。例如，发烧病人的体温与呼吸次数、年龄的变化与血压、身高与体重等，可用回归分析与相关分析。在实际工作中，两个变量之间有呈线性关系，也有呈曲线关系，本章只介绍最简单的线性相关与线性回归分析。

线性相关分析：分析呈线性关系的两个指标之间有无相关关系以及相关的性质（正相关或负相关）和相关的密切程度。

线性回归分析：分析呈线性关系的两个指标间的数量依存关系，在临床研究中其主要目的是用一个容易获取的指标推算另一个较难获取的指标。

第一节 线性相关

医学应用中，如需了解两变量 x、y 有无相关关系？若有相关关系，其相关的方向及其密切程度如何？这就是线性相关（linear correlation）分析的任务。线性相关是用来描述具有直线关系的两变量 x、y 间的相互关系的方法。线性相关的两变量 x 和 y 是可以互换的。

一、线性相关的概念

如图 14-1 所示，（1）中散点呈现线性分布趋势，两变量 x、y 变化方向相同，即 x 增大，y 也增大，称为正相关；（2）中 x、y 同向变化，且散点分布在一条直线上，称为完全正相关，不过这种情况在实际工作中很少见到；（3）中散点呈现线性分布趋势，但 x、y 变化方向相反，即 x 增大，y 减小，称为负相关；（4）中 x、y 呈反向变化，且散点分布在一条直线上，称为完全负相关，这种情况在实际工作中同样很少见到；（5）～（7）中表示两变量 x、y 变化无规律，称为零相关；（8）可见 x、y 间呈曲线变化，即两变量间的关系不适合用线性相关来描述。

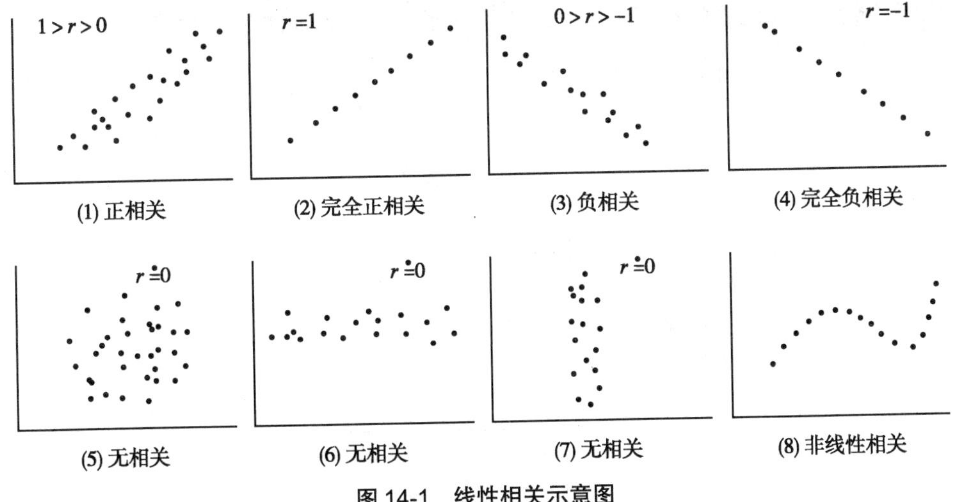

图 14-1　线性相关示意图

二、相关系数的意义与计算

线性相关系数（linear correlation coefficient）也称 Pearson 积矩相关系数（Pearson product moment coefficient），说明具有直线关系的两变量间相关方向与密切程度。样本相关系数用 r 表示，计算式为

$$r=\frac{\sum(x-\bar{x})(y-\bar{y})}{\sqrt{\sum(x-\bar{x})^2\sum(y-\bar{y})^2}}=\frac{l_{xy}}{\sqrt{l_{xx}l_{yy}}} \tag{14-1}$$

式中，$\bar{x}$、$\bar{y}$：分别为 x、y 的均数；l_{xx}、l_{yy}：分别为 x 和 y 的离均差平方；l_{xy}：为 x 和 y 的离均差积和。

$$l_{xy}=\sum(x-\bar{x})(y-\bar{y})=\sum xy-\frac{(\sum x)(\sum y)}{n} \tag{14-2}$$

相关系数 r 没有单位，取值范围为 $-1\leqslant r\leqslant 1$。两变量相关的方向用 r 的正负号表示，即 $r>0$ 表示正相关；$r<0$ 表示负相关；用相关系数 r 的绝对值大小表示密切程度，r 绝对值越接近 1，表示两变量间相关关系密切程度越高。注意，当 $r=0$ 时，仅表明两变量间不存在线性关系，并不表示两变量间不存在其他关系。

例 14-1　某护士对某不明原因高烧病人进行监测，每小时观察一次体温、心率、呼吸等指标。该患者连续 10 次测量的体温和呼吸次数的资料见表 14-1。欲分析体温和呼吸次数间是否存在线性相关关系。

表 14-1　某患者连续 10 次测量的体温和呼吸次数观察结果

序号	1	2	3	4	5	6	7	8	9	10
呼吸次数	32	30	29	28	25	27	29	28	24	21
体温（℃）	40.2	40.6	39.8	39.6	38.6	39.6	40.8	39.2	38.6	37.6

为直观理解高烧病人呼吸次数和体温的关系，以呼吸次数为横轴，体温为纵轴，绘制散点图如图 14-2。由图 14-2 可见，虽然所有散点并非都在一条直线上，

但图中散点有线性趋势存在，即呼吸次数有随体温增加而增加的趋势。

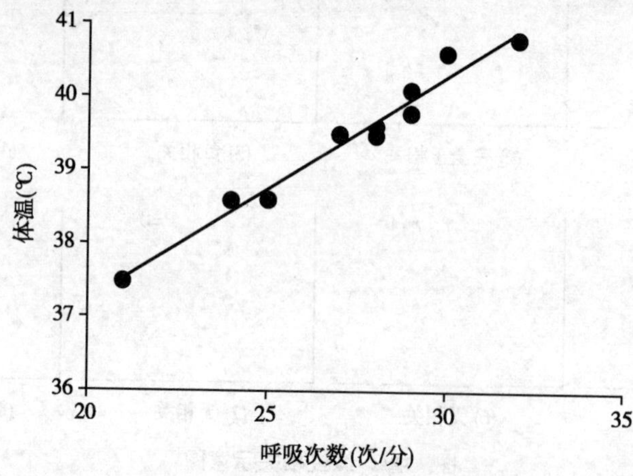

图 14-2　体温和呼吸次数的关系

相关分析步骤：

1. 经绘制散点图，该资料散点有线性趋势，故可进行线性相关分析。

2. 计算$\bar{x}$、$\bar{y}$、l_{xx}、l_{yy}、l_{xy}

$\sum x=273.0$　$\sum y=394.6$　$\sum x^2=7545$　$\sum y^2=15\,579.72$　$\sum xy=10\,798.40$

$\bar{x}=27.30$　$\bar{y}=39.46$　$l_{xx}=92.100$　$l_{yy}=8.804$

$$l_{xy}=\sum xy-\frac{(\sum x)(\sum y)}{n}=10\,798.40-\frac{(273.0)(394.6)}{10}=25.820$$

代入式（14-1）

$$r=\frac{l_{xy}}{\sqrt{l_{xx}l_{yy}}}=\frac{25.820}{\sqrt{92.100\times 8.804}}=0.907$$

三、相关系数的假设检验

假定从总体相关系数 $\rho=0$ 的总体中随机抽样，由于存在抽样误差，所得样本相关系数 r 不一定为 0。因此，求得一个样本相关系数 r 后，需要检验其总体相关系数 ρ 是否为 0。常用的方法有：

（一）t_r 检验

$$t_r=\frac{r-0}{S_r}=\frac{r}{\sqrt{\dfrac{1-r^2}{n-2}}},\qquad \nu=n-2 \tag{14-3}$$

式中，S_r 为样本相关系数 r 的标准误。

例 14-2　对例 14-1 求得的体温和呼吸次数间相关系数进行假设检验。

t 检验步骤如下：

H_0: $\rho=0$，即体温高低和呼吸次数间无相关关系

H_1: $\rho\neq 0$，即体温高低和呼吸次数间有相关关系

$\alpha=0.05$

本例，$n=10$，$r=0.986$，代入式（13-3）

$$t_r=\frac{r}{\sqrt{\frac{1-r^2}{n-2}}}=\frac{0.907}{\sqrt{\frac{1-0.907^2}{10-2}}}=6.092$$

$\nu=10-2=8$，查 t 界值表，得 $P<0.001$，按 $\alpha=0.05$ 水准，拒绝 H_0，接受 H_1，可认为体温高低和呼吸次数间有正相关关系存在。

（二）查表法

通过 t 检验公式（公式 14-3）反推，统计学家为我们推出了相关系数界值表，求得 r 后，按 $\nu=n-2$，直接查附表 11 相关系数界值表，做出统计推断结论。

例 14-2 中，H_0、H_1、α 同上，以 $r=0.907$，$\nu=8$，直接查附表 11 相关系数界值表，得 $P<0.001$，结论同前。

四、线性相关分析应注意的问题

1. 进行相关分析前，应先绘制散点图。只有散点呈现线性趋势时，才可进行相关分析。
2. 相关分析要求 x、y 两个变量都应是来自双变量正态总体的随机变量。
3. 两个变量间存在相关关系，不一定是因果关系，可能是一种伴随关系，即 X 与 Y 同时受到另外一个因素的影响。相关分析只是对两变量之间的关系给以定量的描述，而不是关系原因的分析。

第二节　线 性 回 归

一、线性回归的概念

医学上，许多变量间虽存在一定关系，但这种关系不像函数关系那样十分确定。例如正常人的血压随年龄而增高，这只是总的趋势，由于存在个体差异，有些高龄人的血压却不一定偏高。将一组正常人按年龄和血压两个变量绘制散点图，各散点并非集中在一条上升直线上，而是围绕着的直线周围上升。

统计学上将分析某变量随另一变量变化而变化线性依存关系的方法称为线性回归（linear regression）。用于推算的变量为自变量（independent variable），记作 x，被推算的变量为应变量（dependent variable）记作 y。通过拟合线性方程来描述两变量间的回归关系，该方程称为直线回归方程，据此方程描绘的直线就是回归直线。

线性回归方程表达为：

$$\hat{y}=a+bx \tag{14-4}$$

式中，$\hat{y}$称为回归方程的预测值；x 是自变量；a 为截距（intercept），即 $x=0$ 时的$\hat{y}$值；b 是直线的斜率，也称回归系数（regression coefficient）。$a>0$，表示回归直

线与纵轴的交点在原点上方；$a<0$，表示回归直线与纵轴的交点在原点下方；$a=0$，则回归直线通过原点。$b>0$，表示回归直线从左下方向右上方倾斜，即 y 随 x 增大而增大，两变量的变化方向相同；回归系数 $b<0$，表示回归直线从左上方向右下方倾斜，即 y 随 x 增大而减小，两变量的变化方向相反；$b=0$，表示回归直线平行于 x 轴，即 y 与 x 无线性依存关系。回归系数 b 的统计学意义是自变量 x 改变一个单位时，应变量 y 平均改变 b 个单位。

二、线性回归方程的建立

由图 14-2 可见，所有散点虽然不都在一条直线上，但散点呈现出线性分布趋势。回归分析的主要任务，就是根据一组数据的散点，精确地拟合一条对所有散点代表性最好的回归直线，即寻找一条直线，使各实测值 y 与其估计值 $\hat{y}$ 最接近。$(y-\hat{y})$ 称为残差（residual）或剩余值，由于各点的残差有正有负，通常取各点的残差平方和 $\sum(y-\hat{y})^2$ 最小的直线，这就是最小二乘法（least squares method）原则，即保证各实测点距回归直线纵向距离平方和最小。依此原理，可推导出回归方程系数计算公式：

$$b=\frac{l_{xy}}{l_{xx}}=\frac{\sum(x-\overline{x})(y-\overline{y})}{\sum(x-\overline{x})^2}=\frac{\sum xy-\frac{(\sum x)(\sum y)}{n}}{\sum x^2-\frac{(\sum x)^2}{n}} \tag{14-5}$$

$$a=\overline{y}-b\overline{x} \tag{14-6}$$

式中，$\overline{x}$、$\overline{y}$：x、y 的均数；l_{xx}、l_{yy}、l_{xy}：x 和 y 的离均差平方和及离均差积和。

$$l_{xy}=\sum(x-\overline{x})(y-\overline{y})=\sum xy-\frac{(\sum x)(\sum y)}{n} \tag{14-7}$$

例 14-3 在例 14-1 中，若将呼吸次数作为自变量 x，以体温作应变量 y，试求呼吸次数对体温的直线回归方程。

线性回归分析步骤：

1. 由例 14-1 原始数据散点图初步分析，该资料散点有线性趋势，故可进行线性回归分析。

2. 计算 $\overline{x}$、$\overline{y}$、l_{xx}、l_{yy}、l_{xy}

$\sum x=273.0$　$\sum y=394.6$　$\sum x^2=7545$　$\sum y^2=15\,579.72$　$\sum xy=10\,798.40$

$\overline{x}=27.30$　$\overline{y}=39.46$　$l_{xx}=92.100$　$l_{yy}=8.804$

$$l_{xy}=\sum xy-\frac{(\sum x)(\sum y)}{n}=10\,798.40-\frac{(273.0)(394.6)}{10}=25.820$$

3. 代入式（14-2）、式（14-3）计算回归系数和截距

$$b=\frac{l_{xy}}{l_{xx}}=\frac{25.820}{92.100}=0.2803$$

$$a=\overline{y}-b\,\overline{x}=39.46-0.2803\times 27.3=31.8065$$

本例，回归系数 $b=0.2803$，表明发热病人的呼吸次数随体温升高而增加，呼

吸次数每增加1次，体温平均增加0.2803℃。

4. 线性回归方程$\hat{y}=31.8065+0.2803x$

5. 绘制回归直线：在x的取值范围内任选相距较远的两点，代入回归方程，得到连个$\hat{y}$，把$(x_1,\hat{y}_1)$和$(x_2,\hat{y}_2)$描绘在直角坐标上，用直线连接，即为回归方程的直线，见图14-2。所绘直线必然通过点$(\bar{x},\bar{y})$。

三、总体回归系数的假设检验

由于存在抽样误差，即便从总体回归系数β等于零的总体中作随机抽样，其样本回归系数b也不一定全为零。因此，求得一个样本回归系数时，首先需考虑线性回归方程是否成立？并进行回归系数β是否为零的假设检验，以推断自变量x与应变量y间是否有直线关系存在。常用的假设检验方法有：

（1）t检验

$$t_b=\frac{b-0}{S_b}=\frac{b}{S_b},\quad v=n-2 \tag{14-8}$$

$$S_b=\frac{S_{yx}}{\sqrt{l_{xx}}} \tag{14-9}$$

$$S_{yx}=\sqrt{\frac{\sum(y-\hat{y})^2}{n-2}} \tag{14-10}$$

$$\sum(y-\hat{y})^2=l_{yy}-\frac{l_{xy}^{\ 2}}{l_{xx}} \tag{14-11}$$

式中，S_b为样本回归系数的标准误；S_{yx}为剩余标准差（residual standard deviation）表示x一定时，一组估计值$\hat{y}$之间的变异，也称标准误差估计值；$\sum(y-\hat{y})^2$为残差平方和。

例14-4　例14-3所建线性回归方程$\hat{y}=31.8065+0.2803x$是否成立？

假设检验步骤：

H_0：呼吸次数和体温间无线性依存关系，即$\beta=0$

H_1：呼吸次数和体温间有线性依存关系，即$\beta\neq0$

$\alpha=0.05$

本例，$n=10$，$b=0.2803$，$l_{xx}=92.100$　$l_{yy}=8.804$　$l_{xy}=25.82$

$$\sum(y-\hat{y})^2=l_{yy}-\frac{l_{xy}^2}{l_{xx}}=8.804-\frac{(25.82)^2}{92.100}=1.5654$$

$$S_{yx}=\sqrt{\frac{\sum(y-\hat{y})^2}{n-2}}=\sqrt{\frac{1.5654}{10-2}}=0.4423$$

$$S_b=\frac{S_{yx}}{\sqrt{l_{xx}}}=\frac{0.4423}{\sqrt{92.100}}=0.0461$$

$$t_b=\frac{b}{S_b}=\frac{0.2803}{0.0461}=6.081\qquad v=10-2=8$$

查 t 界值表，得 $P<0.001$，按 $\alpha=0.05$ 水准，拒绝 H_0，接受 H_1，可认为呼吸次数和体温间有线性依存关系线性回归方程成立。

(2) 方差分析：为了理解方差分析的基本思想，先对应变量 y 的离均差平方和作分解，如图 14-3 所示。

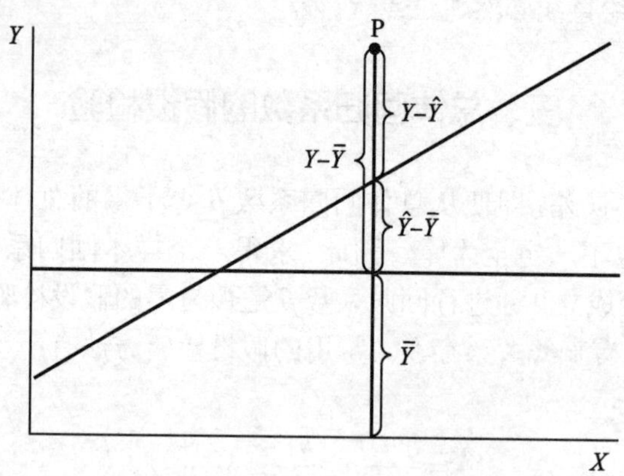

图 14-3　应变量平方和划分示意图

图中任一点 P 的纵坐标均可由回归直线与均数 $\bar{y}$ 截成三段，$y-\bar{y}=(\hat{y}-\bar{y})+(y-\hat{y})$。$P$ 点为所有散点中任取的一点，若将全部散点同样方法处理，并把等式两端平方后求和，则有：

$$\sum(y-\bar{y})^2=\sum(\hat{y}-\bar{y})^2+\sum(y-\hat{y})^2$$

记作

$$SS_{总}=SS_{回}+SS_{剩} \tag{14-12}$$

$$\nu_{总}=\nu_{回}+\nu_{剩} \tag{14-13}$$

式中，$\nu_{总}=n-1$，$\nu_{回}=1$，$\nu_{剩}=n-2$

$SS_{总}$即$\sum(y-\bar{y})^2$，称为 y 的总离均差平方和，表示未考虑 x 与 y 的回归关系时，y 值之间的总变异；$SS_{回}$即$\sum(\hat{y}-\bar{y})^2$，称为回归平方和（sum of squares for regression），它反映了在 y 的总变异中，由于 x 与 y 的线性关系而使 y 变异减小的部分，也就是在总平方和中可以用 x 解释的部分。$SS_{回}$越大，说明回归效果越好。

$$SS_{回}=bl_{xy}=l_{xy}^2/l_{xx}=b^2l_{xx} \tag{14-14}$$

$SS_{剩}$即$\sum(y-\hat{y})^2$，称为剩余平方和（sum of squares for residuals），它反映除 x 对 y 的线性影响外，其他所有因素对 y 变异的影响，也就是在总平方和中无法用 x 与 y 的线性关系所能解释的那部分变异。散点图中各实测点距回归直线越近，$SS_{剩}$就越小，说明线性回归的估计误差就越小。

未考虑回归关系时，随机误差即是 y 的总变异 $SS_{总}$；当考虑回归关系后，使原来的随机误差减小为 $SS_{剩}$。若总体中两变量间回归关系存在，回归变异应远大于随机误差。分析 y 对 x 的线性关系是否存在，可采用统计量 F

$$F=\frac{SS_{回}/\nu_{回}}{SS_{剩}/\nu_{剩}}=\frac{MS_{回}}{MS_{剩}},\quad \nu_{回}=1\quad \nu_{剩}=n-2 \tag{14-15}$$

式中，$MS_{总}$、$MS_{剩}$分别称为回归均方和剩余均方。

若 $F< F_{\alpha(\nu_回,\nu_剩)}$，$P>\alpha$，按所取检验水准，不拒绝 H_0，尚不能认为 x 与 y 变量间的线性依存关系存在；若 $F\geqslant F_{\alpha(\nu_回,\nu_剩)}$，$P\leqslant\alpha$，则按所取检验水准，拒绝 H_0，接受 H_1，故可认为 x 与 y 变量间的线性依存关系存在。

例 14-5　试对例 14-3 所求的回归方程进行方差分析。

H_0、H_1、α 同例 14-5，将中间结果代入式(14-14)、式(14-12)、式(14-15)

$$SS_回 = l_{xy}^{\ 2} / l_{xx} = 25.82^2/92.100 = 7.2386$$

$$SS_剩 = SS_总 - SS_回 = 8.804 - 7.2386 = 1.5654$$

$$F = \frac{SS_回/\nu_回}{SS_剩/\nu_剩} = \frac{7.2386/1}{1.5654/8} = 36.992$$

列出方差分析表(表 14-2)：

表 14-2　方差分析表

变异来源	自由度	SS	MS	F	P
回归	1	7.2386	7.2386		
剩余	8	1.5654	0.1957	36.992	0.000
总变异	9	8.8040			

按 $\nu_1=1$，$\nu_2=8$，查附表 4F 界值表，$P<0.001$，按 $\alpha=0.05$ 水准拒绝 H_0，接受 H_1，故可认为呼吸次数和体温间线性回归方程成立。实际上，线性回归分析中，回归系数的 F 检验与 t 检验是等价的，$t^2_{\alpha,\nu_残} = F_{\alpha(1,\nu_残)}$。

四、决定系数的意义

相关系数的平方称为决定系数，用 r^2 表示，它反映在应变量 y 的总变异中，由回归所起的作用占的比重，用公式

$$r^2 = \frac{l^2_{\ xy}}{l_{xx}l_{yy}} = \frac{l^2_{\ xy}/l_{xx}}{l_{yy}} = \frac{SS_回}{SS_总} \tag{14-16}$$

它可用来说明总变异中由回归解释的那部分变异，r^2 取值在 0 到 1 之间，且无单位。它是描述回归方程预测效果非常有用的一项指标，r^2 接近于零，表明回归方程的预测效果很差，r^2 接近于 1，表明回归方程的预测效果很好。例如当 $r=0.30$，$n=50$ 时，查表可知，按检验水准 0.05，拒绝 H_o，接受 H_1，认为两变量有相关关系。但 $r^2=0.30^2=0.09$，表示回归平方和在总平方和中仅占 9%，说明该回归方程的实际预测效果很差。

决定系数可用做评价回归模型拟合效果的指标。同组数据，采用不同模型拟合回归方程，决定系数最大的模型为最适合的模型。

五、线性回归的应用

(一)利用线性回归方程描述两变量间依存变化的数量关系

回归系数经假设检验得到有统计学意义的结论时，则认为两变量间线性依存

关系存在，可用线性回归方程来描述两变量间依存变化的数量关系。如例 14-3 中，求得线性回归方程$\hat{y}=31.8065+0.2803x$，就是描述呼吸次数随体温变化的数量模型。

（二）利用回归方程进行预测

预测即把自变量 x 代入回归方程对应变量 y 进行估计。如经分析已知发热患者的呼吸次数与体温间有线性依存关系存在，并建立了回归方程后，通过观察发热病人的呼吸次数，就可用该患者的呼吸次数来预测其体温。

（三）用容易测量的指标估计不易测量的指标

临床上常对烧伤病人进行烧伤面积估计，但体表面积需采用贴纸法等进行测量，方法复杂，难度大。体重与体表面积关系中，体重是较容易测量的指标，而体表面积是不易准确测量的指标。若根据一组实测数据，建立体表面积（应变量 y）与体重（自变量 x）的线性回归方程后，在工作实践中，即可根据某人的体重来估算出其体表面积的大小。

（四）利用回归方程进行统计控制

统计控制是利用回归方程进行逆估计。如要求应变量 y 在一定范围内波动，可以通过控制自变量 x 的取值来实现。如经研究证明，人体内的胰岛素水平与血糖浓度存在线性关系，以胰岛素水平作为自变量（x），血糖浓度作应变量（y）拟合回归方程。如欲把血糖浓度限制在某一范围内，可将选定的血糖浓度 y 值回代回归方程，得到的胰岛素水平 x 值即为控制血糖浓度不超过设定值，胰岛素水平不能低于该值。

六、线性回归分析应注意的问题

（一）进行回归分析之前应先绘制散点图

xy 有线性趋势时，才可进一步作直线回归分析。若各散点无线性趋势，则需要根据散点的分布类型，选择合适的曲线模型，或将原始数据进行转换后再进行线性回归分析。

（二）对变量的要求

直线回归分析中，应变量 y 应是来自正态总体的随机变量，而自变量 x 可以是来自正态总体的随机变量，也可以是严密控制、精确测量的数据。

（三）建立线性回归模型的基本假定

线性回归模型的建立应满足四个基本条件：即线性、独立、正态和等方差。所谓线性（linear）是指自变量 x 与应变量 y 间的关系是线性的，否则不应采用线性回归分析，通常可通过观察散点图来加以判断；独立（independent）是指任意两个观察值相互独立，如果不满足该条件，名义上有 n 个观察个体，实际上提供的信息却没有这么多，导致回归估计值不够准确，通常通过专业知识来加以判断。正态（normal）指自变量 x 取不同值时，所对应 y 的估计值服从正态分布。如果不满足这一条件，在正态分布假设下对回归系数的假设检验和区间估计均无效；等方差（equal variance）是指在自变量 x 的取值范围内，不论 x 取什么值，y 都具有相同的方差。如果不满足该条件，回归参数 β 的估计有偏性，对它的假设检验和区间估计均无效。这四个条件的英文首写字母连起来恰好为“LINE”。

（四）线性回归方程不能外延

线性回归方程应用与图示一般以自变量 x 的取值范围为限，不能随意外延（extrapolation），即超出自变量取值范围来计算 $\hat{y}$ 值。如例 14-3 估计的回归方程，只适应于发热患者，如用于正常人可能不合理。

第三节 秩 相 关

一、秩相关的应用条件

线性相关只适用于正态双变量资料，但实际资料有时不能满足这些条件。如两事物有相关，但其观测结果不是计量资料而是等级资料，此时不能用线性相关，需改用秩相关。秩相关使用范围：①不满足双变量正态分布的资料；②原始数据为等级的资料；③分布类型不明的资料。

二、秩相关的计算及显著性检验

例 14-6 某地为探讨肝癌发病与黄曲霉毒素的关系，调查分析 12 个乡镇的肝癌死亡率（1/10 万），同时测定当地居民尿中的黄曲霉毒素含量（μmol/L），结果见表 14-3。请分析肝癌死亡率与黄曲霉毒素含量的关系。

表 14-3 某地肝癌死亡率与当地花生黄曲霉毒素含量

地区 （1）	肝癌死亡率（1/10 万） （2）	黄曲霉毒素含量（μmol/kg） （3）	肝癌死亡率等级 （4）	黄曲霉毒素含量等级 （5）	等级差 d （6）	d^2 （7）
1	24.81	98.23	3	4	−1	1
2	40.62	123.59	6	8	−2	4
3	21.93	86.46	2	2	0	0
4	15.75	69.47	1	1	0	0
5	59.66	143.58	10	11	−1	1
6	41.81	120.15	8	7	1	1
7	77.23	156.24	12	12	0	0
8	47.59	110.58	9	6	3	9
9	27.97	87.25	4	3	1	1
10	41.51	125.68	7	9	−2	4
11	32.56	101.57	5	5	0	0
12	69.16	139.48	11	10	1	1
合计						22

由于肝癌死亡率不满足正态分布要求，故采用 Spearman 秩相关分析。一般计算步骤如下：

1. 将资料列成便于计算的表(表 14-3)。

2. 两变量各自从小到大给出等级,同一变量数值相等时取平均等级。

3. 求各对变量值等级之差数 d,再求 $\sum d^2$。

4. 代入式(14-17),计算等级相关系数 r_s(又称 Spearman 秩相关系数)

$$r_s = 1 - \frac{6\sum d^2}{n(n^2-1)} \tag{14-17}$$

式中 n 为变量值的对子数。算得的 r_s 与直线相关系数的意义相同,其范围在 −1～+1 之间,$r_s>0$ 为正相关,$r_s<0$ 负相关,$|r_s|$ 越大,相关程度越高。

本例,$n=12$,$\sum d^2=22$,代入公式(14-17)得:

$$r_s = 1 - \frac{6\sum d^2}{n(n^2-1)} = 1 - \frac{6\times 22}{12(12^2-1)} = 0.9231$$

5. 查表作结论

以 $n=12$,查附表 12,得 $P<0.001$,该地肝癌死亡率与花生黄曲霉毒素含量之间存在高度相关关系。

第四节 相关与回归的区别和联系

一、区 别

1. 资料的要求不同 线性相关分析要求 x 和 y 必须服从双变量正态分布;线性回归分析只要求 y 为服从正态分布的随机变量,x 可以是人为设定的值。

2. 应用目的不同 相关分析用于说明两变量之间的关系二者是平等的,哪个指标为 x,哪个指标为 y,相关系数都是一样的;回归分析用于说明两个变量之间的数量关系,主要用于推算。

3. 指标的意义不同 相关分系数 r 用于说明两变量之间的关系的密切程度和相关方向;回归系数 b 表示 x 变化一个单位时 y 平均变化 b 个单位。

4. 取值范围不同:$-1\leq r\leq 1$;$-\infty<b<\infty$。

5. 指标的单位不同:r 没有单位,b 有单位。

二、联 系

1. 对同一组数据,相关系数 r 与回归系数 b 的正负号相同。

2. 相关系数 r 与回归系数的假设检验等价,同一组资料,$t_r=t_b$,即如果相关系数有统计学意义,回归系数必定也有统计学意义。

3. 用回归解释相关。决定系数 $r^2=SS_{回}/SS_{总}$,回归平方和占总平方和的比例大小决定相关的密切程度,回归平方和越接近总平方和,则 r^2 越接近 1,说明引入相关的效果越好。

(黄高明)

思考题

1. 等级相关的应用条件是什么？
2. 在应用回归和相关分析时应该注意哪些方面的问题？
3. 相关分析有意义，回归分析是不是一定有实际意义？请举例说明。

第十五章

常用医学统计软件简介

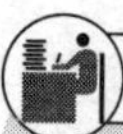

导 读

卫生统计学方法传统的手工计算，有两个方面的缺陷，第一，计算量大，容易出错，使辛苦收集的数据不能发挥应有的作用；第二，很多医学生虽然掌握了卫生统计学的基本原理和方法，但由于不熟悉统计软件来进行资料的分析，使资料的分析没有深度，同时失去对本门学科学习的兴趣。本章主要介绍两个医学统计软件，一个是 EpiData 3.02，主要用于建立数据库文件及数据库的核对和检错，一个是常用的医学统计分析软件 SPSS。通过本章的学习，使学生初步熟悉数据库的建立和简单的统计软件分析。

第一节　EpiData 3.02 软件简介

一、EpiData 的基础知识

EpiData 主要用于数据输入。它可以将我们在临床观察之中所使用的观察表格“计算机化”，计算机上的表格可以与我们的观察表完全一样，使得数据输入变得直观、简便。

EpiData 由三种基本文件组成：①QES 文件（调查表文件），它的作用是定义调查表（问卷）的结构；②REC 文件（数据文件），它包括数据以及已经定义好的编码；③CHK 文件（数据录入核查文件），数据输入字段的有效性规则。

字段是 Epidata 中最重要的概念，每个字段就是我们临床观察表中的一个小项目。它包括：①字段的名称，它是给计算机识别的字段的名字，如 V1、V2 等，当然如果我们不去专门定义的话，Epidata 可以自动给字段定义一个名称；②字段的文本描述，即解释这个字段在我们临床观察表之中所代表的具体观察指标，如年龄、性别、检查结果等；③字段的数据变量，根据字段的性质，可以规定该字段的变量及变量长度，EpiData 支持的数据变量有：数字、文本、大写文本、欧洲日期、美国日期、布尔函数、自动 ID 号、索引字段等，可以基本满足临床观察的需要。

二、EpiData 运行界面介绍

运行 EpiData.exe 会出现程序运行界面（图 15-1）。

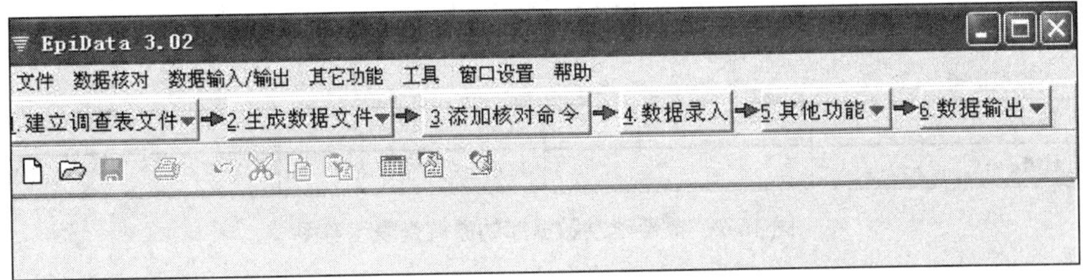

图 15-1　EpiData3.02 软件主界面

第一行是 EpiData 菜单栏，所有命令都可以在其中找到：①文件，下列菜单有：新建文件、打开文件、选项、近期使用的文件名及退出等；②数据核对，下列菜单有：增加 / 更改检查项；③数据输入 / 输出，下列菜单有：数据输入 / 修改、根据调查表文件（.QES）产生新的数据文件、备份数据文件、导入数据、数据输出、追加 / 合并数据文件等；④其他功能，下列菜单有：显示数据文件结构、数据输入的信息、检查数据、显示数据列表、变量基本描述（编码表）、对两个相同数据文件进行有效性检查、合理性检查、计算记录数等；⑤工具，下列菜单有：根据数据文件生成调查表文件、清理数据文件、重建索引、根据修改的调查表更新数据文件、更改字段名、编辑数据文件标签、复制数据文件结构、颜色表、数据重新编码、删除所有核对命令、压缩数据文件、创建文档、恢复文档等；⑥窗口设置，下列菜单有：水平平铺、垂直平铺、重叠窗口、显示所有窗口、工具栏等；⑦帮助。

第二行是 EpiData 工作过程工具栏，有 6 个项目：①建立调查表文件；②生成数据文件；③添加核对命令，④数据录入；⑤其他功能；⑥数据输出。

第三行是 EpiData 常用的几个快捷工具按钮，大多数是与我们常用的 word 软件相似，如：新建文件、打开文件、保存、复制、粘贴、剪切等工具按钮，其中“数据表预览、选择字段类型、数码编辑器”按钮是 EpiData 比较独特的。

编辑数据表文件就在下面的空白部分。

三、使用 EpiData 建立临床数据库

1. 建立调查表文件　点击“建立调查表文件”按钮，选择“建立新调查表文件”，命名为“脑血管病人血脂调查表”并进行保存。这时生成的是 .QES 文件。

（1）打开原始的调查表（图 15-2）。

（2）根据原始表格在 EpiData 输入相关内容。在“姓名”之后，点击快捷工具按钮或“编辑”下拉菜单“选择字段类型”，在选项卡片之中选择“文本”，设置为文本，长度 8 个字节（注意一个汉字的长度需要 2 个字节），点击“插入”按钮（图 15-3）。

脑血管病人血脂调查表

一般情况

姓名：		年龄：		性别：	
职业：		文化程度：			
身高：		体重：			
病案号：		发病时间：			

实验室检查：

T-cho:		TG:	
HDL-c:		LDL-c:	

图 15-2　需要建立数据库的原调查表示意图

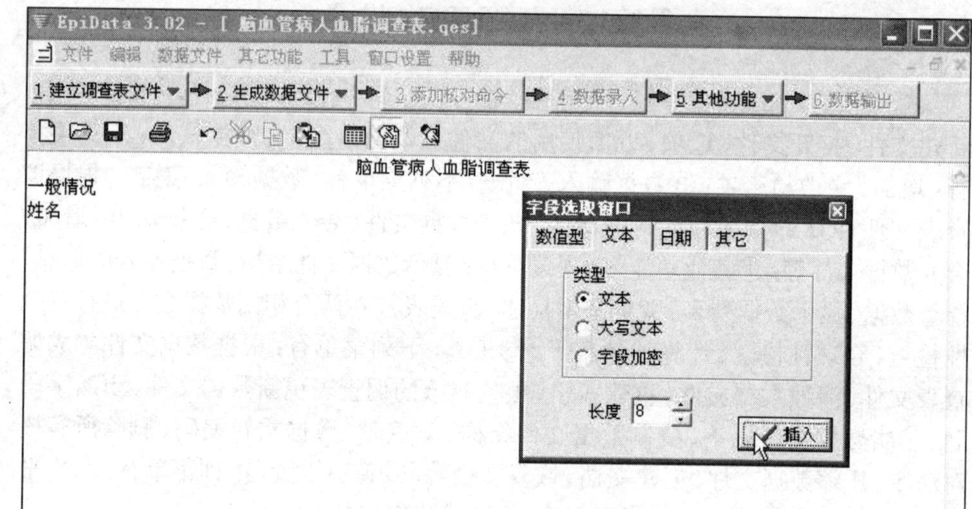

图 15-3　选择字段类型

（3）依此类推将其他观察指标进行输入并保存（图 15-4）。

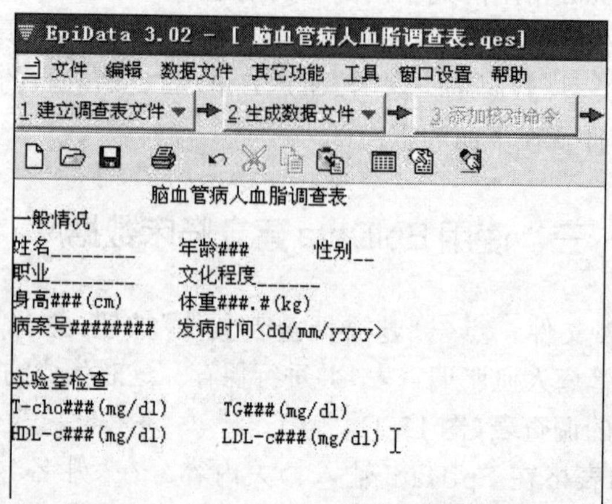

图 15-4　产生 qes 调查表

（4）点击数据表预览按钮，一张电子观察表就诞生了（图 15-5）。

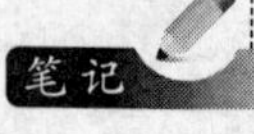

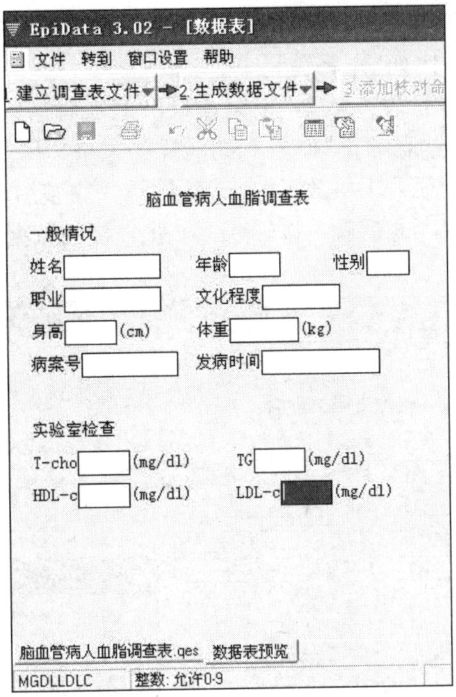

EpiData 3.02 - [数据表]

文件　转到　窗口设置　帮助

1.建立调查表文件 → 2.生成数据文件 → 3.添加核对命

脑血管病人血脂调查表

一般情况

姓名　　年龄　　性别

职业　　文化程度

身高　(cm)　　体重　(kg)

病案号　　发病时间

实验室检查

T-cho　(mg/dl)　　TG　(mg/dl)

HDL-c　(mg/dl)　　LDL-c　(mg/dl)

脑血管病人血脂调查表.qes　数据表预览

MGDLLDLC　整数: 允许0-9

图 15-5　输入数据库电子表

2. 建立数据文件　虽然生成的数据预览表与我们的原始观察表很相似，但是这时还不能进行数据的录入，我们需要建立数据文件，即 .REC 文件。点击“生成数据文件”按钮，选择“生成数据文件”，软件会自动提示要由我们刚刚完成的“脑血管病人血脂调查表 .QES”文件，生成“脑血管病人血脂调查表 .REC”文件（图 15-6），

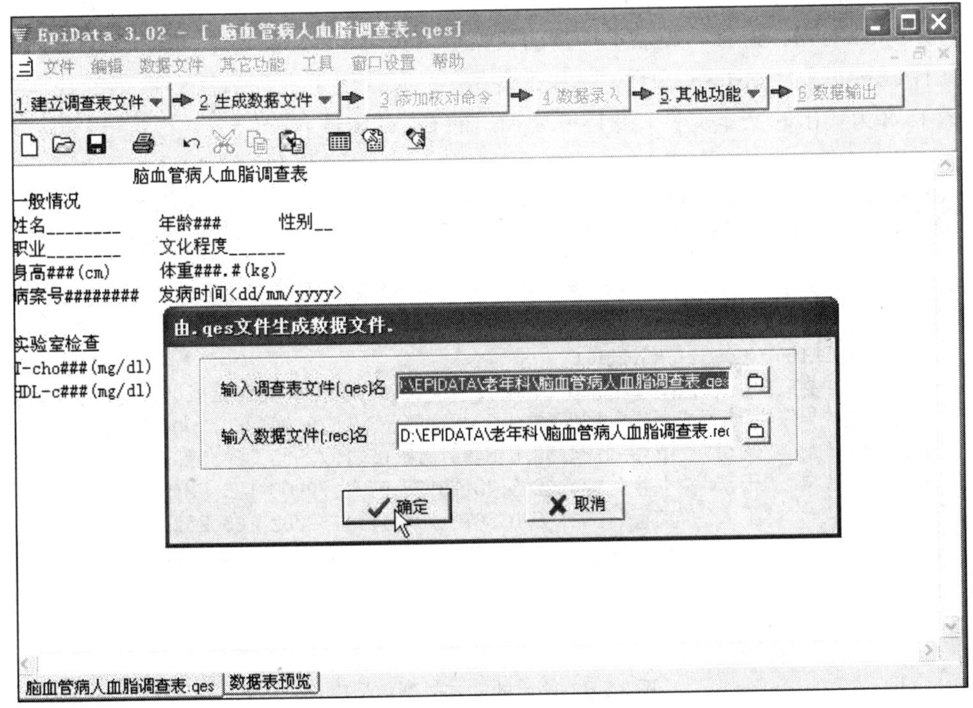

图 15-6　脑血管病人血脂调查表 .REC

直接选择确定，这时，软件会要求输入对数据文件的描述（数据文件标签），这里最好输入录入者的姓名，比如“王鹏”。

3. 数据输入　点击“输入数据”按钮，打开“脑血管病人血脂调查表 .REC”文件，这时会出现与“数据表预览”时看到的一样的表格，不过这个表格是可以填写的，现在我们就可以一项一项将数据输入，数据录入完整后，软件会自动提醒进行保存（图 15-7），确认保存之后就可以输入下一张表格的数据了。

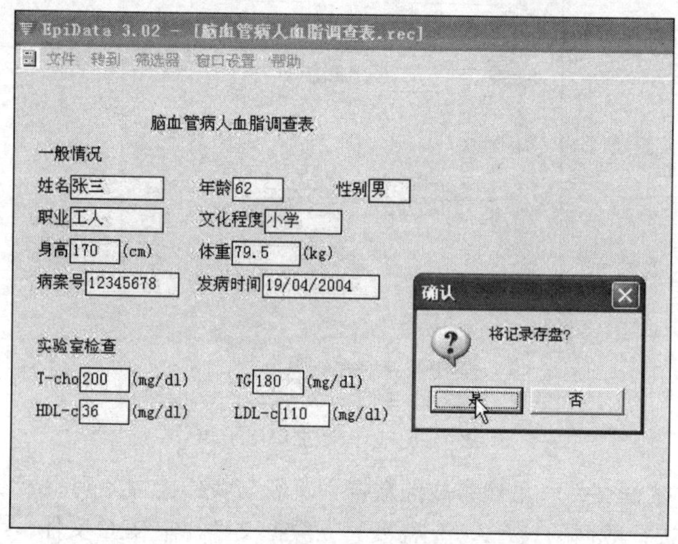

图 15-7　自动提醒自动保存数据库对话框

4. 数据输出　点击“数据输出”按钮，选择“脑血管病人血脂调查表 .REC”文件。EpiData3.02 为我们提供了丰富的数据输出类型，如文本文件、dBase III、Excel 文件、Stata 文件、SPSS 文件、SAS 文件等，大大方便了我们后期对数据的处理。图 15-8 为输出的文本文件，图 15-9 为输出的 Excel 文件。

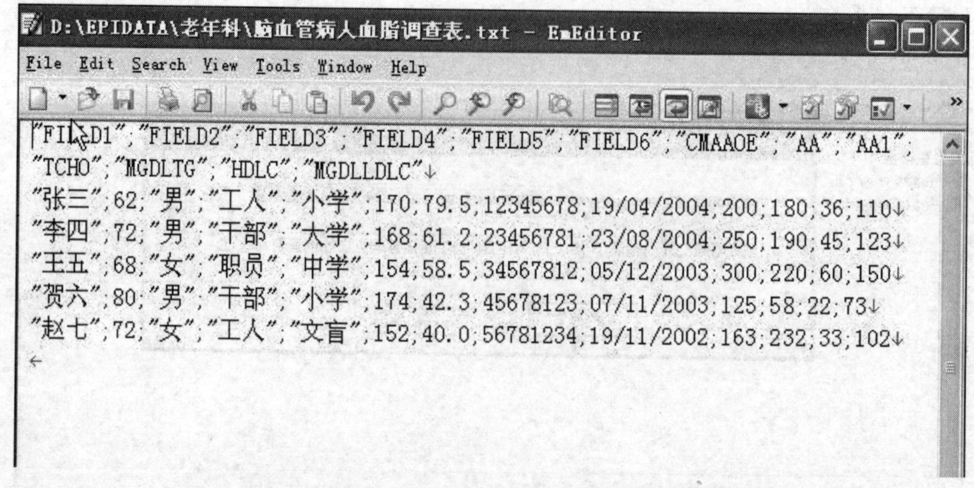

图 15-8　输出的文本类型数据库

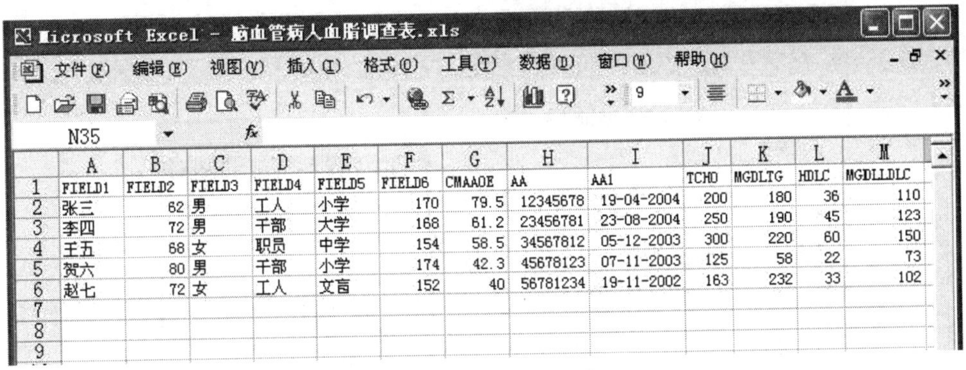

	A	B	C	D	E	F	G	H	I	J	K	L	M
1	FIELD1	FIELD2	FIELD3	FIELD4	FIELD5	FIELD6	CMAAOE	AA	AA1	TCHO	MGDLTG	HDLC	MGDLLDLC
2	张三	62	男	工人	小学	170	79.5	12345678	19-04-2004	200	180	36	110
3	李四	72	男	干部	大学	168	61.2	23456781	23-08-2004	250	190	45	123
4	王五	68	女	职员	中学	154	58.5	34567812	05-12-2003	300	220	60	150
5	贺六	80	男	干部	小学	174	42.3	45678123	07-11-2003	125	58	22	73
6	赵七	72	女	工人	文盲	152	40	56781234	19-11-2002	163	232	33	102

图 15-9　输出的 excel 数据库

5. 优化数据表　用我们上述介绍的方法已经足以完成一个临床观察表的数字化，并且可以顺利地将数据输出并进行统计计算。但是 Epidata 的功能不仅于此，我们知道，Epidata 有三种主要文件，上面的方法只涉及了 .QES 文件和 .REC 文件，.CHK 文件有什么作用呢？

我们对于某些字段的数据并不满足于仅仅是长度或位数的设置，Epidata 提供了对这些字段的进一步设置功能。点击工作过程工具条中“添加核对命令”按钮，仍旧选择“脑血管病人血脂调查表 .REC”这个数据文件，同样会出现我们作好的电子表格，这时软件也会自动生成同名的 .CHK 文件，同时会有一个数据核对窗口（图 15-10）。

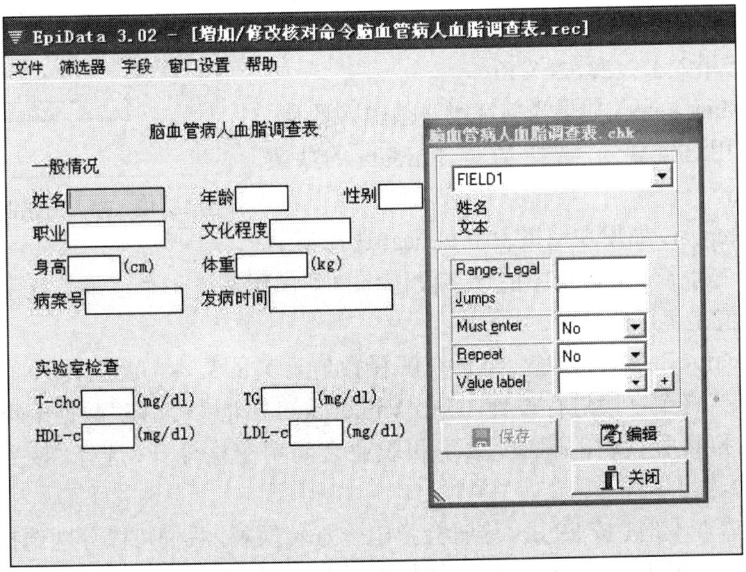

图 15-10　数据核对数据库窗口

可以看到这个数据核对窗口上半部是字段的名称、字段的内容及字段数据类型，下半部分就是我们需要设置的内容了。

（1）Rang，Legal：是定义一个字段的数字范围及合理数。例如，我们对“年龄”字段进行设置，输入“50-85”（图 15-11），表示这个字段只能输入 50～85 的数字，否则软件会弹出错误信息。

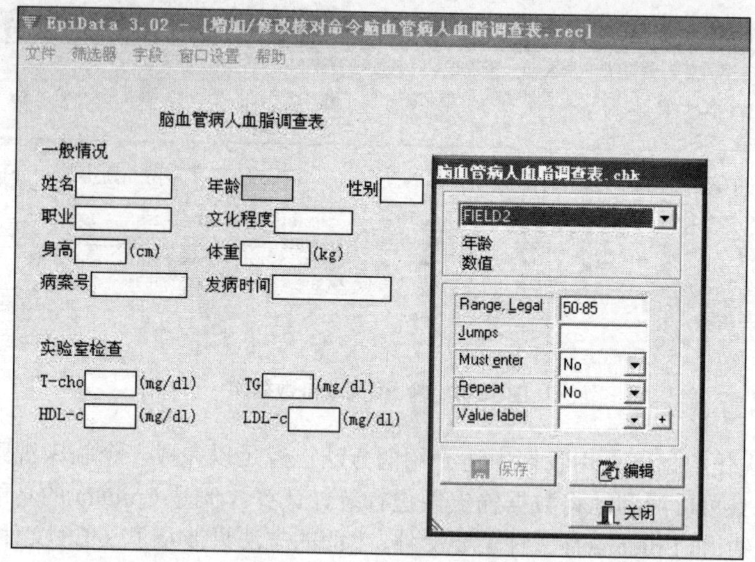

图 15-11 逻辑值设置窗口

同样，对“性别”字段我们可以将 Rang，Legal 设置为“男，女”，那么在录入数据时，一旦输入任何其他文字，软件也会弹出错误信息（图 15-12）。

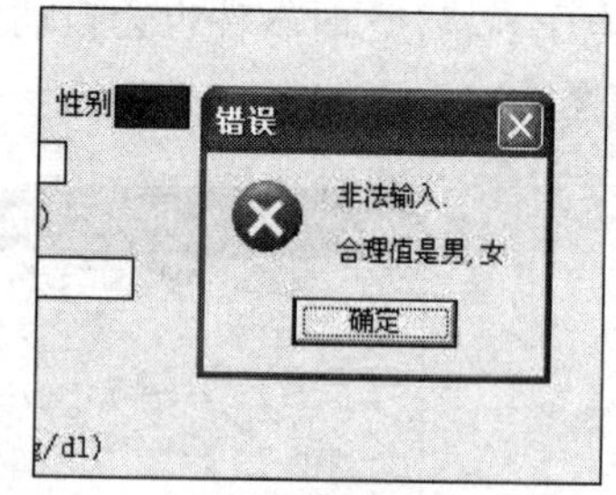

图 15-12 输入值错误提示窗口

（2）Jump：跳转命令。临床上有些问题只是需要部分人来回答，例如当前字段为性别 sex（1 = male，2 = female），则可定义如果 sex = 1 跳转至字段 V23，而当 sex = 2 跳转至 V40，我们就可以在 Jump 后填入 1>V23，2>V40。

（3）Must enter：如果当前字段必须输入数据，则需要使用这个规则，选择 Yes。Epidata 的默认选择为 No。

（4）Repeat：如果在编辑表中 Repeat 选择项中选择“Yes”则前一个记录中的该字段值将自动出现在下一个记录的该字段中，当然这个数值是可以改变的。

（5）Value label：是将一组具有解释数值意义的文本与数值结合。例如，我们对“职业”这个字段进行设置，点击 Value label 后的“+”，在“数据编辑标签”中设置数字和其所代表的职业，数字和职业之间用空格分开，选择“接受并关闭”（图 15-13）。

当录入职业时，按 F9 键，这时会弹出一张转换表，我们可以分别选择 1，2，3，4，5，6 分别代表工人，干部，职员，教师，农民，其他（图 15-14）。

6. 如何核查数据文件　为了保证数据录入的可靠性，我们可以让两个人分别输入同样的一组调查表数据，Epidata 提供了对两个相同数据文件的检查功能。

我们还是以“脑血管病人血脂调查表 .QES”调查表文件生成“脑血管病人血脂调查表 1.REC”数据文件，用“周鹏”作为数据文件标签，录入和“脑血管病人血脂调查表 .REC”（文件标签是“王鹏”）同样的数据，当然为了检验 Epidata 的数据检查功能，部分字段的变量是不同的。

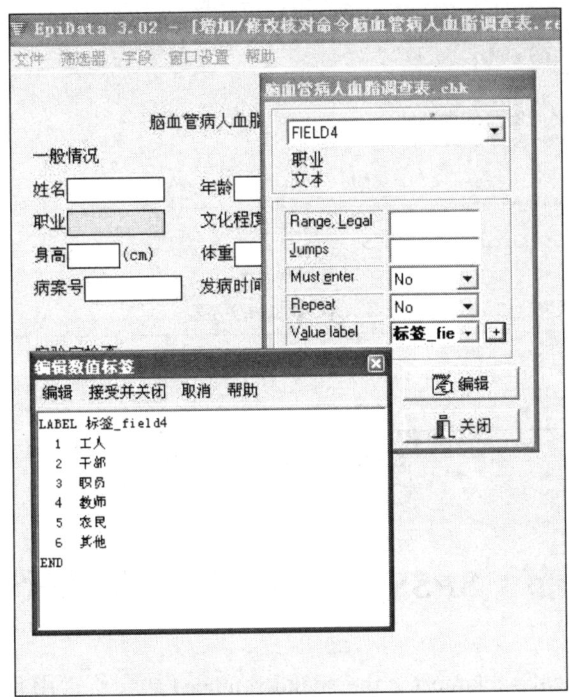

图 15-13　编辑数据标签窗口

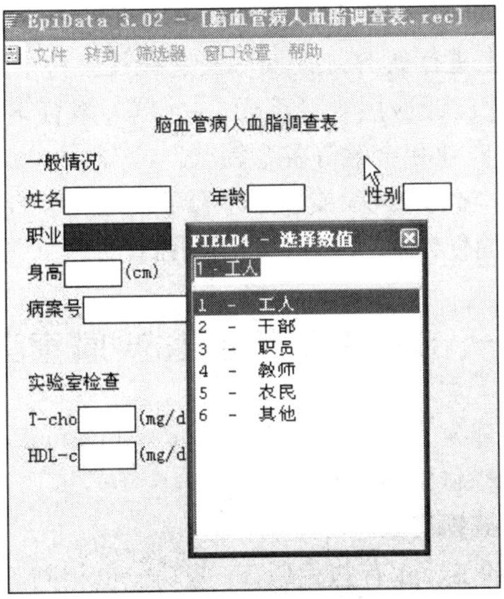

图 15-14　选择数值窗口

点击工作过程工具条中“其他功能”按钮，选择“对两个相同数据文件进行有效性检查”，选择“王鹏”和“周鹏”录入的两个数据文件，Epi Data 会自动对两个文件进行比较，并给出报告，这时我们发现这两个数据文件“记录 1”的“FIELD5”和“记录 3”的“AA”变量是不一样的（图 15-15），追溯原表，我们发现是“记录 1”和“记录 3”中的“学历”和“病案号”的录入有错误。这个报告也可以存成 .not 文件，方便将来核查及修改。

```
发现的共同记录数:          5
对每条记录中已检查的字段数:       13
已检查的字段总数:          65

有2个记录有错在5个记录中(40.00 pct.)
有2个字段有错在65个字段中( 3.08 pct.)

--------------------------------------------------------------------------------
数据文件1                          | 数据文件2
--------------------------------------------------------------------------------
记录 #1                            | 记录 #1
                                   |
  FIELD5 = 大学                    |   FIELD5 = 小学
--------------------------------------------------------------------------------
记录 #3                            | 记录 #3
                                   |
  AA = 74567812                    |   AA = 34567812
```

图 15-15 数据核查结果

第二节 SPSS10.01 社会医学统计软件包

SPSS(statistical package for the social science)社会科学用软件包是世界上著名的统计分析软件之一。它和 SAS(statistical analysis system，统计分析系统)并称为国际上最有影响的二大统计软件。SPSS 名为社会学统计软件包，这是为了强调其社会科学应用的一面(因为社会科学研究中的许多现象都是随机的，要使用统计学和概率论的定理来进行研究)，而实际上它在社会科学、自然科学的各个领域都能发挥巨大作用，并已经应用于经济学、生物学、教育学、心理学、医学以及体育、工业、农业、林业、商业和金融等各个领域。

SPSS10.01 是在 Windows 95 或以上平台下的应用软件，界面友好，使用非常直观、灵活、操作极为简便，是一种易学好用的统计分析和图表制作工具。

一、SPSS10.01 主要的功能窗口

SPSS10.01 主要有 3 大窗口：数据编辑窗口(Data Editor)、结果输出窗口(Viewer)和语句编辑窗口(Syntax Editor)。

(一) SPSS 数据编辑窗口

这个窗口与微软的 Excel 有些相似，一些功能也相同。整个数据编辑窗口分为标题栏、菜单栏、工具栏、编辑栏、内容区和状态栏。SPSS 程序很大，命令和功能也很多，我们主要介绍菜单栏上的 10 个菜单命令。见图 15-16。

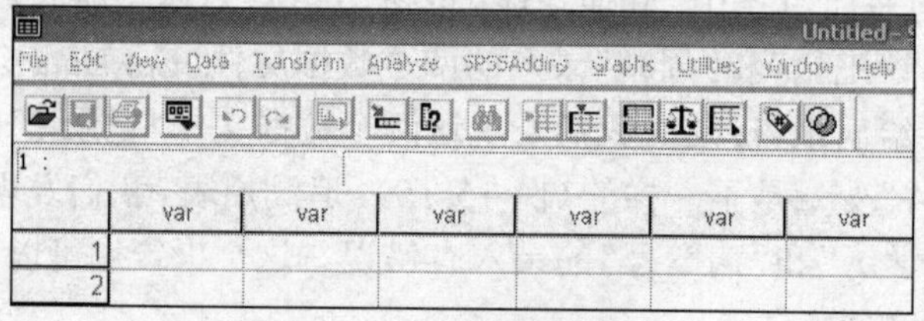

图 15-16 SPSS 主界面窗口

下面分别介绍几个菜单的主要功能：

1. File（文件）菜单　文件菜单提供了对数据文件进行打开、保存、调用、打印、退出等12条命令。值得一提的是：SPSS不仅能调用SPSS不同版本生成的数据文件，还能调节起用Excel、Lotus、Dbase、SYLK、Tab-delimited、Syntax等生成的各类文件，也可以使用ODBC的文件数据源，能够调用ABCII的数据。当然，也可以直接在内容区中输入数据，但要注意先定义变量。

2. Edit（编辑）菜单　编辑菜单提供了剪切、复制、粘贴、删除、查找、撤销、功能7条命令。其中功能项类似于WORD中的选项命令，可以对系统的各方面设置进行调节，如果用户不理解其中的一些命令，就选择系统的默认值。

3. View（视图）菜单　视图菜单提供了开关状态栏、工具栏、内容区网格线等5条命令。

4. Data（数据）菜单　数据菜单提供了定义变量、定义数据、模板、插入变量、插入个案、查找个案、个案排序、增加个案、增加变量等13条命令，其性质类似于数据库的编辑与管理（具体内容可以参考相关SPSS统计软件分析教材）。

5. Transform（转换）菜单　转换菜单提供了个案排序、随机测定、替换缺省值等9项实用功能。

6. Analysis（统计）菜单　SPSS的精华所在，它提供了强大、完备的统计方法（具体见后面主要统计方法软件实现部分）。

（1）Summaries基本统计分析：包括：Frequencies多维频数分布表；Descriptives描述统计量的过程；Case Report个案报告；Report Summaries in Rows行形式输出报告；Report Summaries in Columns列形式输出报告。这一部分主要是对原始数据作整理和初步分析。

（2）Custom Tables定义表：包括：Basi_Tables基本表、General Tables总表、Tables of Frequencies频数表。它们以表的形式将功能反映出来。

（3）Compare Means比较平均数：包括：Means分组计算指定变量的描述统计量；One-Sample T Test独立样本T检验；Paired-Samples T Test配对样本T检验；One-Way ANOVA一元方差分析。这是数据比较、求平均数、标准差、做T检验和简单方差分析等。

（4）General Linear Model一般线性模式：包括单因素、多因素、重复测量的GLM和MANOVA，分类非常细，也可以作协方差分析（ANCNOVA），这些统计方法是做实验经常用到的，你若想证明节食确实比运动更容易减肥，就用它来做吧。

（5）Correlate相关分析：Bivariate项计算两个变量间的相关系数并进行检验；Partial项计算两个变量在控制了其他变量的影响下的相关系数；Distance项对变量或观测量进行相似性或不相似性测量。

（6）Regression回归分析：包括Linear线性回归、Curve Estimation曲线回归、Logistic逻辑分析、Probit概率分析、Weight Estimation权重分析、2-Stage least Square最小二乘法、Nonlinear非线性回归。

（7）Loglinear逻辑线性分析：包括General项、Logist项和Model Selection项。

（8）CLASIFY聚类和判别分析：包括K-Means Cluster项执行快速聚类过程、Hierarchical Cluster执行分层聚类过程、discriminant执行判别分析过程。

(9) 统计菜单中还包括：Factor 因子分析、Nonparametric Test 非参数检验、Time Series 时间序列、Scale 度量、Multiple Response 多元反应项、Survival 生存分析等。

7. Graphs（图形）菜单 这是 SPSS 成名的又一法宝，与 Excel 的制图功能相比，无论是功能还是在效果上都要更好，用 SPSS 图形菜单制作图形可分为三步：建立数据文件，在数据窗口中录入数据，或是从其他数据文件中调用数据；生成图形；修饰生成的图形。只要看看 SPSS 能做出什么图形，你就会知道我对它的赞誉绝非夸张。Bar 选项可以生成简单条形图、分组条形图和分段条形图。Line 选项可以生成单线图、多线图和垂线图。Area 选项可以生成简单面积图和堆栈面积图。Pie 选项可以生成单圆图。High-Low 选项可以生成高 - 低 - 收盘图、极差图和距限图。Pareto 选项可以生成排列图和 Pareto 帕雷托图。Control 选项可以生成最常见的工序控制图。Boxplot 选项可以生成探查数据的箱线图。Error Bar 选项可以生成探查数据的误差条图。Scatter 选项可以生成简单散点图、重叠散点图、矩阵散点图和三维散点图。Histogram 选项可以生成直方图。Normal P-P 选项可以生成变量分布的分位数对正态分布的分位数的图形，Normal Q-Q 选项可以生成变量分布的分位数对正态分布的分位数的图形，Sequence 选项可以生成变量分布分位数对正态分布分位数的图形。Time Series 选项可以生成自相关图、偏相关图和互相关图。

8. 实用程序菜单 实用程序菜单提供了变量信息、文件信息、定义设置、用户设置和自动增加新个案 5 个命令。

9. Windows（窗口）菜单 窗口菜单提供了 SPSS 最小化、SPSS 数据编辑窗口和 SPSS 输出窗口的切换之功能。

10. Help（帮助）菜单 帮助菜单提供了帮助主题、SPSS 教程、SPSS 语句指南、SPSS 漫游、关于 SPSS 等 5 个功能。

（二）SPSS 输出窗口

SPSS 输出窗口是用于展示 SPSS 的统计分析结果。其菜单命令与数据编辑窗口相似，只是减少了几个菜单项，而另加了一个 Insert 菜单项，其中提供了插入新标题、插入新文本、插入图表、插入文本文件、插入对象等，所以需要用这些菜单命令进行调整修饰，在图形编辑窗口中，可以作图形转换，加入图形要素，展示图列和做图属性的修改（包括对图形颜色、标记符号、图线样式、标签、字体字号的选择和立方体图形旋转、分离圆图等），可存为以 .spo 为后缀的文件，建议将分析结果导出为 Word 格式，以便在其他未安装 SPSS 统计软件的计算机上也可以查看分析结果。

（三）SPSS 语句编辑窗口

在语句编辑窗口，SPSS 过程以命令语句形式出现。该窗口还可以编辑对话框操作不能实现的特殊过程的命令语句。窗口中所有的命令语句最终形成一个命令语句文件，可存为 .sps 为后缀的文件。与结果输出窗口一样，我们可以同时打开数个语句编辑窗，但指定语句编辑窗只有一个，对话框所选择的 SPSS 过程只粘贴在当前指定的语句编辑窗。指定语句编辑窗可通过点击屏幕下方的命令语句文件条标进行切换。

二、主要统计方法的软件实现及结果解释

(一)数值变量资料的统计分析

1. 统计描述 描述统计量有以下指标：

反映集中趋势：算术平均数(mean)、几何平均数(geometric mean)、中位数(median)；

反映离散趋势：极差(range)、四分位数间距(range of quartiles)、方差(variance)、标准差(std.deviation)；

反映分布趋势：偏度系数(skewness)、峰度系数(kurtosis)，偏度系数的值大于0为正偏态分布，小于0为负偏态分布；峰度系数的值大于0为尖峭峰，小于0为平阔峰。

Analyze → Descriptive Statistics → Frequencies

Descriptives

Explore

Analyze → Compare Means → Means 这里只简单介绍Frequencies过程和Descriptives过程。

(1)频数分析(frequencies)：该过程可计算数据资料的各种描述统计指标、给出频数分布表、绘制直方图。

可以对原始数据资料和次级数据资料进行分析。

原始数据资料是已知各变量值而未做任何整理的资料，对它可直接输入和计算频数分布指标。

步骤：

1) Analyze → Descriptive Statistics → Frequencies，激活对话框；

Charts 对话框

结果如下(图15-17和图15-18)：主要包括描述统计量和直方图，频数分布表省略。

Statistics

		AGE	血小板
N	Valid	83	83
	Missing	0	0
Mean		43.41	124.77
Median		40.00	105.00
Std. Deviation		19.25	66.50
Variance		370.42	4422.15
Skewness		.454	2.309
Std. Error of Skewness		.264	.264
Kurtosis		-.952	6.689
Std. Error of Kurtosis		.523	.523
Percentiles	25	28.00	84.00
	50	40.00	105.00
	75	59.00	144.00

图15-17 描述统计量结果

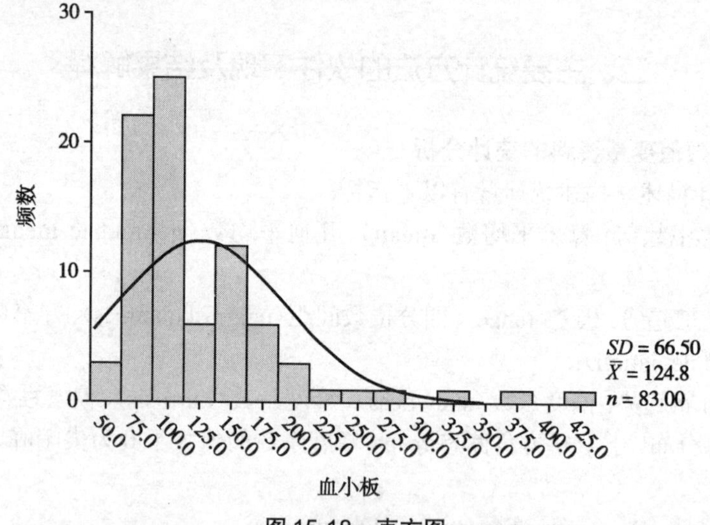

图 15-18　直方图

2）对资料进行分组：Transform → Recode → Into same Variables 或 Into Different Variables

3）对已分组资料进行频数分析步骤：输入各组组中值 x 和频数 f；对变量值进行加权，进行 Weight cases 过程；进行 Frequency 过程，此步同原始数据资料的操作。

（2）描述统计（Descriptives）：该过程计算数据资料的各种描述统计指标，但不给出分布图。

步骤：

Analyze → Descriptive Statistics → Descriptives，激活对话框；见图 15-19 和图 15-20；

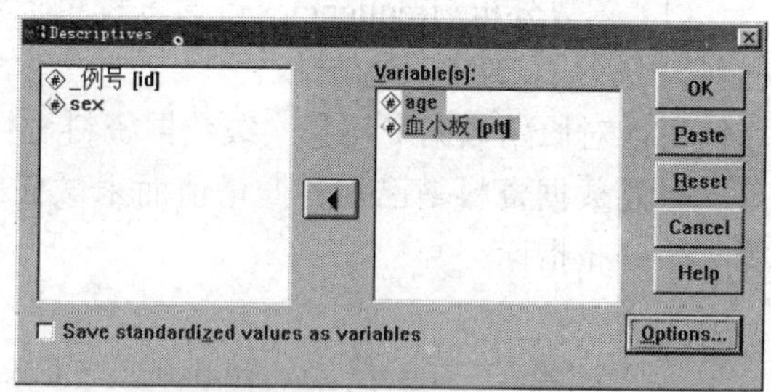

图 15-19　Descriptives 对话框

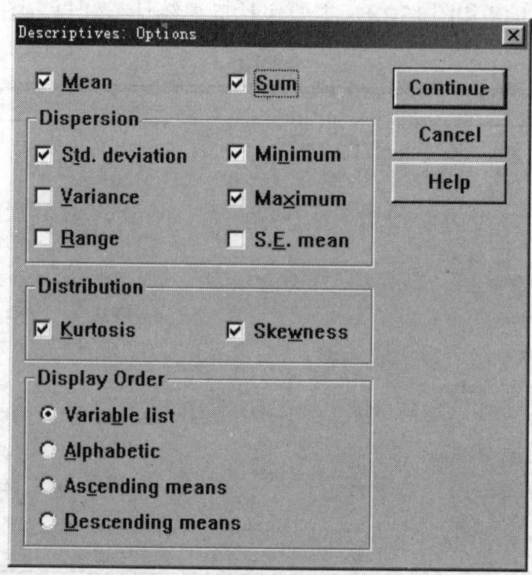

图 15-20　Options 对话框

结果如下：显示描述统计量（图 15-21）。

Descriptives

Descriptive Statistics

	N	Mean	Std.	Skewness		Kurtosis	
	Statistic	Statistic	Statistic	Statistic	Std. Error	Statistic	Std. Error
AGE	83	43.41	19.25	.454	.264	-.952	.523
血小板	83	124.77	66.50	2.309	.264	6.689	.523
Valid N (listwise)	83						

图 15-21　描述性统计量显示

2．统计推断　统计推断包括可信区间和假设检验，假设检验包括单样本 t 检验、两样本 t 检验、配对 t 检验、方差分析。

Analyze → Compare Means → one-samples T Test

Independent-samples T Test

Paired-samples T Test

One-way ANOVA

Analyze → General Linear Model → Univariate

（1）单样本 t 检验（one-samples T Test）：该过程用于样本均数与总体均数的比较和估计总体均数的可信区间。

例：有 83 例患者的血小板资料，问患者的血小板与正常人的平均值 150（10^9/L）有无统计学意义，同时估计患者血小板的可信区间。步骤：

1）Analyze → Compare Means → one-samples T Test，打开对话框；

2）把变量血小板转到右边的“Test Variables”栏中（图 15-22、图 15-23）；

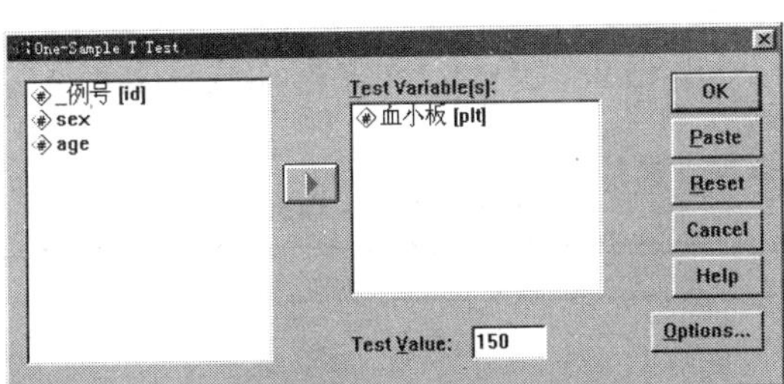

图 15-22　t 检验对话框

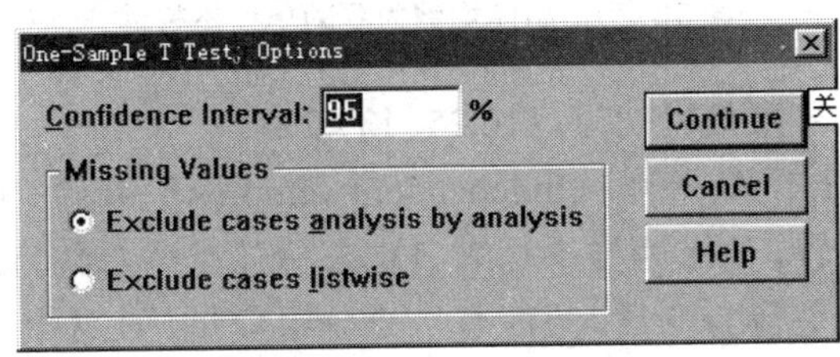

图 15-23　Options 对话框

结果如下：包括描述统计表和 t 检验表，$P=0.001<0.05$，说明患者的血小板与

正常人不同。（见图 15-24）

One-Sample Statistics

	N	Mean	Std. Deviation	Std. Error Mean
血小板	83	124.77	66.50	7.30

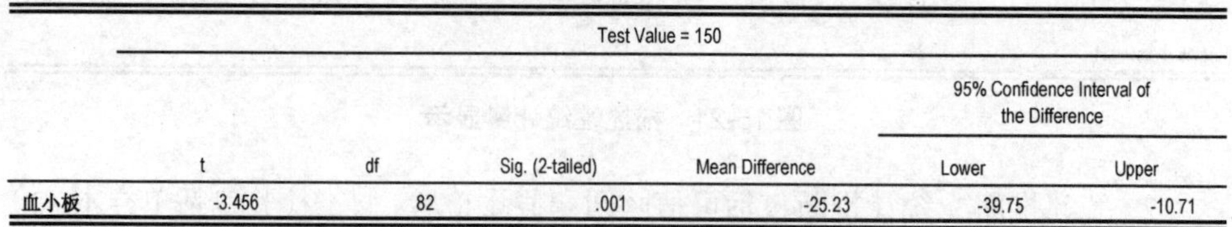

One-Sample Test

	Test Value = 150					
					95% Confidence Interval of the Difference	
	t	df	Sig. (2-tailed)	Mean Difference	Lower	Upper
血小板	-3.456	82	.001	-25.23	-39.75	-10.71

图 15-24 单样本 t 检验结果

若要计算总体均数的可信区间，只要在对话框中，把“Test Value”里的已知总体均数“150”换成“0”即可（图 15-25），结果见图 15-26。

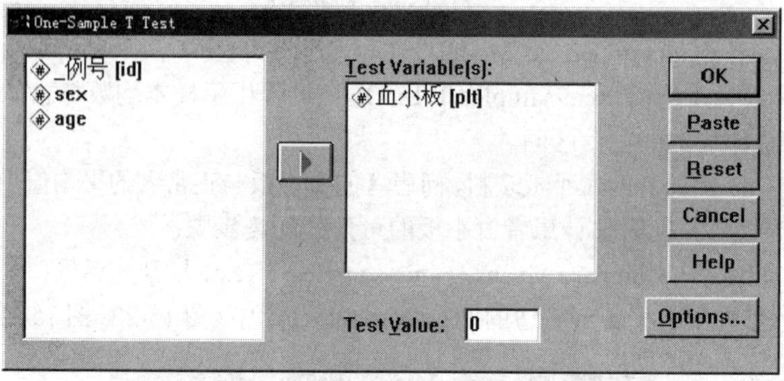

图 15-25 总体均数可信区间检验对话框

One-Sample Test

	Test Value = 0					
					95% Confidence Interval of the Difference	
	t	df	Sig. (2-tailed)	Mean Difference	Lower	Upper
血小板	17.094	82	.000	124.77	110.25	139.29

图 15-26 总体均数为 0 的单样本检验

总体均数的 95% 可信区间为（110.25，139.29）。

（2）成组设计两样本 t 检验（Independent-samples T Test）：该过程用于成组设计两样本均数的比较，要求两样本均来自正态总体且两总体方差齐；可以有一个或一个以上的数值型检验变量，只能有一个分组变量，且这个分组变量只能分为两组。

例如有一个 189 例患者的临床资料，问不同性别之间的收缩压（bp1）、舒张压（bp2）分别是否相同？

步骤：

1）Analyze → Compare Means → Independent-samples T Test，打开对话框；

2）把变量 bp1、bp2 从左侧转到右上侧的“Test Variables”栏中；

3）把变量 sex 转到右下的“Grouping Variable”栏中，激活“Define Groups”对话框，定义两组的两个值，然后单击 ok，见图 15-27

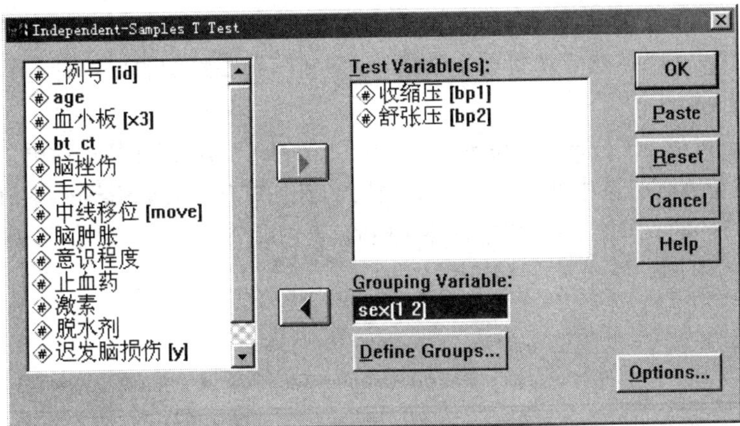

图 15-27　两独立样本 t 检验对话框

4）结果如下：包括检验变量的分组描述统计（图 15-28）、Levene 方差齐性检验、总体方差齐与不齐时的 t 检验表（图 15-29）。

Group Statistics

	SEX	N	Mean	Std. Deviation	Std. Error Mean
收缩压	1	136	16.08	2.46	.21
	2	53	15.09	2.50	.34
舒张压	1	136	9.76	1.83	.16
	2	53	9.19	1.92	.26

图 15-28　两独立样本 t 检验描述性统计量

Independent Samples Test

		Levene's Test for Equal of Variances		t-test for Equality of Means						
									95% Confidence Interval the Difference	
		F	Sig.	t	df	Sig. (2-tailed)	Mean Differenc	Std. Error Difference	Lower	Upper
收缩压	Equal variances assum	.092	.762	2.467	187	.015	.99	.40	.20	1.78
	Equal variances not a			2.450	93.535	.016	.99	.40	.19	1.79
舒张压	Equal variances assum	1.118	.292	1.919	187	.057	.58	.30	-1.61E-02	1.17
	Equal variances not a			1.876	90.719	.064	.58	.31	-3.38E-02	1.19

图 15-29　两独立样本 t 检验结果

结果显示：收缩压和舒张压的方差齐性检验的 F 值分别为 0.762 和 0.292，说明方差齐，收缩压 $P=0.015<0.05$，不同性别间差异有统计学意义；但不同性别的舒张压差异无统计学意义，$P=0.057>0.05$。

（3）配对 t 检验（Paired-samples T Test）该过程用于配对设计两样本均数的比较，看成每一对数据差值的样本均数所代表的未知总体均数与已知总体均数 0 的比较。

例如有 20 名患者，按性别和年龄配成 10 对，随机分到两组，一组服用新药，另一组服用安慰剂，然后观察某实验指标，问新药和安慰剂的疗效有无差别？

分析步骤如下：

1）Analyze → Compare Means → Paired-samples T Test，打开对话框；

2）从左侧同时选中两个成对变量，转到右侧的"Paired Variables"栏中；

3）t 检验对话框结果类似单样本 t 检验，$P=0.158>0.05$，尚不能说明新药和安慰剂的疗效不同。结果见图 15-30

Paired Samples Test

		Paired Differences					t	df	Sig. (2-tailed)
					95% Confidence Interval of the Difference				
		Mean	Std. Deviation	Std. Error Mean	Lower	Upper			
Pair 1	NEWDRUG - PLACEBO	-.4300	.8820	.2789	-1.0609	.2009	-1.542	9	.158

图 15-30　配对比较 t 检验

（4）单因素方差分析（One-way ANOVA）

用于检验单个因素影响的多个样本是否来自同一总体，同时进行均数之间两两比较。可选入多个应变量；只能选入一个分组变量。要求各样本相互独立、均来自正态总体、总体方差齐。

例如有一个 189 例患者的临床资料，问不同意识程度之间的收缩压（bp1）、舒张压（bp2）分别是否相同？

分析步骤如下：

1）Analyze → Compare Means → One-way ANOVA，打开对话框；

2）把变量 bp1、bp2 从左侧转到右上侧的"Dependent List"栏中；

3）把变量意识程度从左侧转到右下侧的"Factor"栏中；

4）单击"Contrasts"按钮，激活对话框，选择"Polynomial"，单击"Continue"按钮返回；

5）单击"Post Hoc"按钮，激活对话框，若方差齐时选择 Bonferroni 两两比较方法，方差不齐时选择 Tamhane' s T2 方法，单击"Continue"按钮返回；

6）单击"Options"按钮，激活对话框，选择 Descriptive 和 Homogeneity-of-variance 选项，单击"Continue"按钮返回；

7）单击"OK"即可（具体见图 15-31～图 15-33）。

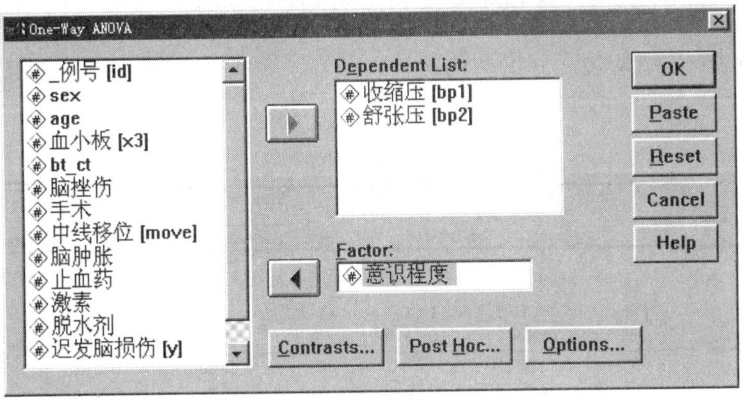

图 15-31　单因素方差分析对话框

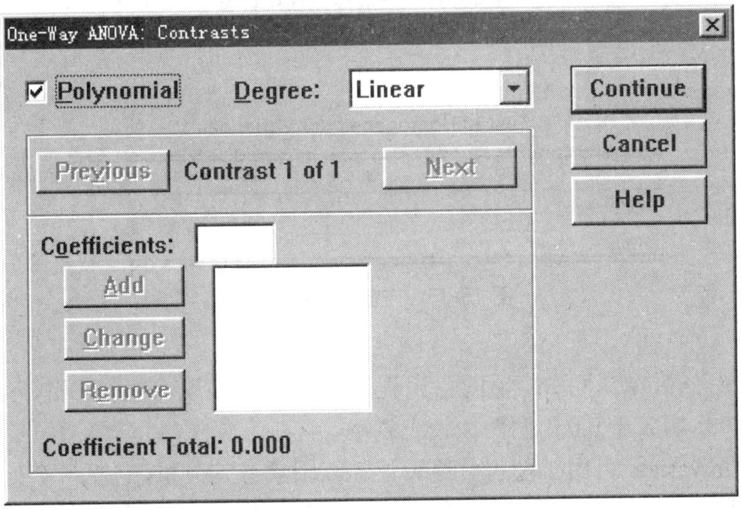

图 15-32　Contrasts 对话框

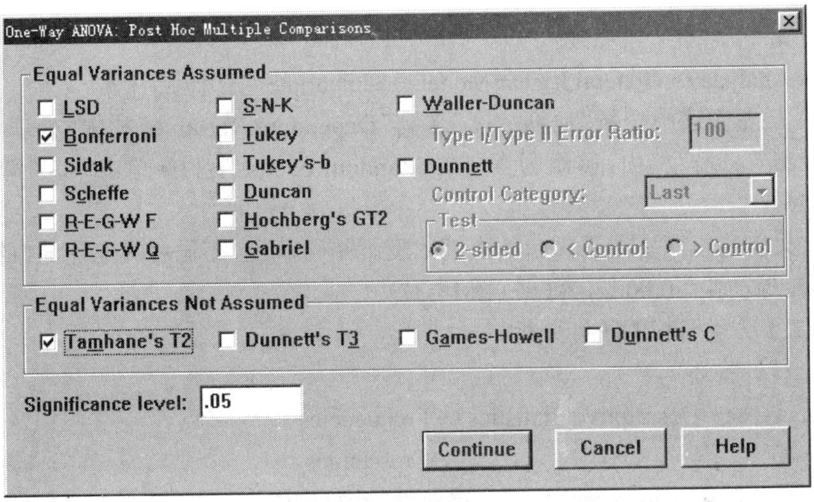

图 15-33　两两比较对话框

结果如下：包括各组变量值的描述统计（图 15-34）；方差齐性检验（图 15-35）；方差分析表；各组均数之间的两两比较表。

Descriptives

		N	Mean	Std. Deviation	Std. Error	95% Confidence Interval for Mean		Minimum	Maximum
						Lower Bound	Upper Bound		
收缩压	1	86	16.10	2.01	.22	15.67	16.53	11	23
	2	54	15.09	2.78	.38	14.33	15.85	11	21
	3	49	16.06	2.84	.41	15.25	16.88	10	25
	Total	189	15.80	2.50	.18	15.45	16.16	10	25
舒张压	1	86	10.09	1.37	.15	9.80	10.39	7	13
	2	54	8.85	2.25	.31	8.24	9.47	6	13
	3	49	9.57	1.91	.27	9.02	10.12	5	12
	Total	189	9.60	1.87	.14	9.34	9.87	5	13

图 15-34　一般描述性统计量

Test of Homogeneity of Variances

	Levene Statistic	df1	df2	Sig.
收缩压	4.691	2	186	.010
舒张压	14.459	2	186	.000

图 15-35　方差齐性检验结果

从方差分析结果可知，不同意识程度之间的收缩压、舒张压相等，P 分别为 0.922、0.108，均大于 0.05；两两比较表省略。

（5）Univariate 可用于随机区组设计的双因素方差分析，包括一个处理因素和一个区组因素。例如 16 只家兔按种属分成 4 个区组，每个区组中的 4 只家兔分别在不同室温下（5、10、15、20 度）测血糖浓度，问不同室温下家兔的血糖浓度是否相同？

步骤：

1）Analyze → General Linear Model → Univariate，打开对话框；

2）从左侧选中变量“血糖浓度”转到“Dependent Variable”栏中，处理因素选入“Fixed Factor”栏中，区组因素选入“Random Factor”栏中；单击“OK”即可（见图 15-36）。

结果表明不同室温下家兔的血糖浓度不相同，而且不同种属家兔的血糖浓度也不同，P 分别为 0.000 和 0.007（图 15-37）。

（二）分类资料的统计分析

1．统计描述

Analyze → Descriptive Statistics → Frequencies

Crosstables

频数分析（Frequencies）可产生频数表，计算构成比；也可以绘出条图或圆图。

例：有一组临床病人的资料，观察性别和意识程度情况。

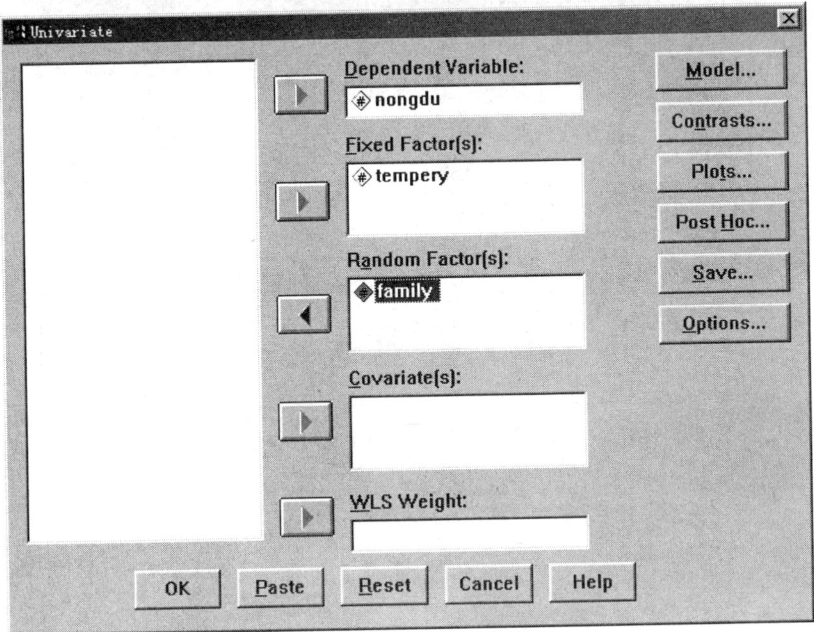

图 15-36　Univariate 对话框

Tests of Between-Subjects Effects

Dependent Variable: NONGDU

Source		Type III Sum of Squares	df	Mean Square	F	Sig.
Intercept	Hypothesis	185545.563	1	185545.563	257.144	.001
	Error	2164.687	3	721.562[a]		
TEMPERY	Hypothesis	5005.687	3	1668.562	18.290	.000
	Error	821.062	9	91.229[b]		
FAMILY	Hypothesis	2164.687	3	721.562	7.909	.007
	Error	821.062	9	91.229[b]		
TEMPERY * FAMILY	Hypothesis	821.062	9	91.229	.	.
	Error	.000	0	.[c]		

a. MS(FAMILY)

b. MS(TEMPERY * FAMILY)

c. MS(Error)

图 15-37　双因素设计方差分析结果

步骤：

(1) Analyze → Descriptive Statistics → Frequencies，打开对话框；

(2) 从左侧选中性别和意识程度两变量，转到“Variables”栏中；

(3) 单击“Charts”按钮，打开对话框，选中 Bar Charts 或 Pie Charts 选项，单击“Continue”返回后，单击“OK”即可(图 15-38、图 15-39 和图 15-40)。

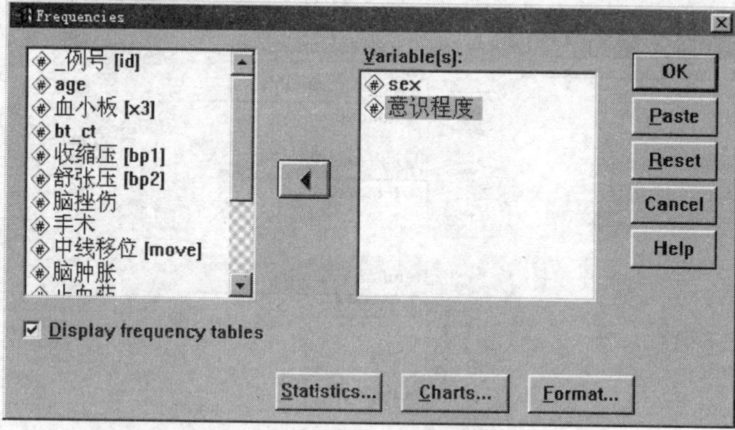

图 15-38　Frequencies 对话框

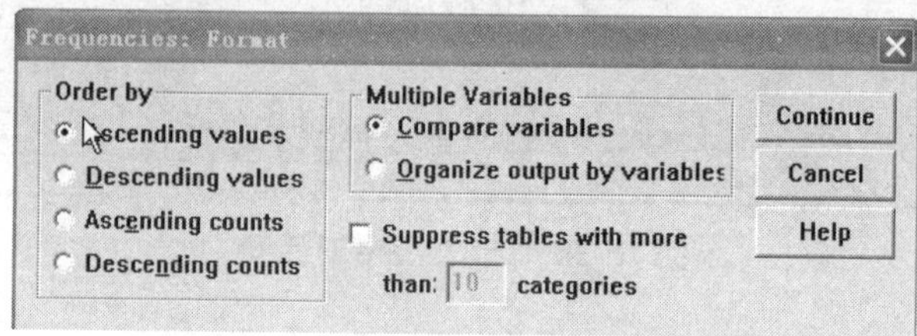

图 15-39　format 对话框

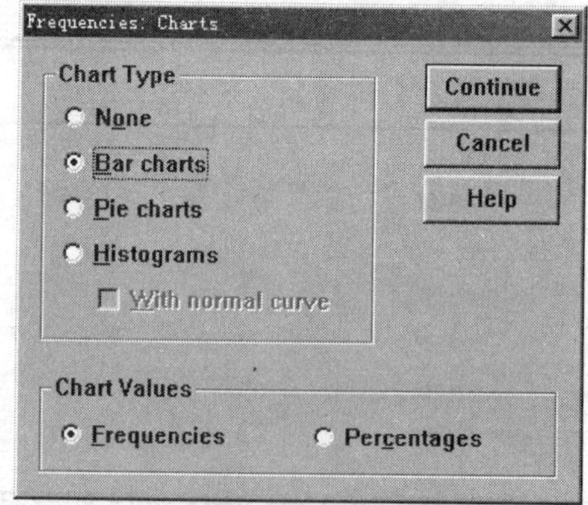

图 15-40　Charts 对话框

结果如下：包括频数表和条图。见图 15-41、图 15-42。

SEX

		Frequency	Percent	Valid Percent	Cumulative Percent
Valid	1	136	72.0	72.0	72.0
	2	53	28.0	28.0	100.0
	Total	189	100.0	100.0	

图 15-41　分类资料描述统计量

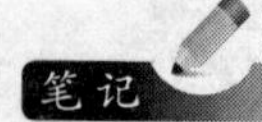

意识程度

		Frequency	Percent	Valid Percent	Cumulative Percent
Valid	1	86	45.5	45.5	45.5
	2	54	28.6	28.6	74.1
	3	49	25.9	25.9	100.0
	Total	189	100.0	100.0	

图 15-41　分类资料描述统计量（续）

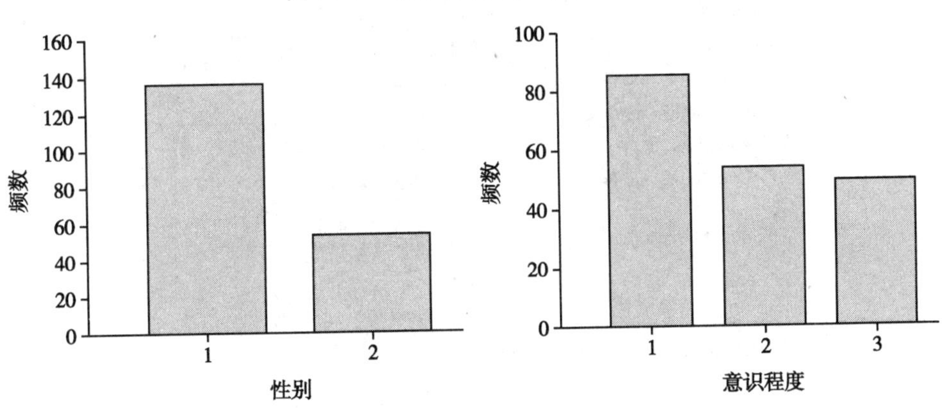

图 15-42　分类变量直条图

2. 列联表分析（Crosstables）　可产生四格表、R×C 表，计算率或构成比；同时进行 χ^2 检验。χ^2 检验在 SPSS 中的过程：

（1）在数据编辑窗口中确定行变量、列变量、频数变量（图 15-43）；

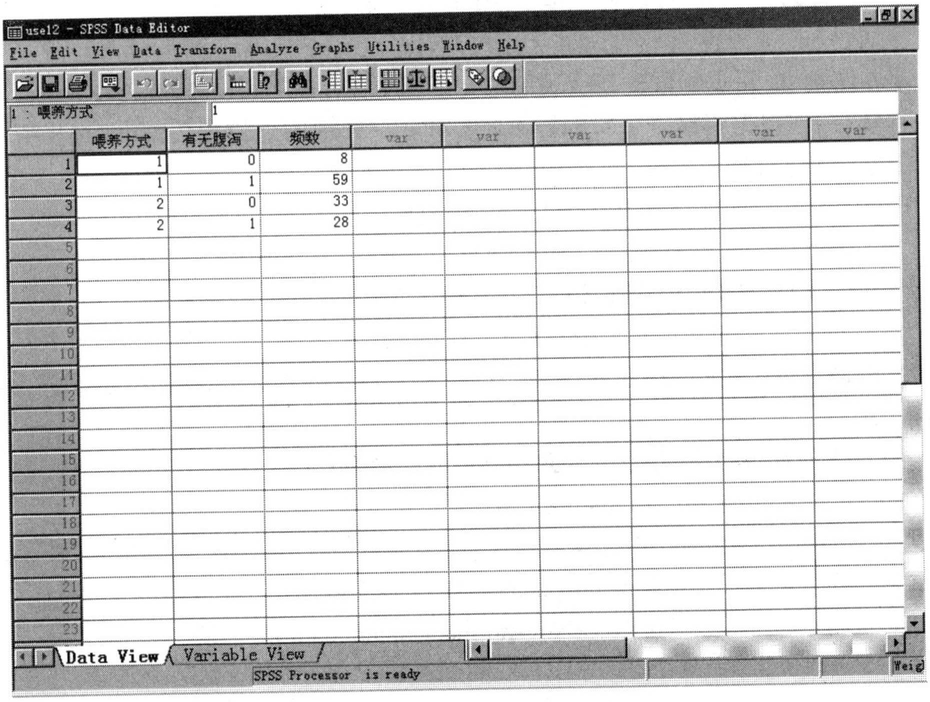

use12 - SPSS Data Editor

File Edit View Data Transform Analyze Graphs Utilities Window Help

1：喂养方式　1

	喂养方式	有无腹泻	频数	var	var	var	var	var	var
1	1	0	8						
2	1	1	59						
3	2	0	33						
4	2	1	28						

Data View　Variable View

SPSS Processor is ready

图 15-43　分类频数表资料数据库结构

(2) 必须指定频数变量，Data → Weight Cases，前面已阐述过；

(3) Analyze → Descriptive Statistics → Crosstables，打开对话框，把行变量和列变量分别从左侧转到右侧的 Rows 和 Columns 栏中；

(4) 单击“Statistics”按钮，激活对话框，根据不同资料、不同的研究目的，在对话框中选入不同的分析指标，然后单击“Continue”返回后，单击“OK”即可。

如何在 Statistics 对话框中选入不同的分析指标（图 15-44）：

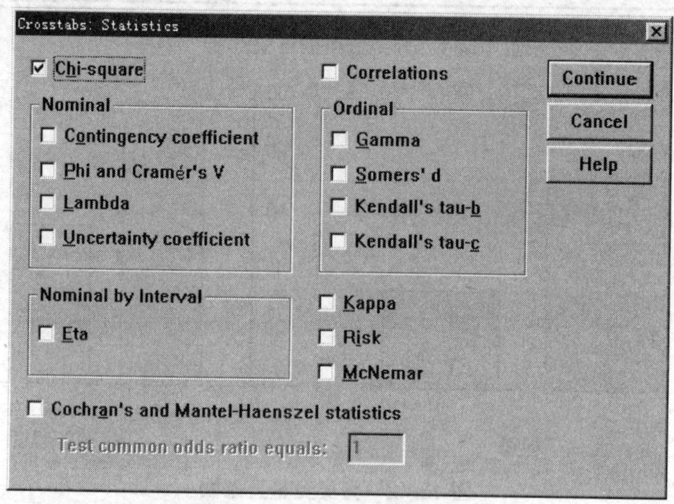

图 15-44 卡方检验主要对话框

对于一般行×列表，选择 Chi-square；

对于配对分类资料，选择 Chi-square 和 McNamer；

如要判断一致性，则选择 Chi-square 和 Kappa。

在结果中，根据不同的研究目的选择所需要的指标（如 McNamer、Kappa）来进行解释，或根据四格表资料的样本例数和各格子中的理论频数大小，选择所需要的指标来进行解释。

以 T 为理论频数，n 为样本含量，四格表资料 χ^2 检验的适用条件为：

(1) $T>5$，$n>40$，选择不校正的 χ^2 值；

(2) $1<T<5$，$n>40$，选择连续性校正后的 χ^2 值；

(3) $T<1$ 或 $n<40$，选择确切概率法的 χ^2 值。

图 15-45 显示 $\chi^2=26.066$，$P=0.000$，表明不同喂养方式的婴儿腹泻发生率不同。

（三）非参数检验（重点介绍几种常见秩和检验方法）

Analyze 菜单→ Nonparametric Tests

↓

Two-Independent-Samples Tests

Tests for Several Independent Samples

Two-Related-Samples Tests

Tests for Several Related Samples

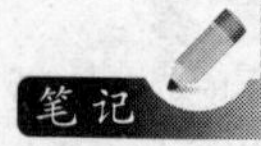

喂养方式 * 有无腹泻 Crosstabulation

Count

		有无腹泻		Total
		无腹泻	有腹泻	
喂养方式	人工	8	59	67
	母乳	33	28	61
Total		41	87	128

Chi-Square Tests

	Value	df	Asymp. Sig. (2-sided)	Exact Sig. (2-sided)	Exact Sig. (1-sided)
Pearson Chi-Square	26.066 [b]	1	.000		
Continuity Correction [a]	24.165	1	.000		
Likelihood Ratio	27.377	1	.000		
Fisher's Exact Test				.000	.000
Linear-by-Linear Association	25.862	1	.000		
N of Valid Cases	128				

a. Computed only for a 2x2 table

b. 0 cells (.0%) have expected count less than 5. The minimum expected count is 19.54.

图 15-45　卡方检验结果

1. 成组设计两样本均数比较的非参数检验（Two-Independent-Samples Tests）

其步骤及其基本对话框与成组设计两样本均数的 t 检验相同。如比较两种手术方案患者的生存日数间的比较，假设生存日数呈偏态分布。在“Test type”复选框组中选中最常用的“Mann-Whitney U”复选框（图 15-46），即两样本均数比较秩和检验。

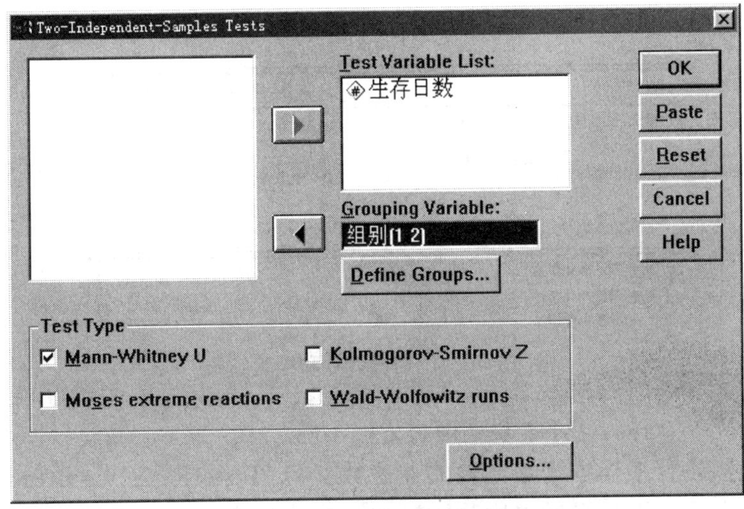

图 15-46　成组比较秩和检验对话框

结果如下：

Mann-Whitney Test（图 15-47）

Ranks

	组别	N	Mean Rank	Sum of Ranks
生存日数	1	10	17.00	170.00
	2	12	6.92	83.00
	Total	22		

Test Statistics[b]

	生存日数
Mann-Whitney U	5.000
Wilcoxon W	83.000
Z	-3.630
Asymp. Sig. (2-tailed)	.000
Exact Sig. [2*(1-tailed Sig.)]	.000[a]

a. Not corrected for ties.

b. Grouping Variable: 组别

图 15-47 两组比较秩和检验结果

结果中 $P<0.0001$，说明两组的生存日数不同。

2. 配对设计两样本均数比较的非参数检验（Two-Related-Samples Tests） 其步骤及其基本对话框与配对设计两样本均数的 t 检验相同。在“Test type”复选框组中选中最常用的“Wilcoxon”复选框，即配对设计两样本均数比较的秩和检验。结果如下：

Wilcoxon Signed Ranks Test（图 15-48）

Ranks

		N	Mean Rank	Sum of Ranks
色谱法 - 化学法	Negative Ranks	3[a]	3.50	10.50
	Positive Ranks	6[b]	5.75	34.50
	Ties	1[c]		
	Total	10		

a. 色谱法<化学法

b. 色谱法>化学法

c. 化学法=色谱法

图 15-48 配对设计秩和检验结果

结果中 $P=0.154$，为不能说明两种方法不同。

3. 成组设计多样本均数比较的非参数检验（Tests for Several Independent Samples）和区组设计多样本均数比较的非参数检验（Tests for Several Related Samples） 它们的基本对话框分别如下，与方差分析中不同的是：它们不提供多重比较（主要对话框见图 15-49、图 15-50）。

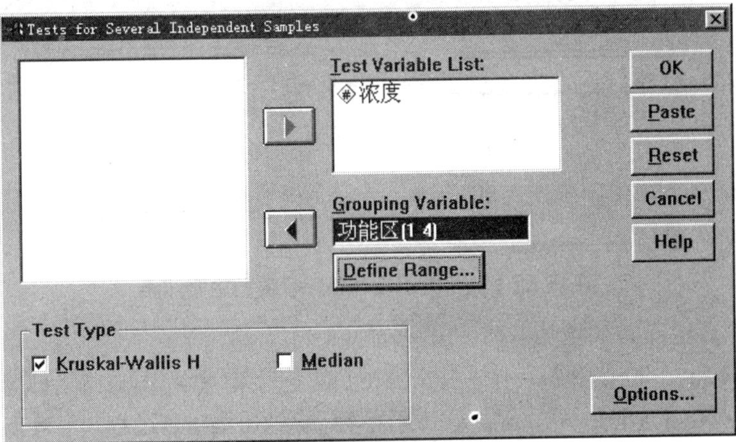

图 15-49　成组设计多样本秩和检验

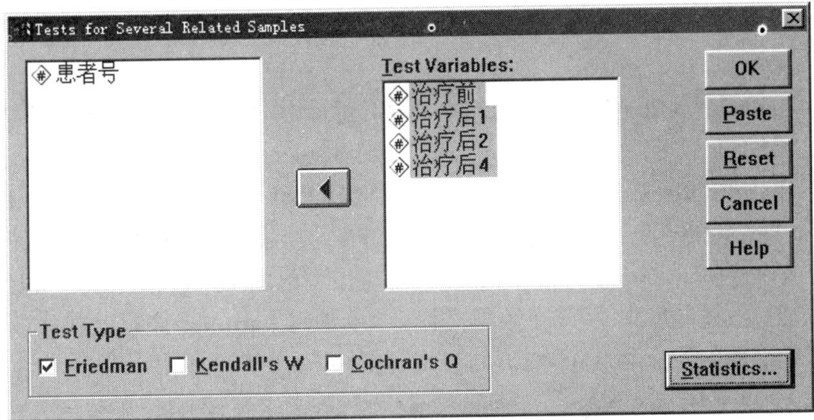

图 15-50　随机区组设计多样本秩和检验

NPar Tests 主要结果见图 15-51

Kruskal-Wallis H Test

Ranks

	功能区	N	Mean Rank
浓度	1	5	3.00
	2	5	16.20
	3	5	12.70
	4	5	10.10
	Total	20	

Test Statistics[a,b]

	浓度
Chi-Square	13.412
df	3
Asymp. Sig.	.004

a. Kruskal Wallis Test

b. Grouping Variable: 功能区

图 15-51　完全随机设计秩和检验主要结果

NPar Tests

Friedman Test（图 15-52）

Ranks

	Mean Rank
治疗前	1.29
治疗后1	3.86
治疗后2	3.00
治疗后4	1.86

Test Statistics [a]

N	7
Chi-Square	16.714
df	3
Asymp. Sig.	.001

a. Friedman Test

图 15-52　随机区组设计秩和检验的主要结果

(四)直线回归和相关

Analyze → Correlate → Bivariate(双变量相关)、Partial(偏相关分析) Analyze → Regression → Linear 这里不单独介绍 Correlate 过程，因为 Linear 回归过程中可以选择计算相关系数，所以只介绍 Linear Regression 中的直线回归，即描述一个应变量与一个自变量间的线性依存关系，要求应变量、自变量皆为连续型变量，且应变量服从正态分布。例：随机抽取 10 名女中学生，测得体重和肺活量情况，问女中学生的体重与肺活量之间有无直线关系？

步骤：

1. Analyze → Regression → Linear，激活对话框，把肺活量作为应变量从左侧转到 Dependent 栏中，把体重作为自变量转到 Independents 栏中；

2. 单击“Statistics”按钮，激活对话框，选择 Estimates、Model fit、Confidence intervals、Descriptive 和 Part and partial correlations 选项后，单击“Continue”按钮返回；

3. 单击“Save”按钮，激活对话框，选择预测值的 Unstandardized 和预测区间的 Mean、Individual，保存在数据文件中，单击“Continue”按钮返回后，再单击“OK”即可(图 15-53、图 15-54)。

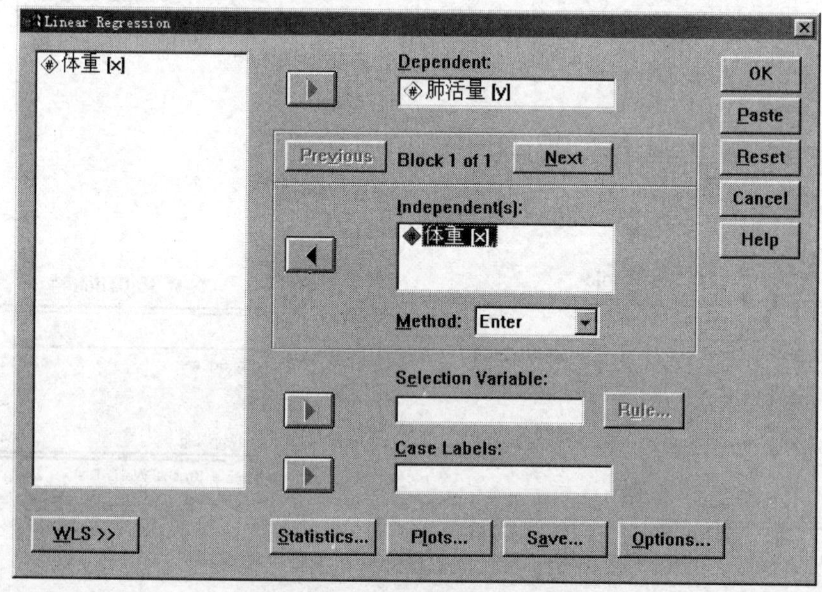

图 15-53　直线回归的主要对话框

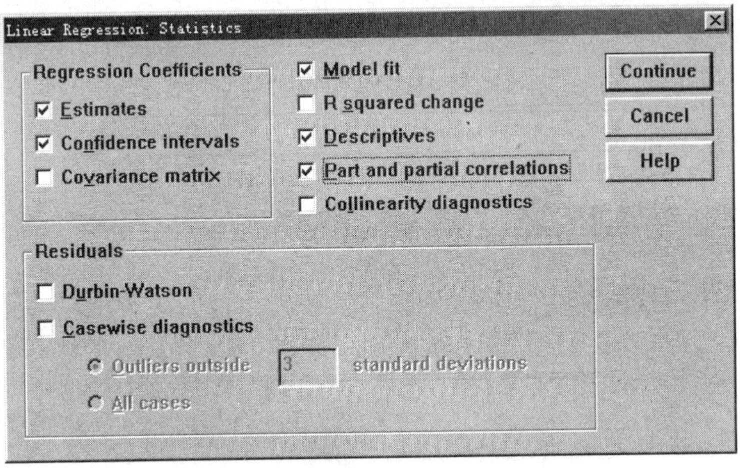

图 15-53　直线回归的主要对话框（续）

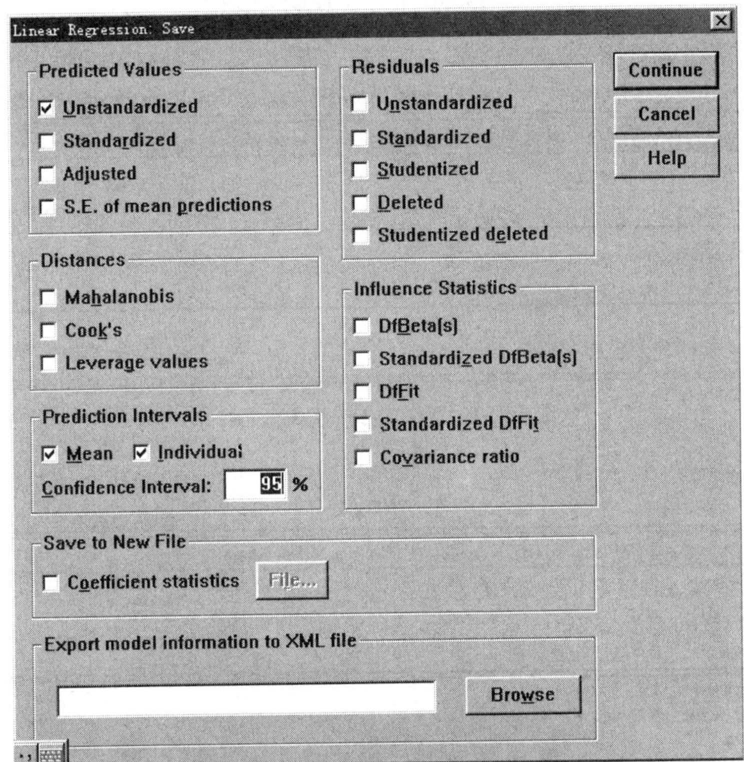

图 15-54　回归模型拟合指标选择对话框

结果如下：

（1）两变量的统计描述及其相关分析；

（2）模型的优劣评价；

（3）回归方程的配合适度检验；

（4）直线回归方程的建立；

（5）回归系数的估计；

（6）直线回归的区间估计中的后两种估计值已保存到数据文件中。

Regression 结果（见图 15-55、图 15-56、图 15-57、图 15-58、图 15-59）

Descriptive Statistics

	Mean	Std. Deviation	N
肺活量	2315.00	434.01	10
体重	40.50	3.31	10

图 15-55 描述性统计量结果

Model Summary [b]

Model	R	R Square	Adjusted R Square	Std. Error of the Estimate
1	.695 [a]	.482	.418	331.19

a. Predictors: (Constant), 体重

b. Dependent Variable: 肺活量

图 15-56 模型优劣评价指标

Correlations

		肺活量	体重
Pearson Correlation	肺活量	1.000	.695
	体重	.695	1.000
Sig. (1-tailed)	肺活量	.	.013
	体重	.013	.
N	肺活量	10	10
	体重	10	10

图 15-57 两个变量的相关分析结果

ANOVA [b]

Model		Sum of Squares	df	Mean Square	F	Sig.
1	Regression	817772.843	1	817772.843	7.456	.026 [a]
	Residual	877477.157	8	109684.645		
	Total	1695250.000	9			

a. Predictors: (Constant), 体重

b. Dependent Variable: 肺活量

图 15-58 回归系数显著性检验结果

Coefficients [a]

Model		Unstandardized Coefficients		Standardized Coefficients	t	Sig.	% Confidence Interval for B		Correlations		
		B	Std. Error	Beta			Lower Bound	Upper Bound	Zero-order	Partial	Part
1	(Constant)	-1375.228	1355.532		-1.015	.340	-4501.089	1750.632			
	体重	91.117	33.370	.695	2.731	.026	14.166	168.068	.695	.695	.695

a. Dependent Variable: 肺活量

图 15-59 线性回归分析主要结果

从结果中可知方程的决定系数、调整决定系数、剩余标准差分别等于0.482、0.418、331.19；女中学生的体重与肺活量之间有直线关系，因为对回归系数 b 做 t 检验，$P=0.026<0.05$；直线回归方程为：肺活量 = −1375.228 + 91.117 体重。

（潘发明）

思考题

1．在Epidata3.02中建立数据库的关键步骤有哪些？应该注意哪些问题？
2．SPSS软件有哪几个主要的窗口，各自有何功能？
3．如何在SPSS软件中对于一个定量变量进行适当的分组？
4．列出SPSS软件对于分类变量统计学方法的主要步骤及注意事项。

第四篇　人群健康研究的流行病学方法

第十六章　流行病学概述

导　读

流行病学是研究疾病流行的科学，即研究人群中发生某种疾病病例数上升的情况及其原因和如何控制疾病的科学。20世纪80年代以来，随着其方法学的日趋完善，流行病学已经成为预防医学的主干学科，并逐渐成为现代医学的基础学科。本章主要介绍流行病学的概念、方法、观点和用途，以及疾病的频率测量和群体表现形式。

第一节　流行病学简介

一、流行病学定义

流行病学（epidemiology）是研究疾病与健康状态在人群中分布规律及其影响因素，同时研究防制疾病及促进健康的策略和措施并评价其效果的科学。

这个定义体现了流行病学的两个基本含义：第一，流行病学是从群体角度研究疾病和健康状况，包括传染病、非传染病、与疾病和健康有关的各种事件；第二，流行病学从分布出发，研究流行因素及病因进而研究疾病防制与健康促进的策略与措施，同时评价这些对策与措施的效果。

二、流行病学研究的基本方法

（一）观察法

观察法亦称观察性研究，其特点是研究者未控制研究对象的所有条件，只能在自然状态下进行观察，也未设立严格的对照组。由于观察的时间与目的不同，观察法又分为描述性研究和分析性研究两种。前者主要研究疾病或健康状况及各种因素的分布特征，为形成病因假设提供依据；后者是在已有病因线索或假设的前提下，为检验病因假设而进行的研究。

（二）实验法

实验法亦称实验性研究，它与观察法不同之处在于采取了人为干预措施，因此，易于得出结论。这是实验法优于观察法之处。但实验法只能用于可人为控制的因素，而不能用于研究全部流行规律。流行病学实验分为社区试验、现场试验和临床试验。由于流行病学研究的对象是人群，因此，流行病学实验与基础医学实验不同之处在于前者主要在人群现场进行。

（三）理论和方法的研究

1. 理论研究　掌握了某病的流行规律以后，可用数学公式归纳流行的规律性，这类研究称为理论（数学）流行病学。理论研究还包括对疾病防制和健康问题的策略研究、医学伦理的研究、基层防病组织形式和任务的理论研究等。

2. 方法研究　根据不同的研究目的、对象与内容，流行病学使用各种各样的方法。常常在着手一项具体研究之前，需将使用的技术加以完善，发展收集资料的技术，改进疾病分类等。

三、流行病学的主要观点

（一）群体观点

流行病学研究的最大特点是从群体角度研究事件的发生与分布规律。群体观点意味着发现患者个体的同时，还应研究产生患者的相应人群的特征及其他个体是否也会发生相同的疾病或伤害。

（二）概率论观点

疾病在人群中分布的描述不能只满足于绝对数和百分比，应计算疾病发生和存在的频率，各种率的数据是对有关概率参数的近似估计，也就是概率论观点所讲的平均危险度。应用以往的发病率资料，依据概率论观点可以预测或判定某人群发生某病的危险性有多大。

（三）对比的观点

对照组是分析的灵魂，在对患者进行调查时，对非患者也要进行调查，比较他们之间差别，才能找出影响疾病发生的流行因素。对比法是流行病学方法的核心，在各类流行病学研究中都离不开对比的观点。

（四）疾病病因的多因论观点

疾病的发生是宿主因素（内因）与环境因素（外因）相互作用的结果。环境包括自然环境（生物性环境）与社会环境。在医学模式由单纯生物医学模式发展到生物 - 社会 - 心理医学模式的今天，应重视社会心理行为因素在疾病病因中的作用。

（五）预防为主的观点

与临床医学不同，流行病学研究对象是面向广大人群，并着眼于整个人群的疾病预防，通过在人群中开展以一级预防为主的三级预防措施，达到保障人群健康的目的。

（六）科学评估的观点

一方面应对各种疾病、伤害及健康问题研究中所获得结果的方法学进行科学评估，不轻信、不盲从；另一方面还需要运用流行病学方法对现行医疗保健制度及其策略、规划与实施等问题进行评估。

四、流行病学的实际应用

（一）研究疾病或健康状态的分布

疾病的表现形式，除临床个体表现外，还有群体表现，即疾病在不同的时间、不同地区及不同人群的发生频率和分布特征，称为疾病的三间分布。如1973—1975年进行以恶性肿瘤为主的全国死因大规模调查，对其他如病毒性肝炎、高血压、糖尿病、精神病、心脑血管疾病等也进行了大规模调查，并对分布特点进行描述，提出了一些规律性的特征。同时研究有关健康问题，如长寿现象、计划生育、围产保健、精神卫生、伤害（车祸、自杀等）、生存质量、生活方式（吸毒、吸烟、饮酒、不洁性行为等）、离婚等等。

（二）研究疾病的流行因素与病因

结合临床医学、基础医学知识，运用流行病学研究方法探讨疾病流行因素和病因。在这方面国内外均取得显著成绩。如詹姆斯林（James Lind）关于坏血病与新鲜水果蔬菜关系的研究、约翰斯诺（John snow）关于霍乱的致病因子及传播途径的研究、少女阴道腺癌与母亲在孕早期使用己烯雌酚关系的研究等。

（三）研究疾病预防与疾病监测

流行病学调查研究是开展防病工作的基础，它有助于我们从实际出发制订切实有效的疾病预防对策和措施。

疾病监测是长期对疾病的动态分布及其影响因素进行连续观察，收集疾病频率与基本卫生资料，进行研究分析，并将信息迅速反馈到各部门，为制订疾病防制策略与措施提供科学、系统的数据，使之更加有效和完善。疾病预防与疾病监测两者是相辅相成、紧密结合的。应用某项措施后，发病率是否下降或者健康状况是否改善，均需进行监测，包括效果分析和成本效益分析。

（四）评价疾病诊疗措施并指导临床工作

应用流行病学知识，提高诊断、鉴别诊断水平；判断某些症状、体征有无诊断价值；判断药物疗效及安全性和副作用；选择治疗方案；评估疾病预后等。

（五）研究疾病自然史

流行病学方法还可以用于研究疾病自然史，即疾病的临床和亚临床发展过程以及转归。研究疾病自然史既有理论价值，又有实际价值。有了对疾病自然史的认识，在设计治疗或预防效果试验以及报告其结果时可以提高科学性和准确性，还可以直接指导预防措施的制订。如了解了乙型肝炎垂直传播，就可以通过接种乙型肝炎疫苗保护新生儿。

（六）指导疾病控制与健康促进

流行病学是公共卫生及预防医学的带头学科，在公共卫生及预防医学的发展中起重要作用。如用于卫生行政和保健工作；监测、评价初级卫生保健的进展；未来趋势的评估和卫生挑战的预测。流行病学对世界卫生问题预先敲响警钟，并帮助决策者制订解决问题的对策。

总之，流行病学是医学科学发展中起带头作用的学科之一。在病因探讨中起前哨及验证的作用，在疾病监测及其效果评价、卫生保健规划与疾病防制中也起着重大作用，从而促进整个医学科学的发展。

第二节　疾病分布

疾病分布（distribution of disease）是指疾病在不同人群、不同地区、不同时间的发生频率和分布特征，简称为“三间分布”，即人间、空间和时间分布。它是流行病学研究工作的起点和基础，是研究疾病流行规律和病因的重要组成部分，也是合理制订疾病的防制策略和措施的重要依据。

一、流行病学常用测量指标

（一）疾病频率的测量

1. 发病率

（1）含义：发病率（incidence rate）是指一定时期内某人群中某病新病例出现的频率。

$$\text{发病率}=\frac{\text{某人群某时期内某病新病例数}}{\text{该人群同期暴露人口数}}\times k \qquad (16\text{-}1)$$

$$k=100\%、1000‰、100\,000/10\text{万}$$

计算发病率时可根据研究目的与病种选择时间单位，一般多以年为时间单位。

（2）应用及注意事项

1）用于描述疾病分布、测量危险度（计算 RR 值等）以探讨发病的危险因素及评价防制措施效果。

2）分子是一定时期（一般指年）内的新发病人次数，若在观察期间某人多次发病，则应多次计为新发病例数。发病时间很难判定时，可以用初次诊断时间作为发病时间。

3）应注意疾病的诊断标准变化、漏报率和随访率对发病率的影响。

4）发病率的高低受人群的年龄、性别、职业、民族、种族等因素的影响，可按上述特征分别计算发病率，称为发病专率。在对不同地区发病率进行比较时，应考虑年龄、性别等因素构成的影响，进行率的标准化。

5）理论上只有存在发病风险的人群才作为发病率计算的分母，分母中的人口数在实际应用中，一般用该人群某时期内的平均人口数。

2. 罹患率

（1）含义：罹患率（attack rate）是指小范围人群短时期内某病新病例出现的频率。

$$罹患率=\frac{观察期间内的新发病例数}{同期暴露人口数}\times k \qquad (16\text{-}2)$$

$$k=100\%,1000‰$$

计算罹患率时一般以日、周、旬、月或一个流行期为时间单位。

（2）应用及注意事项

1）罹患率的性质和发病率一样，也是反映人群新病例数的出现频率。与发病率最主要的区别是观察范围小、时间短，可以根据暴露程度精确地测量发病概率。适用于局部地区疾病的暴发或食物中毒、职业中毒等情景中描述疾病流行强度与探讨病因。

2）应用时应注意分子、分母的准确性，注明观察的时间长短。

3．患病率

（1）含义：患病率（prevalence rate）是指某特定时期内某特定人群中某病患者（包括新病例和旧病例）所占的比例。患病率可按观察时间的不同分为期间患病率和时点患病率。

$$时点患病率=\frac{某一时点某人群中某病新旧病例数}{该时点人口数}\times k \qquad (16\text{-}3)$$

$$期间患病率=\frac{某观察期间某人群中某病新旧病例数}{同期平均人口数}\times k \qquad (16\text{-}4)$$

$$k=100\%、1000‰、10\,000/万、100\,000/10万$$

（2）应用及注意事项

1）患病率一般用于描述病程较长的慢性病存在或流行的频率，说明此类疾病流行的公共卫生学意义，在评价医疗卫生工作水平和卫生资源分配时可作为依据之一，但对于急性病和病程短的疾病价值不大，也不能用于病因的验证性研究。

2）分子是一定时期内的新、旧病例数。

3）时点患病率观察时间一般不超过1个月。时期患病率的时间范围较长，通常超过1个月，但不能超过1年。

4）在对不同地区患病率进行比较时，应考虑年龄、性别等构成的影响，进行率的标准化。

5）在发病率、病程均稳定的情况下，患病率等于发病率乘以病程。

4．感染率

（1）含义：感染率（infectious rate）是指某时期内所检查的人群中某病现有感染者所占的比例。

$$感染率=\frac{检查发现阳性人数}{受检总人数}\times 100\% \qquad (16\text{-}5)$$

（2）应用及注意事项：感染率的性质与患病率相似，可以通过病原学或血清学方法检测感染者。感染率用于评价某些传染病特别是具有较多隐性感染和病原携带的疾病（如结核病、乙型病毒性肝炎、蛔虫病等）的流行情况和防治工作的效果，预测某病的流行趋势。

（二）死亡频率的测量

1．死亡率

（1）含义：死亡率（mortality rate），也称粗死亡率（crude death rate）是指在一定

时期（通常以年为时间单位）内某人群中死于所有原因的频率。

$$\text{死亡率}=\frac{\text{一定期间内某人群的死亡总人数}}{\text{同期平均人口数}}\times k \tag{16-6}$$

k=100%，1000‰，10 000/万，100 000/10万

（2）应用及注意事项

1）死亡率是测量人群死亡危险最常用的指标，它反映一个人群的实际死亡水平，是衡量一个地区的居民健康状况和卫生保健工作水平的重要指标，可作为制订卫生保健工作计划的重要依据。

2）死亡率也可按病种、年龄、性别、种族、职业等分别计算，称为死亡专率（specific mortality rate）。对于病死率高的疾病，可以用死亡专率代替发病率。

3）死亡率计算时分母必须是与分子对应的人口。

4）比较不同地区死亡率时因人口构成不同，需要对死亡率进行标准化。经过标准化的死亡率称为调整死亡率（adjusted mortality rate）或标化死亡率。它仅供相互比较用，不能反映实际死亡水平。

2. 病死率

（1）含义：病死率（fatality rate）是指一定时期内患某病人群中因该病而死亡的频率。常以百分率表示。

$$\text{病死率}=\frac{\text{某时期因某病死亡人数}}{\text{同期患该病的病人数}}\times 100\% \tag{16-7}$$

（2）应用及注意事项

1）病死率多用于急性病，较少用于慢性病。它可表明疾病的严重程度，反映诊疗水平。

2）用病死率作为评价不同医院的医疗水平时，要注意可比性。

3）病死率分母中患者情况不同，指标的意义不同，不能用医院的病死率代表所在地区的病死率。

3. 生存率

（1）含义：生存率（survival rate）是指接受某种治疗的病人或患某病的人中，经若干年随访后，尚存活病人所占的比例。

$$n\text{年生存率}=\frac{\text{随访满}n\text{年尚存活的病例数}}{\text{随访满}n\text{年的病例数}}\times 100\% \tag{16-8}$$

（2）应用及注意事项

1）生存率一般用于研究如肿瘤、心脑血管病等慢性疾病的严重程度和远期疗效的评价。

2）计算生存率时，应明确起止时间，一般以确诊日期、治疗或手术日期、出院日期作为起始时间。随访时间通常以1、3、5、10年计算。

（三）残疾失能的测量

1. 病残率

（1）含义：病残率（disability rate）是指某时期内所调查人群中肢体或器官功能丧失者所占的比例。

$$病残率=\frac{病残人数}{调查人数}\times k \quad (16\text{-}9)$$

k=100%，1000‰，10 000/万，100 000/10万

（2）应用及注意事项

1）病残率用于评估某种病残对人群健康的危害程度，是人群健康状况重要评价指标之一。

2）计算病残率一般是通过询问调查或健康检查，然后以确诊的病残人数除以调查人数。

2．潜在减寿年数

（1）含义：潜在减寿年数（potential years of life lost，PYLL）是指某病某年龄组人群死亡者的期望寿命与实际死亡年龄之差的总和。即死亡所造成的寿命损失。

$$PYLL=\sum_{i=1}^{e}a_i d_i \quad (16\text{-}10)$$

式中 e 为预期寿命（岁），i 为年龄组（通常计算其年龄组中值），a_i 为剩余年龄，d_i 为某年龄组的死亡人数

（2）应用及注意事项

1）潜在减寿年数是疾病负担测量的一个直接指标和人群健康水平的一个重要指标。用于计算每个病因引起的寿命减少年数以供相互比较；在卫生事业管理中，作为筛选并确定重点卫生问题或重点疾病的指标；用于防治措施效果的评价和卫生决策分析。

2）剩余年龄 $a_i=e-(i+0.5)$，其意义为：实际死亡年龄至活到 e 岁（期望寿命）时还剩余的年龄。由于死亡年龄通常以上一个生日计算，所以还应加上一个平均值0.5岁。

3）每种疾病的平均死亡年龄不同，潜在减寿年数的值亦不同；在对同一种疾病的死因构成与潜在减寿年数构成进行比较时，其顺位也常有差异。

3．伤残调整寿命年

（1）含义：伤残调整寿命年（disability adjusted life year，DALY）是指从发病到死亡所损失的全部健康寿命年。

$$DALY=YLL+YLD \quad (16\text{-}11)$$

式中YLL是早死所致的寿命损失年，YLD是疾病所致伤残引起的健康寿命损失年。

（2）应用及注意事项

1）确定危害严重的主要病种、重点人群和高发地区，为制定疾病的防治对策及措施及研究工作重点提供重要依据。

2）进行成本效果分析，研究不同病种，不同干预措施挽回一个DALY所需的成本，以求采用最佳干预措施来防治重点疾病。

二、疾病的三间分布

（一）疾病的地区分布

疾病的发生经常受到某一地区（或单位）的自然环境和社会环境的影响，因此

研究疾病地区分布(distribution by place)可为探讨疾病流行因素和病因提供重要线索，同时为制定防制对策提供依据，也是分配卫生资源的重要依据之一。不同地区疾病的分布不同，反映了致病因子在这些地区的作用不同，如特殊地理位置、地形与地貌、气象条件等自然环境因素及当地居民的生活习惯及社会文化背景等社会环境因素均影响疾病的地区分布。研究疾病地区分布时，地区范围的划分可以按行政区划分，也可以按地理条件划分，两者各有利弊，最好根据研究目的和具体情况而定。

1. 疾病在国家间和国家内的分布　有些疾病遍布全世界，但分布并不均匀，其发病率和死亡率可能有很大的差别。如黄热病仅限于南美洲和非洲，古典生物型霍乱多见于印度。有些非传染病也如此，胃癌死亡率以日本、智利等国家较高，澳大利亚、美国较低；肝癌则多见于亚洲、非洲；乳腺癌、肠癌多见于欧洲、北美洲。

疾病在国家内的分布也有差别。如我国血吸虫病仅限于在长江以南的一些省份流行，长江以北则未见此病，其分布与钉螺的分布相吻合。鼻咽癌多见于广东省，食管癌以河南、河北、山西三省交界的太行山地区的发病率最高，肝癌主要分布于东南沿海地区，原发性高血压则北方高于南方。

2. 疾病的城乡分布　城市由于具有特殊的环境条件，如人口稠密、居住面积狭窄、交通拥挤、人口流动性大，导致呼吸道传染病易传播。如水痘、流行性腮腺炎、流行性感冒等常有流行。城市环境污染较严重，肺癌的发病率和死亡率均高于农村。

农村地区由于人口密度低、卫生条件差、交通不便，导致肠道传染病较易流行。农村的虫媒传染病，如疟疾、流行性乙型脑炎等也高于城市。呼吸道传染病在农村不易流行，但一旦有传染源传入，若该地区多年未发病或预防接种工作薄弱，则可能导致疫情迅速蔓延，甚至可能引起暴发。

城乡结合部具备城市与农村两方面特征，在疾病防制上应特别予以重视。

3. 疾病的地方聚集性　疾病的发病率或死亡率明显高于周围地区的情况，称为地方聚集性。疾病的地方聚集性可提示某个感染或中毒等致病因素的存在，对探讨病因及采取相应的预防策略措施具有重要意义，也可提示局部地区存在某些病因(如环境污染)。

疾病的地区分布并非恒定不变。如埃尔托生物型霍乱 1961 年 5 月前仅局限于印度尼西亚的苏拉威西岛，1961 年 5 月由于至今未知的原因传播出该岛，并很快造成霍乱第 7 次世界大流行。

(二)疾病的时间分布

无论是传染病还是非传染病的流行，均随着时间的推移而不断发生变化。其原因是随着时间的推移，病因的种类或分布会发生变化，环境状况也会发生变化，人群的易感性同样也会变化。所以，研究疾病的时间分布(distribution by time)是流行病学研究十分重要的一个方面。

1. 短期波动　短期波动(rapid fluctuation)也称时点流行，是指在某集体单位或小范围人群中，短时间内突然出现很多症状相似病人的现象。暴发常因许多人短期内暴露于同一致病因子如食物或水源受污染所致。多数病例发生于该病的最长潜伏期与最短潜伏期之间。可以根据发病时间推算出潜伏期，进而推算暴露时间或感染日期，找出引起暴发的原因。

2. 季节性 疾病每年在一定季节内呈现发病率升高的现象称为季节性(seasonal variation)。疾病的季节性特点可表现为：

(1) 严格的季节性：某些传染病发病仅集中于一年中的某几个月内，其他月份则无病例发生。如疟疾、流行性乙型脑炎等虫媒传染病。

(2) 季节性升高：许多疾病一年四季均可发病，但在一定季节发病率升高，如肠道传染病多见于夏秋季，而呼吸道传染病则在冬春季发病率升高。

非传染病也有季节性升高的现象。如花粉热多发生于春夏之交，克山病在东北、西北病区的病人多集中出现在冬季，而在西南地区却以 6～8 月为高峰。脑出血多发生于冬季，北京地区的急性心肌梗死死亡多发生于 11 月～次年的 1 月和 3～4 月。

3. 周期性 周期性(cyclic change)是指疾病的发生频率每隔相当规律的时间出现一次高峰，通常每隔 1～2 年或几年后发生 1 次流行。某些呼吸道传染病呈现周期性流行，如我国 1965 年大规模接种麻疹疫苗前，城市中每隔 1 年发生 1 次麻疹流行，易感人群普遍接种疫苗后，发病率降低，周期性流行规律也不复存在。百日咳 3～4 年发生 1 次流行，流行性脑脊髓膜炎 8～10 年流行 1 次，流行性感冒约每隔 10～15 年出现 1 次世界性的大流行。周期性流行的主要原因与人群免疫水平的消长及病原体的变异等有关。

4. 长期变异 长期变异(secular change)是指疾病经过一个相当长的时期后，其临床表现和发病率、死亡率等所表现出的变动趋势。如近 50 年来，在我国伤寒、细菌性痢疾、麻疹、白喉、炭疽等传染病的发病率大幅下降，肺结核发病率也明显下降，但近年来又有上升趋势。各种恶性肿瘤的长期变异也不尽相同，如上海市子宫颈癌发病率由 1972—1974 年的 26.8/10 万下降为 1982—1984 年的 5.3/10 万。在美国肺癌死亡率明显上升，胃癌死亡率呈下降趋势，大肠癌与结肠癌的死亡率保持在相对稳定的水平。

(三) 疾病的人群分布

疾病的人群分布(distribution by population groups)是探讨不同性别、年龄、职业、民族、种族、家庭和行为生活方式等人群特征对发病率和死亡率的影响，为探讨病因和制定防制对策或措施提供依据。

1. 年龄 在疾病人群分布中，年龄是十分重要的指标，几乎所有疾病的发病率和死亡率都与年龄有关。慢性病有随着年龄增长而发病率增加的趋势，急性传染病则随着年龄的增长发病率减少。如在推行计划免疫前，麻疹最高发病率在学龄前儿童，而腮腺炎则在学龄儿童多见，以后，随着年龄增大，这些疾病发病率下降。近年来，麻疹发病高峰年龄延后，在 5～15 岁的大龄儿童、青少年，甚至新入学的大学生、新入伍的战士中时有发生，且症状比年幼者重或不典型。青壮年时期胃溃疡、流行性出血热、钩端螺旋体病等发病率较高。大部分恶性肿瘤的发病率一般随着年龄的增加而升高。随着年龄的增长，糖尿病患病率、死亡率增加也十分明显。冠心病、脑卒中的发病率和死亡率随着年龄增加而迅速上升。而肺炎、白血病在儿童和老年人中均多见。

2. 性别　许多疾病的分布存在性别差异，如钩端螺旋体病、血吸虫病的发病率往往男性高于女性，这与男性参加农田劳动多，接触疫水的机会多有关。我国大多数恶性肿瘤的死亡率呈现男性高于女性的特点，这与不同性别间暴露致癌因素水平、内分泌、职业与生活方式等的差别可能有关。而某些疾病的患病率如地方性甲状腺肿、胆石症、胆囊炎则为女性高于男性。也有一些疾病如糖尿病的性别差异不明显。

3. 职业　疾病在不同职业人群中的分布差异较大，比较不同职业人群发病率和死亡率的差别，是探索职业性有害因素的好方法。例如，制鞋工人接触苯易患白血病，煤矿工人易患尘肺，皮毛加工和畜牧工作者易患布病和炭疽，接触化学物品联苯胺的工人易患膀胱癌等。疾病的职业分布，取决于人们暴露于致病因素的机会，同时还与劳动条件、社会经济地位和卫生文化水平等因素有关。

4. 民族和种族　不同民族和种族的人群因受遗传因素、地理环境、宗教信仰、风俗习惯和生活方式等方面的影响，使得疾病的发病率和死亡率有明显的差别。以肿瘤为例：在马来西亚居住的3个民族，他们的癌症发病率明显不同，马来人易患恶性淋巴瘤，印度人易患口腔癌、中国人则易患鼻咽癌和肝癌。

5. 家庭　家庭对个人的健康有明显的作用。负性生活事件是导致成年人发病率和死亡率增高的重要因素。有研究证实，离婚者全死因死亡率最高，未婚及独身者次之，已婚者最低，可见离婚对人的精神、心理会产生很大的不良影响。

6. 行为与生活方式　许多疾病与不良行为和生活方式有关。有研究表明，恶性肿瘤、心脑血管疾病、糖尿病等慢性病的发生，60%～70%是由于不健康的行为和生活方式以及各种社会因素造成的。研究疾病的行为与生活方式分布特征有助于探索病因，制订防制策略。常见的不良行为有：吸烟、酗酒、吸毒、缺乏体力活动、偏食、挑食、不洁性行为和不良的心理刺激等。

（四）疾病三间分布的综合描述

为了阐述与说明问题的方便，以上从地区、时间、人群三个方面分别对疾病分布加以描述。但在实际工作中，人群生活在一定的地区环境中，疾病的发生又与时间密切相关，所以应将疾病的地区分布、时间分布和人群分布三个方面加以综合描述与分析。只有这样，才能全面揭示疾病群体现象的全貌并获得更加丰富的信息，明确疾病防制的重点，为进一步的病因探索提供更有意义的线索。例如，从某市1978年、1998年5岁以下儿童腹泻发病时间、地区与人群分布的综合描述可以看出，该市1978年5岁以下儿童腹泻发病率高于1998年，市区高于郊区；无论城乡，1岁组儿童腹泻发病率均最高，提示该年龄组儿童应作为腹泻防制的主要对象（表16-1）。

表16-1　某市1978年、1998年5岁以下儿童腹泻发病率（次/人年）

年龄（岁）	1978年				1998年			
	市区		郊区		市区		郊区	
	男	女	男	女	男	女	男	女
0～	0.36	0.38	0.45	0.52	0.26	0.27	0.41	0.48
1～	2.23	2.05	3.89	4.11	1.58	1.35	3.81	4.02

续表

年龄（岁）	1978年				1998年			
	市区		郊区		市区		郊区	
	男	女	男	女	男	女	男	女
2～	1.85	1.63	2.86	3.15	0.79	0.96	2.86	3.25
3～	1.02	1.21	1.86	2.59	0.62	0.56	1.93	2.41
4～5	0.58	0.32	3.56	2.34	0.28	0.22	2.87	1.96
合计	1.24	1.32	2.54	2.61	0.73	0.69	2.41	2.24

三、疾病流行强度

疾病流行强度是指某病在某地区一定时期内发病数量的变化及其特征。也称疾病的社会效应。描述疾病流行强度的常用术语有散发、流行、大流行、暴发。

（一）散发

散发（sporadic）是指某病在一定地区的发病率呈历年的一般水平，病例在人群中散在发生，而且病例在发病时间及地点上无明显的联系。一般以当地前3年该病的发病率水平作为参考，未明显超过已往的一般水平时，即可称为散发。

（二）流行

流行（epidemic）是指某病在某地区发病率显著超过该病散发发病率水平。一般为散发发病率的3～10倍或高于泊松（poisson）分布的上限，在疾病防制的实际工作中，人群中是否出现疾病流行，应根据不同病种、不同时期和不同历史情况作出判断。当疾病的发病率超过该地一定历史条件下的流行水平，迅速蔓延超越省界、国界甚至洲界时，称之为大流行（pandemic）。其显著特点是传播迅速、波及面广，如流行性感冒、霍乱全球性大流行。

（三）暴发

暴发（outbreak）是指在集体单位或局部、小范围人群短时间内突然出现许多相似病例的现象。其特点是情况突然，罹患率高。如集体食堂食物中毒等。

（许能锋）

思考题

1. 简述正确理解流行病学定义应把握哪些要素？
2. 简述流行病学有哪些主要观点？
3. 为什么说观察法是流行病学的最主要研究方法？
4. 如何描述疾病的三间分布？
5. 何为疾病流行强度？如何描述？

第十七章

流行病学研究方法

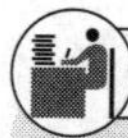

导 读

流行病学是研究疾病和健康状态在人群中的分布及影响分布的因素，以及制定和评价预防、控制和消灭疾病及促进健康的策略和措施的科学。流行病学作为一门方法学，已被广泛应用到医学的各个领域。学习并掌握流行病学研究方法，对培养学生分析问题及解决问题的能力具有十分重要的意义。本章概述了各类流行病学研究方法的设计与实施、资料整理与分析和优缺点等。

流行病学研究方法是医学工作者应掌握的基本技术和方法，按设计类型可分为观察性研究方法、实验性研究和理论性研究，其中观察性研究方法又分为描述性研究和分析性研究。在上述几种方法中描述性研究是流行病学研究的基础。一般在研究疾病与病因的关系时，通常都是在描述性流行病学研究的基础上，提出病因线索或假设，然后再进行分析性流行病学研究，检验所提出的假设，必要时再进一步做实验性研究，以求验证假设。

第一节 描述性研究

一、概 述

描述性研究(descriptive study)又称描述性流行病学(descriptive epidemiology)，它是利用已有的资料或特殊调查的资料，如疾病的登记报告资料、实验室检查结果及人群调查所获得的资料，经过整理归纳，以描述疾病或健康状态在不同时间、地区和人群的分布情况。

描述性研究常常是流行病学研究的第一步，当对某种疾病的病因或人群健康状态情况不明时，通过调查获得该病和健康状态的三间分布特征，对其进行分析和比较，可获得有关的病因假设，为进一步开展病因研究提供线索。描述性研究属于观察性研究方法，因此不施加任何干预措施，是在自然状态下观察疾病或健康状态客观存在的分布情况。同时，描述性研究在研究设计时也没有设立对照组。

描述性研究包括现况研究、筛检和生态学研究等。其中现况研究是较常用的描述性研究方法，也是其他流行病学研究的基础。下面以现况研究为例，介绍描述性研究的设计与实施、资料整理与分析以及优缺点。

二、现况研究

现况研究是指在某一特定时间对某一特定范围的人群开展的疾病或健康状况及其相关因素的调查，其结果有助于探索具有不同特征的暴露情况与疾病或健康状况的关系。现况研究常用的指标是患病率，故又称患病率研究（prevalence study）或依据其资料获得为某一时间断面上的特点又可将此法称为横断面研究（cross-sectional study）。现况研究是常用的一种描述性研究方法，也是流行病学研究的起步阶段，在流行病学方法体系中占有重要地位。现况研究通常多适用于研究病程较长而患病频率较高的疾病，对于病程较短的疾病意义不大。

（一）现况研究的目的和分类

1. 研究目的　现况研究的目的主要有以下几种：①描述疾病或健康状况的三间分布特征，发现高危人群，分析疾病或健康状况与环境因素及人群特征的关系；②为病因学研究提供线索，如描述疾病在不同暴露因素状态上的分布特点，通过逻辑推理，建立病因假设；③通过前后比较评价某项干预措施防制效果；④开展疾病监测，了解人群某些疾病的分布规律及长期变化的趋势，为制定卫生保健工作计划和决策提供依据。

2. 分类　现况调查可分为普查和抽样调查两类。

(1) 普查（census）：是根据研究目的，在特定时间、对特定范围内所有研究对象进行的调查或检查。特定范围内所有对象可以是某个地区或单位的某个年龄组或从事某项职业的人群中的每一个人。特定时间多指某一时点，也可以是几天或几周。普查的时间通常不宜太长，因人群中疾病或健康状况可能会有所变动，影响普查质量。

1) 普查的原则：普查应在有足够的人力、财力和物力的情况下进行，同时还应遵循以下几项原则：①疾病的诊断应明确且易于进行，确诊后应有切实可行的治疗方法，若诊断后无有效治疗方法的疾病不宜开展普查；②普查的疾病在人群中应有较高的患病率，若患病率低则不宜开展普查；③普查时应划定明确的普查范围，根据调查目的事先规定好调查对象，并统一调查时间和期限；④普查中使用的筛查诊断标准和检测方法必须统一，应具备较高的灵敏度和特异度，且操作简单易于在现场实施；⑤普查时要注意尽量降低漏查率，以保证普查的质量。

2) 普查的优缺点：普查的优点在于有利于疾病的早发现、早诊断和早治疗；有利于向公众普及卫生知识，公众接受程度较高；方法相对简单易行，所获资料可以较全面地描述普查地区人群总体的相关情况及分布特征，可为疾病或健康状况的流行因素研究提供线索。普查亦存在诸多局限性，如调查对象众多，组织工作复杂，难免遗漏造成偏倚；工作量大不易细致，诊断亦不够准确；调查内容有限；如果仪器等设备及人力不足，会影响检查的速度与精确度；另外普查的费用往往很大，不适用于研究患病率很低且无简单易行诊断手段的疾病。在普查开展之前，需要对这些情况予以充分的考虑。

（2）抽样调查：是指根据研究目的，从研究人群的全体对象（总体）中随机抽取一部分有代表性的人群（样本）进行调查，并利用从样本获得的信息来推断总体情况。由于抽样调查工作量远远小于普查，容易集中人力、物力，并有较充足的时间，因而工作容易做到精确细致。但操作不当可能会使结果受抽样误差和偏倚的影响。

1）抽样调查的原则：抽样调查在设计和实施过程中要遵循三个基本原则，即随机化抽样、样本量适宜和样本在总体中分布均匀。随机化抽样指总体中的每一个个体都有相同的机会被选入样本。样本量适宜指样本应达到一定数量，样本量过小时可能会使所抽出的样本不能更好地代表总体；样本量过大不但浪费人力、物力，而且容易因调查不细致而产生偏倚。

2）抽样调查的优缺点：相对于普查而言，抽样调查的优点是具有节省人力、财力、物力和时间的优势，同时由于调查工作量比较小，能够充分保证调查质量。因此抽样调查在流行病学方法中占有重要地位，也是最常用的方法。抽样调查的不足就在于设计、实施与资料分析过程均比普查要复杂，重复和遗漏不易被发现；不适用于变异大的资料和需要普查普治的情况，若某病在人群中患病率低也不适宜用抽样调查的方法。

（二）现况研究的设计和实施

1. 明确研究目的和研究对象　研究目的要明确、具体。确定研究目的是现况研究的第一步。根据研究目的和实际情况来选择研究对象，原则是要保证研究对象有足够的样本量，且具有代表性，能代表总体人群。如果是普查，可选择某时期内某个区域内的全部居民作为研究对象；如果是抽样调查，则应从总体中随机选择具有代表性的人群作为研究对象。

2. 确定研究方法　根据研究目的确定研究方法，即考虑是开展普查还是抽样调查。若研究目的是为了早发现、早诊断和早治疗某种疾病，可在该病的高危人群中开展普查，若研究方法确定为普查，那么需进一步确定普查的范围；若研究目的是为了了解某地区某病的患病水平，可开展抽样调查，抽样调查则需确定抽样方法。常用的抽样方法包括单纯随机抽样、系统抽样、分层抽样和整群抽样。具体抽样方法请参看有关卫生统计学教材。

3. 确定样本含量　抽样调查样本量的大小主要取决于以下两个因素：①预期的现患率（P），现患率越接近50%，所需的样本含量就越小；②对调查结果精确性的要求，即允许误差，允许误差越小，则所需的样本含量越大。

（1）计量资料的样本量估计：

$$N=\frac{4s^2}{d^2} \tag{17-1}$$

式中N为样本含量，s为总体标准差的估计值，d为允许误差。

（2）计数资料的样本量估计：

$$N=\frac{t^2\times PQ}{d^2} \tag{17-2}$$

式中 N 为样本含量；t 为显著性检验的统计量；P 为估计的总体患病率，$Q=1-P$；d 为允许误差。

4. 确定研究变量　根据研究目的确定研究变量，即研究内容，可包括人口学资料、疾病指标和相关因素等。研究变量确定后还需要对每个变量作明确的规定，如疾病的诊断标准等。

5. 资料的收集　在现况研究中可通过检查或测量的方法，也可通过采用调查表询问研究对象的方法收集资料。调查表是流行病学研究中最常用的收集资料的工具之一。调查表设计时内容的繁简、提问和回答的方式均应服从于调查目的。调查项目通常包括一般项目（如姓名、年龄、性别、出生地、文化程度、职业、民族、工作单位、现住址等）、疾病相关指标（如某种疾病或与该疾病相关的健康状态）和暴露指标（如与疾病相关的影响因素）。在设计调查项目时需注意：①项目既不缺又不多；②语言表达要通俗易懂；③尽量选用客观指标；④注意各项问题之间的逻辑性，排序尽量做到先易后难，敏感问题要排在最后。

为保证调查的质量，调查员应进行统一培训。统一调查方法与要求，规范调查记录等。

（三）资料的整理与分析

资料的整理与分析需按照设计中要求的统计分析方法来进行，如统计处理流程及何种统计软件的使用等。其一般步骤为：①资料的核实，包括审查所获资料是否齐全，有无漏、缺项，有无逻辑错误等；②数据的分析，需将资料按属性和类型来进行分组，如按年龄、性别、职业、婚姻状况等进行分组分析，通过组间特征比较，得出结论。

1. 描述性分析　描述性分析的内容包括：①总率和基本特征的描述，如在糖尿病的调查中，应描述血糖正常率、空腹血糖受损率及糖尿病的现患率。为了方便与其他研究相比较，还应描述人群的基本特征，如年龄范围或年龄结构、性别构成、身高和体重或体质指数等；②疾病的分布描述，通常按人群特征和地区特征分组，描述疾病的患病率，如按年龄、性别、文化程度等人群特征及按农村、城镇和城市地区特征来描述糖尿病的患病率。

2. 相关分析或分组比较　相关分析或分组比较的内容包括：①相关或回归分析，用于探索暴露与疾病指标之间单因素或多因素之间的统计学联系。如以血糖为因变量，分析吸烟量、脂肪摄入量、膳食纤维摄入量、职业及体力活动时间等因素与血糖水平有无独立的统计学联系；②分组比较，可按暴露因素分组或者按疾病结局分组进行分析，如按脂肪摄入量分为高、中、低三组，在控制其他影响因素的条件下比较脂肪摄入量对血糖水平的影响。

（四）结果解释

在横断面研究中，暴露指标和结局指标是在同一个时间点调查的，因此，对相关分析结果往往只能解释为暴露与结局之间有无统计学联系。如果不能确定暴露指标发生在前，而且有足够的作用时间，则不能用因果联系来解释，只能解释为统计学联系。如脂肪摄入量与糖尿病的关系，可以是因为长期的习惯性摄入高脂食物导致血糖升高，使得高脂饮食与糖尿病呈正相关，高脂饮食可能是糖尿病的原因。但同时也可以是因为患有糖尿病，患者在医生或营养师的指导下减少了高脂饮食，高脂饮食与糖尿病则呈负相关，而且成为糖尿病的结果而非原因。当暴露因素不受疾病状态影响时，而且现在调查的暴露状态及剂量在某种程度上能反映以前的暴露情况，才有可能确定暴露与疾病之间的因果联系。如新检出的糖尿病病人，他们之前不知道自己是否患了糖尿病，其饮食习惯不大可能因这次检出的糖尿病而改变。这种情况可以解释为高脂饮食是糖尿病的可能原因。其他稳定的暴露因素，如成年人的文化程度、职业、早期疾病、喂养及行为、遗传学特征等暴露因素往往不会因成年时期的患病与否而改变，这些因素与疾病之间的联系具有前因后果的时间特征，在具备其他因果联系特征的条件下可以解释为直接或间接因果联系。

（五）误差及其控制

现况研究若设计不严密常常容易导致各种误差的产生，常见的有抽样误差和系统误差。前者见于抽样研究中，后者则可见于各类研究中，主要由各种偏倚所致。由于偏倚常可导致歪曲研究结果，因此研究中必须加以预防和控制。（详见本章第四节）。

（六）优缺点

1. 优点　优点包括：①现况研究常采用抽样调查，由于抽样调查中样本是遵循随机化原则抽取的，因此研究人群的代表性较好，结果易推广；②与队列研究相比，费用较低；③实施的时间较短，出结果快。

2. 缺点　缺点包括：①调查暴露和结局是在同一个时点进行的，因此较难区分暴露与结局的时间顺序，且所调查的暴露情况可能与疾病发生之前的暴露情况不同，从而不能论证是否为因果关系；②不适宜于调查患病率很低的疾病；③调查结果只能反映疾病患病的频率，而不能反映疾病发生频率。

三、筛　　检

筛检（screening）是运用简便、快速的试验或其他措施，将可能有病但表面上健康的人，同可能无病的人区别开来，对疾病作出早期诊断和早期治疗，使疾病达到最佳的预后。筛检试验并非诊断试验，仅是对疾病的一种初步检查，对筛检阳性者还需进一步用诊断试验确诊疾病。

1. 筛检的目的与意义　筛检的目的与意义包括：①筛检疾病的危险因素，保护高危人群，如通过筛检发现人群中高血压的相关危险因素，并对这些危险因素（高盐饮食、高血脂、肥胖等）进行控制或消除以阻止或延缓高血压的发生、发展，达到一级预防的目的；②通过早诊断和早治疗，促进疾病的康复或延缓发展，实现二级和三级预防；③用于了解疾病自然史或开展流行病学监测。

2. 筛检试验的条件　筛检试验的条件包括：①筛检所使用的方法必须安全可靠；②筛检试验必须有较高的灵敏度和特异度，使之能有效地区别病人和正常人；③还需考虑应用的可行性和效益，以便于在临床和社区进行疾病的筛查。

3. 筛检的应用原则　筛检的应用原则有：①筛检的疾病应是当地重大的公共卫生问题；②被筛检疾病的自然史清楚，且该病具有较长的潜伏期或可识别的临床前期症状和体征；③在当地具备进一步确诊和有效治疗的方法；④筛检试验必须具备快速、简单、方便、价廉的特点，而且易被群众所接受。

筛检试验的评价参见第十九章诊断试验。

四、生态学研究

生态学研究(ecological study)是以人群为基本单位收集和分析资料的一种描述性研究方法，通过描述不同人群中某因素的暴露状况与某种疾病的频率，从群体水平上研究某种因素与某种疾病之间的联系。如通过比较不同地区烟草的销售量以及某种心血管疾病的患病率，来研究吸烟与某种心血管疾病发病的关系。

该研究方法与横断面研究的不同之处在于，生态学研究在收集疾病及某种因素的资料时，通常不是在个体水平上进行的，而是以人群为单位(如省、市或某行业等)，这一点是生态学研究的基本特征。通过描述某种疾病或健康状况在不同人群中所占的比例大小，以及有某种特征的个体在群体中所占的比例大小，来说明这两组群体数据所反映出的某种疾病或健康状况的分布特征与群体特征分布的关系，为病因研究提供线索。

1. 生态学研究的目的　生态学研究的目的包括：①为病因研究提供线索，建立病因假设；②可用来评价现场试验或干预措施的效果；③特别适合于研究人群中变异较小和难以测定的暴露的研究，如脂肪摄入量与乳腺癌的关系、空气污染与肺癌的关系等；④用于疾病监测，有助于估计某种疾病或健康状况的流行趋势，为制定疾病预防与控制的对策与措施提供依据。

2. 生态学研究的方法　生态学研究的方法包括生态比较研究和生态趋势研究两种。

(1) 生态比较研究(ecological comparison study)：这种方法是生态学研究中应用最广泛的一种。所谓生态比较研究是指通过观察不同人群或地区某种疾病或健康状况的分布特征，再根据同一时间内，不同地区或人群疾病或健康状况分布的差异，来探索暴露因素与疾病的关系，并据此提出病因假设。

(2) 生态趋势研究(ecological trend study)：生态趋势研究是指连续观察某个群体中平均暴露水平的变化和某种疾病或健康状况频率的变化情况，判断该暴露与该种疾病或健康状况的关联性或联系强度。

3. 生态学研究的局限性　由于生态学研究往往仅能获得人群的平均水平，无法得知个体的暴露与效应(疾病或健康状况)间的关联，所以通过生态学研究得到的暴露与效应之间的联系仅仅是粗线条的认识，若处理不当还会产生生态学谬误(ecological fallacy)，即由于生态学研究是由不同个体组成的群体为观察单位，由于存在混杂因素等原因造成研究结果偏离真实情况。如在群体水平上，几项研究提示饮水水质与心脏病死亡率之间有相关关系，若仅仅据此推论暴露于一定硬度的水质必定会影响个体心脏病发病率或死亡率，就可能出现生态学谬误。因此，生态学研究发现的一种因素与某疾病分布上的一致性，这可能意味着两者存在真正的因果联系，也可能无任何关系。

第二节　分析性研究

一、概　述

分析性研究又称分析流行病学(analytical epidemiology)，是流行病学在探讨病因过程中经常应用的一种观察性研究方法，用于检验在描述性研究提出的病因假设。分析性研究的基本方法包括病例对照研究和队列研究两种。应用时一般都是先做病例对照研究，当获得初步假设后，再考虑做进一步的病例对照研究或队列研究。对于潜伏期比较短的慢性病或短期内出现事件结局(如药物近期不良反应)的情况，在进行描述性研究基础上，获得初步病因假设后，可考虑直接用队列研究方法探究其因果关系。

二、队列研究

(一)概述

队列研究是将研究对象按是否暴露于某因素分成暴露组与非暴露组(对照组)，随访一定时间并追踪观察两组的发病或死亡结局，通过比较两组间结局发生率的差异，得出该结局与暴露因素之间有无关联的结论。因此，队列研究具有以下特点：①队列研究是一种由因及果的前瞻性研究，即先有原因(某种暴露)存在，再去随访观察相应疾病结果是否发生；②属于观察性研究方法，队列研究中的暴露是客观存在的，不是人为施加的；③设立了对照组；④可计算疾病的发病率或死亡率，同时估计暴露人群发生结局事件的危险程度(见图17-1)。

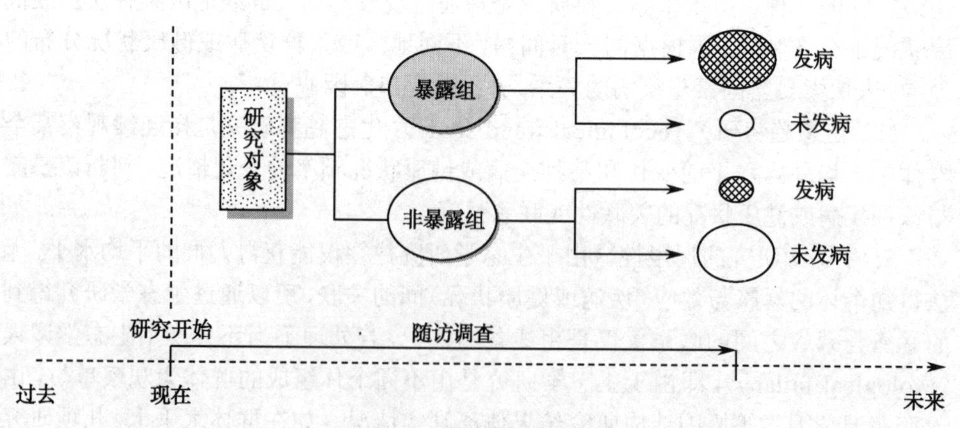

图17-1　队列研究示意图

队列研究多适用于研究发病率较高、潜伏期相对比较短的疾病，或者在病例对照研究已初步验证了病因假设的基础上，对某些疾病进行深入的病因探讨。同时，也常用于探讨药物的近期副作用以及疾病的预后研究。

（二）队列研究的种类

1. 前瞻性队列研究（prospective cohort study） 狭义的队列研究是指研究开始时暴露因素已经存在，但疾病尚未发生，研究的结局需要随访一段时间后才能得到，这种设计模式称为前瞻性队列研究，也称同时性或即时性（concurrent）队列研究。通常提到的队列研究或前瞻性研究就是指这种研究，其含义如同上述，是指从“现在”开始的前瞻性研究。其最大的优点是偏倚比较小。但这种队列研究往往观察时间较长，且观察期间要定期地对研究对象进行随访，因此，该法的研究成本较大。

2. 回顾性队列研究（retrospective cohort study） 又称历史前瞻性研究（historical prospective study）。这种研究在研究开始时暴露和疾病均已发生，即研究的结局在研究开始时已从历史资料中获得，而研究对象的确定与分组则是根据研究开始时已掌握的历史资料进行的，这种设计模式称为回顾性队列研究，也可称为非同时性或非即时性（nonconcurrent）队列研究。该方法的特点是研究时不需要等待疾病或死亡的发生，暴露和结局资料可在短时间内收集完成，并且可以同时进行。由于该方法也是一种由原因推断结果的研究，故从研究的性质上来说仍属于前瞻性研究。

回顾性队列研究在研究开始时，因为其暴露和疾病均已发生，因此，可迅速获得研究结果，这样可大大地节省研究的时间、人力和物力。但因为这种设计的信息是靠查阅过去的资料得来的，所以资料质量难以保证，结果受偏倚的影响可能会大一些。因此，这种研究方法适宜于诱导期较长和潜伏期长的疾病，常用于具有特殊暴露的职业人群的病因研究。但在开展这种研究时需要注意，由于所用的历史资料是在研究设计前就已存在，其内容难以完全符合研究设计的要求，所以回顾性队列研究仅在具有对研究对象及相关环境有完整资料记载的条件下才适用。

3. 双向性队列研究（ambispective cohort study） 也称混合性队列研究，即在回顾性队列研究之后，继续进行一段时间的前瞻性队列研究。该方法兼有上述两种方法的优点，在一定程度上弥补了前两种方法的不足。因此，在实际工作中常常用到，适用范围也比较广。

（三）研究实例

在 20 世纪上半叶的英国，科学家们发现，烟草销售量和肺癌发病率的上升趋势呈平行关系，这使研究者们怀疑吸烟是否与肺癌的发生存在着联系。Doll 和 Hill 在多次病例对照研究均获得阳性结果的基础上，于 1951 年开始了一项验证吸烟与肺癌关系的队列研究。这次研究是以英国登记注册的医生为研究对象，采用调查表以信函访问为手段，对 59 600 位医生进行了有关吸烟史的调查。该调查共回收有效问卷为 40 710 份。然后按照吸烟状况分为暴露组和非暴露组，通过随访调查，收集了研究对象死亡、迁移动态及死因等相关资料，并详细记录。此研究持续至 1976 年，共 20 余年。观察期间曾先后对随访资料做了多次阶段性小结，并利用所获得的男性资料做了多方面的分析。Doll 和 Peto 在 1976 年发表的对男医生随访 20 年的报告中显示，吸卷烟者因肺癌死亡的危险性远高于不吸烟者，如表 17-1 所示，吸卷烟者肺癌死亡率是不吸烟者的 10 倍以上；吸烟与肺癌呈明显的剂量-反应关系，即随着吸烟量的增加，肺癌的死亡率也明显增加。

表 17-1 英国男医生按死因、吸烟类别和每日吸卷烟支数分组的年标化死亡率（1/10万）

死因	死亡数（除已戒烟者）	不吸烟者	吸卷烟者	只吸卷烟或雪茄	既吸卷烟又吸其他烟	只吸卷烟者（按每日支数）		
						1～14	15～24	25～
肺癌	362	10	140	58	82	78	127	251
食管癌	56	3	14	11	27	11	12	21
慢性支气管炎及肺气肿	167	3	74	28	34	51	78	114
缺血性心脏病	2205	413	669	425	528	608	652	792
……								
全死因	6958	1317	2154	1434	1591	1857	2066	2834

*最后一次调查结果 （Doll与Peto，1976）

（四）研究设计与实施

1. 确定研究因素　在队列研究中研究因素称为暴露因素，一般暴露因素是在描述性研究或病例对照研究的基础上筛选出的与所研究的疾病因果关系较大的因素。暴露因素一旦确定，还应对暴露的测量标准、剂量水平、时间长短等给予明确的规定。

2. 确定研究结局　所谓结局，即被研究事件的发生。队列研究在设计阶段，就应该根据研究目的规定好研究结局。如在研究疾病病因时，结局往往是被研究疾病的发生或死亡，有时也可能是一定水准的某种生理、生化指标，如血清抗体水平、血脂水平等。而在预后研究中结局通常是疾病的痊愈或由其引起的致残等。研究结局的确定应全面、具体，对于疾病的诊断标准最好采用全国乃至国际统一的标准。

3. 确定随访内容与间隔的时间　队列研究中，随访内容主要是收集有关结局的信息（即是否发生了结局事件）、暴露的信息（观察暴露是否发生了变化）和可能产生混杂作用的信息。

随访间隔时间的长短主要根据研究目的以及被研究的疾病和暴露因素的性质来确定。一般对于潜伏期较长的疾病病因研究，如果暴露因素比较稳定，随访间隔的时间可以长一些，如间隔一年或更长时间随访一次。

4. 确定研究人群　队列研究中选择研究人群的基本要求包括：①为便于随访，减少失访，选择相对稳定的人群作为研究对象；②为保证研究所获信息的准确、可行，选择医疗卫生、人口迁移登记等较完整的人群作为研究对象；③为缩短研究周期，被研究的疾病在该人群中应有较高的发病率或死亡率。另外，还要考虑被研究人群的合作程度及单位和社区领导的支持程度等。

（1）暴露人群的选择

1）社区人群：即在某行政区域或自然地理区域内全体人群中选择暴露于所研究因素的人群。此类选择暴露人群的方式因所需的样本量较大，同时工作量大，且要求较高，因此应用较少。一般在研究的暴露因素与疾病在人群中较常见或为了观察人群的发病情况以及观察环境因素与疾病的关系时使用。

2）发病率较高或具有特殊暴露的人群：特殊暴露人群是研究某种罕见暴露因素的唯一选择。因容易获得足够的病例数，选择特殊暴露人群或发病率较高人群作为研究对象，不仅可缩短研究周期，同时也可大大降低研究成本。

3）有组织的人群：如机关、学校或某团体的成员等。因为该类人群易于组织，便于随访，因此，可减少失访偏倚的发生。

（2）非暴露组（对照组）的选择

1）暴露组与非暴露组都在同一研究人群中：这种对照称为内对照。如在吸烟与肺癌关系的队列研究中，研究对象选择的是英国所有注册的医生，其中吸烟的医生作为暴露组，不吸烟的医生作为非暴露组。

2）暴露组与非暴露组不在同一研究人群中：这种对照称为外对照。即当研究人群中暴露组以外的人员不适合作为非暴露组时，常在该人群之外选择对照组。可选择平行对照或一般人群对照。平行对照是指在另一个非暴露的人群中选择非暴露组，常用于职业暴露危害的研究中。一般人群对照是与一个地区内总人口的发病率或死亡率做比较，实际上是不与暴露组平行地设立对照组。需注意的是用来比较的两个群体间在时间、地理及人群等各种特征方面应具有可比性。

在实际研究中，为了增强研究结果的科学性和可靠性，可采用设置多重对照的形式。即在选择一个暴露组的同时，选择两个对照组，即一个平行对照和一个内对照或者与全人群的情况做比较。

5．确定样本含量　影响队列研究样本量大小的参数：①非暴露人群或全人群中被研究疾病的发病率（P_0）；②暴露人群中发病率（P_1）；③显著性水平 α 值，显著性水平要求越高，所需样本量越多；④把握度（power），即检验效力 $1-\beta$，通常 β 取 0.10。

由于队列研究易出现失访问题，因此在计算样本含量时，应适当考虑失访率的大小，并在计算得出的样本量基础上适当增加样本。

计算样本含量的公式如下：

$$N=\frac{\left[z_{\alpha}\times\sqrt{2\times\overline{P}(1-\overline{P})}+z_{\beta}\times\sqrt{P_1\times(1-P_1)+P_0\times(1-P_0)}\right]^2}{(P_1-P_0)^2} \tag{17-3}$$

式中 P_1 为暴露组的发病率；P_0 为对照组的发病率；$\overline{P}=\frac{P_1+P_0}{2}$；$z_\alpha$ 为 α 的标准正态分布临界值；z_β 为 β 的标准正态分布临界值，这两个数可以从标准正态分布表中得到。

6．资料收集与随访　队列研究中收集资料的途径较多，常用的有以下几种途径：

（1）查阅现成记录：如出生死亡登记资料、医院病历资料、尸体解剖报告、户口登记、人事档案与调动记录、气象资料、环境监测资料等。

（2）询问调查：即研究者根据研究目的设计调查表，并询问调查对象相关的调查内容，是收集资料的一种主要形式。对于研究对象的性别、年龄、职业、民族、居住地、经济收入等可以通过直接询问研究对象获得，对于某些生活习惯如吸烟、饮酒等，除向研究对象询问外，还应通过其家属、亲友和同事等进行了解和核实。

(3) 体检：除常规的健康体检项目外，还需设立特殊的检查项目，即按被研究疾病有关的诊断标准设立检查项目。

(4) 环境因素的监测：如果被研究疾病的暴露因素是环境中的某些物理、化学、生物等因素，需要到现场进行相关暴露因素浓度的检测。

(五) 资料整理与分析

资料的整理主要是指对原始资料进行核查，待确认无误后，建立数据库。数据的分析主要包括描述性分析和推断性统计分析两部分。即首先对研究对象的一般特征进行描述，并在此基础上对资料的均衡性进行检验，若检验结果认为两组资料均衡可比，需进一步计算两组的发病率或死亡率，并通过计算相对危险度与显著性检验，分析暴露因素与疾病之间的因果关联。

1. 率的计算　首先将队列研究资料整理成如表 17-2。表中暴露组的发病率为 $a/(a+b)$，非暴露组（对照组）的发病率为 $c/(c+d)$。比较的结果，若两者存在差别并具有统计学意义，且研究中又无明显的偏倚存在，则说明暴露因素与研究的疾病之间有关联，且很可能是因果关联。

表 17-2　暴露组与非暴露组发病比较

	病例(D)	非病例($\overline{D}$)	合计	发病率
暴露组(E)	a	b	$a+b$	$a/(a+b)$
非暴露组($\overline{E}$)	c	d	$c+d$	$c/(c+d)$
合计	$a+c$	$b+d$	$a+b+c+d$	

队列研究中计算的发病概率与普通发病率有所不同，根据研究人群的特征不同，可以计算累积发病率和发病密度。

(1) 累积发病率（cumulative incidence rate, *CI*）或称累积死亡率（cumulative mortality rate, *CM*）：当研究的目标人群较稳定，流动性较小，样本量又多，观察时间较短时，可以计算累积发病率或累积死亡率，公式如下：

$$CI(CM)=\frac{n}{N} \tag{17-4}$$

n：观察期内被研究疾病的发病或死亡人数；

N：观察期中期或开始时的研究对象人数。

(2) 发病密度（incidence density, *ID*）：是指研究对象在随访期间"人时"(person time, PT) 的发病或死亡频率。分子为随访期间被研究疾病的发病或死亡数；分母是观察人数乘以观察时间得出的"人时"数。分母未采用普通的人口数，其原因为：①在前瞻性研究中随访观察时间通常很长，由于失访或死亡等原因，研究对象人数在不断减少；②由于不同年龄组随着时间的推移，研究对象年龄不断增长，每年都有新的成员进入，超过年龄的要进入高龄组。用人时分母计算出的发病密度能够更客观地反映队列中每一个成员对队列结果的贡献。发病密度计算公式如下：

$$ID=\frac{n}{PT} \tag{17-5}$$

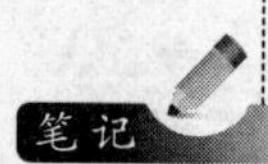

n: 观察期内被研究疾病的发病数或死亡数；

PT: 人 - 时数（通常采用人 - 年或人 - 月数）。

常用的人时计算方法有精确法、近似估计法和寿命表法。有关寿命表法计算公式请参考相关书籍，在这里重点介绍精确法和近似估计法。精确法即以个人为单位计算暴露人时，结果精确，但费时。当样本量较小时，可以用此法计算人时。例如，在某研究中观察对象是 1990 年 3 月 2 日进入研究队列的，随访至 2001 年 2 月 2 日出现了结局事件，观察时间为 10 年零 11 个月，计算该观察对象的观察人时为 10.92 人年，即 10+（11/12）。当不知道研究队列中每个观察对象进入、退出队列的具体时间以及研究样本量较大时，可以用平均观察人数乘以观察年数获得近似估计的总人年数。平均人数一般用相邻两时段人口的平均数估计。

例 17-1　以 Doll 与 Hill 的吸烟与肺癌的研究为例。他们从 1951 年 11 月 1 日开始观察男医生 34 494 人，到 1956 年 4 月 1 日共观察 4 年零 5 个月。观察期内每 12 个月统计一次各年龄组存活人数。结果详见表 17-3。

表 17-3　各年龄组男医生观察人年数

年龄（岁）	存活人数						总人年数
	1951.11.1	1952.11.1	1953.11.1	1954.11.1	1955.11.1	1956.4.1	
<35	10 140	9145	8232	7389	6281	5779	35 489
35～44	8886	9149	9287	9414	9710	9796	41 211
45～54	7117	7257	7381	7351	7215	7191	32 156
55～64	4094	4212	4375	4601	5057	5243	19 909

各年龄组的人年计算方法以 35～44 岁组为例，总观察人年数 =（8886+9149）/2+（9149+9287）/2+（9287+9414）/2+（9414+9710）/2+（9710+9796）/2×（5/12）=41 211。第五年平均观察人数为 9753，即（9710+9796）/2，由于存活时间为 5 个月，因此人年数计算应为 9753×5/12=4063.75。

2. 联系强度的估计　在队列研究中联系强度可用相对危险度、归因危险度、归因危险度百分比、人群归因危险度和人群归因危险度百分比来估计。

（1）相对危险度（relative risk，RR）：相对危险度为暴露组发病率或死亡率与非暴露组发病率或死亡率之比，表明暴露组发病或死亡危险性是非暴露组的多少倍，其公式为：

$$RR = \frac{I_1}{I_0} \tag{17-6}$$

I_1：暴露于某因素的人群中某病的发病率或死亡率，I_0：非暴露人群中某病的发病率或死亡率。

（2）特异危险度或归因危险度（attributable risk，AR）：是指暴露组的发病率或死亡率（I_1）与非暴露组发病率或死亡率（I_0）之差。表明暴露者中完全由某暴露因素所致的发病率或死亡率是多少。计算公式如下：

$$AR = I_1 - I_0 \tag{17-7}$$

$$\text{或 } AR = I_0(RR-1) \tag{17-8}$$

（3）归因危险度百分比（attributable risk percent，$AR\%$）：表示暴露人群中由暴

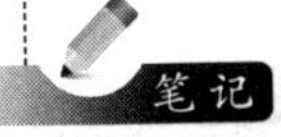

露所致的发病率或死亡率（I_1-I_0）占暴露人群发病率或死亡率（I_1）的百分比。*AR*%主要与*RR*的高低有关。公式如下：

$$AR\%=\frac{(I_1-I_0)}{I_1}\times100\% \qquad (17\text{-}9)$$

或

$$AR\%=\frac{(RR-1)}{RR}\times100\% \qquad (17\text{-}10)$$

（4）人群归因危险度（population attributable risk，*PAR*）与人群归因危险度百分比（population attributable risk percent，*PAR*%）：人群归因危险度是指总人群发病率中归因于暴露的部分，人群归因危险度百分比则表示人群中由于暴露（某因素）所致的发病率或死亡率占人群发病率或死亡率的百分比。*PAR*%提示在完全控制该暴露因素后人群中某病发病率（或死亡率）可能下降的程度。

公式如下：

$$PAR=I_t-I_0 \qquad (17\text{-}11)$$

I_t代表全人群的某病发病率或死亡率，I_0代表非暴露组某病的发病率或死亡率。

$$PAR\%=\frac{(I_t-I_0)}{I_t}\times100\% \qquad (17\text{-}12)$$

或

$$PAR\%=\frac{P_0(RR-1)}{P_0(RR-1)+1}\times100\% \qquad (17\text{-}13)$$

例 17-2 有关吸烟与心血管疾病的一项前瞻性队列研究结果发现，吸烟者的*RR*为1.7，而人群中吸烟者的比例为55%，计算*PAR*%。

$$PAR\%=\frac{0.55(1.7-1)}{0.55(1.7-1)+1}\times100\%=27.80\%$$

表示由吸烟引起的心血管疾病占人群中心血管疾病全部病因的27.80%，即该人群若全面戒烟，就可以使其心血管疾病减少27.80%。

（六）优缺点

1. 优点 队列研究中，由于暴露与结局的发生时间顺序清楚，所获资料准确、可靠，因此检验病因假说的能力较强；可直接计算发病率（死亡率）与*RR*值，用于分析疾病与病因之间的因果关系；可同时观察一种暴露与所致多种疾病的关系；有助于了解疾病的自然史。

2. 局限性 研究周期长，工作量大，人财物耗费多；失访偏倚较大；不适合研究发病率低的疾病，因为此类疾病所需的样本量大，一般难以达到要求。

三、病例对照研究

（一）概述

病例对照研究是用来检验病因假说的一种分析性研究方法。其实施过程是先将研究对象按是否患有所研究疾病的状态分为病例组和对照组，然后通过既往史的回顾调查，了解病例组和对照组既往对某个（某些）可疑危险因素的暴露情况及暴露水平，通过比较两组暴露比例或暴露水平的差异，来研究该疾病与暴露因素之间的关联程度(图 17-2)。

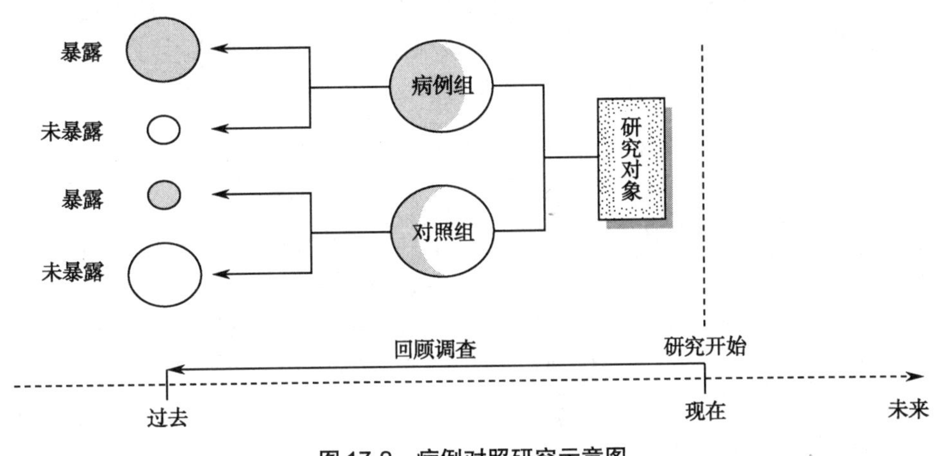

图 17-2　病例对照研究示意图

由病例对照研究的示意图可见，病例对照研究具有以下特点：①从研究的性质来看，疾病发生在前，研究工作开展在后，是一种由果及因的方法；②研究对象按是否患有所研究的疾病分为病例组与对照组；③属于观察性研究，未对研究对象施加任何干预措施；④属于回顾性研究，研究的相关暴露信息是通过研究对象回顾既往史得到的。

(二)研究实例

少女的阴道腺癌是一种十分罕见的疾病，根据既往资料表明：阴道癌只占女性生殖系统癌的 2%，而阴道腺癌仅占阴道癌的 5%～10%，且患者多为 50 岁以上的妇女。美国妇产科医生 Herbst 在临床观察中发现，Vincent 纪念医院在 1966—1969 年之间共收治了 7 例年龄在 15～22 岁的阴道腺癌患者，而从 1930—1965 年间 Massachusetts 总医院和 Pondville 州立医院中只有 2 例阴道腺癌患者，且年龄均大于 25 岁，Herbst 及时关注到了这种病例分布上的特殊性，并以此为线索提出了该地区可能存在有某种(些)因素与阴道腺癌异常发病有关的假设，根据这个假设，Herbst 采用了病例对照研究方法进行了深入探索。

在整个研究中，Herbst 共收集了 8 例阴道腺癌的患者(其中 1 例是 1969 年另一所医院收治的 20 岁阴道腺癌患者)组成病例组，按照 1∶4 的个体匹配方案(1 个病人匹配 4 个对照)进行设计，共选择 32 名非阴道腺癌的女青年组成对照组。对照选择的条件是与病例出生于同一所医院(病房)，且出生日期与病例相差不超过 5 天的女青年。资料的收集是由经过训练的家庭访问员采用标准调查表对病例、对照和她们的母亲进行了调查，调查结果经统计学处理后如表 17-4：母亲在怀孕期口服雌激素(己烯雌酚)治疗与她们的女儿发生阴道腺癌的联系最显著($P<0.00001$)；另外母亲怀孕时的阴道出血史($P<0.05$)和母亲以往流产史($P<0.01$)与疾病发生也存在一定联系。然而，母亲以往流产史与怀孕时阴道流血正是使用己烯雌酚的临床指征。因此，Herbst 认为母亲妊娠早期开始持续服用己烯雌酚显著地增加了其女儿青春期发生阴道腺癌的危险性，并指出这些病人出生时期与临床上开始把雌激素广泛用于怀孕时期是一致的。据此研究结果及阴道腺癌的危害

性，美国政府食品与药物管理局（FDA）很快就撤销了怀孕妇女使用己烯雌酚的批准书。鉴于人道主义的原因，对此线索很难使用实验流行病学的方法去进一步证实，但动物实验已经得出了相同的结果。该项研究由于设计合理、计算准确、结论客观，被认为是正确运用流行病学方法探讨病因的范例。

表 17-4　阴道腺癌病例与对照的母亲主要暴露因素的比较

病例号	母亲年龄		母亲吸烟		此次怀孕出血		以往流产史		此次怀孕时使用过雌激素		哺乳		此次妊娠时照射过X线	
	病例	4个对照平均	病例	对照	病例	对照	病例	对照	病例	对照	病例	对照	病例	对照
1	25	32	有	2/4	否	0/4	有	1/4	有	0/4	否	0/4	否	1/4
2	30	30	有	3/4	否	0/4	有	1/4	有	0/4	否	1/4	否	0/4
3	22	31	有	1/4	有	0/4	否	1/4	有	0/4	有	0/4	否	0/4
4	33	30	有	3/4	有	0/4	有	0/4	有	0/4	有	2/4	否	0/4
5	22	27	有	3/4	否	1/4	否	1/4	否	0/4	否	0/4	否	0/4
6	21	29	有	3/4	有	0/4	有	0/4	有	0/4	否	0/4	否	1/4
7	30	27	否	3/4	否	0/4	有	1/4	有	0/4	有	0/4	否	1/4
8	26	28	有	3/4	否	0/4	有	0/4	有	0/4	否	0/4	有	1/4
合计			7/8	21/32	3/8	1/32	6/8	5/32	7/8	0/32	3/8	3/32	1/8	4/32
平均	26.1	29.3												
χ^2(自由度为1)①			0.53		4.52		7.16		23.22		2.35		0	
P			0.5		<0.05		<0.01		<0.000 01		0.20			
	无显著性②		无显著性								无显著性		无显著性	
OR			5.7		8.0		10.5		28.0		10.0		3.0	

注：①用 Pike 与 Morrow 的配对对照 χ^2 检验公式。②配对 t 检验，$S_{\bar{x}}$= 1.7 岁

（三）研究设计与实施

1. 病例对照研究的一般步骤

(1) 提出假设：根据已有的描述性研究得到的资料及相关文献资料，提出病因假设。

(2) 制定研究计划：计划的核心内容主要包括：①明确病例与对照的来源和选择的方法，明确疾病的诊断标准；②确定病例与对照的比较方法；③估算适宜的样本含量；④确定具体的调查内容并设计调查表；⑤明确资料整理与分析的方法。

(3) 培训调查员并制定质量控制方案：为确保调查能够获得真实可靠的信息，应对调查员进行严格培训，统一调查方法。

(4) 实施调查。

(5) 资料的整理与分析：在对原始资料进行严格审查，确认无误后方可建立数据库，在资料的分析过程中使用科学的方法尽可能消除可能影响结果的混杂因素。

(6) 提出研究报告。

2. 病例对照研究的实施

(1) 病例与对照的选择：病例与对照选择的成功与否，是病例对照研究的关键所在。病例与对照选择的基本原则有：一是使所选择的研究对象具有良好的代表性；二是要强调病例组与对照组间的可比性，即病例组与对照组的成员在非研究因素方面如年龄、性别等尽可能地保持一致。

1) 病例的选择：因为病例对照研究是从研究对象是否已经患有所研究的疾病入手的，因此病例的诊断必须可靠，在可能的情况下，应尽可能地采用目前大家公认的“金标准”。病例的选择方式包括：①以医院或临床为基础选择病例，即病例来自某一个或某些特定的医疗保健机构。由于此方法较易进行，且可节省经费，因此，它是目前病例对照研究中最常用的选择病例的方法；②以人群为基础选择病例，即以一定地区（某地区或某单位）某段时间的全部新病例（或现患病例）或全部病人的随机样本作为调查对象。优点是对照的选择比较简单，不易产生选择偏倚。缺点是很难将人群中的全部病例包括在内，人群中病例可能会因各种原因拒绝调查，因此可行性相对较差。

2) 对照的选择：原则上对照组与病例组应来自同一总体，应尽可能保证两组的均衡可比性。而且还要注意，对照应该经过与病例相同的诊断程序确定为未患所研究的疾病。

对照的来源：一般认为最好的对照来源是从产生病例的人群中选择。若病例组系某地全部或大部分病例时，那么对照就可从当地未患该病的人群中选择。好处是研究结论推及总体的可靠性大，不足之处是在调查实施时可行性较差，应答率较低；其次对照还可从医院的其他病人中选择，这种对照不仅调查易于实施，且应答率也比较高；再次对照还可从病例的配偶、同胞、亲属、同事或邻居中选择，但需注意当研究遗传因素为主的疾病时不宜选同胞及亲属为对照，研究环境因素为主的疾病时，不宜选择同事（工作环境）或邻居（居住环境）作对照。

对照的类型：按是否与病例在一些因素上进行匹配分为两种，一种是不匹配的对照，称为成组对照。是指当对照来源确定后，采用抽样的方法从该人群中随机选择足够的人数，且不加任何其他限制与规定。一般适合用于探索性的病例对照研究。其特点是可行性好，获得信息量大。另一种是进行匹配的对照类型，称为配比对照。匹配的含义就是要求对照组在某些因素或特性上与病例组保持相同，目的是为了在进行两组比较时，能有效地排除匹配因素的干扰。配比对照按其匹配的方法可分为成组匹配和个体匹配两种。前者又可称为频数匹配，即在选择对照组时，使所要求匹配的因素在比例上与病例组一致。如规定病例组 65 岁以上占 60%、男女性别各半，那么对照也要按此标准选择；后者是指从对象人群中选择一个或以上的对照配给每一个病例，使对照在规定的特征上与病例保持一致，这个特征叫匹配变量，如年龄、性别、出生地、住址、民族和经济状况等。需注意研究中若匹配的变量越多，越不容易选择合适的对照。有时还可能会造成匹配过度（overmatching）问题，即将不该匹配的因素进行了匹配，导致研究因素与疾病间的关联强度降低。因此，匹配变量在一项研究中通常为 3～5 个比较适宜。

一个病例配一个对照的形式称为 1∶1 配对，若配两个以上的对照则称为 1∶M

配比。兼顾统计学效率和调查工作量，每个病例所配的对照数一般不超过4个。

在实际研究中，还可考虑设立多组对照，如既选择医院的病人，又选择亲属或同事作为对照。这不仅扩大了对照的来源，而且有助于减少偏倚。

(2) 样本含量的估计：病例对照研究的样本大小主要取决于人群中被研究因素的暴露率、预期的研究因素与疾病的关联强度、显著性水平及把握度。样本含量的估计有查表法和公式法两种，研究中可根据具体情况加以选择。

1) 查表法

例 17-3　为了研究某市饮酒与大肠癌的关系，欲进行一项病例对照研究。已知该市普通人群中饮酒率(P_0)为25%，预期的饮酒与大肠癌的关联强度(OR)为1.50，显著性水平α定为0.05，把握度($1-\beta$)定为0.90，计算病例组和对照组所需的样本含量。

查表17-5，当OR为1.50、对照暴露率为0.25时，共有3个数字：531、397和329。当$M=1$时，即病例与对照的匹配比例为1∶1时，需要531名病例，531名对照；$M=2$时，需397名病例，794(397×2)名对照；当$M=3$时，需要329名病例和987(329×3)名对照。如果显著性水平α定为0.01，其他数值不变，则要查另外表格，参见有关书籍。

表 17-5　病例对照研究的样本量

$\alpha=0.05$　$1-\beta=0.90$　(单侧检验)

OR	*M*	对照组暴露者的比例											
		.01	.05	.10	.15	.20	.25	.30	.40	.50	.60	.70	.80
1.5	1	9090	1927	1039	749	610	531	485	442	442	479	570	778
	2	6758	1434	774	559	455	397	362	331	331	360	429	586
	4	5583	1186	641	463	377	329	301	275	276	300	358	480
2.0	1	2815	605	332	243	201	178	165	155	160	178	218	305
	2	2079	448	346	181	150	133	123	116	120	134	164	230
	4	1704	368	202	149	124	110	102	96	100	112	137	192
2.5	1	1493	325	181	134	113	101	95	91	96	110	137	195
	2	1097	239	134	100	84	75	71	68	72	82	103	147
	4	893	195	109	82	69	62	58	57	60	69	86	123
3.0	1	977	215	121	91	77	70	66	65	70	81	103	149
	2	715	158	89	67	57	52	50	49	53	51	78	112
	4	578	128	73	55	47	43	41	40	44	51	64	94
4.0	1	556	125	72	55	48	44	43	43	48	57	74	109
	2	405	91	53	41	35	33	32	32	36	43	55	82
	4	326	73	43	33	29	27	26	27	30	35	46	68
5.0	1	382	57	51	40	35	33	32	34	38	45	41	91
	2	277	64	38	30	26	25	24	25	29	35	46	69
	4	221	51	30	24	21	20	20	21	23	29	38	57
7.5	1	211	50	31	25	23	22	22	24	28	35	47	72
	2	152	36	23	18	17	16	16	18	27	26	35	54
	4	120	29	18	15	14	13	13	15	17	21	29	45

续表

OR	M	对照组暴露者的比例											
		.01	.05	.10	.15	.20	.25	.30	.40	.50	.60	.70	.80
10.5	1	145	36	23	19	18	19	18	20	24	30	42	64
	2	105	26	17	14	13	13	13	15	18	23	31	48
	4	82	21	13	11	11	10	11	12	15	19	25	40
15.0	1	90	34	16	14	14	14	14	17	20	26	37	58
	2	65	17	12	10	10	10	11	12	15	20	28	43
	4	50	13						10	12	16	22	35
20.0	1	56	18	13	12	12	12	13	15	19	25	35	54
	2	47	13						11	14	18	25	41
	4	36	10							11	15	21	33

2）公式法：不匹配以及成组匹配病例对照研究中，当病例数与对照数相等或不等时，以及个体匹配病例对照研究中 1∶1 配对和 1∶m 配比时，样本量的计算公式有所不同。在这里重点介绍不匹配、病例数与对照数相等的成组匹配以及 1∶1 配对病例对照研究样本量的计算方法。

① 不匹配以及病例数与对照数相等的成组匹配病例对照研究

$$N=2\bar{p}\,\bar{q}(z_\alpha+z_\beta)^2/(P_1-P_0)^2 \tag{17-14}$$

$$P_1=\frac{P_0RR}{1+P_0(RR-1)},\quad \bar{p}=\frac{P_0+P_1}{2}\quad \bar{q}=1-\bar{p}$$

式中 N 为病例组或对照组人数；z_α 和 z_β 分别为 α 和 β 的标准正态分布临界值；P_0 和 P_1 为对照人群和病例中被研究因素的暴露率；RR 为相对危险度。

② 1∶1 配对病例对照研究

Schlesselman 推荐的公式为：

$$m=\left[U_\alpha/2+U_\beta\sqrt{p(1+p)}\right]^2/(p-1/2)^2 \tag{17-15}$$

式中 $p=\dfrac{RR}{1+RR}$，m 为病例和对照暴露状况不一致的对子数。

需要调查的总对子数 M 为：

$$M\approx\frac{m}{p_0q_1+p_1q_0} \tag{17-16}$$

式中 $p_1=\dfrac{p_0RR}{1+p_0(RR-1)}$，$q_1=1-p_1$，$q_0=1-p_0$。

以上讨论的是研究一个因素与疾病关系时所需样本量的估计，但实际工作中，往往是同时研究疾病与多个危险因素之间的关系，如研究肺癌的危险因素，需同时研究遗传因素、吸烟史、环境因素、行为生活方式和精神因素等。此时常以其中某种最主要因素的暴露率或 OR 值来估计，或者按 OR 值最低的因素来推算，但此时所需样本量必然很大，要考虑到可行性问题。

（3）资料的收集：病例对照研究的资料主要通过对研究对象的询问调查获得。另外还可以通过多种途径获得，如从医院病案记录、疾病登记报告等摘录，还可检测病人的体液标本或病人的环境获得。

（四）资料整理与分析

资料的整理应从核对调查资料开始，包括调查项目填写是否完整、有无漏项、有无逻辑上的错误、抄写与计算的数字或输入计算机的数字是否有误等，确定无误后建立数据库。资料的分析主要是按研究对象的特征如年龄、性别、居住年限等进行整理，并检验病例组与对照组的均衡性，若两组均衡可比，需进一步比较病例组和对照组的暴露比例，并由此估计暴露与疾病的联系程度。还可进一步计算暴露与疾病的剂量-反应关系，若研究的因素是多因素，则可做多因素分析。

1. 均衡性检验　是指检验病例组与对照组除研究因素以外其他主要特征方面是否均衡可比。

2. 不匹配不分层资料的分析　首先将病例对照研究资料整理成如表 17-6。

表 17-6　病例组与对照组暴露史的比较

	病例组（D）	对照组（$\overline{D}$）	合计
有暴露史（E）	a	b	$a+b=n_1$
无暴露史（$\overline{E}$）	c	d	$c+d=n_0$
合计	$a+c=m_1$	$b+d=m_0$	$a+b+c+d=N$

(1) χ^2 检验：用于检验研究因素与疾病之间有无统计学联系。

计算公式为：
$$\chi^2=\frac{(ad-bc)^2N}{n_1n_0m_1m_0}\text{（未校正）} \tag{17-17}$$

$$\chi^2=\frac{(|ad-bc|-N/2)^2N}{n_1n_0m_1m_0}\text{（校正）} \tag{17-18}$$

当理论频数≥5 时，用未校正的 χ^2 检验公式（17-17）；当 1≤理论频数<5 时，用校正的 χ^2 检验公式（17-18）。理论频数的计算公式为：

$$T_{\mathrm{rc}}=\frac{n_{\mathrm{r}}n_{\mathrm{c}}}{n} \tag{17-19}$$

式中 T_{rc} 为四格表中第 r 行第 c 列的理论频数；n_r 为 T_{rc} 所在行合计；n_c 为 T_{rc} 所在列合计。

例 17-4　表 17-7 显示的是一个关于吸烟与食管癌关系的研究资料，计算其 χ^2 值。

表 17-7　食管癌与对照的吸烟史比较

	食管癌（D）	对照（$\overline{D}$）	合计
吸烟（E）	309	208	517
不吸烟（$\overline{E}$）	126	243	369
合计	435	451	886

由于四格表中的理论频数均大于 5，故使用未校正公式（公式 17-17）计算。

$$\chi^2=\frac{(ad-bc)^2N}{n_1n_0m_1m_0}=\frac{(309\times243-208\times126)^2\times886}{435\times451\times517\times369}=56.56$$

（2）联系强度的计算：由于病例对照研究中无暴露组和非暴露组的观察人数，故不能计算发病率或死亡率，因而不能求得 *RR*，只能通过计算比值比（odds ratio，*OR*）来近似估计 *RR*。当所研究的疾病发病率很低，且病例对照研究中所选择的研究对象代表性好时，*OR* 值与 *RR* 值之间的近似程度较好。

表 17-6 中显示，病例组有暴露的比例为 a/m_1，无暴露的比例为 c/m_1，两者的比值 $=(a/m_1)/(c/m_1)=a/c$；同理，对照组的比值为 b/d。因此，比值比为：$(a/c)/(b/d)=ad/bc$。

即

$$OR=\frac{ad}{bc} \tag{17-20}$$

OR 值的含义与相对危险度相同，即暴露组的发病危险性是非暴露组的多少倍。当 $OR=1$ 时，表明暴露与疾病之间无关联；$OR>1$，表明暴露与疾病之间成正关联，即暴露使疾病发生的危险性增加；$OR<1$，表明暴露与疾病之间成负关联，即暴露使疾病发生的危险性减少。

以表 17-7 的数据为例，计算其比值比为：

$$OR=\frac{ad}{bc}=\frac{(309\times 243)}{(208\times 126)}=2.87$$

表明吸烟者发生食管癌的危险性是不吸烟者的 2.87 倍。

由于上述 *OR* 值是由一个样本计算出来的点估计值，它不能反映在大量抽样调查时 *OR* 值的波动范围，如果用样本 *OR* 值的标准差来估计总体 *OR* 的可信区间，则能更准确地反映出 *OR* 的特点。常用于计算可信区间的方法有 Miettinen 和 Woolf 法。

Miettinen 法计算 *OR*95% 可信区间的公式为：

$$OR^{1\pm 1.96/\sqrt{\chi^2}} \tag{17-21}$$

用表 17-7 的数值代入公式，计算得：$OR^{1\pm 1.96/\sqrt{56.56}}=(2.18,3.78)$

Woolf 自然对数转换法计算 *OR*95% 可信区间的公式为：

$$\ln OR95\%CI=\ln OR\pm 1.96\sqrt{Var(\ln OR)} \tag{17-22}$$

式中，$Var(\ln OR)$ 为 *OR* 自然对数的方差，其计算公式为

$$Var(\ln OR)=\frac{1}{a}+\frac{1}{b}+\frac{1}{c}+\frac{1}{d} \tag{17-23}$$

同样用表 17-7 的数值代入公式，可得：

$$Var(\ln OR)=\frac{1}{a}+\frac{1}{b}+\frac{1}{c}+\frac{1}{d}=\frac{1}{309}+\frac{1}{208}+\frac{1}{126}+\frac{1}{243}=0.020\,096$$

$$\ln OR95\%CI=\ln 2.87\pm 1.96\sqrt{0.020\,096}=0.776\sim 1.333$$

对上述值求反对数，即可得 2.17～3.79。

如果计算得出的 *OR* 值的 95%*CI* 不包括 1，说明 *OR* 值不等于 1 并非由抽样误差所致，因此有理由认为该研究因素是疾病的保护因素或危险因素。如果可信区间包括 1，说明 *OR* 值不等于 1 可能是由抽样误差所致，因此没有足够的把握判断研究因素是疾病的保护因素或危险因素。用表 17-7 中的数据为例，计算得出的

OR 值为 2.87，且 *OR* 值的 95% 可信区间不包含 1，因此有理由认为吸烟是食管癌的危险因素。

3. 1∶1 配对资料的分析

（1）χ^2 检验：首先将病例对照研究资料整理成如表 17-8 的格式。注意表内的数字 *a*、*b*、*c*、*d* 是病例与对照配成对的对子数。

表 17-8　1∶1 配对研究中疾病与暴露的关系

对照	病例		合计
	有暴露	无暴露	
有暴露	*a*	*b*	*a*+*b*
无暴露	*c*	*d*	*c*+*d*
合计	*a*+*c*	*b*+*d*	*a*+*b*+*c*+*d*

$$\chi^2=\frac{(b-c)^2}{b+c}\quad（未校正）\tag{17-24}$$

$$\chi^2=\frac{(|b-c|-1)^2}{b+c}\quad（校正）\tag{17-25}$$

当 $b+c\geqslant40$ 时，使用未校正公式（17-24）；当 $b+c<40$ 时，使用校正公式（17-25）。

（2）联系强度的计算：

$$OR=\frac{c}{b}\tag{17-26}$$

OR 值的 95%*CI* 使用 Miettinen 法计算，即公式 17-21。

（五）优缺点

1. 优点　病例对照研究所需样本含量小，病例容易找到，因此工作量小，人力、物力、时间消耗小；可以同时对一种疾病的多个因素进行研究；适合于发病率低的罕见病研究；还可以对治疗措施的疗效与副作用做出初步评价。

2. 局限性　获取既往信息时难以避免回忆偏倚的产生；不适用于研究人群中暴露比例很低的因素，因为这种情况需要很大的样本量；不能直接计算暴露与无暴露人群的发病率，同时暴露与疾病的时间顺序难以判断，因此难以肯定暴露因素与疾病之间的关系。

但有很多研究者认为，如果设计合理、方法正确，病例对照研究效果应与前瞻性研究相似。因此，病例对照研究在病因研究中具有很高的应用价值。

第三节　实验性研究

一、概　　述

流行病学实验（epidemiological experiment）研究又称为实验流行病学（experimental epidemiology），是指研究人员按照随机化的原则，将研究对象随机分为实验组和对照组，然后实验组给予某种实验措施，对照组不给予这种实验措施，通过随访观察一段时间后，再对实验组及对照组的观察结局进行比较，并据此得出结论。流行病学实验研究与分析性研究相比，它是一种有人为干预，能够验证假设的方法，而分析性研究属于观察法，无人为干预，多用于建立假设并初步验证假设。由此可见流行病学实验研究具有以下几个特点：①研究对象必须是来自一个总体的抽样人群；②必须设立对照；③研究对象分组必须遵循随机化原则；④干预措施是人为施加的；⑤属于前瞻性研究，即由“因”及“果”的研究。

流行病学实验研究根据研究场所的不同可分为临床试验、现场试验和社区干预试验。其中，临床试验是在医院或其他医疗环境下以病人个体为单位进行分组并施加干预措施的实验方法，常用于某种药物或治疗方法的效果评价研究，如在医院开展的氟罗沙星治疗细菌性感染的效果评价研究。现场试验是以正常人（以尚未患所研究疾病的人）为研究对象，并以个体为单位进行分组，将某种干预措施给予实验组，对照组不给予这种干预措施，随访观察并比较两组的结局，从而判断干预措施的效果，如用乙型肝炎疫苗在母亲HBsAg阳性者的婴儿中进行预防乙型肝炎感染的研究。社区干预试验是以尚未患所研究疾病的人群作为一个整体进行的实验研究，接受干预措施的基本单位是整个社区或某人群的各个亚群（如学校的不同班级等），常用于预防措施的效果评价，如在社区开展的食盐加碘预防地方性甲状腺肿的效果评价研究。根据用途还可分为治疗试验、预防性试验、病因试验和保健措施试验等，按设计方法又可分为随机对照试验和类实验（quasi-experiment）。

二、研究设计与实施

（一）研究对象的选择

流行病学实验研究中研究对象的选择应遵循以下原则：①对欲施加的干预措施有效的人群，如某病的易感人群；②干预对其无害的人群，如老年人、儿童和孕妇等不应作为新药临床试验的研究对象；③预期发病率较高的人群，如某病的高危人群；④能将实验坚持到底以及依从性好的人群。

（二）确定实验现场

根据研究目的确定实验现场。在选择实验现场时，还应考虑以下几个方面：①现场人群流动性小，相对稳定，并有足够的数量可以满足研究样本量；②研究的疾病在该地区要有较高的发病率；③研究某种疫苗的免疫效果时，应选择近期内未发生过该病流行的地区，因为若近期发生过某病的流行，那么该地区该病的预期发病率就会降低，因而所需的样本量大；④实验地区要有较好的医疗卫生条件和较完善的疾病登记报告制度等。

（三）确定样本含量

1. 影响样本量大小的主要因素　包括干预措施实施前、后研究人群中研究疾病的发生率、显著性水平、把握度、单侧检验或双侧检验以及分组数量等。干预措施实施前人群发生率越高，干预措施效果越好，显著性水平、把握度要求越低，采用单侧检验以及分组数量越少，所需的样本量就越小，反之所需的样本量越大。

2. 样本量的计算

(1) 计数资料：

$$N=\frac{\left[z_{\alpha}\times\sqrt{2\times\overline{P}(1-\overline{P})}+z_{\beta}\times\sqrt{P_1\times(1-P_1)+P_2\times(1-P_2)}\right]^2}{(P_1-P_2)^2} \tag{17-27}$$

式中 P_1 为对照组的发生率；P_2 为实验组的发生率；$\overline{P}=\frac{P_1+P_2}{2}$；$z_\alpha$ 为 α 的标准正态分布临界值；z_β 为 β 的标准正态分布临界值。

(2) 计量资料：

$$N=\frac{2(z_\alpha+z_\beta)^2\sigma^2}{d^2} \tag{17-28}$$

式中 σ 为估计的标准差；d 为两组连续变量均值之差；z_α 与 z_β 的含义同上。

（四）设立对照

研究中设立对照的目的是为研究的实验组提供一个可供比较的基础，借以排除非处理因素对研究结果真实性的影响。常用的对照类型包括阳性对照、空白对照和安慰剂对照等。在一项实验研究中可同时采用一个或多个类型的对照形式。(详见本书第十九章)

（五）随机化分组

包括随机抽样和随机分配。在实验研究中，一方面要采用随机抽样的方法来选择有代表性的研究对象，另一方面在进行分组时，也要采用随机化的方法来确定实验组和对照组。只有这样才能使实验组和对照组具有较好的可比性，同时保证研究所得到的结果具有可推广性和良好的真实性。

（六）盲法的应用

在实验研究中应用盲法原则进行观察，能有效地减少或消除由于研究者和研究对象主观因素所产生的观察性偏倚。与盲法相对应的是非盲法，也称开放试验(open trial)，即研究者和研究对象均知道分组的情况。有些研究要求研究设计必须采用非盲法，如一项比较手术治疗与药物治疗效果的研究。优点是可行性好，易发现实验过程中出现的问题并给予及时处理。主要缺点是易产生观察性偏倚。常用的盲法有单盲、双盲和三盲。

1. 单盲(single blind)　单盲是指仅仅受试的研究对象处于盲态，他(她)既不知归属于何组(治疗组或对照组)，也不知道自己被应用于何种试验药物(治疗药物或对照药物)，但研究人员却非盲者。

单盲简单易行，且研究人员知情而便于应对处理，特别是对于可预知的某种试验药物的不良反应，有利于早期发现和早期处理，维护受试对象的安全性。

2. 双盲(double-blind)　双盲是指研究执行者和受试的研究对象双方都不知道谁属于治疗组，谁属于对照组，也不知道自己所接受的试验药物是治疗药物或对照药物，多用于药物试验。需要第三者来设计、安排整个试验。

3. 三盲(triple blind)　所谓三盲是在“双盲”试验的基础上，试验的资料分析人员也不了解研究分组情况的一种盲法。

三、资料的收集与分析

实验性研究资料收集的方法与其他研究一样，首先将研究资料逐一进行核对、整理后，对资料的基本情况进行描述和分析，并计算评价实验效果的指标。

1. 评价治疗措施效果的指标

（1）有效率：

$$有效率=\frac{治疗有效例数}{治疗总例数}\times 100\% \tag{17-29}$$

（2）治愈率：

$$治愈率=\frac{治愈人数}{治疗人数}\times 100\% \tag{17-30}$$

（3）生存率：

$$N年生存率=\frac{N年存活的病例数}{随访满N年的病例数}\times 100\% \tag{17-31}$$

2. 评价预防措施效果的主要指标

（1）保护率：

$$保护率=\frac{对照组发病（或死亡）率-实验组发病（或死亡）率}{对照组发病（或死亡）率}\times 100\% \tag{17-32}$$

（2）效果指数：

$$效果指数=\frac{对照组发病（或死亡）率}{实验组发病（或死亡）率}\times 100\% \tag{17-33}$$

（3）抗体阳性率：

$$抗体阳性率=\frac{抗体阳性人数}{检查总人数}\times 100\% \tag{17-34}$$

四、优　缺　点

（一）优点

1. 流行病学实验研究遵循随机化原则，将研究对象随机分配到实验组和对照组，平衡了实验组和对照组中已知和未知的混杂因素，从而提高了两组可比性。

2. 实验流行病学研究为前瞻性研究，从实验开始至随访结束，研究者亲自观察每个研究对象的反应和结局，因此不存在回忆偏倚，检验假设的能力强于队列研究。

3. 有助于了解疾病的自然史。

（二）缺点

1. 流行病学实验研究对实验设计及实验条件的要求较高，难度较大。

2. 由于研究对象所处的环境、状况、条件等受到人为控制，因而可能影响实验结果的外推。

3. 有时会涉及医学伦理道德问题。

4. 流行病学实验研究由于随访观察时间较长，因此失访难以避免。

第四节 偏　倚

一、概　述

在实际工作中，由于受各种因素的影响，研究结果总是会或多或少地偏离真实情况，这种偏离我们称之为误差（error）。流行病学研究中常见的误差可以分为两类，一类是随机误差（random error）；另一类是系统误差（systematic error）。随机误差主要来源于抽样误差，其大小可以用统计学方法进行估计，但没有方向性。随机误差的产生可通过合理的设计、增加样本量以及采用正确的抽样方法等措施将其对结果的影响减小至最低程度。偏倚（bias）是指在流行病学研究中由样本人群所测得的某变量值系统地偏离目标人群中真实值的情况。偏倚属于系统误差，可发生在研究的设计、实施和分析的各个阶段，且具有一定的方向性。在科研工作中定量地估计偏倚的大小往往比较困难，但确定偏倚的方向却相对容易。当偏倚使研究结果高于真实值时，称为正偏倚（positive bias），会夸大研究因素与疾病的关联；同理，当偏倚使研究结果低于真实值时，称为负偏倚（negative bias），负偏倚的产生使研究因素与疾病的关联减小。

偏倚按照性质以及产生的阶段可分为三类，即选择偏倚、信息偏倚和混杂偏倚。

二、选择偏倚

由于选择研究对象的条件受限制或选择对象的方法不当，使研究人群在某些方面与目标人群有差异而不能够很好地代表目标人群，由此产生的偏倚称为选择偏倚，主要发生于研究的设计阶段。

（一）选择偏倚的分类

根据产生的原因，将选择偏倚分为以下几种：

1. 入院率偏倚（admission rate bias）　又称 Berkson 偏倚。由于受多种因素的影响，如所患疾病的严重程度、患者的经济条件等，不同疾病的病人入院概率是不同的，因此在医院选择病例作为病例组或对照组时，往往不能代表该种疾病所有患者的总体特征，由此产生的偏倚称为入院率偏倚。

2. 现患 - 新发病例偏倚（prevalence-incidence bias）　又称奈曼偏倚（Neyman bias），是指因所调查的现患病例不能代表患该病的所有病例，致使结果出现的系统误差。如当研究某因素与病死率较高的疾病之间的关系时，若选用现患病例即存活者，就难以得到死亡病例的暴露情况。又如，某些疾病病人患病后可能会改变原来某些危险因素的暴露状况，从而难以估计暴露与疾病之间的真实联系。

3. 检出征候偏倚(detection signal bias) 又称暴露偏倚。是指某因素虽不是病因,但其存在有利于某病体征或症状的早出现,使患者及早就医,从而有机会获得更多的检查,易导致较高检出率,以致过高地估计了该因素与该疾病之间的关联性。例如,1975 年 Ziel 所做的一项病例对照研究表明,子宫内膜癌患者雌激素使用率高于一般健康者,从而认为服用雌激素与子宫内膜癌发生有关。但经进一步研究发现,服用雌激素可以导致机体子宫内膜生长,使子宫容易出血,促使服用者较早较多求医检查,于是医生发现子宫内膜癌患者的可能性较大,得出使用雌激素与该病有关的结论。但这一联系可能是虚假的。在同一医院的其他科室进行的进一步研究结果表明,在服用雌激素的子宫内膜癌患者中,有 79% 属于早期患者;而在未服用雌激素的子宫内膜癌患者中,只有 55% 为早期患者。

4. 无应答偏倚(non-respondent bias) 指研究对象因各种原因对研究的内容不予回答而产生的偏倚。无应答的原因较多,包括:①研究对象不了解研究目的;②调查内容过于繁琐或涉及隐私;③研究对象病重或外出等。由于无应答对象的存在,使得从应答者中研究得出的结论并不能反映研究因素与疾病的真实联系。除非我们可以了解到无应答者在某些重要的特征或暴露上与应答者没有差异。一般而言,在一项研究中应答率最低要在 80% 以上,否则研究结果就有可能会产生严重的偏倚。

5. 失访偏倚(lost to follow-up) 多发生在队列研究中,是指在一个较长的随访期内,部分研究对象因迁移、外出、死于非终点事件或拒绝继续接受观察而退出队列所产生的偏倚。一般而言,一项研究的失访率最好不超过 10%,否则其结论的真实性值得怀疑。

6. 易感性偏倚(susceptibility bias) 研究对象因各种原因,暴露于危险因素后发生疾病的概率不同,即各比较组对所研究疾病的易感性不同,从而产生的偏倚称为易感性偏倚。这类偏倚在传染病研究或职业毒物危害研究中最为常见。

7. 时间效应偏倚(time effect bias) 对于肿瘤等慢性病,从开始暴露于危险因素到发病往往是一个漫长的过程。因此,在研究中如果把经长期暴露后即将发病的人或已发生早期病变而未能检出的人作为非病例,就会产生这类偏倚。时间效应偏倚多见于病例对照研究中。

(二)选择偏倚的控制方法

由于选择偏倚发生在研究的设计阶段,因此研究者应根据常见选择偏倚产生的原因和研究对象的特征尽可能了解研究中可能存在的选择偏倚来源,从而在设计阶段就加以避免。具体措施包括:①严格控制研究对象的入选标准和排除标准;②采取随机抽样的方法选取研究对象;③提高应答率,尽可能地减少失访,具体方法包括通过预调查分析并提高问卷的可操作性,提高调查员的询问能力、加强随访等;④设立多个对照组,这样可以通过比较不同对照组的结果判断是否存在选择偏倚。由于不同对照组发生同等程度选择偏倚的机会较小,因此,当与不同对照组比较所获结果无明显差异时,可认为存在选择偏倚的可能性较小。

对于可能存在的时间效应偏倚,应在研究中尽可能采取敏感度高的早期检查技术或适当延长观察期等措施加以控制。

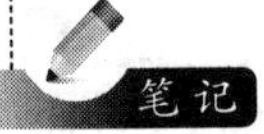

三、信息偏倚

信息偏倚又称观察偏倚或测量偏倚，是由于在研究的实施过程中所获取的有关暴露和结局等信息不真实而造成的系统误差。测量仪器的误差、测量方法的缺陷、标准不明确或资料不完整等都是信息偏倚产生的原因。

（一）信息偏倚的分类

1. 暴露怀疑偏倚（exposure suspicion bias）　研究者事先知道调查对象患有某种疾病，因而在资料收集过程中会更仔细地收集患病者的暴露因素，而忽视未患病者的暴露情况，由此产生的偏倚称为暴露怀疑偏倚。例如对从事皮革业的工人所患的血液病，研究者多倾向于血液病是由所从事的职业危害导致的。

2. 诊断怀疑偏倚（diagnostic suspicion bias）　研究者事先已经知道了调查对象的某些情况，如具有某种已知的暴露因素，因而会在研究过程中更加仔细的寻找某种结果（疾病），但对于不具有这些暴露因素的调查对象则不会这样，由此产生的偏倚称为诊断怀疑偏倚。

3. 回忆偏倚（recall bias）　回忆偏倚是指调查对象在回忆既往暴露史或疾病史时，由于调查时间和发生时间跨度较大等原因，回忆不准确或不完整所导致的偏倚。回忆偏倚的产生与时间跨度、被调查者的记忆力水平、事件的重要程度、调查员的询问技术及调查对象的配合程度等有关。回忆偏倚多发生在病例对照研究中。

4. 诱导偏倚（inducing bias）　诱导偏倚是指在调查过程中，由于研究者的询问技术不当，或为获得阳性结果，诱导研究对象做出某一倾向性的回答而产生的偏倚。常表现为对病例组做诱导而对对照组不做诱导。

5. 说谎偏倚（liar bias）　当暴露因素涉及研究对象利益相关或隐私问题时（如工资收入、婚育史、婚外性行为、吸毒史等），研究对象会因种种原因隐瞒或编造虚假信息，从而产生的偏倚称为说谎偏倚。

6. 沾染偏倚（contamination bias）　此种偏倚发生于对照组成员有意或无意地接受了实验组的实验措施，而使得两组的最终结果差异缩小的情况。如观察阿司匹林预防血栓性疾病的队列研究中，对照组成员因感冒多次服用阿司匹林，从而对最终结果产生影响。

（二）信息偏倚的控制方法

1. 研究设计阶段　应对各种暴露因素做出具体、准确的定义，尽量使用客观指标或力求指标的合理量化；对于疾病要有统一的诊断标准并严格执行；对调查人员进行统一培训，统一调查方法和技巧；同时还要制定资料质量控制程序，有质检员定期检查资料的质量。

2. 资料收集阶段　研究者要向研究对象阐明研究的目的和意义等，有条件时应给予一定的物质奖励，以获取其支持和配合。若可能存在回忆偏倚，可考虑对同一内容采用不同的方式重复询问，以帮助其回忆并检验其回答的可靠性。另外，研究中应尽可能使用“盲法”来消除主观因素对研究结果的影响，但在应用中要注意其伦理学可行性。研究中使用的各种仪器、试剂和方法应标准化并定期进行校对。

四、混杂偏倚

混杂偏倚（confounding bias）是指在流行病学研究中，由于一个或多个外来因素的存在，缩小或夸大了研究因素与疾病的联系，从而歪曲了两者间的真实联系。引起混杂的因素称为混杂因素。其特点是它既与所研究的因素有联系，又和疾病有联系，且又不是暴露因素与疾病因果链中的一个环节或中间变量，而是一个独立的危险因素。当混杂因素在各比较组间分布不均时就会产生混杂偏倚。

混杂偏倚在病因研究中较常见，也多见于由多种因素所致同一结局的某些研究中，如疾病预后研究等。

混杂偏倚的控制方法包括：①限制，即在研究设计阶段对研究对象的选择条件加以某种限制；②匹配，即在选择好研究组之后，根据研究组每个个体的特征来选择对照组；③随机分配，即根据随机化原则将研究对象分配到研究组和对照组，使已知、未知和可能的混杂因素在各组间均匀分布；④分层分析、标准化和多因素分析，即在资料的分析阶段将可疑的或已知的混杂因素进行分层后或先采用标准化的方法来调整混杂因素分布的不均衡性后，再计算相应指标。

（高晓虹）

思考题

为明确阿司匹林溶栓治疗的长期疗效，某研究组自1985年3月至1987年12月间在多所医院选择出现可疑心肌梗死症状后24小时内的患者作为研究对象开展了一项研究。要求研究对象没有阿司匹林禁忌证。全部研究对象随机分为实验组和对照组，实验组给予阿司匹林口服，对照组给予安慰剂治疗。

问题1. 该方法属于哪种流行病学研究方法？

问题2. 该方法与队列研究相比，有哪些相同点和不同点？

问题3. 该方法有哪些优缺点？

第十八章

病因探索

导 读

流行病学研究的宗旨是要为防制疾病、促进健康服务，而只有明确疾病的病因，才能制定出有效的防制策略和措施，从而消除或控制疾病的发生和发展，因此疾病病因和危险因素的研究是流行病学的重要任务之一。本章重点介绍病因的概念、研究方法以及因果联系的判定标准。

第一节　病因的概念

一、病因定义的发展

人类对疾病的认识是一个漫长的发展过程，在落后的原始社会，疾病被人类看成是神的意志，人的生老病死是由上帝安排的，即将疾病的发生归因于鬼神，并逐渐形成了疾病的神灵学说。随着社会的进步，人类对世界有了进一步的认识，形成了朴素的唯物主义病因观，从而摆脱了唯心主义的束缚。我们的祖先在公元前5世纪创立了阴阳五行学说，认为疾病的发生与金、木、水、火、土五行相生相克密切相关。在西方具有代表性的是由希波克拉底提出的体液学说，认为人体由血液、黏液、黄胆汁和黑胆汁组成，四种体液的配合不同导致不同体质。

到19世纪，随着微生物学的发展，Koch等人证明了一些动物和人类的疾病是由微生物感染引起，认为特定微生物引起特定疾病，即单病因学说，Koch病因学说为推动病因学研究的发展做出了巨大贡献。Koch病因学说认为能够引起疾病的病因必须满足以下条件：①在相同疾病的患者体内均存在相同的病原体，其他患者或健康人体内不存在该病原体；②该病原体不仅能从病人体内分离出来，而且能培养出纯品；③用此纯品接种易感动物时，必能使该病重复出现；④从病人或感染动物体内，能再次分离到该病原体。

Koch的单病因学说虽然可以对疾病的发生做出一定的解释，但人类在长期的疾病防制实践中发现，并不是所有感染特定病原体的人都会发病，说明疾病的发生不仅仅与病原体有关，如霍乱的发生不仅与霍乱弧菌有关，还与机体的营养状况、疲劳等因素有关。20 世纪以来，很多学者提出了多病因学说，这种多病因学说不仅考虑到病原体，还兼顾环境和宿主因素在疾病发生中的作用，不但注重生物学因素，还考虑到心理因素和社会因素，多病因学说体现了从单纯生物医学模式到生物 - 心理 - 社会医学模式的转变。多病因学说具有代表性的模式有流行病学三角模型、轮状模型和病因网络模型。

流行病学三角模型表达了疾病的发生是由病因、宿主和环境相互作用的结果，即若三者保持动态平衡，人们呈健康状态，如果某个要素发生变化，且强度超过三者维持平衡的最高限度时将失去平衡，继而引起疾病（详见图 18-1）。如宿主和环境不变的情况下，某些细菌或病毒发生变异出现了新的亚型，破坏了平衡，可引起相关疾病的流行。病原体和环境不变的情况下，机体的免疫力降低，同样也可导致疾病的发生。环境的变化可通过加强致病因子的作用，破坏平衡而引发疾病，如在炎热的夏季苍蝇孳生和病原体繁殖较快，易发生细菌性痢疾等肠道传染病。三个因素分别位于等边三角形的一角，其作用大小是相等的。该模型适合解释传染病和寄生虫病的发生原因，但不适用于解释慢性非传染性疾病的发生。

轮状模型是在 20 世纪 80 年代提出的，该模型强调了环境和宿主的关系。宿主位于内轴，宿主包括遗传内核。外围轮子表示环境。环境包括生物环境、社会环境和理化环境，详见图 18-2。其中生物环境是指细菌、病毒、寄生虫等病原体和媒介节肢动物；社会环境包括社会制度、医疗条件、文化水平、社会安定、居住生活条件等；理化环境是指物理环境和化学环境，包括微量元素、地理、气象、噪音、污染物等。宿主除遗传因素外，还包括性别、年龄、营养状况、行为、心理状态等。轮状模型中各组成部分大小随不同疾病而异。如在先天性疾病中遗传内核相对较大些，在麻疹等传染性疾病中生物环境和宿主部分较大些。

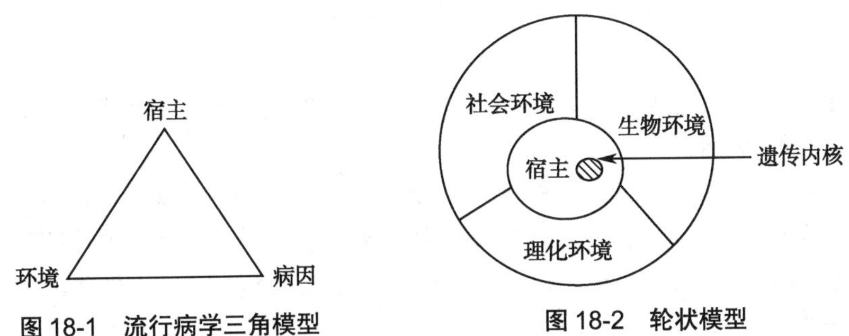

图 18-1　流行病学三角模型

图 18-2　轮状模型

病因网络模型将多个病因的相互关系表述得更清晰、具体，病因网络模型的建立有利于系统地认识病因。一张病因网可由多个病因链相互交错连接而成，而每一条病因链又由多个病因以不同的连接方式链接而成。例如，冠心病的发生与高血压、高胆固醇血症、吸烟、肥胖、糖尿病及行为生活方式等因素有关，而高血压又是由遗传因素和多种环境因素交互作用的结果。如图 18-3 所示，疾病 H 是因素 E、因素 F 和因素 G 共同作用的结果，而因素 F 和因素 G 又受因素 D 的影响等等。

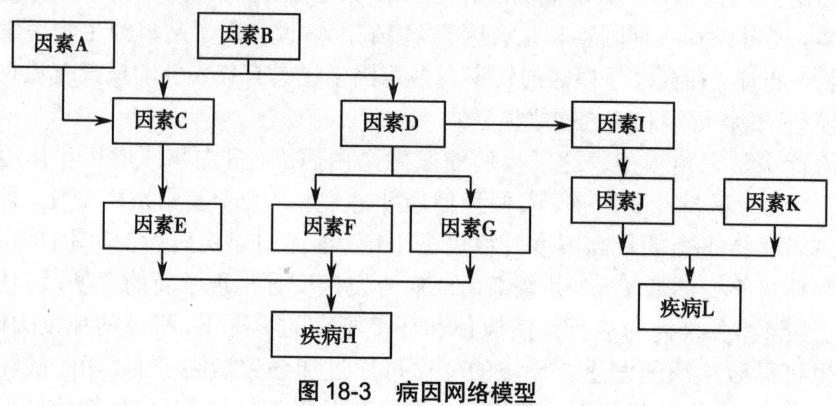

图 18-3 病因网络模型

二、流行病学病因定义

流行病学是从宏观的角度研究问题，因此流行病学对病因的认识也是基于人群基础上进行的。20 世纪 80 年代，美国流行病学家 Lilienfeld 认为："那些能使人群发病率增加的因素，就可以认为是病因，如果其中某个或某些因素不存在时，人群疾病频率就会下降。"这个病因概念是从预防医学的角度提出的，符合概率论因果观，有利于我们从宏观水平上认识和控制疾病。流行病学的病因称为危险因素，即那些与疾病发生呈正相关，能使人群疾病发生概率增加且发生在疾病之前的因素。这个称谓也体现了现代医学多病因学说的观点。在实际应用中，危险因素与病因稍有区别，如吸烟可以认为是肺癌的危险因素，但肺癌病因通常被认为是多种危险因素的综合。

三、因果联系方式

因果联系方式包括单因单果、单因多果、多因单果和多因多果四种类型。

（一）单因单果

传统的单病因学说认为一种因素只能引起一种疾病或结果，而且该疾病或结局只能由该因素引起。在病因研究中这种因果联系几乎是不存在的，即使应用于传染病也不能成立，如暴露于病原体机体不一定会发病，因为传染病的发生还与机体的免疫力有关。

（二）单因多果

即单一因素可引起多种疾病或结果。但这些疾病通常不是由单一病因所致。如高血压可引起冠心病和脑卒中等，但冠心病和脑卒中并非仅仅由高血压引起。

（三）多因单果

即多种因素引起一种疾病或结果，这些因素可以独立引起一种疾病或结果，也可相连在一起或协同引起一种疾病或结果。如肥胖、高能饮食等可以引起糖尿病，吸烟、高血压等可以引起冠心病。

（四）多因多果

即多种因素引起多种疾病或结果，如吸烟、酗酒和高脂饮食等因素联合在一起可引起多种心脑血管疾病。这种模型结合了单因多果和多因单果的特点，真实地反映了事物之间的联系。目前研究倾向于多因多果模式，但多种病因之间作用通常是十分复杂的，可能是独立作用、协同作用或拮抗作用。

第二节 病因研究方法

人们对事物本质的认识过程通常是一个循序渐进的、漫长的过程。病因探讨同样是一项复杂的工作，流行病学、临床医学和实验医学都将其作为自己的重要任务之一。流行病学是从预防的角度出发，从群体水平研究病因的，在很多疾病尤其是慢性非传染性疾病的病因尚不完全清楚的情况下，流行病学的研究不但可以为临床研究和实验研究提供病因线索，还具有最终确认因果关系的作用，因此，在减少和消灭疾病方面也具有特殊的实践意义。

流行病学病因研究的步骤一般是根据现有的理论知识和描述性研究的结果提出病因假说，然后先做病例对照研究初步检验假设后，再考虑做病例对照研究或队列研究以进一步检验假设，最后采用实验性研究来验证假设。

一、建立病因假说

病因研究的第一步是要形成病因假说。具体方法是通过分析描述性研究所获得的三间分布资料，发现疾病发生的特点及不同时间、地区、人群间的差异，从中找出与疾病相关的因素，再经过下列逻辑推理方法（Mill 准则），形成病因假说。值得注意的是，假说具有易变性，即应该在研究的过程中根据情况对假说做出适当的调整，使假说与真实的病因更接近。

（一）求同法（method of agreement）

在不同情况下的病人之间寻找共同具有的因素，这个共同的因素可能是危险因素。例如在一次食物中毒的暴发调查中，发现病人都有短期内吃某种食物的经历，则该食物很可能是引起食物中毒暴发的因素。

（二）求异法（method of difference）

如果两组人群中某疾病的发生存在差异，同时两组人群中某个因素的暴露状况也存在差异，则这个因素很可能是该病的危险因素。例如肺癌发生率高的人群和发生率低的人群中吸烟率存在差异，由此认为吸烟可能是肺癌的危险因素。又如，地方性甲状腺肿高患病率地区和低患病率地区，土壤和水中的碘含量不同，具体表现为高患病率地区土壤和水中碘含量低，而低患病率地区土壤和水中碘的含量较高，因此认为缺碘可能是地方性甲状腺肿的原因。

（三）共变法（method of concomitant variation）

当其他因素不变时，某因素强度或频率发生变化，该疾病发生的频率与强度也随之发生变化，则该因素很可能是该病的病因。如有学者调查发现饮水中氟含量越低的地区，人群恒齿的龋患率越高，相反，饮水中氟含量越高的地区，人群恒齿的龋患率越低。因此认为饮水含氟量低可能是患龋齿的一个危险因素。

（四）类比法（method of analogy）

如果所研究疾病的分布规律与另外一种已清楚病因的疾病分布相似，则两种疾病可能存在共同的病因。如在非洲Burkit淋巴瘤的地区分布与黄热病相似，因而设想它们可能存在共同的危险因素。黄热病是以埃及伊蚊作为媒介传播的疾病，所以Burkit淋巴瘤可能也是一种由埃及伊蚊传播的疾病。

（五）排除法（method of exclusion）

在流行病学研究中，当所获得的病因线索较多时，可利用排除法，缩小研究范围，以提高研究效率。常应用于疾病的暴发调查中。

二、检验病因假说

建立病因假说之后，运用流行病学研究方法中的分析性研究进一步检验假说。常用的方法有病例对照研究和队列研究。病例对照研究通过比较病例组和对照组人群对某个（或某些）危险因素的暴露差异来检验病因假说。由于病例对照研究是回顾性的，暴露与疾病的时间顺序难以判断，且易产生回忆偏倚，所以其检验病因假说的能力有限。但是由于该方法耗时短、出结果快，可以同时研究一种疾病和多种暴露的关系，而且适用于罕见病的病因研究，因此，在病因研究中被广泛应用。队列研究是通过比较暴露组与非暴露组某病的发病率或死亡率的差异来检验病因假说的。由于其研究方向是前瞻性的，暴露与结局发生的时间顺序清楚，所得资料准确、可靠，所以检验病因的能力较强，但耗时长、费人力和物力，不适用于发病率极低的疾病，易产生失访偏倚，因此较少使用。

三、证实病因假说

分析性研究能够检验病因，若能进一步做实验性研究，则有助于验证因果关系。因为实验性研究中施加了人为的干预措施，控制了相关的混杂因素，提高了实验组和对照组的可比性，所以可使结论更具有说服力。但由于实验性研究对实验设计和实验条件要求高、难度大，有时还涉及伦理道德问题，因此，在病因研究中应用较少。

第三节 病因推断

病因推断是一个系统的过程，在通过流行病学研究方法初步建立疾病与某个（某些）因素之间因果联系的基础上，还需要通过科学的推论和判断，才能最终确定这些联系是否为真实的病因。在进行因果联系判定之前，还需要排除疾病与暴露因素之间的联系是否为虚假联系和间接联系。

一、排除虚假联系和间接联系

（一）虚假联系(spurious association)

在研究中由于存在多种偏倚，如在选择对象时产生的选择偏倚、收集资料时产生的信息偏倚等，使得疾病与某因素之间表现出虚假的统计学关联，但其本质上不存在因果关联。

（二）间接联系(indirect association)

如果事件A与事件B有关联，同时事件A又与事件C有关联，结果导致事件B和事件C存在统计学关联，但这种关联并非因果关联，而是一种间接联系。例如有调查结果显示，某市的车祸发生率与电视普及率呈正相关，很明显两者不能成为因果联系，是由于两者都与经济增长有关联所致。又如吸烟既可引起肺癌，又可引起冠心病，导致肺癌与冠心病之间存在统计学上的联系。间接联系通常是由于存在混杂偏倚所致。可通过限制、匹配、随机化和多因素分析等方法加以控制，从而消除间接联系。

二、因果联系的判定标准

在病因推断过程中，如果疾病和某因素存在统计学关联，而且这种关联不属于虚假联系和间接联系，那么应根据下列标准对因果联系做出最终判断。

（一）联系的时间顺序

从时间的先后顺序来看，因在前，果在后。即先存在可疑因素，然后发生结局(发病或死亡)，这是因果联系的必要条件。如德国发生的海豹状短肢畸形儿童出生数的增加是在反应停销售量上升后约8～9个月。在因果联系时间顺序判断上，实验性研究和队列研究较明确，病例对照研究和横断面研究次之。对于一些慢性疾病(如恶性肿瘤等)，通常有较长的潜伏期，因此，在病因研究时需考虑到因与果的时间间隔。另外，很多慢性病病人在患病后由于改变了某些行为习惯，因此，可能会使因果时间顺序更加难以判断。

（二）联系的强度

联系强度在队列研究中常用*RR*来表示，在病例对照研究中则常用*OR*来表示。*RR*或*OR*越是远离1，则该研究因素与疾病之间为因果联系的可能性越大。如在吸烟与肺癌关系的研究中，吸烟与肺癌之间的关联强度高达7倍甚至几十倍，因而得出了吸烟是肺癌危险因素的结论。一般认为，在设计和分析都正确的情况下，相对危险度(或比值比)大于3时，由各种虚假联系或间接联系所致的可能性较小。

（三）剂量-反应关系

在可疑因素为定量或等级资料时，如果人群发生某病的危险性随着暴露剂量和强度的增加而增大，称该因素与疾病的发生存在剂量-反应关系。如在吸烟和肺癌关系的研究中，平均每日吸烟量越多的人，死于肺癌的概率越大。若某因素与疾病之间存在剂量-反应关系，那么研究因素与疾病为因果联系的可能性较大，但即使没有观察到剂量-反应关系也不能排除存在因果联系。

（四）联系的可重复性

即不同研究者在不同时间、地区、人群中所得出的结果具有一致性。如在吸烟与肺癌关系的研究中，在不同国家、不同人群中所做的多个回顾性和前瞻性研究得到的结果均为吸烟与肺癌的发生具有关联性。多数研究结果的一致性有助于因果联系的判定，但是由于各个研究的条件不同，当出现不同结果时，也不能否认存在因果联系，应仔细寻找影响结果的因素。

（五）联系的合理性

即可疑因素与疾病的联系可以用现有的理论知识加以解释，至少不应当违背。如果联系符合疾病的自然史和生物学原理，则很可能是因果联系。如高胆固醇血症与冠心病之间的关系，可用动脉粥样硬化的病理证据加以解释。但是由于人们对疾病认识存在局限性，因此，对于暂时不具有生物学合理性的联系也不能断然否定其可能存在因果联系。

（六）实验证据

如果有实验证据支持，那么因素与疾病之间为因果联系的可能性会增大。实验证据一般来源于两个方面，即动物实验和人群试验性研究。由于种属差异的存在，动物实验结果并不能完全类推到人类。但以人作为研究对象来研究某因素的致病效应，又因涉及医德问题，可行性差，而以验证病因为目的的人群干预试验是较好的选择。例如为验证碘缺乏是甲状腺肿的病因，随机选择试验组和对照组，试验组食盐中加碘，对照组的食盐中不加碘，经过一段时间后发现对照组的甲状腺肿发生率明显高于试验组，表明甲状腺肿的发生与碘的缺乏之间存在因果关系。

（七）分布的一致性

即疾病与可疑因素在时间、地区和人群中的分布状况相一致。例如，钉螺的分布与血吸虫病的分布相一致，又如各个国家的烟草销售量的分布与肺癌的死亡率分布相一致等。

（八）联系的特异性

指特定因素导致特定疾病，该疾病必然由该因素引起。联系的特异性多见于传染病，如结核杆菌引起结核病。对于慢性非传染性疾病，联系的特异性并不明显。一般认为，如果存在联系的特异性，则因果联系成立的可能性较大，但联系没有特异性也不能排除存在因果联系。

在病因推断过程中，并没有确定的参考标准，以上八条原则对病因推断具有重要指导意义。在实际研究中，联系的时间顺序必须是正确的，联系的强度、联系的可重复性及剂量-反应关系均有非常重要的意义，其他原则符合的越多，则发生误判可能性就越小，但符合少也不能轻易否定存在因果联系。

（高晓虹）

思考题

糖尿病是严重威胁人类健康的慢性非传染性疾病之一。为了解人群糖尿病的患病情况和流行因素，某省在1994—1996年间采用分层整群随机抽样方法，随机抽取6个市共20 228人作为调查对象开展了一项现况研究。采用统一编制的调查表，由经过培训的调查员对调查对象开展相关内容的调查。

问题1. 为探讨糖尿病的病因，下一步应做哪种研究？

问题2. 判定某种因素与糖尿病之间为因果联系的标准有哪些？

第十九章

临床流行病学

导 读

临床流行病学是以临床各科为研究基地，以病人群体为主要研究对象，应用流行病学、医学统计学、卫生经济学的基本原理与方法，研究疾病自然史、病因和危险因素，以及疾病诊断、治疗、预后评定及其影响因素的一门宏观研究临床问题的方法学。该学科已经成为临床研究的最佳方法学之一。本章主要介绍诊断试验和临床试验，及简要概述与之紧密相关的循证医学。

第一节　诊断试验设计与评价

诊断试验（diagnostic test）是指应用实验、仪器设备等手段对疾病进行诊断的一切检测方法。诊断试验目的是把病人与可疑有病但实际无病的人区别开来，以便对确诊的病人给予相应的治疗。

一、诊断试验研究设计

（一）选择研究对象

为了保证研究对象具有代表性，选择研究对象时应把握以下要点：

1. 病例组应当包括该病的各种临床类型：如病情的轻、中、重；病程的早、中、晚期；有无典型临床表现；有、无并发症及治疗史等。

2. 对照组应选自未患该病的其他病例，并且应包括易与该病相混淆的其他疾病病人，一般不能只选用正常人。

3. 病例组、对照组均应是同期进入研究的连续样本或者是按比例抽样样本，而不能由研究者随意选择。

（二）估计样本含量

诊断试验的样本含量取决于对试验的灵敏度、特异度、显著性水平和允许误差的要求。

$$n=\frac{u_{\alpha}^{2}p(1-p)}{\delta^{2}} \tag{19-1}$$

式中 n 为所需样本含量，u_{α} 为正态分布中累积概率为 α/2 时的 u 值，δ 为容许误差，一般取值范围是 0.05～0.10，p 为灵敏度或特异度，一般以灵敏度估计病例组样本量，以特异度估计对照组样本量。

当预期的灵敏度或特异度小于 20% 或大于 80% 时，资料呈偏态分布，应将率进行平方根反正弦转换。

$$n=\left[\frac{57.3\mu_{\alpha}}{\sin^{-1}\left(\frac{\delta}{\sqrt{p(1-p)}}\right)}\right]^{2} \tag{19-2}$$

（三）确定金标准

要建立并评价新的诊断方法，就必须与金标准比较。所谓金标准即当前被医学界公认的诊断疾病最客观、可靠的诊断方法。目前常用的金标准主要有病理学诊断（包括组织活检和尸体解剖）、外科手术探查、特殊影像学诊断（如冠状动脉造影诊断冠心病）、病原学诊断、临床综合诊断和长期随访所获得的肯定诊断等。在实际工作中应根据临床具体情况选择合适的金标准，如确诊肿瘤时常选择病理学诊断技术。

二、诊断试验的评价内容与指标

（一）真实性

1. 定义 诊断试验测量值与实际值的符合程度称为真实性（validity）。

2. 评价方法与指标 评价真实性的常用指标包括灵敏度（sensitivity）、特异度（specificity）、误诊率（false positive proportion）、漏诊率（false negative proportion）和约登指数（Youden's index）等。要评价一个新的诊断试验，应选定一个金标准。两种方法同步独立（盲法）检测（诊断）一批病人，再将所得数据整理成四格表，见表 19-1。

表 19-1 诊断试验评价资料整理表

		金标准		合计
		有病	无病	
诊断试验	阳性	真阳性（a）	假阳性（b）	$a+b$
	阴性	假阴性（c）	真阴性（d）	$c+d$
合计		$a+c$	$b+d$	n

（1）灵敏度：指实际有病而按该诊断标准被正确地判为有病的比例，即真阳性数占病人数的百分比。

$$灵敏度=\frac{a}{a+c}\times 100\% \tag{19-3}$$

（2）特异度：指实际无病按该诊断标准被正确地判为无病的比例，即真阴性数占非病人数的百分比。

$$特异度=\frac{d}{b+d}\times100\% \quad (19\text{-}4)$$

(3) 误诊率：指在无病者中被错判为有病的比例，即假阳性数占非病人数的百分比。

$$误诊率=\frac{b}{b+d}\times100\%=1-特异度 \quad (19\text{-}5)$$

(4) 漏诊率：指在病人中被错判为非病人的比例，即假阴性数占病人数的百分比。

$$漏诊率=\frac{c}{a+c}\times100\%=1-灵敏度 \quad (19\text{-}6)$$

(5) 约登指数：指诊断方法发现真正病人与非病人的总能力。该指数越大，诊断价值也越大。

$$约登指数=(灵敏度+特异度)-1=1-(误诊率+漏诊率) \quad (19\text{-}7)$$

例 19-1　以收缩压 160mmHg 为诊断试验的诊断标准，检查 10 000 人，发现阳性病人 25 人，阴性（<160mmHg）病人 25 人，阳性非病人 995 人，阴性非病人 8955 人，如表 19-2 所示。试评价其真实性。

表 19-2　收缩压诊断标准为 160mmHg 时试验真实性的评价

诊断试验	金标准		合计
	病人	非病人	
≥160mmHg	25	995	1020
<160mmHg	25	8955	8980
合计	50	9950	10 000

$$灵敏度=\frac{25}{25+25}\times100\%=50\%$$

$$特异度=\frac{8955}{995+8955}\times100\%=90\%$$

$$误诊率=\frac{995}{995+8955}\times100\%=10\%$$

$$漏诊率=\frac{25}{25+25}\times100\%=50\%$$

$$约登指数=1-(0.1+0.5)=0.4$$

3. 影响因素

(1) 诊断标准：诊断标准降低（放宽），会使诊断试验的灵敏度升高，特异度下降，误诊率提高，漏诊率下降。反之，提高诊断试验的标准（严格），诊断试验的灵敏度就会下降，特异度上升，误诊率下降，漏诊率上升。

例 19-2　以收缩压 140mmHg 为诊断标准，阳性病人 40 人，阴性病人 10 人，阳性非病人 1990 人，阴性非病人 7960 人。见表 19-3 所示。

表 19-3　收缩压诊断标准为 140mmHg 时试验真实性的评价

诊断试验	金标准		合计
	病人	非病人	
≥140mmHg	40	1990	2030
<140mmHg	10	7960	7970
合计	50	9950	10 000

$$灵敏度=\frac{40}{40+10}\times100\%=80\%$$

$$特异度=\frac{7960}{1990+7960}\times100\%=80\%$$

$$误诊率=\frac{1900}{1990+7960}\times100\%=20\%$$

$$漏诊率=\frac{10}{40+10}\times100\%=20\%$$

$$约登指数=1-(0.2+0.2)=0.6$$

（2）联合试验：串联试验可以提高特异度，并联试验可以提高灵敏度。

（3）金标准选择不当将影响灵敏度和特异度。

（二）可靠性

1. 定义　可靠性（reliability）是指在相同条件下进行重复试验，其结果稳定或一致的程度，又称为可重复性、稳定性、精确度、一致性、恒定性等。

2. 评价方法与指标　根据资料的类型，采用不同的方法与指标进行评价。计数资料采用 Kappa 检验，计算 Kappa 值；计量资料采用方差分析，计算个体内相关系数；等级资料采用 Kendall 相关分析，计算 Kendall 相关系数。

3. 影响因素

（1）试验对象个体生物学变异：如测量某人血压，即使用同一方法，同一测量者，亦可因不同的测量时间或试验对象的情绪波动等因素，出现血压值的变异。

（2）观察者：不同观察者或同一观察者在不同时间因认真程度不同或生物学感觉差异，可导致重复测量的结果不一致。

（3）试验方法或仪器本身的变异：试验方法可受药物、试剂的质量、配制方法及温度、湿度等因素影响，仪器本身亦可受外环境因素影响，使测量值发生误差。

（三）预测值

1. 定义　预测值（predictive value）是指在已知诊断（筛检）试验结果的条件下，估计有无该病的概率，又称预告值、诊断价值，是评价诊断试验效益大小的指标。

2. 评价方法与指标　阳性预测值、阴性预测值。

（1）阳性预测值（positive predictive value）：指真阳性数占阳性数的百分比。它说明被试人如为阳性时患该病的可能性有多大。

$$阳性预测值=\frac{a}{a+b}\times100\%\quad 或 \tag{19-8}$$

$$阳性预测值=\frac{患病率\times灵敏度}{患病率\times灵敏度+(1-患病率)(1-特异度)} \tag{19-9}$$

(2) 阴性预测值(negative predictive value)：指真阴性数占阴性数的百分比。它说明被试人如为阴性时未患该病的可能性有多大。

$$阴性预测值=\frac{d}{c+d}\times 100\% \quad 或 \tag{19-10}$$

$$阴性预测值=\frac{(1-患病率)\times 特异度}{(1-患病率)\times 特异度+(1-灵敏度)\times 患病率} \tag{19-11}$$

3. 影响因素　预测值受试验方法的灵敏度、特异度以及疾病患病率的影响。当患病率一定时，随着灵敏度的升高，特异度下降，阳性预测值下降，阴性预测值上升；随着特异度升高，灵敏度下降，阳性预测值上升，阴性预测值下降。当灵敏度、特异度一定时，随着患病率的升高，阳性预测值升高，阴性预测值下降；随着患病率的下降，阴性预测值升高，阳性预测值下降。

(四) 受试者工作特性曲线

受试者工作特性(receiver operator characteristic，ROC)曲线，是以灵敏度为纵坐标，误诊率为横坐标绘制所得的曲线。它表示灵敏度与特异度之间的相互关系。ROC 曲线常被用来决定最佳临界点，若在患病率接近 50% 时，最接近左上角的那一点，可定为最佳临界点，如图 19-1 中的箭头所指处，即灵敏度为 80%，特异度为 84% 处，其误诊率和漏诊率之和最小。若在患病率极低或很高时，其最佳临界点可不在最接近左上角的那一点。仅通过一两次试验，要想找到灵敏度和特异度都好的最佳临界点是不可能的。ROC 曲线还可以用来比较两种或两种以上诊断试验的诊断价值，从而帮助医生选择最佳诊断试验。

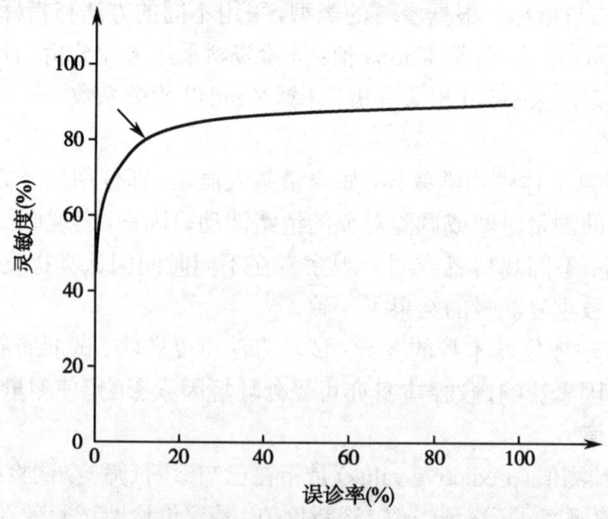

图 19-1　诊断糖尿病中血糖测定的 ROC 曲线

三、诊断指标及其标准的确定方法

(一) 诊断指标

1. 客观指标　能用客观仪器测定，很少依赖诊断者及被诊断者的主观感觉来判断，如体温、血红蛋白等。

2. 主观指标 完全根据被诊断者的主观感觉来判断，如疼痛、愉快等。

3. 半主观指标 根据诊断者的主观感知判断，如肿物的硬度、中医把脉等。

以上 3 类指标以客观指标质量最好，以主观指标质量最差，在进行诊断时，应尽可能选择客观指标。

(二)确定诊断标准

1. 确定诊断标准时应遵循的原则

(1) 鉴别诊断试验的繁简程度：如果鉴别诊断试验繁琐，则诊断标准要严格；如果鉴别诊断试验较简便，则诊断标准要放宽；

(2) 漏诊后果的严重性：若早期诊断疗效佳，则诊断标准要放宽，反之诊断标准要严格；

(3) 间隔一定时期后再一次检查的可能性：如果再一次检查的可能性大，则诊断标准要严格，反之诊断标准要放宽；

(4) 该病的患病率：如果患病率高，则诊断标准要放宽，以减少漏诊；如果患病率低，则诊断标准要严格，以减少误诊。

一旦确定了标准，就必须严格执行，不允许随意更改。

2. 确定诊断标准的方法

(1) 平均值加减标准差法：通常以平均值之上或之下 2 个标准差作为截断值。如果资料呈正态分布，平均值 ±2 倍标准差($\bar{X} \pm 2S$)包括了 95% 的数据，在分布的两侧各有 2.5% 的人被确定为异常；若资料不呈正态分布，则应将数据转换成正态分布后再估计参考值范围。

(2) 百分位数法：若采用双侧检验，则从第 2.5 百分位数到第 97.5 百分位数为正常范围；若采用单侧检验，数值过小为异常时则正常下限取第 5 百分位数，数值过大为异常时则正常上限取第 95 百分位数。此方法适用于两种类型的数据：①数值呈偏态分布；②数据分布特征不详。

(3) 异常与疾病相联系：绘制 ROC 曲线，取其左上角拐弯处之点(一般为最左上角的点)对应的测量值作为截断值；约登指数最大时的测量值作为截断值。

四、提高诊断质量的方法

提高诊断质量就是提高诊断指标质量、提高诊断方法的质量与可靠性。可从以下几个方面加以考虑。

1. 尽量选用客观指标。

2. 选择正确而合适的指标，对计量指标则应考虑合适的分界值，使其有尽可能高的灵敏度和特异度。

3. 对指标的测量，要把方法及可能影响结果的步骤及条件都进行标准化。

4. 联合试验 在疾病诊断中使用多项诊断试验，称为联合试验。联合试验有两种方式。

(1) 并联试验：同时做几项诊断试验，其中有任何一项阳性，即可作为疾病存在的证据。如乳腺癌诊断，可先用触诊检查，再用乳房 X 线摄片检查，两种方法检查有一种结果阳性即可诊断乳腺癌。并联提高了诊断试验的灵敏度，可以减少漏诊率，但却增加了误诊率。

临床工作中遇到以下情况，可以采用并联方法。

1）必须迅速作出诊断；

2）目前尚无一种灵敏度很高的诊断试验；

3）虽有高灵敏度的试验，但费用昂贵、安全性差；

4）漏掉一个病人时后果严重。

（2）串联试验：依次进行的几项试验，是否做下一个试验要根据上一个试验结果来决定，如果结果阳性，则继续下一个试验，否则终止试验。只有所有的实验均为阳性，才能作为疾病存在的证据。如冠心病的诊断，可先做运动心电图试验，然后将所有阳性者再做超声心动图，两者均为阳性才诊断为冠心病。串联提高了诊断试验的特异度，可以减少误诊率，但却增加了漏诊率。

临床工作中遇到以下情况，可以选用串联方法。

1）不必迅速作出诊断；

2）目前针对该病的几种诊断方法特异度均不太高；

3）必须做某些昂贵或不安全的试验；

4）误诊可能导致严重后果。

（3）复合试验：并联、串联诊断试验进行合理组合再用于疾病的诊断，即复合试验。根据指标的性质与质量的高低，将指标有串联有并联地结合起来应用，以达到较好的结果。

另外，建立专科门诊、转诊和会诊疑难病例，根据疾病的某些特殊临床表现，或在高危人群和职业人群中有目的地开展诊断试验，必将提高其阳性检出率，有利于对疾病的确诊。

五、诊断试验研究的评价标准

（一）是否与金标准进行同步独立盲法比较

判断诊断试验真实性的正确方法是将所要评价的诊断试验结果与"真实"情况（金标准）进行比较，且待评价诊断试验或指标应与金标准同步盲法（独立）测量与判断。评价诊断实验研究时，首先要检查研究者是否对每一位研究对象进行诊断试验时，都采用了合适的金标准，并独立判定结果。

（二）研究对象的来源与构成情况是否清楚

研究对象来自哪类哪级医院，其开展某项诊断试验前患病率（验前概率）差别大小将影响试验结果对疾病的预测值。病例组是否包括该病的各种临床类型病人。对照组是否确实未患该病，且患有易与该病相混淆的其他疾病病人。病例组、对照组是否属于同期进入研究的连续样本或者是按比例抽样样本，而不是由研究者随意选择。

（三）样本含量是否足够

诊断试验的样本含量取决于对试验灵敏度、特异度、显著性水平和容许误差的要求。一般以灵敏度估计病例组样本量，以特异度估计对照组样本量。病例组、对照组样本量一般均不得低于100例，特殊情况下每组也至少30例以上。

（四）对正常值的定义是否正确、合理

对正常值的定义直接影响诊断试验的灵敏度、特异度等指标和新诊断试验本身的真实性及其应用价值，因此需评价正常值和诊断阈值的确定方法与标准是否合理和可靠。

（五）诊断试验评价指标的应用是否合理

是否采用真实性（灵敏度、特异度、误诊率、漏诊率、约登指数）、似然比（阳性、阴性似然比）、预测值（阳性、阴性预测值）等评价指标全面正确地评价诊断试验。

（六）诊断试验的可靠性

是否严格控制试验条件和观察者变异范围，并详细报道；是否根据数据类型分别采用正确的统计学方法与指标进行可靠性评价，是否以同样的试验对不同的病例进行了检测并获得真实性相同的结果。

（七）是否检测联合试验中单项试验的贡献率

如果是联合诊断试验，是否对每一个试验的灵敏度和特异度等重要指标都进行了测量。对联合试验研究中每一个单独的诊断试验进行全面评价，才能准确判断联合试验的真实性，并为读者提供了解及应用这些试验的客观依据。

（八）是否详细介绍具体方法与注意事项

新的诊断试验能迅速普及应用才能产生社会效益，使更多的病人得到及时正确的诊断，因此，在评价诊断试验时应注意，方法中是否详细介绍诊断试验的操作步骤、仪器设备、试剂、试验条件及注意事项等。

（九）是否进行效用分析与适用性分析

对诊断试验评价还涉及一个重要方面，就是要对诊断试验的实用价值进行评价，如对诊断试验的有效性如何、有无不良反应、可能带来的社会经济效益、安全性及病人能否接受等作出实事求是的评价；能否根据自己的临床经验、当地某病患病率及自己的病例与诊断性试验的研究对象接近程度，合理估算病人的验前概率。

第二节 临床试验

临床试验是评价治疗或预防措施的重要研究方法，通过比较实验组与对照组的结果确定某项干预措施的效果与临床意义。

一、临床试验的概念、意义与特性

（一）临床试验的概念

1. 临床试验（clinical trial） 临床试验是以特定人群（病人或健康志愿者）为研究对象，随机分为实验组与对照组，实验组给予新药或新疗法，对照组给予标准（经典）疗法或安慰剂或不给予任何措施，追踪并比较实验组与对照组的结果而确定某项治疗或预防措施的效果与毒副作用的一种前瞻性研究。

2. 多中心临床试验（multicenter clinical trial） 多中心临床试验是由多位研究

者按同一试验方案在不同地点和单位同时进行的临床试验。各中心同期开始与结束试验。多中心试验由一位主要研究者总负责，并作为临床试验各中心间的研究协调者。

（二）临床试验的意义

只有通过对已有治疗措施的临床疗效进行科学评价，才能发现不足或缺陷之处，提出新的有效的治疗设想。由于人们对许多疾病的发病机制并未完全了解，病情轻重、所处病期、并发症与合并症不同都会影响疗效，治疗措施本身也可以对人体产生多方面作用，因此，对新的治疗方法或方案的疗效应当进行全面评价。仅凭临床医生的治疗经验来对某一治疗手段的有效性和安全性下结论，会受到掩盖治疗和效果之间真正关系的各种情况的影响。如研究对象的选择偏倚、对照组设计缺陷、疾病过程的自然变化、观察者与被观察者的主观意愿等等，均可导致产生不可靠甚至错误的结论。

（三）临床试验的特性

1. 临床试验是实验性而非观察性的研究，实验组施加干预措施。
2. 临床试验拥有严格的平行对照。
3. 临床试验是一种前瞻性研究，即随访追踪一段时间后方能得到结局资料。
4. 临床试验研究对象是随机分组的。
5. 临床试验应特别注意受试者的安全性和依从性。

二、临床试验设计的基本要素

临床试验的目的是观察和论证某个或某些研究因素对研究对象所产生的效应。临床试验设计应围绕处理因素、研究对象和试验效应3个基本要素展开。

（一）处理因素

处理因素是施加于研究对象的干预措施，如药物、某种疗法或护理等，常是研究的核心。给研究对象以处理因素，目的是观察其效应，结果是肯定或否定假设。在确定研究的处理因素时，必须充分估计其效应能否达到验证假设的预期目的。因此，应注意下列问题。

1. 处理因素的性质和强度　根据专业知识、临床经验、目的要求等方面考虑处理因素，如选用药物的种类、剂量、疗程；诊断方法的试剂、仪器、操作规程等，在设计中都要仔细斟酌。干预措施以外的其他因素称为非处理因素，确定处理因素时，要保证各组间可能影响疗效的非处理因素均衡可比。

2. 处理因素的反应性和特异性　处理因素的效应要能够客观而迅速地反映出来，才能验证假设，这就要求具有较强的反应性，而且这种反应是该处理因素所特有的，即具有特异性。

3. 处理因素的标准化　临床试验中，对处理因素应作出统一规定，如对不同的受试者、受试时间、地点及处理的方法等都应统一标准并保持不变。要求设计时就要明确使用的药品、试剂的名称、厂名、批号、纯度、配置方式、用量、用法、疗程等并保持一致；手术和操作的熟练程度、护理程序等也应保持恒定，以充分保证处理因素的标准化。

（二）研究对象

研究对象是根据研究目的选择的。临床医学研究的对象，除了确定参考值和选择正常对照需选用健康人外，多数的研究对象是病人。在一些医疗机构中得到的病例，由于只是该病种病人（总体）中的一小部分病人（样本），这一小部分的样本病例，并不是从该病总体中随机取得的，因此不能保证其样本的代表性。为了解决这个问题，在确定研究对象时，必须注意两个方面：一是在什么样的人群范围内选择样本，要求样本是在同质总体中选取的；二是样本的数量。

同质人群，这是一个相对概念，取决于研究目的和要求，例如，对某降压药物的疗效进行考核研究，样本来源应是患高血压的人群，故高血压患者是同质总体；如果由于研究目的不同，要求Ⅱ期高血压患者才能入选研究对象，则其他类型的高血压患者都是非同质总体人群，排除在研究范围之外。因此，研究对象是为了保证样本的代表性、可比性而确定的同质人群范围。在设计时，应考虑下列问题。

1. 诊断标准　研究对象必须能正确反映处理因素的效应，与研究目的密切相关，所以，诊断应严格按照统一的标准。必要时，还应规定病理类型、病情轻重、病程长短，有无合并症等。目的在于保持齐同（均衡），以便观察，确切地反映出处理因素的效应。统一诊断标准，在多单位协作研究时尤为重要。

在诊断标准的基础上应根据研究目的的要求制订纳入标准。此项标准应规定适当，标准太高将增加选择研究对象的困难，标准太低又可能影响研究工作的真实性。例如，在使用某药治疗高血压的研究中，所谓纳入标准是：研究人员根据国际诊断标准选择一批原发性高血压患者作为研究对象，住院后先服安慰剂 2 周，然后将那些血压水平依然符合诊断标准的患者入选为正式的研究对象。

设计时还应规定排除标准，即有些患者虽符合诊断标准，但仍不能入选作为研究对象。首先，如果该患者同时患另一种可影响本试验效果的疾病时，就不宜选作研究对象。其次，选中的患者也不宜同时患其他病情险恶的疾病，因为这样的患者可能在研究过程中死亡或因病情恶化而被迫退出。再者，已知研究对象对药物有不良反应时也应排除，如不应将曾患胃出血者选作抗炎药物试验的对象。

2. 对处理因素的反应性　研究对象对处理因素的反应性好。例如，要考核降压药效果，对于高血压间歇出现或血压值不太高的患者，由于其反应性差，不宜选为研究对象。

3. 合作性和安全性　原则上，临床试验都应取得受试对象的同意，只有自愿合作，依从医嘱，才能主动配合，使研究工作得以顺利进行；如果出现依从性差或失访现象，应对资料作相应处理。同时，也应保证受试对象的绝对安全，作好充分估计，不会出现明显副作用和影响其原来病情、病程及预后的研究对象才能入选。一般禁止使用危重患者。这些都是临床试验必须具备的医德要求。

（三）试验效应

临床试验是通过研究因素在研究对象身上产生的试验效应来验证或说明研究成果的。临床试验的结果只有运用恰当的效应指标才能表现出来。因此，试验设计的一项重要工作是寻找一些能反映效应的指标，如发病率、病死率、治愈率、缓解率、复发率、毒副作用、体征的改变和实验室测定结果等。疗效评价研究必须有明确的疗效判定标准，特别是作为确定疗效的指标，应简单、明确、客观。

1. 效应指标类型

(1) 客观指标：如痊愈、病残、死亡等，疗效评价性研究应根据情况尽量采用客观指标。另外由实验或仪器测定的指标，也是常用指标，但应注意实验或测量的条件一致和人员培训及质控工作。

(2) 病人主观描述性指标：关节痛、头痛、乏力、腹胀等指标，不够确切而且可靠性差，一般应谨慎选用。

另外，按反应的性质，效应指标大致分为定性的计数指标和定量的计量指标，前者如阳性、阴性；痊愈、好转、无效、恶化；X 线片变化、细胞坏死程度、症状是否出现等；后者如身高、体重、血压、体温、细胞计数等。

2. 效应指标的选择原则

(1) 客观性：定量指标一般以客观记录为主，定性指标也应尽量用客观方法记录，以避免由主观心理因素造成的偏倚。

(2) 特异性：要与研究目的密切相关，能确切反映处理因素的效应，因而要尽可能选用特异性高的指标，以防止非处理因素的干扰。

(3) 灵敏性：对处理因素的效应要能灵敏地反映出来。由于医学实验方法日新月异，故应根据专业知识、研究目的和要求，选用新的敏感指标。

(4) 稳定性：任何实验指标都要求稳定性好，能在不同时间、地点被不同操作者重复证实，误差应在允许范围之内。

(5) 结局性：尽可能选用结局性指标，少用中间性指标。如评价降压药物的疗效最好用心肌梗死或脑卒中的发病率，而不仅仅是近期血压。

三、临床试验设计的基本原则

临床试验设计的基本原则是设置对照、随机分组、盲法实施和重复原则。

（一）设置对照

对照是在进行一项流行病学研究时确定的一种供比较用的研究对象，其成员没有暴露于疾病、干预措施、实验方法或所研究疾病的病因及相互影响因素。

1. 意义

(1) 排除疾病自然变化和非处理因素的干扰：许多疾病不经任何治疗，可以自行缓解或痊愈，从而影响对药物、手术等处理因素的疗效判断；疾病的轻重、病程、病人的基本情况（年龄、性别、职业、个体差异等）、附加治疗措施（如基础治疗、护理措施、心理治疗等）等非处理因素均可影响疗效。

(2) 鉴定处理因素的作用和效果：这是科学方法中的对比法，可应用于筛选最佳防治方案，找出多因素中的主要因素等。

(3) 确定治疗措施的不良反应与安全性。

2. 原则

(1) 一致性原则：对照组与实验组之间必须具有可比性，要求除处理因素外，其他条件在理论上应完全一致。在实际的临床试验中做不到完全一致，但至少应在防止和减少主要混杂因素的影响上达到一致，包括：组间样本的年龄、性别、职业、出生地、吸烟饮酒史等应一致；病情特点、预后因素以及同时接受的其他治疗措施应相同；实验条件如仪器、试剂及操作人员和方法等都应相同，不能一组用一套；组间尽量同步进行，以消除时间因素造成的影响。

（2）对等原则：从统计学角度考虑，组间人数相等的组间合并误差最小，因此，对照组的例数应与实验组例数相等或相近，一般对照组例数应不少于实验组例数；同等重视实验组和对照组以避免组间观察结果的人为差异。

3．对照的种类与方法

（1）随机同期对照（randomized concurrent control）

1）设计要领：按随机化方法将研究对象随机分为实验组和对照组，实验组给予规定的治疗措施，对照组给予安慰剂或不给予任何措施，观察一定时期后，比较和分析两组的疗效，作出实验结论。

2）优点：①两组资料可比性好，容易获得正确的结论；②能消除研究人员或患者在分组上的主观因素影响；③有利于运用统计学方法处理资料。

3）缺点：①一次试验需要较多的患者；②有1/2的病人作为对照，得不到新疗法的治疗，可能引发医德问题，给临床试验工作带来一定的困难；③在时间、人力、财力等方面花费较大。

4）适用范围：是目前临床试验中公认的标准研究方法，一般情况下，可选择这种对照进行临床试验。

（2）空白对照

1）设计要领：对照组在试验期间不给任何处理，只作单纯观察，以便与实验组比较。

2）优点：简便易行。

3）缺点：对照组并没有得到治疗，可能涉及医德问题。

4）适用范围：①处理因素很强而非处理因素都较弱的情况；②病情很轻或无危险性疾病，如近视、慢性支气管炎等；③病死率很高而又无特效治疗的疾病，如狂犬病；④预防效果评价等。

（3）安慰剂对照（placebo control）

1）设计要领：对照组在实验期间只给予安慰剂。实际上也是一种空白对照。安慰剂是一些没有疗效的或只有轻微无关药理作用的物质（如生理盐水、淀粉、乳糖、维生素、钙片等）。

2）优点：可以防止可能产生的心理和主观因素干扰实验结果。

3）缺点：①实际上对照组并没有得到治疗，可能涉及医德问题；②有时安慰剂也可产生一些心理效应，故选用时应慎重。

4）适用范围：一般用于双盲试验，以防止可能产生的心理和主观因素干扰实验结果。

（4）交叉设计（crossover design）

1）设计要领：整个设计分为两个阶段，先将研究对象随机分为实验组和对照组。第一阶段实验组接受新药或新疗法治疗，对照组接受经典疗法治疗或安慰剂。此阶段结束后，两组患者均休息一段时间（停药、洗脱），之后再进入第二阶段治疗，在此阶段两组需要对换治疗措施。

2）优点：可比性好，评价疗效的效率高，同时也可用较少的样本完成实验。

3）缺点：要求进入第二阶段之前，两组患者的病情均与进入第一阶段时相同。

4）适用范围：是临床试验常用的设置对照方法。但其使用范围受一些条件的限制，要求：①疾病是病情稳定的长病程慢性病；②处理因素启用后出现效应快，停止后效应消失也快。

（5）自身对照（before-after study）

1）设计要领：只设一组受试对象，要求个体间条件尽量相似。具体方法是：第一阶段先作空白对照，观察记录有关指标数据；第二阶段给予处理因素，比较两组数据的差异。或者第一阶段给对照措施（标准治疗、安慰剂）；第二阶段给处理因素，再比较两组数据。

2）优点：可比性好，所需样本量较小。

3）缺点：要求进入第二阶段之前，患者的病情与进入第一阶段时尽可能相同。

4）适用范围：同交叉设计。

（6）非随机同期对照（non-randomized concurrent control）

1）设计要领：研究对象分为实验组与对照组，但两组研究对象非随机分配，而是由研究者主观决定，或按不同单位、不同地区组织，如一所医院作为对照组，另一所医院作为实验组，实验组给予治疗措施，对照组不给治疗措施或只给予安慰剂，经过一段时间后比较两组的疗效。

2）优点：简便易行，也易为研究人员和患者所接受。

3）缺点：两组的基本特征和影响疗效的因素分布可能不均衡，缺乏可比性，导致结果产生偏倚，因为不同医院的诊断标准、入院标准、病人来源及病情轻重等都可能存在差异。

4）适用范围：目前使用较少，仅仅适用于诊断标准明确和治疗水平比较稳定或一些病死率很高的疾病的疗效评价。

（7）历史性对照（historical control）

1）设计要领：一组患者（实验组）接受新疗法，将其疗效与以前某时期用某种疗法治疗的同类型患者（对照组）的疗效加以比较。这种对照的资料主要来自文献和医院病历资料。这是一种非随机、非同期的对照研究。

2）优点：①研究对象都得到了治疗，研究者和患者均易接受，符合医德原则；②省钱、省时间。

3）缺点：①可比性差，由于是非随机化设计，也是非同期进行的治疗试验，因此是一种非均衡性对照，疾病的自然病程、疾病的诊断标准、治疗水平、护理水平、收治标准等可能不同；②不少文献资料缺乏研究对象有关特征的记载；③有的医院病历资料残缺不全等。所用历史性资料的时间越久远误差就越大。

4）适用范围：目前使用较少，仅仅适用于疗效研究论文的讨论部分，供分析比较，但不能作为下结论的依据。

（二）随机分组

1．意义　随机分组，即遵循随机化原则将研究对象随机分配到实验组或对照组，要求每个个体进入各组的机会均等，不随主观意愿分组，其作用是最大限度地保证均衡性，即实验组与对照组除处理因素不同外，其他影响实验结果的因素，如性别、年龄、病情轻重、易患因素等均具有均衡性，以防止和减少混杂偏倚的发生。

2. 方法

(1) 简单随机分组(simple randomization):一般采用随机数字表(表 19-4)进行分组。如要将 20 个病人分到 A、B 两组,可以事先规定,凡遇到数字 0~4 者分到 A 组,5~9 者分到 B 组。然后在随机数字表(表 19-4)内任意指定一行随机数字,如第一行:0,5,2,7,8,4,3,7,4,1,6,8,3,8,5,1,5,6,9,6。按此规则即可将病人依次分配到 A、B 两组,即 A,B,A,B,B,A,A,B,A,A,B,B,A,B,B,A,B,B,B,B。结果 20 个病人中分到 A 组 8 人,而分至 B 组 12 人。显然两组人数不平衡。这是简单随机分组的弊病。应特别引起注意的是,根据研究对象进入研究(就诊)的时间先后,交替地分配到实验组与对照组的做法不属于随机化分组。

表 19-4 随机数字表(部分)

0	5	2	7	8	4	3	7	4	1	6	8	3	8	5	1	5	6	9	6
5	9	7	2	4	0	2	3	6	3	1	8	5	0	2	6	0	9	9	6
2	5	9	8	4	3	8	9	5	2	8	4	6	4	4	2	7	5	4	4
…																			
…																			
…																			
4	8	3	6	7	3	7	5	3	9	5	9	9	8	2	5	7	2	5	8

(2) 区组随机分组(block randomization):适用于临床病例先后就诊,逐步累积样本的随机方法。可以克服简单随机分组的缺点,只要停止实验时完成的是某一完整区组就能保证实验组(A 组)与对照组(B 组)的病人数保持平衡。例如,要将 24 例病人随机分到 A 和 B 两组,可先将病人分为含量为 4 人的 6 个区组,每个区组 4 名病人的分配可以有以下 6 个区组(表 19-5)。

表 19-5 每个区组 4 名病人的分配方案

1	2	3	4	5	6
A	B	A	B	A	B
A	B	B	A	B	A
B	A	A	B	B	A
B	A	B	A	A	B

然后,可采用简单随机方法随机排列 1~6 个区组顺序,假如为 3,2,1,4,5,6,则病人按以下区组随机分配(表 19-6)。

表 19-6 24 例病人的随机化区组

区组号	3	2	1	4	5	6
病例号	1 2 3 4	5 6 7 8	9 10 11 12	13 14 15 16	17 18 19 20	21 22 23 24
分组	ABAB	BBAA	AABB	BABA	ABBA	BAAB

若需要分组的研究对象超过 24 例,则可以加大区组含量。如 6 个人为一个区组时,就可以将 120 个人随机分为两组。

(3) 分层随机分组(stratified randomization)：首先按照可能产生混杂作用的因素(如年龄、性别、病情特点等)对病人先进行分层，然后在层内采用简单随机方法将病人随机分配到实验组和对照组。分层随机是一种较为理想的随机分组方案，它使临床特点和影响结果的混合因素均匀地分布于实验组和对照组中，使两组较为均衡，可比性较好，研究结果更加可信。

(三)盲法实施

请参见第十七章相关内容。

(四)重复原则

重复是指样本含量的大小或重复实验次数的多少。由于生物个体间有差异，抽样研究中误差总是存在的。单纯以一个观察单位的观察或一次实验结果来说明问题带有很大的偶然性，因此，重复原则十分必要。

样本含量过少会降低临床试验的把握度，误差增大；样本含量过大则导致不必要的人、财、物浪费。因此，在实验前必须估计适当的样本含量，以便得出有意义的结论。这就是重复原则。

正确估计样本含量 n，能保证研究结果在一定概率水平上的可信程度，其含义是指有一定的把握得出正确研究结论时所需要的最小样本。估计样本含量事先要确定以下4个条件。

1. 了解效应指标的一些信息，如效应指标为数值变量，则需要了解其标准差；若为分类变量，则需要了解其率。这些可通过预实验或查阅文献获得。

2. 实验研究结束时，实验组和对照组所比较的指标之间的差值 d 越大，所需的 n 越小，反之则越大。这一差值常用预实验进行估计或用专业上有意义的差值代替。

3. 第Ⅰ类错误的概率，即假阳性错误的概率 α，也称检验水准。α 越小，所需 n 越大。通常 α 取0.05或0.01，并有单、双侧检验之分，且单侧检验比双侧检验所需要的 n 小。

4. 第Ⅱ类错误的概率，即假阴性错误的概率 β。$1-\beta$ 称为把握度(power)。一般，β 取0.10或0.20，β 越小，所需 n 越大。

样本含量的估计可以采用查表法或按公式计算。具体内容参见本书统计学相关章节。

四、临床试验研究需要注意的问题

(一)伦理学问题

临床试验的对象是人，除通常需要遵循的医学伦理道德基本原则之外，更需要遵循以下原则。

1. 自愿参加原则　尊重患者的人权是最基本的原则。自愿参加原则就是患者必须是自愿参加临床试验。具体体现在：研究人员需将有关试验的目的、方法、预期好处、潜在危险等如实告知患者或家属，并征得患者同意，签订参加试验的知情同意书。需要强调的是，患者有权在试验的任何阶段不需要任何理由退出研究。对中途退出研究的患者应该一如既往地给予关心和治疗，不应歧视他们。

2. 对参加者无害原则 试验研究过程中不应对患者带来身心方面的伤害。这一点在选择对照用药(安慰剂)时尤其重要。

3. 匿名和保密原则 研究者应对病人的一般资料、具体病情及其他隐私情况保密,不应向他人透露。通常在临床试验的病例报告(CRF)表中只用编号和姓名的汉语拼音首字母。对于一些敏感的疾病如艾滋病等更应引起足够重视。

4. 普遍性道德行为准则 指研究和数据收集过程中应坚持实事求是、尊重科学的态度,不得有半点虚假。

(二)分配方案的隐藏

在临床试验中,为避免研究者或病人知道接受何种治疗,减少主观偏见和测量偏倚,通常采用双盲法,即研究者和受试者均不清楚接受的是治疗组措施或者对照组措施。为真正达到这一目的,需要保证分配方案隐藏。

(三)安慰剂问题

安慰剂对照不用于急、重或有较重器质性病变的病人,可用于轻症或功能性疾病患者。如果试验药作用较弱时,一般只能选轻、中度功能性疾病患者为对象进行治疗。为确定药物本身是否有肯定的治疗作用,宜选择安慰剂对照,只有证实试验药显著优于安慰剂对照组时,才能确认药物本身的药效作用。

任何治疗都有特异性和非特异性作用,安慰剂虽无特异性作用,但有非特异性作用,这在以主观指标判定疗效时其对结果的影响特别显著,应予以重视。

(四)剔除、退出和失访病例及其处理

临床试验中,填写了知情同意书并筛选合格进入随机化试验的受试者,可能由于各种原因不能或没有完成全部的治疗和观察,对这部分病人需要具体分析每一病人的情况。

剔除病例,通常是由于选入了不符合入选标准的病例,或在随访中发现病人存在排除标准等问题。这部分病例不能进入疗效分析,但在不良事件分析中仍应包括在内。

患者在研究结束前任何时刻撤回知情同意书,均可视为退出研究。可以是因为疗效不满意或无任何理由的退出研究,也可以是由于不良事件医师认为需要终止进一步临床试验,还包括未按规定用药无法判断疗效,资料不全等影响疗效或安全性判定者。盲法试验中由于严重不良事件或临床特殊治疗需要破盲的个别病例,合用影响疗效的药物等。无论何种情况,研究者均需填写中止或退出试验的主要原因记录。对因过敏反应、不良反应、治疗无效而退出试验的病例,研究者应根据受试者实际情况采取相应的治疗措施。这部分病人是进行意向治疗(intention-to-treat, ITT)分析应该包括的部分。

意向治疗(ITT)分析:所有随机分配的病人不管是否完成研究,在最后资料分析中都应被包括进去。完成治疗(per protocol, PP)分析:只有按方案完成研究的病人才被包括到最后的分析中去。ITT 分析可以防止预后较差的病人从分析中排除出去,可以保留随机化的优点;PP 分析能反映实际按方案完成治疗的结果,减少因干扰或沾染造成的影响;ITT 与 PP 结果越接近,失访的比例越少,研究的质量越高,结果越可信。

研究者在研究过程中与患者失去联系均可视为失访病例。出现失访病例,研究者应采取登门随访、电话、信件等方式，尽可能与受试者联系，询问理由，记录最后一次服药时间，完成所能完成的评估项目。

（五）临床试验的结果不能只凭显著性检验

对于试验结果的分析，首先要看结果是否有临床意义，没有临床意义的微小差别，即使有统计学上的显著性差异，也不说明疗效优越。只有疗效的差异具有临床意义，同时具有统计学上的显著性差异时，才能推广应用。

（六）效果与实际有效

在临床试验中，常选择依从性好的病人作为研究对象以获得较好的效果，而在实际应用时，病人有的合作，有的是不合作的，所以实际效果与试验效果可能不同，即一种疗法在合作者中取得较好效果，并不等于该疗法在人群中推广时也能取得同样的结果。

（七）向均数回归

在临床上一些极端的临床症状或体征有向正常回归的现象，称为向均数回归(regression to the mean)，这是临床上经常见到的一种现象。例如血压水平处于特别高的病人中有5%的人，即使不治疗，过一段时间再测量血压时，也可能会降低一些。

（八）霍桑效应

与一般的治疗观察相比，在新的治疗措施的临床疗效考核中，受试对象将受到许多特别关注，而他本身也对试用新药满怀希望，这就可能造成一种后果，即病人会因此而更多地向研究人员报告好的结果，而实际上药物本身的疗效并没有那么好。这就是霍桑效应(Hawthorne effect)。与一般观察性的治疗不同，在进行比较的临床疗效评价中，所测得的疗效都包含有霍桑效应。

（九）新药与新疗法的评价必须基于基础研究、临床研究与流行病学研究的相互结合

临床试验前有充分的基础研究及动物实验资料，临床试验结束后，药物正式投放市场时还需要对某些罕见或长潜伏期的副作用进行临床和流行病学监测。医学史上，反应停事件已经给我们人类造成了不可挽回的灾难，说明新药正式投放市场后，仍需要密切监测和研究，以便及时发现可能尚未观察到的药物毒副作用。

五、临床试验研究的评价

（一）研究对象是否有严格的诊断标准、纳入标准和排除标准

研究对象不仅要有明确统一的诊断标准，而且，所有研究对象最好都按同样的诊断方法得到确诊。如果诊断标准不一，疗效评定就无从谈起。研究对象还要有严格的纳入和排除标准。一般情况下，老人、儿童、妊娠期妇女等特殊人群不应作为研究对象，以免因这些特殊人群的特殊生理、病理因素对疗效产生影响。

（二）是否详细介绍研究对象的情况

研究对象来自哪类哪级医院，实验组、对照组中疾病的类型、症状、体征、年龄、性别等重要临床特征是否作了详细说明。

（三）样本含量是否足够

由于生物个体间存在差异，来自样本的研究结果总是存在抽样误差。因此，在实验前必须要合理地估算样本含量，才能得出有意义的结论。样本量的计算应根据设计方案的不同选择适当的样本含量公式计算。

（四）疗效判定指标的客观性、真实性与可靠性如何

只有客观指标，才能有效避免由主观心理因素造成的偏倚，因此，应注意在所有指标中客观指标占多少、是否以客观方法记录为主，疗效判定指标是否与研究目的密切相关，能否确切反映处理因素的效应，并防止非处理因素的干扰，即特异度高低；疗效判定指标能否灵敏地反映出处理因素的效应，即灵敏度高低。任何疗效指标都要求可靠性好，能在不同时间、地点被不同操作者重复证实，误差应在允许范围之内，疗效判定中选择结局性指标一般比中间性指标可靠性强。

（五）临床观察是否采用盲法

在临床疗效研究中可能因心理上和主观上的一些因素，对试验结果产生干扰，影响结果的可靠性，甚至造成研究的失败。在实验实施过程中，采用盲法观察以排除可能的信息偏倚，对于保证研究结果的客观性、可靠性和真实性至关重要。因此，应注意作者有无采用盲法及是否详细介绍实施的具体办法。

（六）结果是否来自同期随机对照试验

在临床疗效研究的各种方案中，RCT 最具说服力，论证强度最高，其结果最具有重复性和合理性。如果研究的设计方案不是 RCT，则要看它的对照组是如何选择的，对照组与实验组可比性如何。一般来说，非随机对照和历史对照研究因其组间变异较大，难以保证组间均衡可比，易产生各种偏倚。另外，还需要注意在研究设计时，是否采用了限制、配对的方法来选择和分配研究对象，在资料分析时，是否采用分层和标准化方法来保证实验组与对照组间均衡可比，以期尽可能消除各种偏倚。

（七）下结论时是否包括全部研究对象

病人的失访情况直接影响到研究结果的真实性。一般临床疗效研究要求流失的人数不得超过观察总数的 10%。如果流失人数过多，或不依从的人数过多，超过观察总人数的 20%，则难以取得真实可靠的研究结果。在数据统计分析时，对病人流失情况有多少病人得到了完整的随访、依从性如何等是否加以说明；对被剔除者、自动退出者、缺乏依从性者，以及治疗中发生组间交叉者，是否作了适当处理等。

（八）是否报道了临床上全部有关结果

临床疗效研究文献要求作者如实报告临床有关结果，不仅要有患者用药后的疗效（治愈率、病死率、缓解率、复发率、伤残率、生存率及生存质量的改善等），同时还应如实报道用药后的不良反应，以便读者全面了解药物在临床应用后的实际情况。

（九）是否同时考虑临床意义与统计学意义

临床意义主要是考察两组疗效差值的大小。两组疗效差值越大，说明临床意义越大。统计学上的差异不能说明两组疗效差异的程度，更不能说明这种疗效差异有无临床意义。统计学上无显著性差异时（$P \geq 0.05$），是否报道统计检验的功效（power 值）。对于一项疗效研究的结果进行评价时，要将疗效的统计学意义和临

床意义联系起来。有时两组间的疗效差异虽然没有统计学意义，但却有着临床实际意义。这种情况要考虑是否是因为样本量不够，不足以显示统计学差异的显著性。但需要注意的是，如果无限制地扩大样本，有时即使是没有临床实际意义的细小差异也会达到统计学的显著性水平。

（十）是否介绍了防治措施的实用性

研究者有无详细介绍药物的剂型、剂量、用法、适应证、禁忌证，在哪些情况下应增减剂量或终止治疗及是否需要维持剂量等；剂量、给药途径和疗程是否与已知的药代动力学知识相一致；研究所使用的防治措施是否具有安全、简便、易行、经济及能否为病人所接受等特点。

第三节 循证医学概述

一、循证医学的定义

（一）循证医学定义

循证医学（Evidence-based Medicine，EBM）是指在疾病的诊治过程中，将个人的临床专业知识、经验与现有的最佳研究证据、病人的选择结合起来进行综合考虑，为每个病人作出最佳医疗决策。

个人的临床专业知识、经验是指应用临床技能和经验对病人的疾病状态、诊断、干预措施的利弊及患者的价值观、期望值迅速作出判断的能力。

最佳研究证据（current best evidence）是指应用临床流行病学的原则和方法以及有关质量评价的标准对临床研究文献进行认真分析与评价而获得的最新、最真实、最可靠、有重要临床应用价值的研究成果或研究报告。

病人的选择是指在临床决策中，患者对自身疾病状况的关心程度、期望和对诊断、治疗措施的选择。

（二）循证医学的核心思想

医务人员应当认真地、明智地、深思熟虑地运用在临床研究中得到的最新、最有力的科学研究信息来诊治病人。EBM 是最佳研究证据与医师的临床实践和病人价值观三者的完美结合。

（三）主要观点

1. 过去的医学实践也是基于证据的，但这个证据不是循证医学所特指的“现有最佳证据”。

2. 经验也是证据，但他们是不可靠的、低质量的证据。

3. 循证医学是一种有组织、有计划的集体行为。

4. 在应用证据时，要考虑病人的特殊性，并根据自己的临床经验，综合考虑各种因素，作出最合适的临床决策。

5. 当高质量的研究证据不存在时，前人或个人的实践经验是最好的证据。

（四）基本原则

1. 系统、全面地查寻研究证据并应用临床流行病学的原则和方法严格评价文献的质量；

2. 应用最佳证据进行医疗决策。

二、循证医学的实施步骤

循证医学的实施总体上可以概括为 3 个方面：首先是找什么证据；其次是如何发现证据；再次是使用这些证据做什么。具体包括以下五个步骤。

（一）问题的提出

检索证据的前提是提出问题。虽然提出问题似乎并不是一个复杂的过程，但这一过程可帮助检索者获得一个贴切的答案，起到事半功倍的作用。一个理想的临床问题应包括下列 4 个要素：患者或人群、干预措施或暴露因素、结局与对比。

将在诊断、治疗、预防、预后、病因各方面的临床情况转换为一个可以回答的问题形式。这些问题包括：①临床表现：如何正确获得和解决从病史及体检中得到的问题；②病因：如何确定疾病的原因；③鉴别诊断：当考虑到病人临床病变的可能原因时，如何根据发生的可能性、严重性和可治疗性进行排序；④诊断试验：为了肯定或排除某一诊断，在考虑诊断试验真实性、可靠性、可接受性、费用、安全性的基础上，如何选择诊断试验并解释其结果；⑤预后：如何估计病人可能产生的临床过程以及可能产生的并发症；⑥治疗：如何为病人选择利远大于弊的治疗手段，从效果及费用来决定是否值得采用；⑦预防：如何通过确定和改变危险因素来降低疾病发生的机会，如何通过筛检早期诊断该病。

（二）证据的收集

收集研究证据是循证医学实践一个必不可少的重要组成部分，其目的是通过系统检索获得最全面的证据，为循证医学实践获取最佳证据奠定坚实的基础。根据上述问题，确定有关“关键词”，从各种证据来源包括数据库（互联网在线数据库、公开发行的 CD、循证医学中心数据库等）、杂志、指南、会议资料和专家通信等等中找出与拟弄清的临床问题关系密切的资料，作为分析评价之用。

（三）证据的评价

将收集的有关文献，应用临床流行病学及 EBM 质量评价的标准，对证据的真实性、可靠性和实用性进行评价，并得出确切的结论以指导临床决策。如果收集的合格文献较多，则可以作系统评价或 Meta 分析。这样的评价结论将更为可靠。

根据所采纳的证据的水平，循证医学证据可分为 5 级（表 19-7）。

表 19-7 循证医学证据水平分级及依据

推荐分级	证据水平	治疗、预防、病因的证据
A	1a	RCTs 的系统评价
	1b	单项 RCT（95%*CI* 较窄）
	1c	全或无，即必须满足下列要求：①用传统方法治疗，全部患者残废或治疗失败；而用新的疗法后，有部分患者存活或治愈；②应用传统方法治疗，许多患者死亡或治疗失败；而用新疗法无死亡或治疗失败（如用青霉素治疗肺炎球菌感染）

续表

推荐分级	证据水平	治疗、预防、病因的证据
B	2a	队列研究的系统评价
	2b	单项队列研究(包括质量较差的 RCT)(如随访率 <80%)
	2c	结局研究
	3a	病例对照研究的系统评价
	3b	单项病例对照研究
C	4	系列病例分析及质量较差的病例对照研究
D	5	没有分析评价的专家意见

(四)决策的确定

在实施前要考虑以下三个问题:①资料提供的研究结果是否正确、可靠;②结果是什么;③这些结果对处理自己的病人有无帮助。

当收集到证据并通过评价知道证据是真实、可靠并具有重要临床意义时,就要考虑该研究结果是否可用于自己面对的某个具体病人。应用证据做出临床决策时应将证据、临床经验及病人的价值观结合起来综合考虑。首先应该回答以下四个方面的问题。

1. 自己的病人是否与研究证据中纳入的病人有很大的差异以致研究结果不能使用

理论上应当将自己病人的情况与研究证据所纳入的病人情况进行比较,依据两者是否完全一致,决定是否应用该证据结果。然而这种方法实际上没有太大的意义,因为我们的病人与研究证据所纳入病人的差异多数只是量的不同(如年龄的不同、社会地位的不同、发生结局事件的危险度不同或对治疗的反应不同等),而不是质的不同(如完全对治疗无反应或完全没有发生结局事件的危险等)。因此,更恰当的方法是考虑自己病人的社会人口学特征、病理生理特点是否与研究证据中的病人有太大的差异而妨碍对证据的使用。只有答案为"是"时才应放弃该研究结果而去收集更有关联的证据。另外,还应当考虑病人是否接受医嘱并有高的依从性。

2. 研究中的干预措施可行性如何

病人对某种治疗方法的费用是否能够承受,包括治疗、监测和随访的费用。另外,本医院是否备有相应的药物或是否能开展相应的技术。

3. 该干预措施对病人是否利大于弊

首先要考虑如果不治疗,病人会出现什么后果?治疗以后是否利大于弊?应该推广的是利大于弊的疗法而不是只考虑药物的效果而忽略其导致的毒副作用。

4. 考虑病人的价值观及其对疗效的期望。

(五)实效的验证

评价以上四步的效率和效果,以便在下一次实施中加以改进。通过第四步对患者的实践,必有成功或不成功的经验和教训,临床医生应进行具体的分析和评价,从中获益,达到提高学术水平和提高医疗质量的目的。

三、系统评价

（一）系统评价的定义

1．系统评价（systematic review，SR）　系统评价是指针对一种疾病或某一诊疗措施全面收集所有相关临床研究并逐个进行严格评价和分析，必要时进行定量合成的统计学处理，再得出综合结论的过程。亦称综合分析或系统综述。

2．Cochrane 系统评价（Cochrane systematic review）　Cochrane 系统评价是 Cochrane 协作网作者在 Cochrane 协作网统一工作手册、Cochrane 评价组编辑部指导和帮助下完成并发表在 Cochrane 图书馆（The Cochrane Library 光盘和因特网上）的系统评价。

（二）系统评价的意义

随着疾病谱发生变化，恶性肿瘤、心脑血管病及其他慢性疾病已成为危害人类健康的主要疾病。这些多因素疾病难以获得像急性传染病或营养缺乏性疾病那样明显的疗效而只能取得一定程度的疗效，同时，多数单个 RCT 样本量小而不能得出准确可靠的结论，需要大样本 RCT 证实，而大规模 RCT 消耗人力、财力和时间，多数单位没有条件作大规模 RCT。通过系统评价不仅可以对证据的质量进行严格评价，还能解决寻找证据难的问题（收集全世界零散的有关研究），由于增大样本含量，所获结论更真实、可靠，使用者能更快、更准确、更方便地了解最新医疗措施，指导临床实践，提高医疗质量；系统评价报告已越来越成为制定临床工作指南和临床决策的依据。

（三）系统评价与叙述性综述的异同点

系统评价与叙述性综述在目的与资料的时间性上是相同的。其目的均是提供新信息，让读者在短时间内了解某专题的研究概况和发展方向，获得解决某一临床问题的方法；在资料时间性上均属于回顾性，可能存在偏倚和随机误差。但两者在其他方面存在显著差别，前者通常明显优于后者（表 19-8）。

表 19-8　系统评价与叙述性综述的区别

比较项目	叙述性综述	系统评价
立题导向	资料导向	针对具体临床问题，问题导向
原始文献来源	常未说明、不全面	明确，常为多渠道
检索方法与文献资料的完整性	常未说明，或缺乏统一的检索方法	有明确的检索策略，收集所有的文献
文献严格评价	筛选文献没有严格的统一的标准	根据科学标准评估
原始文献的评价	评价方法不统一	有严格的评价方法
原始文献的选择	常未说明，有潜在偏倚	有明确的选择标准
原始文献的质量要求	对原始文献的质量考虑较少	删除无科学性文献并在讨论中说明
结果的合成	定性总结	将符合条件的文献结果加以定量综合
结论的推断	有时遵循研究依据，结论可能不完整，作者的观点有一定倾向性，重复性一般较差	多遵循研究依据
结果的更新	未定期更新	定期根据新研究结果进行更新

（四）系统评价的步骤与方法

开展系统评价工作一般应遵循以下程序。

1. 提出并形成系统评价的问题　所提问题应具有科学性和临床意义，并有可能得到答案。问题的构成要素要简明、准确、具体，包括研究对象、干预类型和结局评价。

2. 制订系统评价研究方案　研究方案包括研究背景、研究目的、制定检索策略、确定合格文献的标准（纳入标准）、评价文献质量的方法、收集和分析数据的方法、结果的分析和报告等。

3. 检索并选择研究文献　制定检索策略，进行全面的、系统的检索。证据的来源应涵盖研究原著、先前的系统评价报告、临床实践指南、其他针对治疗指南的综合研究证据和专家意见。收集证据的途径有电子数据库、手工检索（参考文献目录、会议资料）和个人交流（与同事、专家、药厂联系获得未发表的文献，如学术报告、会议论文、毕业论文等）。文献的选择研究应按照纳入标准由两个人独立进行评估，不一致时由第三者或双方讨论协商解决。

4. 对纳入的研究文献进行质量评价　评价文献的质量是指评估单个临床试验在设计、实施和分析过程中防止或减少偏倚和随机误差的程度，以作为纳入原始文献的阈值、解释不同文献结果差异的原因、进行系统评价敏感性分析和定量分析时给予文献不同权重值的依据。

文献的评价内容包括：内部真实性、外部的真实性和影响结果解释的因素。不同的研究内容和研究设计其评价标准不同，但一般（或至少）应包括以下几方面：①是否为真正的随机对照实验方法；②随机分配方案是否完善和隐藏；③影响研究结果的重要因素在组间是否可比；④对研究对象、治疗方案实施者、研究结果测量者是否采用盲法；⑤是否有研究对象失访、退出、违背治疗方案并在分析时作恰当处理（意向分析法、效力分析、实际治疗分析）。

5. 收集资料　根据制订的调查表和需要收集的内容，收录有关的数据资料，其中包括：

（1）一般资料：如评价的题目、评价者的姓名、原始文献编号和来源、评价的日期等；

（2）研究特征：如研究的合格性、研究对象的特征和研究地点、文献的设计方案和质量、研究措施的具体内容和实施方法、有关偏倚控制措施、主要的试验结果等；

（3）结果测量：如随访时间、失访和退出情况，分类资料应收集每组总人数及事件发生率，连续资料应收集每组研究人数、均数和标准差或标准误等。

所有的数据资料均要输入系统评价管理软件（review manager；Revman），以进行文献结果的分析和报告。

6. 分析资料、形成结果　对收集的资料，可采用定性或定量的方法进行分析，以获得相应的结果。

定性分析是采用描述的方法，将每个临床研究的特征按研究对象、干预措施、研究结果、研究质量和设计方法等进行总结并列成表格，以便浏览纳入研究的情况、研究方法的严格性和不同研究间的差异，为进一步的定量合成和结果解释做好准备，因此，定性分析是定量分析前必不可少的步骤。

定量分析包括三个方面：同质性检验、Meta 分析和敏感性分析。

7. 解释结果 对结果的讨论解释应涉及证据的强度、结果的可应用性、其他与决策有关的信息，如费用问题和临床实践的现状，以及干预措施的利、弊、费用的权衡。

8. 系统评价的改进与更新 系统评价的更新是指在系统评价发表以后，定期收集新的原始研究，按前述步骤重新进行分析、评价，以及更新和补充新的信息，使系统评价更完善。

（五）系统评价报告的评价标准

系统评价一般是在对原始研究进行回顾性分析的基础上形成的。如果开展系统评价或 Meta 分析的方法存在缺陷或不恰当，将导致结果、结论的不正确。因此，在应用系统评价或 Meta 分析前，应进行严格评价，以确定其结论是否真实、可靠。现以评价治疗性研究证据系统评价为例介绍系统评价研究报告的评价标准。

1. 是否来自随机对照试验 作为评价干预措施疗效“标准设计方案”的随机对照试验能较好地控制各种因素导致的偏倚。由其形成的系统评价被认为是论证强度最高的研究证据。而非随机对照试验因易受各种偏倚的影响，其系统评价的论证强度必然降低。

2. 在系统评价的“方法学”部分，是否描述了检索和评价临床研究质量的方法 从作者报告的文献检索方法中是否明确收集的文献包括了发表和未发表的文献？包括了多语种的文献？是否漏掉了重要的相关文献？收集的文献越系统、全面，则结论受到发表偏倚的影响就越小，可信度就越大。由于系统评价多为对原始文献资料的再分析和总结，因此，除了进行系统评价的方法要严格外，原始文献的质量也非常重要。所以文中应详细描述评价文献质量的方法，并评价所有纳入文献的真实性。

3. 不同研究的结果是否一致 如果纳入系统评价的每个临床研究，其治疗效果相似或至少疗效的方向一致，则由此合成的结果可信度较高。因此，作者应对每个研究结果之间的相似性，即同质性进行检验。如果同质性检验有统计学显著性差异，则应解释差异的原因并考虑将结果进行合成是否恰当。

4. 系统评价结果的临床意义 系统评价结果的临床意义取决于两个方面：第一，系统评价的疗效大小；第二，疗效的精确性如何。在进行结果合成时，不能仅通过简单比较阳性研究结果和阴性研究结果的研究个数来确定系统评价的结论，而应该根据研究的质量和样本含量的大小对不同研究给予不同的权重值，并采用恰当的指标如比值比（*OR*）、相对危险度（*RR*）、均数的差值（*MD*）、防止一例不良事件发生需要治疗同类患者的人数（*NNT*）和统计方法如随机效应模型和固定效应模型等合成结果，同时计算相应指标的可信区间。

5. 自己的病人是否与系统评价中的研究对象有较大差异 系统评价结果是所有研究对象的“平均效应”，而自己主管的病人并不属于研究对象。可通过比较自己的病人与系统评价中的研究对象在性别、年龄、合并症、疾病严重程度、病程、依从性、文化背景、社会因素、生物学及临床特征等方面的差异，并结合临床专业知识综合判断结果的推广应用价值。

6. 系统评价中的干预措施在自己的医院是否可行　由于技术力量、设备条件、社会经济因素的限制，即使系统评价中的干预措施效果显著，有时在自己所在的医院也无法实施，难以应用于病人。

7. 自己的病人从治疗中获得的利弊如何　任何临床决策必须权衡利弊和费用，只有当利大于弊且费用合理时才有应用价值。例如，告诉一名患者患病的真实情况有助于治疗工作获得患者的配合，但也增加了患者的心理负担，可能降低生存质量。

8. 对于治疗的疗效和不良反应，自己的病人的价值观选择如何　循证医学强调，任何医疗决策的制订应结合个人的专业知识和经验、当前最佳研究证据和患者的选择进行综合考虑，应当以“病人”为中心而不是以“疾病”为中心单纯治病，目前越来越强调病人参与医疗决策。

选择哪一种治疗方法，应该是医生向病人详细介绍每种治疗方法的效果和可能的不良反应，由病人根据其发生频率、症状的严重程度、经济条件和耐受性等进行选择，不能完全由医生决定。

（许能锋）

思考题

1. 简述开展诊断试验时如何选择研究对象？
2. 简述诊断试验的评价内容及其指标？
3. 简述如何确定临床试验的处理因素、研究对象和效应指标？
4. 简述临床试验应遵循哪些原则？
5. 简述何为循证医学？其核心思想、主要观点和基本原则对你有何启发？
6. 简述循证医学的实施步骤？
7. 简述何为系统评价？他与叙述性综述有何异同点？

附　录

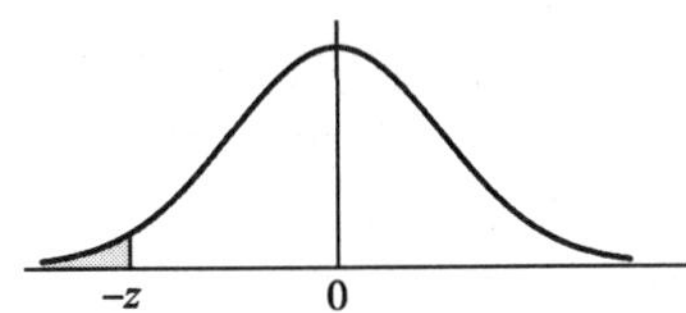

附表 1　标准正态分布曲线下的面积，$\Phi(-z)$值

−z	0.00	0.01	0.02	0.03	0.04	0.05	0.06	0.07	0.08	0.09
−3.0	0.0013	0.0013	0.0013	0.0012	0.0012	0.0011	0.0011	0.0011	0.0010	0.0010
−2.9	0.0019	0.0018	0.0018	0.0017	0.0016	0.0016	0.0015	0.0015	0.0014	0.0014
−2.8	0.0026	0.0025	0.0024	0.0023	0.0023	0.0022	0.0021	0.0021	0.0020	0.0019
−2.7	0.0035	0.0034	0.0033	0.0032	0.0031	0.0030	0.0029	0.0028	0.0027	0.0026
−2.6	0.0047	0.0045	0.0044	0.0043	0.0041	0.0040	0.0039	0.0038	0.0037	0.0036
−2.5	0.0062	0.0060	0.0059	0.0057	0.0055	0.0054	0.0052	0.0051	0.0049	0.0048
−2.4	0.0082	0.0080	0.0078	0.0075	0.0073	0.0071	0.0069	0.0068	0.0066	0.0064
−2.3	0.0107	0.0104	0.0102	0.0099	0.0096	0.0094	0.0091	0.0089	0.0087	0.0084
−2.2	0.0139	0.0136	0.0132	0.0129	0.0125	0.0122	0.0119	0.0116	0.0113	0.0110
−2.1	0.0179	0.0174	0.0170	0.0166	0.0162	0.0158	0.0154	0.0150	0.0146	0.0143
−2.0	0.0228	0.0222	0.0217	0.0212	0.0207	0.0202	0.0197	0.0192	0.0188	0.0183
−1.9	0.0287	0.0281	0.0274	0.0268	0.0262	0.0256	0.0250	0.0244	0.0239	0.0233
−1.8	0.0359	0.0351	0.0344	0.0336	0.0329	0.0322	0.0314	0.0307	0.0301	0.0294
−1.7	0.0446	0.0436	0.0427	0.0418	0.0409	0.0401	0.0392	0.0384	0.0375	0.0367
−1.6	0.0548	0.0537	0.0526	0.0516	0.0505	0.0495	0.0485	0.0475	0.0465	0.0455
−1.5	0.0668	0.0655	0.0643	0.0630	0.0618	0.0606	0.0594	0.0582	0.0571	0.0559
−1.4	0.0808	0.0793	0.0778	0.0764	0.0749	0.0735	0.0721	0.0708	0.0694	0.0681
−1.3	0.0968	0.0951	0.0934	0.0918	0.0901	0.0885	0.0869	0.0853	0.0838	0.0823
−1.2	0.1151	0.1131	0.1112	0.1093	0.1075	0.1056	0.1038	0.1020	0.1003	0.0985
−1.1	0.1357	0.1335	0.1314	0.1292	0.1271	0.1251	0.1230	0.1210	0.1190	0.1170
−1.0	0.1587	0.1562	0.1539	0.1515	0.1492	0.1469	0.1446	0.1423	0.1401	0.1379
−0.9	0.1841	0.1814	0.1788	0.1762	0.1736	0.1711	0.1685	0.1660	0.1635	0.1611
−0.8	0.2119	0.2090	0.2061	0.2033	0.2005	0.1977	0.1949	0.1922	0.1894	0.1867
−0.7	0.2420	0.2389	0.2358	0.2327	0.2296	0.2266	0.2236	0.2206	0.2177	0.2148
−0.6	0.2743	0.2709	0.2676	0.2643	0.2611	0.2578	0.2546	0.2514	0.2483	0.2451
−0.5	0.3085	0.3050	0.3015	0.2981	0.2946	0.2912	0.2877	0.2843	0.2810	0.2776
−0.4	0.3446	0.3409	0.3372	0.3336	0.3300	0.3264	0.3228	0.3192	0.3156	0.3121
−0.3	0.3821	0.3783	0.3745	0.3707	0.3669	0.3632	0.3594	0.3557	0.3520	0.3483
−0.2	0.4207	0.4168	0.4129	0.4090	0.4052	0.4013	0.3974	0.3936	0.3897	0.3859
−0.1	0.4602	0.4562	0.4522	0.4483	0.4443	0.4404	0.4364	0.4325	0.4286	0.4247
−0.0	0.5000	0.4960	0.4920	0.4880	0.4840	0.4801	0.4761	0.4721	0.4681	0.4641

注：$\Phi(z)=1-\Phi(-z)$。

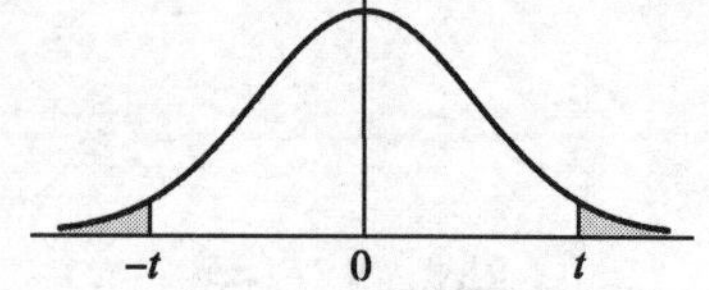

附表2　*t*界值表

自由度 ν	概率, P 单侧	0.25	0.20	0.10	0.05	0.025	0.01	0.005	0.0025	0.001	0.0005
	双侧	0.50	0.40	0.20	0.10	0.05	0.02	0.01	0.005	0.002	0.001
1		1.000	1.376	3.078	6.314	12.706	31.821	63.657	127.321	318.309	636.619
2		0.816	1.061	1.886	2.920	4.303	6.965	9.925	14.089	22.327	31.599
3		0.765	0.978	1.638	2.353	3.182	4.541	5.841	7.453	10.215	12.924
4		0.741	0.941	1.533	2.132	2.776	3.747	4.604	5.598	7.173	8.610
5		0.727	0.920	1.476	2.015	2.571	3.365	4.032	4.773	5.893	6.869
6		0.718	0.906	1.440	1.943	2.447	3.143	3.707	4.317	5.208	5.959
7		0.711	0.896	1.415	1.895	2.365	2.998	3.499	4.029	4.785	5.408
8		0.706	0.889	1.397	1.860	2.306	2.896	3.355	3.833	4.501	5.041
9		0.703	0.883	1.383	1.833	2.262	2.821	3.250	3.690	4.297	4.781
10		0.700	0.879	1.372	1.812	2.228	2.764	3.169	3.581	4.144	4.587
11		0.697	0.876	1.363	1.796	2.201	2.718	3.106	3.497	4.025	4.437
12		0.695	0.873	1.356	1.782	2.179	2.681	3.055	3.428	3.930	4.318
13		0.694	0.870	1.350	1.771	2.160	2.650	3.012	3.372	3.852	4.221
14		0.692	0.868	1.345	1.761	2.145	2.624	2.977	3.326	3.787	4.140
15		0.691	0.866	1.341	1.753	2.131	2.602	2.947	3.286	3.733	4.073
16		0.690	0.865	1.337	1.746	2.120	2.583	2.921	3.252	3.686	4.015
17		0.689	0.863	1.333	1.740	2.110	2.567	2.898	3.222	3.646	3.965
18		0.688	0.862	1.330	1.734	2.101	2.552	2.878	3.197	3.610	3.922
19		0.688	0.861	1.328	1.729	2.093	2.539	2.861	3.174	3.579	3.883
20		0.687	0.860	1.325	1.725	2.086	2.528	2.845	3.153	3.552	3.850
21		0.686	0.859	1.323	1.721	2.080	2.518	2.831	3.135	3.527	3.819
22		0.686	0.858	1.321	1.717	2.074	2.508	2.819	3.119	3.505	3.792
23		0.685	0.858	1.319	1.714	2.069	2.500	2.807	3.104	3.485	3.768
24		0.685	0.857	1.318	1.711	2.064	2.492	2.797	3.091	3.467	3.745
25		0.684	0.856	1.316	1.708	2.060	2.485	2.787	3.078	3.450	3.725
26		0.684	0.856	1.315	1.706	2.056	2.479	2.779	3.067	3.435	3.707
27		0.684	0.855	1.314	1.703	2.052	2.473	2.771	3.057	3.421	3.690
28		0.683	0.855	1.313	1.701	2.048	2.467	2.763	3.047	3.408	3.674
29		0.683	0.854	1.311	1.699	2.045	2.462	2.756	3.038	3.396	3.659
30		0.683	0.854	1.310	1.697	2.042	2.457	2.750	3.030	3.385	3.646
31		0.682	0.853	1.309	1.696	2.040	2.453	2.744	3.022	3.375	3.633
32		0.682	0.853	1.309	1.694	2.037	2.449	2.738	3.015	3.365	3.622
33		0.682	0.853	1.308	1.692	2.035	2.445	2.733	3.008	3.356	3.611
34		0.682	0.852	1.307	1.691	2.032	2.441	2.728	3.002	3.348	3.601
35		0.682	0.852	1.306	1.690	2.030	2.438	2.724	2.996	3.340	3.591
36		0.681	0.852	1.306	1.688	2.028	2.434	2.719	2.990	3.333	3.582
37		0.681	0.851	1.305	1.687	2.026	2.431	2.715	2.985	3.326	3.574
38		0.681	0.851	1.304	1.686	2.024	2.429	2.712	2.980	3.319	3.566
39		0.681	0.851	1.304	1.685	2.023	2.426	2.708	2.976	3.313	3.558
40		0.681	0.851	1.303	1.684	2.021	2.423	2.704	2.971	3.307	3.551
50		0.679	0.849	1.299	1.676	2.009	2.403	2.678	2.937	3.261	3.496
60		0.679	0.848	1.296	1.671	2.000	2.390	2.660	2.915	3.232	3.460
70		0.678	0.847	1.294	1.667	1.994	2.381	2.648	2.899	3.211	3.435
80		0.678	0.846	1.292	1.664	1.990	2.374	2.639	2.887	3.195	3.416
90		0.677	0.846	1.291	1.662	1.987	2.368	2.632	2.878	3.183	3.402
100		0.677	0.845	1.290	1.660	1.984	2.364	2.626	2.871	3.174	3.390
200		0.676	0.843	1.286	1.653	1.972	2.345	2.601	2.839	3.131	3.340
500		0.675	0.842	1.283	1.648	1.965	2.334	2.586	2.820	3.107	3.310
1000		0.675	0.842	1.282	1.646	1.962	2.330	2.581	2.813	3.098	3.300
∞		0.6745	0.8416	1.2816	1.6449	1.9600	2.3264	2.5758	2.8070	3.0902	3.2905

附表 3(1) 百分率的可信区间

$1-\alpha=95\%$

n	X 0*	1	2	3	4	5	6	7	8	9	10	11	12	13
1	0—97.5													
2	0—84.2	1.3—98.7												
3	0—70.8	0.8—90.6	9.4—99.2											
4	0—60.2	0.6—80.6	6.8—93.2											
5	0—52.2	0.5—71.6	5.3—85.3	14.7—94.7										
6	0—45.9	0.4—64.1	4.3—77.7	11.8—88.2										
7	0—41.0	0.4—57.9	3.7—71.0	9.9—81.6	18.4—90.1									
8	0—36.9	0.3—52.7	3.2—65.1	8.5—75.5	15.7—84.3									
9	0—33.6	0.3—48.2	2.8—60.0	7.5—70.1	13.7—78.8	21.2—86.3								
10	0—30.8	0.3—44.5	2.5—55.6	6.7—65.2	12.2—73.8	18.7—81.3								
11	0—28.5	0.2—41.3	2.3—51.8	6.0—61.0	10.9—69.2	16.7—76.6	23.4—83.3							
12	0—26.5	0.2—38.5	2.1—48.4	5.5—57.2	9.9—65.1	15.2—72.3	21.1—78.9							
13	0—24.7	0.2—36.0	1.9—45.4	5.0—53.8	9.1—61.4	13.9—68.4	19.2—74.9	25.1—80.8						
14	0—23.2	0.2—33.9	1.8—42.8	4.7—50.8	8.4—58.1	12.8—64.9	17.7—71.1	23.0—77.0						
15	0—21.8	0.2—31.9	1.7—40.5	4.3—48.1	7.8—55.1	11.8—61.6	16.3—67.7	21.3—73.4	26.6—78.7					
16	0—20.6	0.2—30.2	1.6—38.3	4.0—45.6	7.3—52.4	11.0—58.7	15.2—64.6	19.8—70.1	24.7—75.3					
17	0—19.5	0.1—28.7	1.5—36.4	3.8—43.4	6.8—49.9	10.3—56.0	14.2—61.7	18.4—67.1	23.0—72.2	27.8—77.0				
18	0—18.5	0.1—27.3	1.4—34.7	3.6—41.4	6.4—47.6	9.7—53.5	13.3—59.0	17.3—64.3	21.5—69.2	26.0—74.0				
19	0—17.6	0.1—26.0	1.3—33.1	3.4—39.6	6.1—45.6	9.1—51.2	12.6—56.6	16.3—61.6	20.3—66.5	24.4—71.1	28.9—75.6			
20	0—16.8	0.1—24.9	1.2—31.7	3.2—37.9	5.7—43.7	8.7—49.1	11.9—54.3	15.4—59.2	19.1—63.9	23.1—68.5	27.2—72.8			
21	0—16.1	0.1—23.8	1.2—30.4	3.0—36.3	5.4—41.9	8.2—47.2	11.3—52.2	14.6—57.0	18.1—61.6	21.8—66.0	25.7—70.2	29.8—74.3		
22	0—15.4	0.1—22.8	1.1—29.2	2.9—34.9	5.2—40.3	7.8—45.4	10.7—50.2	13.9—54.9	17.2—59.3	20.7—63.6	24.4—67.8	28.2—71.8		
23	0—14.8	0.1—21.9	1.1—28.0	2.8—33.6	5.0—38.8	7.5—43.7	10.2—48.4	13.2—52.9	16.4—57.3	19.7—61.5	23.2—65.5	26.8—69.4	30.6—73.2	
24	0—14.2	0.1—21.1	1.0—27.0	2.7—32.4	4.7—37.4	7.1—42.2	9.8—46.7	12.6—51.1	15.6—55.3	18.8—59.4	22.1—63.4	25.6—67.2	29.1—70.9	
25	0—13.7	0.1—20.4	1.0—26.0	2.5—31.2	4.5—36.1	6.8—40.7	9.4—45.1	12.1—49.4	14.9—53.5	18.0—57.5	21.1—61.3	24.4—65.1	27.8—68.7	31.3—72.2

* 单侧 97.5% 可信区间

附表 3(2) 百分率的可信区间

$1-\alpha=95\%$

n	X													
	0*	1	2	3	4	5	6	7	8	9	10	11	12	13
26	0—13.2	0.1—19.6	0.9—25.1	2.4—30.2	4.4—34.9	6.6—39.4	9.0—43.6	11.6—47.8	14.3—51.8	17.2—55.7	20.2—59.4	23.4—63.1	26.6—66.6	29.9—70.1
27	0—12.8	0.1—19.0	0.9—24.3	2.4—29.2	4.2—33.7	6.3—38.1	8.6—42.3	11.1—46.3	13.8—50.2	16.5—54.0	19.4—57.6	22.4—61.2	25.5—64.7	28.7—68.1
28	0—12.3	0.1—18.3	0.9—23.5	2.3—28.2	4.0—32.7	6.1—36.9	8.3—41.0	10.7—44.9	13.2—48.7	15.9—52.4	18.6—55.9	21.5—59.4	24.5—62.8	27.5—66.1
29	0—11.9	0.1—17.8	0.8—22.8	2.2—27.4	3.9—31.7	5.8—35.8	8.0—39.7	10.3—43.5	12.7—47.2	15.3—50.8	17.9—54.3	20.7—57.7	23.5—61.1	26.4—64.3
30	0—11.6	0.1—17.2	0.8—22.1	2.1—26.5	3.8—30.7	5.6—34.7	7.7—38.6	9.9—42.3	12.3—45.9	14.7—49.4	17.3—52.8	19.9—56.1	22.7—59.4	25.5—62.6
31	0—11.2	0.1—16.7	0.8—21.4	2.0—25.8	3.6—29.8	5.5—33.7	7.5—37.5	9.6—41.1	11.9—44.6	.14.2—48.0	16.7—51.4	19.2—54.6	21.8—57.8	24.5—60.9
32	0—10.9	0.1—16.2	0.8—20.8	2.0—25.0	3.5—29.0	5.3—32.8	7.2—36.4	9.3—40.0	11.5—43.4	13.7—46.7	16.1—50.0	18.6—53.2	21.1—56.3	23.7—59.4
33	0—10.6	0.1—15.8	0.7—20.2	1.9—24.3	3.4—28.2	5.1—31.9	7.0—35.5	9.0—38.9	11.1—42.3	13.3—45.5	15.6—48.7	18.0—51.8	20.4—54.9	22.9—57.9
34	0—10.3	0.1—15.3	0.7—19.7	1.9—23.7	3.3—27.5	5.0—31.1	6.8—34.5	8.7—37.9	10.7—41.2	12.9—44.4	15.1—47.5	17.4—50.5	19.7—53.5	22.2—56.4
35	0—10.0	0.1—14.9	0.7—19.2	1.8—23.1	3.2—26.7	4.8—30.3	6.6—33.6	8.4—36.9	10.4—40.1	12.5—43.3	14.6—46.3	16.9—49.3	19.1—52.2	21.5—55.1
36	0—9.7	0.1—14.5	0.7—18.7	1.8—22.5	3.1—26.1	4.7—29.5	6.4—32.8	8.2—36.0	10.1—39.2	12.1—42.2	14.2—45.2	16.3—48.1	18.6—51.0	20.8—53.8
37	0—9.5	0.1—14.2	0.7—18.2	1.7—21.9	3.0—25.4	4.5—28.8	6.2—32.0	8.0—35.2	9.8—38.2	11.8—41.2	13.8—44.1	15.9—47.0	18.0—49.8	20.2—52.5
38	0—9.3	0.1—13.8	0.6—17.7	1.7—21.4	2.9—24.8	4.4—28.1	6.0—31.3	7.7—34.3	9.6—37.3	11.4—40.2	13.4—43.1	15.4—45.9	17.5—48.7	19.6—51.4
39	0—9.0	0.1—13.5	0.6—17.3	1.6—20.9	2.9—24.2	4.3—27.4	5.9—30.5	7.5—33.5	9.3—36.5	11.1—39.3	13.0—42.1	15.0—44.9	17.0—47.6	19.1—50.2
40	0—8.8	0.1—13.2	0.6—16.9	1.6—20.4	2.8—23.7	4.2—26.8	5.7—29.8	7.3—32.8	9.1—35.6	10.8—38.5	12.7—41.2	14.6—43.9	16.6—46.5	18.6—49.1
41	0—8.6	0.1—12.9	0.6—16.5	1.5—19.9	2.7—23.1	4.1—26.2	5.6—29.2	7.2—32.1	8.8—34.9	10.6—37.6	12.4—40.3	14.2—42.9	16.1—45.5	18.1—48.1
42	0—8.4	0.1—12.6	0.6—16.2	1.5—19.5	2.7—22.6	4.0—25.6	5.4—28.5	7.0—31.4	8.6—34.1	10.3—36.8	12.1—39.5	13.9—42.0	15.7—44.6	17.6—47.1
43	0—8.2	0.1—12.3	0.6—15.8	1.5—19.1	2.6—22.1	3.9—25.1	5.3—27.9	6.8—30.7	8.4—33.4	10.0—36.0	11.8—38.6	13.5—41.2	15.3—43.7	17.2—46.1
44	0—8.0	0.1—12.0	0.6—15.5	1.4—18.7	2.5—21.7	3.8—24.6	5.2—27.4	6.6—30.1	8.2—32.7	9.8—35.3	11.5—37.8	13.2—40.3	15.0—42.8	16.8—45.2
45	0—7.9	0.1—11.8	0.5—15.1	1.4—18.3	2.5—21.2	3.7—24.1	5.1—26.8	6.5—29.5	8.0—32.1	9.6—34.6	11.2—37.1	12.9—39.5	14.6—41.9	16.4—44.3
46	0—7.7	0.1—11.5	0.5—14.8	1.4—17.9	2.4—20.8	3.6—23.6	4.9—26.3	6.3—28.9	7.8—31.4	9.4—33.9	10.9—36.4	12.6—38.8	14.3—41.1	16.0—43.5
47	0—7.5	0.1—11.3	0.5—14.5	1.3—17.5	2.4—20.4	3.5—23.1	4.8—25.7	6.2—28.3	7.6—30.8	9.1—33.3	10.7—35.7	12.3—38.0	13.9—40.3	15.6—42.6
48	0—7.4	0.1—11.1	0.5—14.3	1.3—17.2	2.3—20.0	3.5—22.7	4.7—25.2	6.1—27.8	7.5—30.2	8.9—32.6	10.5—35.0	12.0—37.3	13.6—39.6	15.3—41.8
49	0—7.3	0.1—10.9	0.5—14.0	1.3—16.9	2.3—19.6	3.4—22.2	4.6—24.8	5.9—27.2	7.3—29.7	8.8—32.0	10.2—34.3	11.8—36.6	13.3—38.9	14.9—41.1
50	0—7.1	0.1—10.6	0.5—13.7	1.3—16.5	2.2—19.2	3.3—21.8	4.5—24.3	5.8—26.7	7.2—29.1	8.6—31.4	10.0—33.7	11.5—36.0	13.1—38.2	14.6—40.3

* 单侧 97.5% 可信区间

附表 3(3) 百分率的可信区间

$1-\alpha = 95\%$

n	X: 14	15	16	17	18	19	20	21	22	23	24	25
26												
27	31.9—71.3											
28	30.6—69.4											
29	29.4—67.5	32.5—70.6										
30	28.3—65.7	31.3—68.7										
31	27.3—64.0	30.2—66.9	33.1—69.8									
32	26.4—62.3	29.1—65.3	31.9—68.1									
33	25.5—60.8	28.1—63.6	30.8—66.5	33.5—69.2								
34	24.6—59.3	27.2—62.1	29.8—64.9	32.4—67.6								
35	23.9—57.9	26.3—60.6	28.8—63.4	31.4—66.0	34.0—68.6							
36	23.1—56.5	25.5—59.2	27.9—61.9	30.4—64.5	32.9—67.1							
37	22.5—55.2	24.8—57.9	27.1—60.5	29.5—63.1	31.9—65.6	34.4—68.1						
38	21.8—54.0	24.0—56.6	26.3—59.2	28.6—61.7	31.0—64.2	33.4—66.6						
39	21.2—52.8	23.4—55.4	25.6—57.9	27.8—60.4	30.1—62.8	32.4—65.2	34.8—67.6					
40	20.6—51.7	22.7—54.2	24.9—56.7	27.0—59.1	29.3—61.5	31.5—63.9	33.8—66.2					
41	20.1—50.6	22.1—53.1	24.2—55.5	26.3—57.9	28.5—60.3	30.7—62.6	32.9 64.9	35.1—67.1				
42	19.6—49.5	21.6—52.0	23.6—54.4	25.6—56.7	27.7—59.0	29.8—61.3	32.0 63.6	34.2—65.8				
43	19.1—48.5	21.0—50.9	23.0—53.3	25.0—55.6	27.0—57.9	29.1—60.1	31.2 62.3	33.3—64.5	35.5—66.7			
44	18.6—47.6	20.5—49.9	22.4—52.2	24.4—54.5	26.3—56.8	28.3—59.0	30.4 61.2	32.5—63.3	34.6—65.4			
45	18.2—46.6	20.0—49.0	21.9—51.2	23.8—53.5	25.7—55.7	27.7—57.8	29.6 60.0	31.7—62.1	33.7—64.2	35.8—66.3		
46	17.7—45.8	19.5—48.0	21.4—50.2	23.2—52.5	25.1—54.6	27.0—56.8	28.9 58.9	30.9—61.0	32.9—63.1	34.9—65.1		
47	17.3—44.9	19.1—47.1	20.9—49.3	22.7—51.5	24.5—53.6	26.4—55.7	28.3 57.8	30.2—59.9	32.1—61.9	34.1—63.9	36.1—65.9	
48	17.0—44.1	18.7—46.3	20.4—48.4	22.2—50.5	24.0—52.6	25.8—54.7	27.6 56.8	29.5—58.8	31.4—60.8	33.3—62.8	35.2—64.8	
49	16.6—43.3	18.3—45.4	19.9—47.5	21.7—49.6	23.4—51.7	25.2—53.8	27.0 55.8	28.8—57.8	30.7—59.8	32.5—61.7	34.4—63.7	36.3—65.6
50	16.2—42.5	17.9—44.6	19.5—46.7	21.2—48.8	22.9—50.8	24.7—52.8	26.4 54.8	28.2—56.8	30.0—58.7	31.8—60.7	33.7—62.6	35.5—64.5

附表 3(4) 百分率的可信区间

1−α = 99%

n	X													
	0*	1	2	3	4	5	6	7	8	9	10	11	12	13
1	0—99.5													
2	0—92.9	0.3—99.7												
3	0—82.9	0.2—95.9	4.1—99.8											
4	0—73.4	0.1—88.9	2.9—97.1											
5	0—65.3	0.1—81.5	2.3—91.7	8.3—97.7										
6	0—58.6	0.1—74.6	1.9—85.6	6.6—93.4										
7	0—53.1	0.1—68.5	1.6—79.7	5.5—88.2	11.8—94.5									
8	0—48.4	0.1—63.2	1.4—74.2	4.7—83.0	10.0—90.0									
9	0—44.5	0.1—58.5	1.2—69.3	4.2—78.1	8.7—85.4	14.6—91.3								
10	0—41.1	0.1—54.4	1.1—64.8	3.7—73.5	7.7—80.9	12.8—87.2								
11	0—38.2	0—50.9	1.0—60.8	3.3—69.3	6.9—76.7	11.4—83.1	16.9—88.6							
12	0—35.7	0—47.7	0.9—57.3	3.0—65.5	6.2—72.8	10.3—79.1	15.2—84.8							
13	0—33.5	0—44.9	0.8—54.1	2.8—62.1	5.7—69.1	9.4—75.5	13.8—81.1	18.9—86.2						
14	0—31.5	0—42.4	0.8—51.2	2.6—58.9	5.3—65.8	8.7—72.0	12.7—77.7	17.2—82.8						
15	0—29.8	0—40.2	0.7—48.6	2.4—56.1	4.9—62.7	8.0—68.8	11.7—74.4	15.9—79.5	20.5—84.1					
16	0—28.2	0—38.1	0.7—46.3	2.2—53.4	4.5—59.9	7.5—65.8	10.9—71.3	14.7—76.4	19.0—81.0					
17	0—26.8	0—36.3	0.6—44.1	2.1—51.0	4.3—57.3	7.0—63.1	10.1—68.5	13.7—73.4	17.6—78.1	21.9—82.4				
18	0—25.5	0—34.6	0.6—42.2	2.0—48.8	4.0—54.9	6.5—60.5	9.5—65.8	12.8—70.7	16.5—75.3	20.5—79.5				
19	0—24.3	0—33.1	0.6—40.4	1.9—46.8	3.8—52.7	6.2—58.2	9.0—63.3	12.1—68.1	15.5—72.6	19.2—76.8	23.2—80.8			
20	0—23.3	0—31.7	0.5—38.7	1.8—44.9	3.6—50.7	5.8—56.0	8.5—61.0	11.4—65.7	14.6—70.1	18.1—74.3	21.8—78.2			
21	0—22.3	0—30.4	0.5—37.2	1.7—43.2	3.4—48.8	5.5—53.9	8.0—58.8	10.8—63.4	13.8—67.7	17.1—71.8	20.5—75.8	24.2—79.5		
22	0—21.4	0—29.2	0.5—35.8	1.6—41.6	3.2—47.0	5.3—52.0	7.6—56.7	10.2—61.2	13.1—65.5	16.2—69.5	19.5—73.4	22.9—77.1		
23	0—20.6	0—28.1	0.5—34.5	1.5—40.1	3.1—45.3	5.0—50.2	7.3—54.8	9.7—59.2	12.5—63.4	15.4—67.4	18.5—71.2	21.8—74.8	25.2—78.2	
24	0—19.8	0—27.1	0.4—33.2	1.5—38.7	2.9—43.8	4.8—48.5	6.9—53.0	9.3—57.3	11.9—61.4	14.6—65.3	17.6—69.0	20.7—72.6	24.0—76.0	
25	0—19.1	0—26.2	0.4—32.1	1.4—37.4	2.8—42.4	4.6—47.0	6.6—51.4	8.9—55.5	11.3—59.5	14.0—63.3	16.8—67.0	19.7—70.5	22.8—73.9	26.1—77.2

* 单侧 99.5% 可信区间

附表 3(5) 百分率的可信区间

$1-\alpha=99\%$

n	X													
	0*	1	2	3	4	5	6	7	8	9	10	11	12	13
26	0—18.4	0—25.3	0.4—31.0	1.3—36.2	2.7—41.0	4.4—45.5	6.4—49.8	8.5—53.8	10.9—57.8	13.4—61.5	16.1—65.1	18.9—68.6	21.8—71.9	24.9—75.1
27	0—17.8	0—24.5	0.4—30.0	1.3—35.1	2.6—39.7	4.2—44.1	6.1—48.3	8.2—52.3	10.4—56.1	12.8—59.7	15.4—63.3	18.1—66.7	20.9—70.0	23.8—73.1
28	0—17.2	0—23.7	0.4—29.1	1.2—34.0	2.5—38.5	4.1—42.8	5.9—46.9	7.9—50.8	10.0—54.5	12.3—58.1	14.8—61.6	17.3—64.9	20.0—68.1	22.8—71.3
29	0—16.7	0—23.0	0.4—28.2	1.2—33.0	2.4—37.4	3.9—41.6	5.6—45.5	7.6—49.3	9.6—53.0	11.9—56.5	14.2—59.9	16.7—63.2	19.2—66.4	21.9—69.5
30	0—16.2	0—22.3	0.4—27.4	1.2—32.0	2.3—36.3	3.8—40.4	5.4—44.3	7.3—48.0	9.3—51.6	11.4—55.0	13.7—58.3	16.0—61.6	18.5—64.7	21.1—67.7
31	0—15.7	0—21.6	0.3—26.6	1.1—31.1	2.3—35.3	3.7—39.3	5.3—43.1	7.0—46.7	9.0—50.2	11.0—53.6	13.2—56.9	15.5—60.0	17.8—63.1	20.3—66.1
32	0—15.3	0—21.0	0.3—25.9	1.1—30.3	2.2—34.4	3.5—38.3	5.1—41.9	6.8—45.5	8.7—48.9	10.6—52.2	12.7—55.4	14.9—58.5	17.2—61.6	19.6—64.5
33	0—14.8	0—20.4	0.3—25.2	1.1—29.5	2.1—33.5	3.4—37.3	4.9—40.9	6.6—44.3	8.4—47.7	10.3—50.9	12.3—54.1	14.4—57.1	16.6—60.1	18.9—63.0
34	0—14.4	0—19.9	0.3—24.5	1.0—28.7	2.0—32.6	3.3—36.3	4.8—39.8	6.4—43.2	8.1—46.5	10.0—49.7	11.9—52.8	13.9—55.8	16.1—58.7	18.3—61.5
35	0—14.0	0—19.4	0.3—23.9	1.0—28.0	2.0—31.8	3.2—35.4	4.6—38.9	6.2—42.2	7.9—45.4	9.7—48.5	11.5—51.5	13.5—54.5	15.6—57.4	17.7—60.1
36	0—13.7	0—18.9	0.3—23.3	1.0—27.3	1.9—31.0	3.1—34.6	4.5—37.9	6.0—41.2	7.6—44.3	9.4—47.4	11.2—50.4	13.1—53.3	15.1—56.1	17.1—58.8
37	0—13.3	0—18.4	0.3—22.7	0.9—26.6	1.9—30.3	3.0—33.7	4.4—37.1	5.8—40.2	7.4—43.3	9.1—46.3	10.9—49.2	12.7—52.1	14.6—54.8	16.6—57.5
38	0—13.0	0—18.0	0.3—22.2	0.9—26.0	1.8—29.6	3.0—33.0	4.2—36.2	5.7—39.3	7.2—42.4	8.8—45.3	10.6—48.2	12.3—50.9	14.2—53.7	16.1—56.3
39	0—12.7	0—17.6	0.3—21.7	0.9—25.4	1.8—28.9	2.9—32.2	4.1—35.4	5.5—38.5	7.0—41.4	8.6—44.3	10.3—47.1	12.0—49.8	13.8—52.5	15.7—55.1
40	0—12.4	0—17.2	0.3—21.2	0.9—24.8	1.7—28.3	2.8—31.5	4.0—34.6	5.4—37.6	6.8—40.5	8.4—43.4	10.0—46.1	11.7—48.8	13.4—51.4	15.3—54.0
41	0—12.1	0—16.8	0.3—20.7	0.8—24.3	1.7—27.6	2.7—30.8	3.9—33.9	5.2—36.8	6.6—39.7	8.1—42.5	9.7—45.2	11.4—47.8	13.1—50.4	14.8—52.9
42	0—11.9	0—16.4	0.2—20.3	0.8—23.8	1.6—27.1	2.7—30.2	3.8—33.2	5.1—36.1	6.5—38.9	7.9—41.6	9.5—44.3	11.1—46.8	12.7—49.4	14.5—51.9
43	0—11.6	0—16.0	0.2—19.8	0.8—23.3	1.6—26.5	2.6—29.6	3.7—32.5	5.0—35.3	6.3—38.1	7.7—40.8	9.2—43.4	10.8—45.9	12.4—48.4	14.1—50.9
44	0—11.3	0—15.7	0.2—19.4	0.8—22.8	1.6—25.9	2.5—29.0	3.6—31.8	4.9—34.6	6.2—37.3	7.6—40.0	9.0—42.5	10.5—45.0	12.1—47.5	13.7—49.9
45	0—11.1	0—15.4	0.2—19.0	0.8—22.3	1.5—25.4	2.5—28.4	3.6—31.2	4.7—33.9	6.0—36.6	7.4—39.2	8.8—41.7	10.3—44.2	11.8—46.6	13.4—48.9
46	0—10.9	0—15.1	0.2—18.6	0.7—21.9	1.5—24.9	2.4—27.8	3.5—30.6	4.6—33.3	5.9—35.9	7.2—38.4	8.6—40.9	10.0—43.3	11.5—45.7	13.1—48.0
47	0—10.7	0—14.8	0.2—18.3	0.7—21.5	1.5—24.4	2.4—27.3	3.4—30.0	4.5—32.7	5.7—35.2	7.0—37.7	8.4—40.2	9.8—42.5	11.3—44.9	12.8—47.2
48	0—10.5	0—14.5	0.2—17.9	0.7—21.0	1.4—24.0	2.3—26.8	3.3—29.5	4.4—32.1	5.6—34.6	6.9—37.0	8.2—39.4	9.6—41.8	11.0—44.1	12.5—46.3
49	0—10.2	0—14.2	0.2—17.6	0.7—20.7	1.4—23.5	2.3—26.3	3.3—28.9	4.3—31.5	5.5—34.0	6.7—36.4	8.0—38.7	9.4—41.0	10.8—43.3	12.2—45.5
50	0—10.1	0—13.9	0.2—17.3	0.7—20.3	1.4—23.1	2.2—25.8	3.2—28.4	4.2—30.9	5.4—33.3	6.6—35.7	7.9—38	9.2—40.3	10.6—42.5	12.0—44.7

* 单侧 99.5% 可信区间

附表 3(6) 百分率的可信区间

$1-\alpha = 99\%$

n	X 14	15	16	17	18	19	20	21	22	23	24	25
26												
27	26.9—76.2											
28	25.7—74.3											
29	24.7—72.4	27.6—75.3										
30	23.7—70.7	26.5—73.5										
31	22.8—69.0	25.5—71.8	28.2—74.5									
32	22.0—67.4	24.6—70.1	27.2—72.8									
33	21.3—65.8	23.7—68.5	26.2—71.2	28.8—73.8								
34	20.6—64.3	22.9—67.0	25.3—69.6	27.8—72.2								
35	19.9—62.9	22.2—65.5	24.5—68.1	26.9—70.6	29.4—73.1							
36	19.3—61.5	21.5—64.1	23.7—66.7	26.0—69.2	28.4—71.6							
37	18.7—60.2	20.8—62.7	23.0—65.3	25.2—67.7	27.5—70.1	29.9—72.5						
38	18.1—58.9	20.2—61.4	22.3—63.9	24.5—66.3	26.7—68.7	29.0—71.0						
39	17.6—57.7	19.6—60.2	21.7—162.6	23.8—65.0	25.9—67.4	28.1—69.7	30.3—71.9					
40	17.1—56.5	19.1—59.0	21.0—61.4	23.1—63.7	25.2—66.1	27.3—68.3	29.5—70.5					
41	16.7—55.4	18.5—57.8	20.5—60.2	22.4—62.5	24.5—64.8	26.5—67.0	28.6—69.2	30.8—71.4				
42	16.2—54.3	18.1—56.7	19.9—59.0	21.8—61.3	23.8—63.6	25.8—65.8	27.8—67.9	29.9—70.1				
43	15.8—53.2	17.6—55.6	19.4—57.9	21.3—60.2	23.2—62.4	25.1—64.6	27.1—66.7	29.1—68.8	31.2—70.9			
44	15.4—52.2	17.2—54.5	18.9—56.8	20.7—59.0	22.6—61.2	24.5—63.4	26.4—65.5	28.4—67.6	30.4—69.6			
45	15.1—51.3	16.7—53.5	18.5—55.8	20.2—58.0	22.0—60.1	23.9—62.3	25.7—64.3	27.7—66.4	29.6—68.4	31.6—70.4		
46	14.7—50.3	16.3—52.6	18.0—54.8	19.7—56.9	21.5—59.1	23.3—61.2	25.1—63.2	27.0—65.3	28.9—67.2	30.8—69.2		
47	14.4—49.4	16.0—51.6	17.6—53.8	19.3—55.9	21.0—58.0	22.7—60.1	24.5—62.1	26.3—64.1	28.2—66.1	30.0—68.1	31.9—70.0	
48	14.0—48.5	15.6—50.7	17.2—52.9	18.8—55.0	20.5—57.0	22.2—59.1	23.9—61.1	25.7—63.1	27.5—65.0	29.3—66.9	31.2—68.8	
49	13.7—47.7	15.2—49.8	16.8—52.0	18.4—54.0	20.0—56.1	21.7—58.1	23.4—60.1	25.1—62.0	26.9—63.9	28.6—65.8	30.5—67.7	32.3—69.5
50	13.4—46.9	14.9—49.0	16.4—51.1	18.0—53.1	19.6—55.1	21.2—57.1	22.9—59.1	24.5—61.0	26.3—62.9	28.0—64.8	29.8—66.6	31.6—68.4

附表 4(1) F 界值表（方差齐性检验用）

$P = 0.05$

分母的自由度 v_2	分子的自由度, v_1 1	2	3	4	5	6	7	8	9	10	12	15	20	30	60	∞
1	647.79	799.50	864.16	899.58	921.85	937.11	948.22	956.66	963.28	968.63	976.71	984.87	993.10	1001.41	1009.80	1018.26
2	38.51	39.00	39.17	39.25	39.30	39.33	39.36	39.37	39.39	39.40	39.41	39.43	39.45	39.46	39.48	39.50
3	17.44	16.04	15.44	15.10	14.88	14.73	14.62	14.54	14.47	14.42	14.34	14.25	14.17	14.08	13.99	13.90
4	12.22	10.65	9.98	9.60	9.36	9.20	9.07	8.98	8.90	8.84	8.75	8.66	8.56	8.46	8.36	8.26
5	10.01	8.43	7.76	7.39	7.15	6.98	6.85	6.76	6.68	6.62	6.52	6.43	6.33	6.23	6.12	6.02
6	8.81	7.26	6.60	6.23	5.99	5.82	5.70	5.60	5.52	5.46	5.37	5.27	5.17	5.07	4.96	4.85
7	8.07	6.54	5.89	5.52	5.29	5.12	4.99	4.90	4.82	4.76	4.67	4.57	4.47	4.36	4.25	4.14
8	7.57	6.06	5.42	5.05	4.82	4.65	4.53	4.43	4.36	4.30	4.20	4.10	4.00	3.89	3.78	3.67
9	7.21	5.71	5.08	4.72	4.48	4.32	4.20	4.10	4.03	3.96	3.87	3.77	3.67	3.56	3.45	3.33
10	6.94	5.46	4.83	4.47	4.24	4.07	3.95	3.85	3.78	3.72	3.62	3.52	3.42	3.31	3.20	3.08
11	6.72	5.26	4.63	4.28	4.04	3.88	3.76	3.66	3.59	3.53	3.43	3.33	3.23	3.12	3.00	2.88
12	6.55	5.10	4.47	4.12	3.89	3.73	3.61	3.51	3.44	3.37	3.28	3.18	3.07	2.96	2.85	2.72
13	6.41	4.97	4.35	4.00	3.77	3.60	3.48	3.39	3.31	3.25	3.15	3.05	2.95	2.84	2.72	2.60
14	6.30	4.86	4.24	3.89	3.66	3.50	3.38	3.29	3.21	3.15	3.05	2.95	2.84	2.73	2.61	2.49
15	6.20	4.77	4.15	3.80	3.58	3.41	3.29	3.20	3.12	3.06	2.96	2.86	2.76	2.64	2.52	2.40
16	6.12	4.69	4.08	3.73	3.50	3.34	3.22	3.12	3.05	2.99	2.89	2.79	2.68	2.57	2.45	2.32
17	6.04	4.62	4.01	3.66	3.44	3.28	3.16	3.06	2.98	2.92	2.82	2.72	2.62	2.50	2.38	2.25
18	5.98	4.56	3.95	3.61	3.38	3.22	3.10	3.01	2.93	2.87	2.77	2.67	2.56	2.44	2.32	2.19
19	5.92	4.51	3.90	3.56	3.33	3.17	3.05	2.96	2.88	2.82	2.72	2.62	2.51	2.39	2.27	2.13
20	5.87	4.46	3.86	3.51	3.29	3.13	3.01	2.91	2.84	2.77	2.68	2.57	2.46	2.35	2.22	2.09
21	5.83	4.42	3.82	3.48	3.25	3.09	2.97	2.87	2.80	2.73	2.64	2.53	2.42	2.31	2.18	2.04
22	5.79	4.38	3.78	3.44	3.22	3.05	2.93	2.84	2.76	2.70	2.60	2.50	2.39	2.27	2.14	2.00
23	5.75	4.35	3.75	3.41	3.18	3.02	2.90	2.81	2.73	2.67	2.57	2.47	2.36	2.24	2.11	1.97
24	5.72	4.32	3.72	3.38	3.15	2.99	2.87	2.78	2.70	2.64	2.54	2.44	2.33	2.21	2.08	1.94
25	5.69	4.29	3.69	3.35	3.13	2.97	2.85	2.75	2.68	2.61	2.51	2.41	2.30	2.18	2.05	1.91
26	5.66	4.27	3.67	3.33	3.10	2.94	2.82	2.73	2.65	2.59	2.49	2.39	2.28	2.16	2.03	1.88
27	5.63	4.24	3.65	3.31	3.08	2.92	2.80	2.71	2.63	2.57	2.47	2.36	2.25	2.13	2.00	1.85
28	5.61	4.22	3.63	3.29	3.06	2.90	2.78	2.69	2.61	2.55	2.45	2.34	2.23	2.11	1.98	1.83
29	5.59	4.20	3.61	3.27	3.04	2.88	2.76	2.67	2.59	2.53	2.43	2.32	2.21	2.09	1.96	1.81
30	5.57	4.18	3.59	3.25	3.03	2.87	2.75	2.65	2.57	2.51	2.41	2.31	2.20	2.07	1.94	1.79
40	5.42	4.05	3.46	3.13	2.90	2.74	2.62	2.53	2.45	2.39	2.29	2.18	2.07	1.94	1.80	1.64
60	5.29	3.93	3.34	3.01	2.79	2.63	2.51	2.41	2.33	2.27	2.17	2.06	1.94	1.82	1.67	1.48
120	5.15	3.80	3.23	2.89	2.67	2.52	2.39	2.30	2.22	2.16	2.05	1.94	1.82	1.69	1.53	1.31
∞	5.02	3.69	3.12	2.79	2.57	2.41	2.29	2.19	2.11	2.05	1.94	1.83	1.71	1.57	1.39	1.00

附表 4(2) *F* 界值表（方差齐性检验用）

$P = 0.10$

分母的自由度 ν_2	分子的自由度, ν_1															
	1	2	3	4	5	6	7	8	9	10	12	15	20	30	60	∞
1	161.45	199.50	215.71	224.58	230.16	233.99	236.77	238.88	240.54	241.88	243.91	245.95	248.01	250.10	252.20	254.31
2	18.51	19.00	19.16	19.25	19.30	19.33	19.35	19.37	19.38	19.40	19.41	19.43	19.45	19.46	19.48	19.50
3	10.13	9.55	9.28	9.12	9.01	8.94	8.89	8.85	8.81	8.79	8.74	8.70	8.66	8.62	8.57	8.53
4	7.71	6.94	6.59	6.39	6.26	6.16	6.09	6.04	6.00	5.96	5.91	5.86	5.80	5.75	5.69	5.63
5	6.61	5.79	5.41	5.19	5.05	4.95	4.88	4.82	4.77	4.74	4.68	4.62	4.56	4.50	4.43	4.37
6	5.99	5.14	4.76	4.53	4.39	4.28	4.21	4.15	4.10	4.06	4.00	3.94	3.87	3.81	3.74	3.67
7	5.59	4.74	4.35	4.12	3.97	3.87	3.79	3.73	3.68	3.64	3.57	3.51	3.44	3.38	3.30	3.23
8	5.32	4.46	4.07	3.84	3.69	3.58	3.50	3.44	3.39	3.35	3.28	3.22	3.15	3.08	3.01	2.93
9	5.12	4.26	3.86	3.63	3.48	3.37	3.29	3.23	3.18	3.14	3.07	3.01	2.94	2.86	2.79	2.71
10	4.96	4.10	3.71	3.48	3.33	3.22	3.14	3.07	3.02	2.98	2.91	2.85	2.77	2.70	2.62	2.54
11	4.84	3.98	3.59	3.36	3.20	3.09	3.01	2.95	2.90	2.85	2.79	2.72	2.65	2.57	2.49	2.40
12	4.75	3.89	3.49	3.26	3.11	3.00	2.91	2.85	2.80	2.75	2.69	2.62	2.54	2.47	2.38	2.30
13	4.67	3.81	3.41	3.18	3.03	2.92	2.83	2.77	2.71	2.67	2.60	2.53	2.46	2.38	2.30	2.21
14	4.60	3.74	3.34	3.11	2.96	2.85	2.76	2.70	2.65	2.60	2.53	2.46	2.39	2.31	2.22	2.13
15	4.54	3.68	3.29	3.06	2.90	2.79	2.71	2.64	2.59	2.54	2.48	2.40	2.33	2.25	2.16	2.07
16	4.49	3.63	3.24	3.01	2.85	2.74	2.66	2.59	2.54	2.49	2.42	2.35	2.28	2.19	2.11	2.01
17	4.45	3.59	3.20	2.96	2.81	2.70	2.61	2.55	2.49	2.45	2.38	2.31	2.23	2.15	2.06	1.96
18	4.41	3.55	3.16	2.93	2.77	2.66	2.58	2.51	2.46	2.41	2.34	2.27	2.19	2.11	2.02	1.92
19	4.38	3.52	3.13	2.90	2.74	2.63	2.54	2.48	2.42	2.38	2.31	2.23	2.16	2.07	1.98	1.88
20	4.35	3.49	3.10	2.87	2.71	2.60	2.51	2.45	2.39	2.35	2.28	2.20	2.12	2.04	1.95	1.84
21	4.32	3.47	3.07	2.84	2.68	2.57	2.49	2.42	2.37	2.32	2.25	2.18	2.10	2.01	1.92	1.81
22	4.30	3.44	3.05	2.82	2.66	2.55	2.46	2.40	2.34	2.30	2.23	2.15	2.07	1.98	1.89	1.78
23	4.28	3.42	3.03	2.80	2.64	2.53	2.44	2.37	2.32	2.27	2.20	2.13	2.05	1.96	1.86	1.76
24	4.26	3.40	3.01	2.78	2.62	2.51	2.42	2.36	2.30	2.25	2.18	2.11	2.03	1.94	1.84	1.73
25	4.24	3.39	2.99	2.76	2.60	2.49	2.40	2.34	2.28	2.24	2.16	2.09	2.01	1.92	1.82	1.71
26	4.23	3.37	2.98	2.74	2.59	2.47	2.39	2.32	2.27	2.22	2.15	2.07	1.99	1.90	1.80	1.69
27	4.21	3.35	2.96	2.73	2.57	2.46	2.37	2.31	2.25	2.20	2.13	2.06	1.97	1.88	1.79	1.67
28	4.20	3.34	2.95	2.71	2.56	2.45	2.36	2.29	2.24	2.19	2.12	2.04	1.96	1.87	1.77	1.65
29	4.18	3.33	2.93	2.70	2.55	2.43	2.35	2.28	2.22	2.18	2.10	2.03	1.94	1.85	1.75	1.64
30	4.17	3.32	2.92	2.69	2.53	2.42	2.33	2.27	2.21	2.16	2.09	2.01	1.93	1.84	1.74	1.62
40	4.08	3.23	2.84	2.61	2.45	2.34	2.25	2.18	2.12	2.08	2.00	1.92	1.84	1.74	1.64	1.51
60	4.00	3.15	2.76	2.53	2.37	2.25	2.17	2.10	2.04	1.99	1.92	1.84	1.75	1.65	1.53	1.39
120	3.92	3.07	2.68	2.45	2.29	2.18	2.09	2.02	1.96	1.91	1.83	1.75	1.66	1.55	1.43	1.25
∞	3.84	3.00	2.60	2.37	2.21	2.10	2.01	1.94	1.88	1.83	1.75	1.67	1.57	1.46	1.32	1.00

附表 5(1)　*F* 界值表（方差分析用）

上行：$P = 0.05$　下行：$P = 0.01$

分母的自由度 v_2	分子的自由度，v_1 1	2	3	4	5	6	7	8	9	10	11	12
1	161.45	199.50	215.71	224.58	230.16	233.99	236.77	238.88	240.54	241.88	242.98	243.91
	4052.18	4999.50	5403.35	5624.58	5763.65	5858.99	5928.36	5981.07	6022.47	6055.85	6083.32	6106.32
2	18.51	19.00	19.16	19.25	19.30	19.33	19.35	19.37	19.38	19.40	19.40	19.41
	98.50	99.00	99.17	99.25	99.30	99.33	99.36	99.37	99.39	99.40	99.41	99.42
3	10.13	9.55	9.28	9.12	9.01	8.94	8.89	8.85	8.81	8.79	8.76	8.74
	34.12	30.82	29.46	28.71	28.24	27.91	27.67	27.49	27.35	27.23	27.13	27.05
4	7.71	6.94	6.59	6.39	6.26	6.16	6.09	6.04	6.00	5.96	5.94	5.91
	21.20	18.00	16.69	15.98	15.52	15.21	14.98	14.80	14.66	14.55	14.45	14.37
5	6.61	5.79	5.41	5.19	5.05	4.95	4.88	4.82	4.77	4.74	4.70	4.68
	16.26	13.27	12.06	11.39	10.97	10.67	10.46	10.29	10.16	10.05	9.96	9.89
6	5.99	5.14	4.76	4.53	4.39	4.28	4.21	4.15	4.10	4.06	4.03	4.00
	13.75	10.92	9.78	9.15	8.75	8.47	8.26	8.10	7.98	7.87	7.79	7.72
7	5.59	4.74	4.35	4.12	3.97	3.87	3.79	3.73	3.68	3.64	3.60	3.57
	12.25	9.55	8.45	7.85	7.46	7.19	6.99	6.84	6.72	6.62	6.54	6.47
8	5.32	4.46	4.07	3.84	3.69	3.58	3.50	3.44	3.39	3.35	3.31	3.28
	11.26	8.65	7.59	7.01	6.63	6.37	6.18	6.03	5.91	5.81	5.73	5.67
9	5.12	4.26	3.86	3.63	3.48	3.37	3.29	3.23	3.18	3.14	3.10	3.07
	10.56	8.02	6.99	6.42	6.06	5.80	5.61	5.47	5.35	5.26	5.18	5.11
10	4.96	4.10	3.71	3.48	3.33	3.22	3.14	3.07	3.02	2.98	2.94	2.91
	10.04	7.56	6.55	5.99	5.64	5.39	5.20	5.06	4.94	4.85	4.77	4.71
11	4.84	3.98	3.59	3.36	3.20	3.09	3.01	2.95	2.90	2.85	2.82	2.79
	9.65	7.21	6.22	5.67	5.32	5.07	4.89	4.74	4.63	4.54	4.46	4.40
12	4.75	3.89	3.49	3.26	3.11	3.00	2.91	2.85	2.80	2.75	2.72	2.69
	9.33	6.93	5.95	5.41	5.06	4.82	4.64	4.50	4.39	4.30	4.22	4.16

续表

分母的自由度 ν_2	分子的自由度，ν_1											
	1	2	3	4	5	6	7	8	9	10	11	12
13	4.67	3.81	3.41	3.18	3.03	2.92	2.83	2.77	2.71	2.67	2.63	2.60
	9.07	6.70	5.74	5.21	4.86	4.62	4.44	4.30	4.19	4.10	4.02	3.96
14	4.60	3.74	3.34	3.11	2.96	2.85	2.76	2.70	2.65	2.60	2.57	2.53
	8.86	6.51	5.56	5.04	4.69	4.46	4.28	4.14	4.03	3.94	3.86	3.80
15	4.54	3.68	3.29	3.06	2.90	2.79	2.71	2.64	2.59	2.54	2.51	2.48
	8.68	6.36	5.42	4.89	4.56	4.32	4.14	4.00	3.89	3.80	3.73	3.67
16	4.49	3.63	3.24	3.01	2.85	2.74	2.66	2.59	2.54	2.49	2.46	2.42
	8.53	6.23	5.29	4.77	4.44	4.20	4.03	3.89	3.78	3.69	3.62	3.55
17	4.45	3.59	3.20	2.96	2.81	2.70	2.61	2.55	2.49	2.45	2.41	2.38
	8.40	6.11	5.18	4.67	4.34	4.10	3.93	3.79	3.68	3.59	3.52	3.46
18	4.41	3.55	3.16	2.93	2.77	2.66	2.58	2.51	2.46	2.41	2.37	2.34
	8.29	6.01	5.09	4.58	4.25	4.01	3.84	3.71	3.60	3.51	3.43	3.37
19	4.38	3.52	3.13	2.90	2.74	2.63	2.54	2.48	2.42	2.38	2.34	2.31
	8.18	5.93	5.01	4.50	4.17	3.94	3.77	3.63	3.52	3.43	3.36	3.30
20	4.35	3.49	3.10	2.87	2.71	2.60	2.51	2.45	2.39	2.35	2.31	2.28
	8.10	5.85	4.94	4.43	4.10	3.87	3.70	3.56	3.46	3.37	3.29	3.23
21	4.32	3.47	3.07	2.84	2.68	2.57	2.49	2.42	2.37	2.32	2.28	2.25
	8.02	5.78	4.87	4.37	4.04	3.81	3.64	3.51	3.40	3.31	3.24	3.17
22	4.30	3.44	3.05	2.82	2.66	2.55	2.46	2.40	2.34	2.30	2.26	2.23
	7.95	5.72	4.82	4.31	3.99	3.76	3.59	3.45	3.35	3.26	3.18	3.12
23	4.28	3.42	3.03	2.80	2.64	2.53	2.44	2.37	2.32	2.27	2.24	2.20
	7.88	5.66	4.76	4.26	3.94	3.71	3.54	3.41	3.30	3.21	3.14	3.07
24	4.26	3.40	3.01	2.78	2.62	2.51	2.42	2.36	2.30	2.25	2.22	2.18
	7.82	5.61	4.72	4.22	3.90	3.67	3.50	3.36	3.26	3.17	3.09	3.03
25	4.24	3.39	2.99	2.76	2.60	2.49	2.40	2.34	2.28	2.24	2.20	2.16
	7.77	5.57	4.68	4.18	3.85	3.63	3.46	3.32	3.22	3.13	3.06	2.99

附表 5(2) F 界值表(方差分析用)

分母的自由度 ν_2	分子的自由度，ν_1 14	16	20	24	30	40	50	75	100	200	500	∞
1	245.36	246.46	248.01	249.05	250.10	251.14	251.77	252.62	253.04	253.68	254.06	254.31
	6142.67	6170.10	6208.73	6234.63	6260.65	6286.78	6302.52	6323.56	6334.11	6349.97	6359.50	6365.86
2	19.42	19.43	19.45	19.45	19.46	19.47	19.48	19.48	19.49	19.49	19.49	19.50
	99.43	99.44	99.45	99.46	99.47	99.47	99.48	99.49	99.49	99.49	99.50	99.50
3	8.71	8.69	8.66	8.64	8.62	8.59	8.58	8.56	8.55	8.54	8.53	8.53
	26.92	26.83	26.69	26.60	26.50	26.41	26.35	26.28	26.24	26.18	26.15	26.13
4	5.87	5.84	5.80	5.77	5.75	5.72	5.70	5.68	5.66	5.65	5.64	5.63
	14.25	14.15	14.02	13.93	13.84	13.75	13.69	13.61	13.58	13.52	13.49	13.46
5	4.64	4.60	4.56	4.53	4.50	4.46	4.44	4.42	4.41	4.39	4.37	4.37
	9.77	9.68	9.55	9.47	9.38	9.29	9.24	9.17	9.13	9.08	9.04	9.02
6	3.96	3.92	3.87	3.84	3.81	3.77	3.75	3.73	3.71	3.69	3.68	3.67
	7.60	7.52	7.40	7.31	7.23	7.14	7.09	7.02	6.99	6.93	6.90	6.88
7	3.53	3.49	3.44	3.41	3.38	3.34	3.32	3.29	3.27	3.25	3.24	3.23
	6.36	6.28	6.16	6.07	5.99	5.91	5.86	5.79	5.75	5.70	5.67	5.65
8	3.24	3.20	3.15	3.12	3.08	3.04	3.02	2.99	2.97	2.95	2.94	2.93
	5.56	5.48	5.36	5.28	5.20	5.12	5.07	5.00	4.96	4.91	4.88	4.86
9	3.03	2.99	2.94	2.90	2.86	2.83	2.80	2.77	2.76	2.73	2.72	2.71
	5.01	4.92	4.81	4.73	4.65	4.57	4.52	4.45	4.41	4.36	4.33	4.31
10	2.86	2.83	2.77	2.74	2.70	2.66	2.64	2.60	2.59	2.56	2.55	2.54
	4.60	4.52	4.41	4.33	4.25	4.17	4.12	4.05	4.01	3.96	3.93	3.91
11	2.74	2.70	2.65	2.61	2.57	2.53	2.51	2.47	2.46	2.43	2.42	2.40
	4.29	4.21	4.10	4.02	3.94	3.86	3.81	3.74	3.71	3.66	3.62	3.60
12	2.64	2.60	2.54	2.51	2.47	2.43	2.40	2.37	2.35	2.32	2.31	2.30
	4.05	3.97	3.86	3.78	3.70	3.62	3.57	3.50	3.47	3.41	3.38	3.36

续表

分母的自由度 v_2	分子的自由度，v_1											
	14	16	20	24	30	40	50	75	100	200	500	∞
13	2.55	2.51	2.46	2.42	2.38	2.34	2.31	2.28	2.26	2.23	2.22	2.21
	3.86	3.78	3.66	3.59	3.51	3.43	3.38	3.31	3.27	3.22	3.19	3.17
14	2.48	2.44	2.39	2.35	2.31	2.27	2.24	2.21	2.19	2.16	2.14	2.13
	3.70	3.62	3.51	3.43	3.35	3.27	3.22	3.15	3.11	3.06	3.03	3.00
15	2.42	2.38	2.33	2.29	2.25	2.20	2.18	2.14	2.12	2.10	2.08	2.07
	3.56	3.49	3.37	3.29	3.21	3.13	3.08	3.01	2.98	2.92	2.89	2.87
16	2.37	2.33	2.28	2.24	2.19	2.15	2.12	2.09	2.07	2.04	2.02	2.01
	3.45	3.37	3.26	3.18	3.10	3.02	2.97	2.90	2.86	2.81	2.78	2.75
17	2.33	2.29	2.23	2.19	2.15	2.10	2.08	2.04	2.02	1.99	1.97	1.96
	3.35	3.27	3.16	3.08	3.00	2.92	2.87	2.80	2.76	2.71	2.68	2.65
18	2.29	2.25	2.19	2.15	2.11	2.06	2.04	2.00	1.98	1.95	1.93	1.92
	3.27	3.19	3.08	3.00	2.92	2.84	2.78	2.71	2.68	2.62	2.59	2.57
19	2.26	2.21	2.16	2.11	2.07	2.03	2.00	1.96	1.94	1.91	1.89	1.88
	3.19	3.12	3.00	2.92	2.84	2.76	2.71	2.64	2.60	2.55	2.51	2.49
20	2.22	2.18	2.12	2.08	2.04	1.99	1.97	1.93	1.91	1.88	1.86	1.84
	3.13	3.05	2.94	2.86	2.78	2.69	2.64	2.57	2.54	2.48	2.44	2.42
21	2.20	2.16	2.10	2.05	2.01	1.96	1.94	1.90	1.88	1.84	1.83	1.81
	3.07	2.99	2.88	2.80	2.72	2.64	2.58	2.51	2.48	2.42	2.38	2.36
22	2.17	2.13	2.07	2.03	1.98	1.94	1.91	1.87	1.85	1.82	1.80	1.78
	3.02	2.94	2.83	2.75	2.67	2.58	2.53	2.46	2.42	2.36	2.33	2.31
23	2.15	2.11	2.05	2.01	1.96	1.91	1.88	1.84	1.82	1.79	1.77	1.76
	2.97	2.89	2.78	2.70	2.62	2.54	2.48	2.41	2.37	2.32	2.28	2.26
24	2.13	2.09	2.03	1.98	1.94	1.89	1.86	1.82	1.80	1.77	1.75	1.73
	2.93	2.85	2.74	2.66	2.58	2.49	2.44	2.37	2.33	2.27	2.24	2.21
25	2.11	2.07	2.01	1.96	1.92	1.87	1.84	1.80	1.78	1.75	1.73	1.71
	2.89	2.81	2.70	2.62	2.54	2.45	2.40	2.33	2.29	2.23	2.19	2.17

附表 5(3)　*F* 界值表(方差分析用)

分母的自由度 v_2	分子的自由度, v_1											
	1	2	3	4	5	6	7	8	9	10	11	12
26	4.23	3.37	2.98	2.74	2.59	2.47	2.39	2.32	2.27	2.22	2.18	2.15
	7.72	5.53	4.64	4.14	3.82	3.59	3.42	3.29	3.18	3.09	3.02	2.96
27	4.21	3.35	2.96	2.73	2.57	2.46	2.37	2.31	2.25	2.20	2.17	2.13
	7.68	5.49	4.60	4.11	3.78	3.56	3.39	3.26	3.15	3.06	2.99	2.93
28	4.20	3.34	2.95	2.71	2.56	2.45	2.36	2.29	2.24	2.19	2.15	2.12
	7.64	5.45	4.57	4.07	3.75	3.53	3.36	3.23	3.12	3.03	2.96	2.90
29	4.18	3.33	2.93	2.70	2.55	2.43	2.35	2.28	2.22	2.18	2.14	2.10
	7.60	5.42	4.54	4.04	3.73	3.50	3.33	3.20	3.09	3.00	2.93	2.87
30	4.17	3.32	2.92	2.69	2.53	2.42	2.33	2.27	2.21	2.16	2.13	2.09
	7.56	5.39	4.51	4.02	3.70	3.47	3.30	3.17	3.07	2.98	2.91	2.84
32	4.15	3.29	2.90	2.67	2.51	2.40	2.31	2.24	2.19	2.14	2.10	2.07
	7.50	5.34	4.46	3.97	3.65	3.43	3.26	3.13	3.02	2.93	2.86	2.80
34	4.13	3.28	2.88	2.65	2.49	2.38	2.29	2.23	2.17	2.12	2.08	2.05
	7.44	5.29	4.42	3.93	3.61	3.39	3.22	3.09	2.98	2.89	2.82	2.76
36	4.11	3.26	2.87	2.63	2.48	2.36	2.28	2.21	2.15	2.11	2.07	2.03
	7.40	5.25	4.38	3.89	3.57	3.35	3.18	3.05	2.95	2.86	2.79	2.72
38	4.10	3.24	2.85	2.62	2.46	2.35	2.26	2.19	2.14	2.09	2.05	2.02
	7.35	5.21	4.34	3.86	3.54	3.32	3.15	3.02	2.92	2.83	2.75	2.69
40	4.08	3.23	2.84	2.61	2.45	2.34	2.25	2.18	2.12	2.08	2.04	2.00
	7.31	5.18	4.31	3.83	3.51	3.29	3.12	2.99	2.89	2.80	2.73	2.66
42	4.07	3.22	2.83	2.59	2.44	2.32	2.24	2.17	2.11	2.06	2.03	1.99
	7.28	5.15	4.29	3.80	3.49	3.27	3.10	2.97	2.86	2.78	2.70	2.64
44	4.06	3.21	2.82	2.58	2.43	2.31	2.23	2.16	2.10	2.05	2.01	1.98
	7.25	5.12	4.26	3.78	3.47	3.24	3.08	2.95	2.84	2.75	2.68	2.62

续表

分母的自由度 v_2	分子的自由度，v_1											
	1	2	3	4	5	6	7	8	9	10	11	12
46	4.05	3.20	2.81	2.57	2.42	2.30	2.22	2.15	2.09	2.04	2.00	1.97
	7.22	5.10	4.24	3.76	3.44	3.22	3.06	2.93	2.82	2.73	2.66	2.60
48	4.04	3.19	2.80	2.57	2.41	2.29	2.21	2.14	2.08	2.03	1.99	1.96
	7.19	5.08	4.22	3.74	3.43	3.20	3.04	2.91	2.80	2.71	2.64	2.58
50	4.03	3.18	2.79	2.56	2.40	2.29	2.20	2.13	2.07	2.03	1.99	1.95
	7.17	5.06	4.20	3.72	3.41	3.19	3.02	2.89	2.78	2.70	2.63	2.56
60	4.00	3.15	2.76	2.53	2.37	2.25	2.17	2.10	2.04	1.99	1.95	1.92
	7.08	4.98	4.13	3.65	3.34	3.12	2.95	2.82	2.72	2.63	2.56	2.50
70	3.98	3.13	2.74	2.50	2.35	2.23	2.14	2.07	2.02	1.97	1.93	1.89
	7.01	4.92	4.07	3.60	3.29	3.07	2.91	2.78	2.67	2.59	2.51	2.45
80	3.96	3.11	2.72	2.49	2.33	2.21	2.13	2.06	2.00	1.95	1.91	1.88
	6.96	4.88	4.04	3.56	3.26	3.04	2.87	2.74	2.64	2.55	2.48	2.42
100	3.94	3.09	2.70	2.46	2.31	2.19	2.10	2.03	1.97	1.93	1.89	1.85
	6.90	4.82	3.98	3.51	3.21	2.99	2.82	2.69	2.59	2.50	2.43	2.37
125	3.92	3.07	2.68	2.44	2.29	2.17	2.08	2.01	1.96	1.91	1.87	1.83
	6.84	4.78	3.94	3.47	3.17	2.95	2.79	2.66	2.55	2.47	2.39	2.33
150	3.90	3.06	2.66	2.43	2.27	2.16	2.07	2.00	1.94	1.89	1.85	1.82
	6.81	4.75	3.91	3.45	3.14	2.92	2.76	2.63	2.53	2.44	2.37	2.31
200	3.89	3.04	2.65	2.42	2.26	2.14	2.06	1.98	1.93	1.88	1.84	1.80
	6.76	4.71	3.88	3.41	3.11	2.89	2.73	2.60	2.50	2.41	2.34	2.27
400	3.86	3.02	2.63	2.39	2.24	2.12	2.03	1.96	1.90	1.85	1.81	1.78
	6.70	4.66	3.83	3.37	3.06	2.85	2.68	2.56	2.45	2.37	2.29	2.23
1000	3.85	3.00	2.61	2.38	2.22	2.11	2.02	1.95	1.89	1.84	1.80	1.76
	6.66	4.63	3.80	3.34	3.04	2.82	2.66	2.53	2.43	2.34	2.27	2.20
∞	3.84	3.00	2.60	2.37	2.21	2.10	2.01	1.94	1.88	1.83	1.79	1.75
	6.64	4.60	3.78	3.32	3.02	2.80	2.64	2.51	2.41	2.32	2.24	2.18

附表 5(4) *F* 界值表(方差分析用)

分母的自由度 ν_2	分子的自由度,ν_1 14	16	20	24	30	40	50	75	100	200	500	∞
26	2.09	2.05	1.99	1.95	1.90	1.85	1.82	1.78	1.76	1.73	1.71	1.69
	2.86	2.78	2.66	2.58	2.50	2.42	2.36	2.29	2.25	2.19	2.16	2.13
27	2.08	2.04	1.97	1.93	1.88	1.84	1.81	1.76	1.74	1.71	1.69	1.67
	2.82	2.75	2.63	2.55	2.47	2.38	2.33	2.26	2.22	2.16	2.12	2.10
28	2.06	2.02	1.96	1.91	1.87	1.82	1.79	1.75	1.73	1.69	1.67	1.65
	2.79	2.72	2.60	2.52	2.44	2.35	2.30	2.23	2.19	2.13	2.09	2.06
29	2.05	2.01	1.94	1.90	1.85	1.81	1.77	1.73	1.71	1.67	1.65	1.64
	2.77	2.69	2.57	2.49	2.41	2.33	2.27	2.20	2.16	2.10	2.06	2.03
30	2.04	1.99	1.93	1.89	1.84	1.79	1.76	1.72	1.70	1.66	1.64	1.62
	2.74	2.66	2.55	2.47	2.39	2.30	2.25	2.17	2.13	2.07	2.03	2.01
32	2.01	1.97	1.91	1.86	1.82	1.77	1.74	1.69	1.67	1.63	1.61	1.59
	2.70	2.62	2.50	2.42	2.34	2.25	2.20	2.12	2.08	2.02	1.98	1.96
34	1.99	1.95	1.89	1.84	1.80	1.75	1.71	1.67	1.65	1.61	1.59	1.57
	2.66	2.58	2.46	2.38	2.30	2.21	2.16	2.08	2.04	1.98	1.94	1.91
36	1.98	1.93	1.87	1.82	1.78	1.73	1.69	1.65	1.62	1.59	1.56	1.55
	2.62	2.54	2.43	2.35	2.26	2.18	2.12	2.04	2.00	1.94	1.90	1.87
38	1.96	1.92	1.85	1.81	1.76	1.71	1.68	1.63	1.61	1.57	1.54	1.53
	2.59	2.51	2.40	2.32	2.23	2.14	2.09	2.01	1.97	1.90	1.86	1.84
40	1.95	1.90	1.84	1.79	1.74	1.69	1.66	1.61	1.59	1.55	1.53	1.51
	2.56	2.48	2.37	2.29	2.20	2.11	2.06	1.98	1.94	1.87	1.83	1.80
42	1.94	1.89	1.83	1.78	1.73	1.68	1.65	1.60	1.57	1.53	1.51	1.49
	2.54	2.46	2.34	2.26	2.18	2.09	2.03	1.95	1.91	1.85	1.80	1.78
44	1.92	1.88	1.81	1.77	1.72	1.67	1.63	1.59	1.56	1.52	1.49	1.48
	2.52	2.44	2.32	2.24	2.15	2.07	2.01	1.93	1.89	1.82	1.78	1.75

续表

分母的自由度 v_2	分子的自由度, v_1											
	14	16	20	24	30	40	50	75	100	200	500	∞
46	1.91	1.87	1.80	1.76	1.71	1.65	1.62	1.57	1.55	1.51	1.48	1.46
	2.50	2.42	2.30	2.22	2.13	2.04	1.99	1.91	1.86	1.80	1.76	1.73
48	1.90	1.86	1.79	1.75	1.70	1.64	1.61	1.56	1.54	1.49	1.47	1.45
	2.48	2.40	2.28	2.20	2.12	2.02	1.97	1.89	1.84	1.78	1.73	1.70
50	1.89	1.85	1.78	1.74	1.69	1.63	1.60	1.55	1.52	1.48	1.46	1.44
	2.46	2.38	2.27	2.18	2.10	2.01	1.95	1.87	1.82	1.76	1.71	1.68
60	1.86	1.82	1.75	1.70	1.65	1.59	1.56	1.51	1.48	1.44	1.41	1.39
	2.39	2.31	2.20	2.12	2.03	1.94	1.88	1.79	1.75	1.68	1.63	1.60
70	1.84	1.79	1.72	1.67	1.62	1.57	1.53	1.48	1.45	1.40	1.37	1.35
	2.35	2.27	2.15	2.07	1.98	1.89	1.83	1.74	1.70	1.62	1.57	1.54
80	1.82	1.77	1.70	1.65	1.60	1.54	1.51	1.45	1.43	1.38	1.35	1.32
	2.31	2.23	2.12	2.03	1.94	1.85	1.79	1.70	1.65	1.58	1.53	1.49
100	1.79	1.75	1.68	1.63	1.57	1.52	1.48	1.42	1.39	1.34	1.31	1.28
	2.27	2.19	2.07	1.98	1.89	1.80	1.74	1.65	1.60	1.52	1.47	1.43
125	1.77	1.73	1.66	1.60	1.55	1.49	1.45	1.40	1.36	1.31	1.27	1.25
	2.23	2.15	2.03	1.94	1.85	1.76	1.69	1.60	1.55	1.47	1.41	1.37
150	1.76	1.71	1.64	1.59	1.54	1.48	1.44	1.38	1.34	1.29	1.25	1.22
	2.20	2.12	2.00	1.92	1.83	1.73	1.66	1.57	1.52	1.43	1.38	1.33
200	1.74	1.69	1.62	1.57	1.52	1.46	1.41	1.35	1.32	1.26	1.22	1.19
	2.17	2.09	1.97	1.89	1.79	1.69	1.63	1.53	1.48	1.39	1.33	1.28
400	1.72	1.67	1.60	1.54	1.49	1.42	1.38	1.32	1.28	1.22	1.17	1.13
	2.13	2.05	1.92	1.84	1.75	1.64	1.58	1.48	1.42	1.32	1.25	1.19
1000	1.70	1.65	1.58	1.53	1.47	1.41	1.36	1.30	1.26	1.19	1.13	1.08
	2.10	2.02	1.90	1.81	1.72	1.61	1.54	1.44	1.38	1.28	1.19	1.11
∞	1.69	1.64	1.57	1.52	1.46	1.39	1.35	1.28	1.24	1.17	1.11	1.00
	2.08	2.00	1.88	1.79	1.70	1.59	1.52	1.42	1.36	1.25	1.15	1.00

附表 6　q 界值表（Student-Newman-Keuls 法）

上行：P=0.05　下行：P=0.01

ν	组数，a								
	2	3	4	5	6	7	8	9	10
5	3.64	4.60	5.22	5.67	6.03	6.33	6.58	6.80	6.99
	5.70	6.98	7.80	8.42	8.91	9.32	9.67	9.97	10.24
6	3.46	4.34	4.90	5.30	5.63	5.90	6.12	6.32	6.49
	5.24	6.33	7.03	7.56	7.97	8.32	8.61	8.87	9.10
7	3.34	4.16	4.68	5.06	5.36	5.61	5.82	6.00	6.16
	4.95	5.92	6.54	7.01	7.37	7.68	7.94	8.17	8.37
8	3.26	4.04	4.53	4.89	5.17	5.40	5.60	5.77	5.92
	4.75	5.64	6.20	6.62	6.96	7.24	7.77	7.68	7.86
9	3.20	3.95	4.41	4.76	5.02	5.24	5.43	5.59	5.74
	4.60	5.43	5.96	6.35	6.66	6.91	7.13	7.33	7.49
10	3.15	3.88	4.33	4.15	4.91	5.12	5.30	5.46	5.60
	4.48	5.27	5.77	6.14	6.43	6.67	6.87	7.05	7.21
12	3.08	3.77	4.20	4.51	4.75	4.95	5.12	5.27	5.39
	4.32	5.05	5.50	5.84	6.10	6.32	6.51	6.67	6.81
14	3.03	3.70	4.11	4.41	4.64	4.83	4.99	5.13	5.25
	4.21	4.89	5.32	5.63	5.88	6.08	6.26	6.41	6.54
16	3.00	3.65	4.05	4.33	4.56	4.74	4.90	5.03	5.15
	4.13	4.79	5.19	5.49	5.72	5.92	6.08	6.22	6.35
18	2.97	3.61	4.00	4.28	4.49	4.67	4.82	4.96	5.07
	4.07	4.70	5.09	5.38	5.60	5.79	5.94	6.08	6.20
20	2.95	3.58	3.96	4.23	4.45	4.62	4.77	4.90	5.01
	4.02	4.64	5.02	5.29	5.51	5.69	5.84	5.97	6.09
30	2.89	3.49	3.85	4.10	4.30	4.46	4.60	4.72	4.82
	3.89	4.45	4.80	5.05	5.24	5.40	5.54	5.65	5.76
40	2.86	3.44	3.79	4.04	4.23	4.39	4.52	4.63	4.73
	3.82	4.37	4.70	4.93	5.11	5.26	5.39	5.50	5.60
60	2.83	3.40	3.74	3.98	4.16	4.31	4.44	4.55	4.65
	3.76	4.28	4.59	4.82	4.99	5.13	5.25	5.36	5.45
120	2.80	3.36	3.68	3.92	4.10	4.24	4.36	4.47	4.56
	3.70	4.20	4.50	4.71	4.87	5.01	5.12	5.21	5.30
∞	2.77	3.31	3.63	3.86	4.03	4.17	4.29	4.39	4.47
	3.64	4.12	4.40	4.60	4.76	4.88	4.99	5.08	5.16

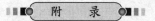

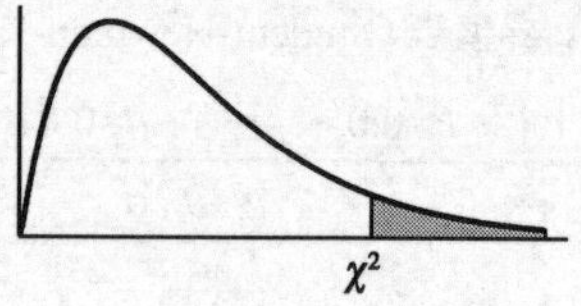

附表 7　χ^2 界值表

自由度 ν	概率, P												
	0.995	0.990	0.975	0.950	0.900	0.750	0.500	0.250	0.100	0.050	0.025	0.010	0.005
1					0.02	0.10	0.45	1.32	2.71	3.84	5.02	6.63	7.88
2	0.01	0.02	0.05	0.10	0.21	0.58	1.39	2.77	4.61	5.99	7.38	9.21	10.60
3	0.07	0.11	0.22	0.35	0.58	1.21	2.37	4.11	6.25	7.81	9.35	11.34	12.84
4	0.21	0.30	0.48	0.71	1.06	1.92	3.36	5.39	7.78	9.49	11.14	13.28	14.86
5	0.41	0.55	0.83	1.15	1.61	2.67	4.35	6.63	9.24	11.07	12.83	15.09	16.75
6	0.68	0.87	1.24	1.64	2.2	3.45	5.35	7.84	10.64	12.59	14.45	16.81	18.55
7	0.99	1.24	1.69	2.17	2.83	4.25	6.35	9.04	12.02	14.07	16.01	18.48	20.28
8	1.34	1.65	2.18	2.73	3.49	5.07	7.34	10.22	13.36	15.51	17.53	20.09	21.95
9	1.73	2.09	2.7	3.33	4.17	5.90	8.34	11.39	14.68	16.92	19.02	21.67	23.59
10	2.16	2.56	3.25	3.94	4.87	6.74	9.34	12.55	15.99	18.31	20.48	23.21	25.19
11	2.60	3.05	3.82	4.57	5.58	7.58	10.34	13.70	17.28	19.68	21.92	24.72	26.76
12	3.07	3.57	4.4	5.23	6.30	8.44	11.34	14.85	18.55	21.03	23.34	26.22	28.30
13	3.57	4.11	5.01	5.89	7.04	9.30	12.34	15.98	19.81	22.36	24.74	27.69	29.82
14	4.07	4.66	5.63	6.57	7.79	10.17	13.34	17.12	21.06	23.68	26.12	29.14	31.32
15	4.60	5.23	6.26	7.26	8.55	11.04	14.34	18.25	22.31	25.00	27.49	30.58	32.8
16	5.14	5.81	6.91	7.96	9.31	11.91	15.34	19.37	23.54	26.30	28.85	32.00	34.27
17	5.70	6.41	7.56	8.67	10.09	12.79	16.34	20.49	24.77	27.59	30.19	33.41	35.72
18	6.26	7.01	8.23	9.39	10.86	13.68	17.34	21.60	25.99	28.87	31.53	34.81	37.16
19	6.84	7.63	8.91	10.12	11.65	14.56	18.34	22.72	27.20	30.14	32.85	36.19	38.58
20	7.43	8.26	9.59	10.85	12.44	15.45	19.34	23.83	28.41	31.41	34.17	37.57	40.00
21	8.03	8.90	10.28	11.59	13.24	16.34	20.34	24.93	29.62	32.67	35.48	38.93	41.40
22	8.64	9.54	10.98	12.34	14.04	17.24	21.34	26.04	30.81	33.92	36.78	40.29	42.80
23	9.26	10.2	11.69	13.09	14.85	18.14	22.34	27.14	32.01	35.17	38.08	41.64	44.18
24	9.89	10.86	12.40	13.85	15.66	19.04	23.34	28.24	33.20	36.42	39.36	42.98	45.56
25	10.52	11.52	13.12	14.61	16.47	19.94	24.34	29.34	34.38	37.65	40.65	44.31	46.93
26	11.16	12.20	13.84	15.38	17.29	20.84	25.34	30.43	35.56	38.89	41.92	45.64	48.29
27	11.81	12.88	14.57	16.15	18.11	21.75	26.34	31.53	36.74	40.11	43.19	46.96	49.64
28	12.46	13.56	15.31	16.93	18.94	22.66	27.34	32.62	37.92	41.34	44.46	48.28	50.99
29	13.12	14.26	16.05	17.71	19.77	23.57	28.34	33.71	39.09	42.56	45.72	49.59	52.34
30	13.79	14.95	16.79	18.49	20.6	24.48	29.34	34.8	40.26	43.77	46.98	50.89	53.67
40	20.71	22.16	24.43	26.51	29.05	33.66	39.34	45.62	51.81	55.76	59.34	63.69	66.77
50	27.99	29.71	32.36	34.76	37.69	42.94	49.33	56.33	63.17	67.50	71.42	76.15	79.49
60	35.53	37.48	40.48	43.19	46.46	52.29	59.33	66.98	74.40	79.08	83.30	88.38	91.95
70	43.28	45.44	48.76	51.74	55.33	61.70	69.33	77.58	85.53	90.53	95.02	100.43	104.21
80	51.17	53.54	57.15	60.39	64.28	71.14	79.33	88.13	96.58	101.88	106.63	112.33	116.32
90	59.20	61.75	65.65	69.13	73.29	80.62	89.33	98.65	107.57	113.15	118.14	124.12	128.30
100	67.33	70.06	74.22	77.93	82.36	90.13	99.33	109.14	118.50	124.34	129.56	135.81	140.17

附表 8 *T* 界值表（配对比较的符号秩和检验用）

n	单侧：0.05 双侧：0.10	0.025 0.050	0.01 0.02	0.005 0.010
5	0—15			
6	2—19	0—21		
7	3—25	2—26	0—28	
8	5—31	3—33	1—35	0—36
9	8—37	5—40	3—42	1—44
10	10—45	8—47	5—50	3—52
11	13—53	10—56	7—59	5—61
12	17—61	13—65	9—69	7—71
13	21—70	17—74	12—79	9—82
14	25—80	21—84	15—90	12—93
15	30—90	25—95	19—101	15—105
16	35—101	29—107	23—113	19—117
17	41—112	34—119	27—126	23—130
18	47—124	40—131	32—139	27—144
19	53—137	46—144	37—153	32—158
20	60—150	52—158	43—167	37—173
21	67—164	58—173	49—182	42—189
22	75—178	65—188	55—198	48—205
23	83—193	73—203	62—214	54—222
24	91—209	81—219	69—231	61—239
25	100—225	89—236	76—249	68—257
26	110—241	98—253	84—267	75—276
27	119—259	107—271	92—286	83—295
28	130—276	116—290	101—305	91—315
29	140—295	126—309	110—325	100—335
30	151—314	137—328	120—345	109—356
31	163—333	147—349	130—366	118—378
32	175—353	159—369	140—388	128—400
33	187—374	170—391	151—410	138—423
34	200—395	182—413	162—433	148—447
35	213—417	195—435	173—457	159—471
36	227—439	208—458	185—481	171—495
37	241—462	221—482	198—505	182—521
38	256—485	235—506	211—530	194—547
39	271—509	249—531	224—556	207—573
40	286—534	264—556	238—582	220—600
41	302—559	279—582	252—609	233—628
42	319—584	294—609	266—637	247—656
43	336—610	310—636	281—665	261—685
44	353—637	327—663	296—694	276—714
45	371—664	343—692	312—723	291—744
46	389—692	361—720	328—753	307—774
47	407—721	378—750	345—783	322—806
48	426—750	396—780	362—814	339—837
49	446—779	415—810	379—846	355—870
50	466—809	434—841	397—878	373—902

附表9 *T*界值表（两组比较的秩和检验用）

	单侧	双侧
1行	$P=0.050$	$P=0.10$
2行	$P=0.025$	$P=0.05$
3行	$P=0.010$	$P=0.02$
4行	$P=0.005$	$P=0.01$

n_1（较小）	n_2-n_1: 0	1	2	3	4	5	6	7	8	9	10
2				3—13	3—15	3—17	4—18	4—20	4—22	4—24	5—25
							3—19	3—21	3—23	3—25	4—26
3	6—15	6—18	7—20	8—22	8—25	9—27	10—29	10—32	11—34	11—37	12—39
			6—21	7—23	7—26	8—28	8—31	9—33	9—36	10—38	10—41
					6—27	6—30	7—32	7—35	7—38	8—40	8—43
							6—33	6—36	6—39	7—41	7—44
4	11—25	12—28	13—31	14—34	15—37	16—40	17—43	18—46	19—49	20—52	21—55
	10—26	11—29	12—32	13—35	14—38	14—42	15—45	16—48	17—51	18—54	19—57
		10—30	11—33	11—37	12—40	13—43	13—47	14—50	15—53	15—57	16—60
			10—34	10—38	11—41	11—45	12—48	12—52	13—55	13—59	14—62
5	19—36	20—40	21—44	23—47	24—51	26—54	27—58	28—62	30—65	31—69	33—72
	17—38	18—42	20—45	21—49	22—53	23—57	24—61	26—64	27—68	28—72	29—76
	16—39	17—43	18—47	19—51	20—55	21—59	22—63	23—67	24—71	25—75	26—79
	15—40	16—44	16—49	17—53	18—57	19—61	20—65	21—69	22—73	22—78	23—82
6	28—50	29—55	31—59	33—63	35—67	37—71	38—76	40—80	42—84	44—88	46—92
	26—52	27—57	29—61	31—65	32—70	34—74	35—79	37—83	38—88	40—92	42—96
	24—54	25—59	27—63	28—68	29—73	30—78	32—82	33—87	34—92	36—96	37—101
	23—55	24—60	25—65	26—70	27—75	28—80	30—84	31—89	32—94	33—99	34—104
7	39—66	41—71	43—76	45—81	47—86	49—91	52—95	54—100	56—105	58—110	61—114
	36—69	38—74	40—79	42—84	44—89	46—94	48—99	50—104	52—109	54—114	56—119
	34—71	35—77	37—82	39—87	40—93	42—98	44—103	45—109	47—114	49—119	51—124
	32—73	34—78	35—84	37—89	38—95	40—100	41—106	43—111	44—117	46—122	47—128
8	51—85	54—90	56—96	59—101	62—106	64—112	67—117	69—123	72—128	75—133	77—139
	49—87	51—93	53—99	55—105	58—110	60—116	62—122	65—127	67—133	70—138	72—144
	45—91	47—97	49—103	51—109	53—115	56—120	58—126	60—132	62—138	64—144	66—150
	43—93	45—99	47—105	49—111	51—117	53—123	54—130	56—136	58—142	60—148	62—154
9	66—105	69—111	72—117	75—123	78—129	81—135	84—141	87—147	90—153	93—159	96—165
	62—109	65—115	68—121	71—127	73—134	76—140	79—146	82—152	84—159	87—165	90—171
	59—112	61—119	63—126	66—132	68—139	71—145	73—152	76—158	78—165	81—171	83—178
	56—115	58—122	61—128	63—135	65—142	67—149	69—156	72—162	74—169	76—176	78—183
10	82—128	86—134	89—141	92—148	96—154	99—161	103—167	106—174	110—180	113—187	117—193
	78—132	81—139	84—146	88—152	91—159	94—166	97—173	100—180	103—187	107—193	110—200
	74—136	77—143	79—151	82—158	85—165	88—172	91—179	93—187	96—194	99—201	102—208
	71—139	73—147	76—154	79—161	81—169	84—176	86—184	89—191	92—198	94—206	97—213

附表 10　*H* 界值表（三组比较的秩和检验 Kruskal-Wallis 法）

n	n_1	n_2	n_3	0.10	0.05	0.025	0.01	0.001
8	5	2	1	4.200	5.000			
	4	2	2	4.458	5.333	5.500		
	4	3	1	4.056	5.208	5.833		
	3	3	2	4.556	5.361	5.556		
9	7	1	1	4.267				
	6	2	1	4.200	4.822	5.600		
	5	2	2	4.373	5.160	6.000	6.533	
	5	3	1	4.018	4.960	6.044		
	4	3	2	4.511	5.444	6.000	6.444	
	4	4	1	4.167	4.967	6.167	6.667	
	3	3	3	4.622	5.600	5.956	7.200	
10	8	1	1	4.418				
	7	2	1	4.200	4.706	5.727		
	6	2	2	4.545	5.345	5.745	6.655	
	6	3	1	3.909	4.855	5.945	6.873	
	5	3	2	4.651	5.251	6.004	6.909	
	5	4	1	3.987	4.985	5.858	6.955	
	4	3	3	4.709	5.791	6.155	6.745	
	4	4	2	4.555	5.455	6.327	7.036	
11	8	2	1	4.011	4.909	5.420		
	7	2	2	4.526	5.143	5.818	7.000	
	7	3	1	4.173	4.952	5.758	7.030	
	6	3	2	4.682	5.348	6.136	6.970	
	6	4	1	4.038	4.947	5.856	7.106	
	5	3	3	4.533	5.648	6.315	7.079	8.727
	5	4	2	4.541	5.273	6.068	7.205	8.591
	5	5	1	4.109	5.127	6.000	7.309	
	4	4	3	4.545	5.598	6.394	7.144	8.909
12	8	2	2	4.587	5.356	5.817	6.663	
	8	3	1	4.010	4.881	6.064	6.804	
	7	3	2	4.582	5.357	6.201	6.839	8.654
	7	4	1	4.121	4.986	5.791	6.986	
	6	3	3	4.590	5.615	6.436	7.410	8.692
	6	4	2	4.494	5.340	6.186	7.340	8.827
	6	5	1	4.128	4.990	5.951	7.182	
	5	4	3	4.549	5.656	6.410	7.445	8.795
	5	5	2	4.623	5.338	6.346	7.338	8.938
	4	4	4	4.654	5.692	6.615	7.654	9.269
13	8	3	2	4.451	5.316	6.195	7.022	8.791
	8	4	1	4.038	5.044	5.885	6.973	8.901
	7	3	3	4.603	5.620	6.449	7.228	9.262
	7	4	2	4.549	5.376	6.184	7.321	9.198
	7	5	1	4.035	5.064	5.953	7.061	9.178
	6	4	3	4.604	5.610	6.538	7.500	9.170
	6	5	2	4.596	5.338	6.196	7.376	9.189
	6	6	1	4.000	4.945	5.923	7.121	9.692
	5	4	4	4.668	5.657	6.673	7.760	9.168
	5	5	3	4.545	5.705	6.549	7.578	9.284
14	8	3	3	4.543	5.617	6.588	7.350	9.426
	8	4	2	4.500	5.393	6.193	7.350	9.293
	8	5	1	3.967	4.869	5.864	7.110	9.579
	7	4	3	4.527	5.623	6.578	7.550	9.670
	7	5	2	4.485	5.393	6.221	7.450	9.640
	7	6	1	4.033	5.067	6.067	7.254	9.747
	6	4	4	4.595	5.681	6.667	7.795	9.681
	6	5	3	4.535	5.602	6.667	7.590	9.669
	6	6	2	4.438	5.410	6.210	7.467	9.752
	5	5	4	4.523	5.666	6.760	7.823	9.606
15	8	4	3	4.529	5.623	6.562	7.585	9.742
	8	5	2	4.466	5.415	6.260	7.440	9.781
	8	6	1	4.015	5.015	5.933	7.256	9.840
	7	4	4	4.562	5.650	6.707	7.814	9.841
	7	5	3	4.535	5.607	6.627	7.697	9.874
	7	6	2	4.500	5.357	6.223	7.490	10.060
	7	7	1	3.986	4.986	6.057	7.157	9.871
	6	5	4	4.522	5.661	6.750	7.936	9.961
	6	6	3	4.558	5.625	6.725	7.725	10.150
	5	5	5	4.560	5.780	6.740	8.000	9.920
16	8	4	4	4.561	5.779	6.750	7.853	10.010
	8	5	3	4.514	5.614	6.614	7.706	10.040
	8	6	2	4.463	5.404	6.294	7.522	10.110
	8	7	1	4.045	5.041	6.047	7.308	10.030
	7	5	4	4.542	5.733	6.738	7.931	10.160
	7	6	3	4.550	5.689	6.694	7.756	10.260
	7	7	2	4.491	5.398	6.328	7.491	10.240
	6	5	5	4.547	5.729	6.788	8.028	10.290
	6	6	4	4.548	5.724	6.812	8.000	10.340
17	8	5	4	4.549	5.718	6.782	7.992	10.290
	8	6	3	4.575	5.678	6.658	7.796	10.370
	8	7	2	4.451	5.403	6.339	7.571	10.360
	8	8	1	4.044	5.039	6.005	7.314	10.160
	7	5	5	4.571	5.708	6.835	8.108	10.450
	7	6	4	4.562	5.706	6.787	8.039	10.460
	7	7	3	4.613	5.688	6.708	7.810	10.450
	6	6	5	4.542	5.765	6.848	8.124	10.520
18	8	5	5	4.555	5.769	6.843	8.116	10.640
	8	6	4	4.563	5.743	6.795	8.045	10.630
	8	7	3	4.556	5.698	6.671	7.827	10.540
	8	8	2	4.509	5.408	6.351	7.654	10.460
	7	6	5	4.560	5.770	6.857	8.157	10.750
	7	7	4	4.563	5.766	6.788	8.142	10.690
	6	6	6	4.643	5.801	6.889	8.222	10.890
19	8	6	5	4.550	5.750	6.867	8.226	10.890
	8	7	4	4.548	5.759	6.837	8.118	10.840
	8	8	3	4.555	5.734	6.682	7.889	10.690
	7	6	6	4.530	5.730	6.897	8.257	11.000
	7	7	5	4.546	5.746	6.886	8.257	10.920
20	8	6	6	4.599	5.770	6.932	8.313	11.100
	8	7	5	4.551	5.782	6.884	8.242	11.030
	8	8	4	4.579	5.743	6.886	8.168	10.970
	7	7	6	4.568	5.793	6.927	8.345	11.130
21	8	7	6	4.553	5.781	6.917	8.333	11.280
	8	8	5	4.573	5.761	6.920	8.297	11.180
	7	7	7	4.594	5.818	6.954	8.378	11.320
22	8	7	7	4.585	5.802	6.980	8.363	11.420
	8	8	6	4.572	5.779	6.953	8.367	11.370
23	8	8	7	4.571	5.791	6.980	8.419	11.550
24	8	8	8	4.595	5.805	6.995	8.465	11.700
27	9	9	9	4.582	5.845	7.041	8.564	11.950
	∞	∞	∞	4.605	5.991	7.378	9.210	13.820

附表 11 相关系数界值表

P(2):	0.50	0.20	0.10	0.05	0.02	0.01	0.005	0.002	0.001
P(1):	0.25	0.10	0.05	0.025	0.01	0.005	0.0025	0.001	0.0005
1	0.707	0.951	0.988	0.997	1.000	1.000	1.000	1.000	1.000
2	0.500	0.800	0.900	0.950	0.980	0.990	0.995	0.998	0.999
3	0.404	0.687	0.805	0.878	0.934	0.959	0.974	0.986	0.991
4	0.347	0.603	0.729	0.811	0.882	0.917	0.942	0.963	0.974
5	0.309	0.551	0.669	0.755	0.833	0.875	0.906	0.935	0.951
6	0.281	0.507	0.621	0.707	0.789	0.834	0.870	0.905	0.925
7	0.260	0.472	0.582	0.666	0.750	0.798	0.836	0.875	0.898
8	0.242	0.443	0.549	0.632	0.715	0.765	0.805	0.847	0.872
9	0.228	0.419	0.521	0.602	0.685	0.735	0.776	0.820	0.847
10	0.216	0.398	0.497	0.576	0.658	0.708	0.750	0.795	0.823
11	0.206	0.380	0.476	0.553	0.634	0.684	0.726	0.772	0.801
12	0.197	0.365	0.457	0.532	0.612	0.661	0.703	0.750	0.780
13	0.189	0.351	0.441	0.514	0.592	0.641	0.683	0.730	0.760
14	0.182	0.338	0.426	0.497	0.574	0.623	0.664	0.711	0.742
15	0.176	0.327	0.412	0.482	0.558	0.606	0.647	0.694	0.725
16	0.170	0.317	0.400	0.468	0.542	0.590	0.631	0.678	0.708
17	0.165	0.308	0.389	0.456	0.529	0.575	0.616	0.622	0.693
18	0.160	0.299	0.378	0.444	0.515	0.561	0.602	0.648	0.679
19	0.156	0.291	0.369	0.433	0.503	0.549	0.589	0.635	0.665
20	0.152	0.284	0.360	0.423	0.492	0.537	0.576	0.622	0.652
21	0.148	0.277	0.352	0.413	0.482	0.526	0.565	0.610	0.640
22	0.145	0.271	0.344	0.404	0.472	0.515	0.554	0.599	0.629
23	0.141	0.265	0.337	0.396	0.462	0.505	0.543	0.588	0.618
24	0.138	0.260	0.330	0.388	0.453	0.496	0.534	0.578	0.607
25	0.136	0.255	0.323	0.381	0.445	0.487	0.524	0.568	0.597
26	0.133	0.250	0.317	0.374	0.437	0.479	0.515	0.559	0.588
27	0.131	0.245	0.311	0.367	0.430	0.471	0.507	0.550	0.579
28	0.128	0.241	0.306	0.361	0.423	0.463	0.499	0.541	0.570
29	0.126	0.237	0.301	0.355	0.416	0.456	0.491	0.533	0.562
30	0.124	0.233	0.296	0.349	0.409	0.449	0.484	0.526	0.554
31	0.122	0.229	0.291	0.344	0.403	0.442	0.477	0.518	0.546
32	0.120	0.226	0.287	0.339	0.397	0.436	0.470	0.511	0.539
33	0.118	0.222	0.283	0.334	0.392	0.430	0.464	0.504	0.532
34	0.116	0.219	0.279	0.329	0.386	0.424	0.458	0.498	0.525
35	0.115	0.216	0.275	0.325	0.381	0.418	0.452	0.492	0.519
36	0.113	0.213	0.271	0.320	0.376	0.413	0.446	0.486	0.513
37	0.111	0.210	0.267	0.316	0.371	0.408	0.441	0.480	0.507
38	0.110	0.207	0.264	0.312	0.367	0.403	0.435	0.474	0.501
39	0.108	0.204	0.261	0.308	0.362	0.398	0.430	0.469	0.495
40	0.107	0.202	0.257	0.304	0.358	0.393	0.425	0.463	0.490
41	0.106	0.199	0.254	0.301	0.354	0.389	0.420	0.458	0.484
42	0.104	0.197	0.251	0.297	0.350	0.384	0.416	0.453	0.479
43	0.103	0.195	0.248	0.294	0.346	0.380	0.411	0.449	0.474
44	0.102	0.192	0.246	0.291	0.342	0.376	0.407	0.444	0.469
45	0.101	0.190	0.243	0.288	0.338	0.372	0.403	0.439	0.465
46	0.100	0.188	0.240	0.285	0.335	0.368	0.399	0.435	0.460
47	0.099	0.186	0.238	0.282	0.331	0.365	0.395	0.431	0.456
48	0.098	0.184	0.235	0.270	0.328	0.361	0.391	0.427	0.451
49	0.097	0.182	0.233	0.276	0.325	0.358	0.387	0.423	0.447
50	0.096	0.181	0.231	0.273	0.322	0.354	0.384	0.419	0.443

附表 12　r_s 界值表

n		概率, P								
	单侧:	0.25	0.10	0.05	0.025	0.01	0.005	0.0025	0.001	0.0005
	双侧:	0.50	0.20	0.10	0.05	0.02	0.01	0.005	0.002	0.001
4		0.600	1.000	1.000						
5		0.500	0.800	0.900	1.000	1.000				
6		0.371	0.657	0.829	0.886	0.943	1.000	1.000		
7		0.321	0.571	0.714	0.786	0.893	0.929	0.964	1.000	1.000
8		0.310	0.524	0.643	0.738	0.833	0.881	0.905	0.952	0.976
9		0.267	0.483	0.600	0.700	0.783	0.833	0.867	0.917	0.933
10		0.248	0.455	0.564	0.648	0.745	0.794	0.830	0.879	0.903
11		0.236	0.427	0.536	0.618	0.709	0.755	0.800	0.845	0.873
12		0.217	0.406	0.503	0.587	0.678	0.727	0.769	0.818	0.846
13		0.209	0.385	0.484	0.560	0.648	0.703	0.747	0.791	0.824
14		0.200	0.367	0.464	0.538	0.626	0.679	0.723	0.771	0.802
15		0.189	0.354	0.446	0.521	0.604	0.654	0.700	0.750	0.779
16		0.182	0.341	0.429	0.503	0.582	0.635	0.679	0.729	0.762
17		0.176	0.328	0.414	0.485	0.566	0.615	0.662	0.713	0.748
18		0.170	0.317	0.401	0.472	0.550	0.600	0.643	0.695	0.728
19		0.165	0.309	0.391	0.460	0.535	0.584	0.628	0.677	0.712
20		0.161	0.299	0.380	0.447	0.520	0.570	0.612	0.662	0.696
21		0.156	0.292	0.370	0.435	0.508	0.556	0.599	0.648	0.681
22		0.152	0.284	0.361	0.425	0.496	0.544	0.586	0.634	0.667
23		0.148	0.278	0.353	0.415	0.486	0.532	0.573	0.622	0.654
24		0.144	0.271	0.344	0.406	0.476	0.521	0.562	0.610	0.642
25		0.142	0.265	0.337	0.398	0.466	0.511	0.551	0.598	0.630
26		0.138	0.259	0.331	0.390	0.457	0.501	0.541	0.587	0.619
27		0.136	0.255	0.324	0.382	0.448	0.491	0.531	0.577	0.608
28		0.133	0.250	0.317	0.375	0.440	0.483	0.522	0.567	0.598
29		0.130	0.245	0.312	0.368	0.433	0.475	0.513	0.558	0.589
30		0.128	0.240	0.306	0.362	0.425	0.467	0.504	0.549	0.580
31		0.126	0.236	0.301	0.356	0.418	0.459	0.496	0.541	0.571
32		0.124	0.232	0.296	0.350	0.412	0.452	0.489	0.533	0.563
33		0.121	0.229	0.291	0.345	0.405	0.446	0.482	0.525	0.554
34		0.120	0.225	0.287	0.340	0.399	0.439	0.475	0.517	0.547
35		0.118	0.222	0.283	0.335	0.394	0.433	0.468	0.510	0.539
36		0.116	0.219	0.279	0.330	0.388	0.427	0.462	0.504	0.533
37		0.114	0.216	0.275	0.325	0.383	0.421	0.456	0.497	0.526
38		0.113	0.212	0.271	0.321	0.378	0.415	0.450	0.491	0.519
39		0.111	0.210	0.267	0.317	0.373	0.410	0.444	0.485	0.513
40		0.110	0.207	0.264	0.313	0.368	0.405	0.439	0.479	0.507
41		0.108	0.204	0.261	0.309	0.364	0.400	0.433	0.473	0.501
42		0.107	0.202	0.257	0.305	0.359	0.395	0.428	0.468	0.495
43		0.105	0.199	0.254	0.301	0.355	0.391	0.423	0.463	0.490
44		0.104	0.197	0.251	0.298	0.351	0.386	0.419	0.458	0.484
45		0.103	0.194	0.248	0.294	0.347	0.382	0.414	0.453	0.479
46		0.102	0.192	0.246	0.291	0.343	0.378	0.410	0.448	0.474
47		0.101	0.190	0.243	0.288	0.340	0.374	0.405	0.443	0.469
48		0.100	0.188	0.240	0.285	0.336	0.370	0.401	0.439	0.465
49		0.098	0.186	0.238	0.282	0.333	0.366	0.397	0.434	0.460
50		0.097	0.184	0.235	0.279	0.329	0.363	0.393	0.430	0.456

实 习 指 导

实习一　医院感染的危险因素调查

一、实习目的

掌握医院感染、医院感染暴发和疑似医院感染暴发的基本概念。了解《医院感染暴发及突发事件监测、调查、报告与控制制度》的基本内容，初步掌握开展医院感染及其危险因素调查的基本方法。

二、实习内容

1. 医护人员手卫生消毒现状调查（表1、表2）

表1　某院243名口腔科医护人员手卫生知识掌握情况

手卫生知识	调查人数	掌握率(%)
接触患者前是否洗手	234	96.30
接触患者后是否洗手	239	98.35
接触其他物体或表面	201	82.72
脱手套后是否洗手	197	81.07
洗手应用流动清洁水	241	99.18
洗手后在隔离衣上擦干	24	90.12
脱隔离衣后是否洗手	185	76.13
洗手后是否再次用水管水龙头	87	64.20
洗手时间是否大于15秒	206	84.77

表2　某院243名医护人员不同手卫生指征下的执行情况

手卫生指征	护士		医生		合计		P值
	人数	执行率%	人数	执行率%	人数	执行率%	
接触患者前	57	59.38	61	41.50	118	48.56	>0.05
接触患者后	49	51.04	113	76.88	162	66.67	<0.01
脱手套后	34	35.42	64	43.54	98	40.33	<0.01
接触物品后	42	43.75	49	33.33	91	37.45	<0.05

［**问题讨论1**］

(1) 表1结果说明了什么？根据表中提供的数据信息，能否做进一步的分析？该表有无改进之处？

(2) 根据表2结果判定医护人员手卫生执行率有无差别。该结果说明了什么？该表有无改进之处？

2. 新生儿医院感染危险因素的调查（表3、表4）

表3　某院2001—2008年新生儿医院感染部位分布

感染部位	例数	构成比(%)
呼吸道	214	47.0
皮肤黏膜	66	14.5
消化道	35	7.7
泌尿道	28	6.2
血液	59	13.0
结膜	53	11.6
合计	455	100

表4　某院2001—2008年新生儿医院感染的危险因素分析

危险因素	例数	感染例数	感染率	*P*值
胎龄（周）				<0.01
<37	2985	213	7.14	
>37	6339	242	3.82	
出生体重(g)				<0.01
<1500	405	93	22.96	
1500～	2848	173	6.07	
≥2500	6071	189	3.11	
住院时间（天）				<0.01
<10	5537	132	2.38	
≥10	3787	323	8.53	
侵入性操作				<0.01
有	857	143	16.69	
无	8467	312	3.68	
发生医院感染前是否用抗菌药物				<0.01
有	6467	346	5.35	
无	2857	109	3.82	
抗菌药物使用天数				<0.01
<7	4258	109	2.56	
≥7	2209	237	10.73	

[问题讨论2]

表3和表4的结果各说明了什么？在该调查的原始数据基础上还可做哪些分析？

[问题讨论3]

拟订一份医院儿科病房医院感染危险因素的调查方案。

（袁　晶）

实习二　职业中毒案例讨论

一、实习目的

1. 熟悉职业中毒案例的分析方法；
2. 掌握职业病的诊断和处理；
3. 熟悉工作场所常见职业危害的调查与评价方法。

二、实习内容与方法

首先阅读下列案例，然后根据指导提纲进行讨论与分析，并完成课堂作业。

【案例一】 患者男性，35岁，因头痛、失眠、记忆力减退和偶有脐周疼痛入院。体检：神志清楚，一般情况尚可，心肺检查未见异常，腹平软，肝脾不大，脐周有轻微压痛，无反跳痛，四肢痛触觉未见异常，未引出病理反射，血、尿常规正常；肝功能、心电图正常。胸部X线照片未见异常改变。

［**问题讨论1**］

1. 上述资料中，你认为病史询问是否完整？如不完整，还应补充什么内容？
2. 当你遇到腹绞痛患者时，应考虑哪些病症？
3. 引起腹绞痛常见的毒物是什么？哪些工种的工人可接触该毒物？

追问患者的职业史，发现该人曾于某塑料厂的炼塑车间做过8年捏合工，其接触的生产塑料中加入了二盐基亚磷酸铅和三盐基亚磷酸铅等稳定剂。患者饭前或吸烟前很少洗手。

［**问题讨论2**］

4. 在上述病史的基础上，还应做哪些调查研究？

调查患者工作场所发现：该厂每日消耗原料百余斤，其工艺为将原料倒入锅中，加热至50～60℃。在搅拌和过筛过程中接触铅尘。经检测，空气中铅烟浓度为0.3～0.8mg/m^3，车间内无除尘设备，工人也无任何防护措施。

［**问题讨论3**］

5. 此工作场所存在哪些问题？有何改进意见？
6. 该患者应如何进行进一步的诊断和治疗？

根据患者的职业接触史和临床表现，随即转至职业病院进行诊治。入院时检查：尿铅12.5μmol/L，尿ALA 80.5μmol/L，血红细胞游离原卟啉为3.5μmol/L，诊断为慢性中度铅中毒。

［**问题讨论4**］

7. 慢性铅中毒的临床表现有哪些？
8. 铅中毒的诊断标准是什么？

用依地酸二钠钙1.0g加入5%葡萄糖溶液中静脉滴注驱铅治疗，住院3个月后，尿铅降至2.9μmol/L，症状好转出院。

［**问题讨论5**］

9. 常用的慢性铅中毒的解毒剂是什么？其作用机制是什么？用药时应注意哪些事项？
10. 除解毒治疗外，还应给以哪些辅助治疗？

11. 经驱铅治疗，出院后应注意哪些事项？

【案例二】 患者女性，30 岁，某皮鞋厂工人。因头痛、头昏、失眠、记忆力减退、月经过多和牙龈出血入院。入院检查：神志清，呈贫血面容，皮肤黏膜无瘀点，体温 37℃，呼吸 21 次 / 分，血压 110/65mmHg，心肺（-），腹部平软，肝在肋下 1.5cm，血象检查：白细胞计数 2.5×10^9/L，中性粒细胞 1.3×10^9/L，血小板 50×10^9/L，红细胞 3×10^{12}/L，血红蛋白 60g/L；尿常规检查（-）；肝功能检查正常。骨髓检查诊断为再生障碍性贫血。

［**问题讨论 1**］

1. 引起再生障碍性贫血的常见职业性毒物是什么？哪些工种的工人接触机会较多？
2. 对该病例你有何见解？需采取哪些步骤证实？

患者自述以往身体健康，3 年前到皮鞋厂制帮车间工作，无在岗期间健康检查制度，未接受过职业卫生宣传教育。上岗前未进行健康检查。本人不知道车间内有哪些职业毒物。经现场检测，制帮车间面积约 60m²，高 3m，车间内无任何防护措施，室内无通风排毒装置。空气内有苯、甲苯、汽油、醋酸乙酯等化学品。经测定，苯浓度最低为 120mg/m³，最高达 360mg/m³（苯的时间加权平均容许浓度为 6mg/m³），是标准值的 20～60 倍，诊断该病人为慢性苯中毒。

［**问题讨论 2**］

3. 慢性苯中毒的临床表现有哪些？
4. 指出造成患者慢性苯中毒的原因是什么？
5. 上述案例存在的医疗卫生方面的问题有哪些？如何防止此类事件的发生？

患者住院后经用升白细胞，多种维生素，核苷酸类药物以及泼尼松，丙酸睾酮，并辅以中草药治疗，其病情好转，血象回升至正常水平，出院休息半个月后，又回到原工作岗位，继续从事制帮工作。1 年后患者出现反复发热，月经过多，牙龈出血等，症状较以前严重而再次入院治疗。

［**问题讨论 3**］

6. 简述慢性苯中毒的治疗和处理措施。
7. 患者为什么再次入院？其后果如何？
8. 此患者经治疗出院后，应注意哪些事项？
9. 在职业卫生中，三级预防如何体现？

（孙鲜策）

实习三 食物中毒案例讨论

一、实习目的

1. 掌握食物中毒的概念、致病原因、食物中毒的类型、临床表现、诊断及治疗原则；
2. 熟悉食物中毒的调查处理方法。

二、实习内容与方法

首先阅读案例，然后根据指导提纲进行讨论与分析，并完成课堂作业。

【案例】

2006年10月12日下午5时，南方某市疾病预防与控制中心接到该市某区疾病预防与控制中心的电话报告：该区某大学附属小学多名学生进食学校课间餐后，先后出现恶心、剧烈呕吐、腹痛和腹泻等不适症状，已陆续去医院就诊。

［问题讨论1］

1．如果你作为一名医院门诊医生，接诊第一例这样的病人时，首先可能会作何诊断？当在短时间内接到数例类似症状或体征的病人时，应如何处理？如果询问病史后怀疑是食物中毒，应如何处理？

据报道，某医院医生接诊了数例具有上述描述的类似症状的病人，经询问发现大多数病人是上午进食学校提供的课间餐后陆续出现不适症状的，因此怀疑食物中毒，并立即电话报告了该区疾病预防与控制中心。

经该区疾病预防与控制中心的调查显示，10月12日上午9时15分，某大学附属小学的学生进食了学校提供的课间餐（豆浆和红豆糕），从上午11时30分开始，先后有237名小学生出现头晕、剧烈呕吐、腹痛和腹泻等消化道症状，分别到某大学校医院就诊，后分别转至某大学附属二院、某区医院就诊。其中227人经补液及对症治疗，病情好转，于当天出院。另有10人仍留院观察，病情稳定，无重症病人。

［问题讨论2］

2．按照食物中毒的诊断和调查处理原则，如果怀疑该起事件是食物中毒，现场的调查处理工作包括哪些？

该区疾病预防与控制中心接报后立即赴现场进行了流行病学调查，获得以下资料：

（1）时间分布：首例病人的发病时间为10月12日11时30分，末例病人发病时间为10月12日22时15分。潜伏期最短为2.5小时，最长为13小时。

（2）地域分布：237名患者均为某大学附属小学的学生。

（3）性别、年龄、职业分布：患者中男性130人，女性107人。患者年龄范围是6～11岁。

（4）进食场所：237名患者全部进食了学校提供的课间餐。进餐时间为10月12日早上9点15分；可疑食物为豆浆和红豆糕。

（5）主要临床表现和治疗措施：237名患者以剧烈呕吐、腹痛、腹泻等临床症状为主。237名患者全部出现呕吐，其中83人出现剧烈呕吐（呕吐次数10～15次/天）；腹痛腹泻的43人，腹泻次数最多为5次/天，最少为1次/天；发热2人，体温37.8～38.3℃。各医院对病人主要采取止吐、抗菌以及对症和支持疗法。治疗后患者病情均有好转，除10人需留院观察以外，其余227人均于当天出院。

（6）现场卫生学调查：该区卫生监督所对可疑肇事单位和课间餐供餐公司进行了检查，发现该校课间餐均由某供餐公司提供，每天早上约8点30分用专用食品车送货到该校后分发到各班级。对供餐公司现场检查发现存在生熟混放，加工预备间的感应式水龙头已坏；15名加工人员中有3名未办健康证，1名健康证过期。

（7）采样情况：该区疾病预防与控制中心采集了课间餐剩余可疑食物20宗、供餐公司工具12宗和病人呕吐物10宗样本。实验室检查按食物中毒常见致病菌检验常规，经分离、培养和血清学及毒素鉴定后，在7份红豆糕中检出金黄色葡萄球菌，其中3份检出肠毒素；并在病人呕吐物中检出相同类型的肠毒素。

［问题讨论 3］

3. 该次事件是否是食物中毒？如果是，是哪一类食物中毒，造成中毒的原因是什么？可疑食物和可疑餐次如何确定？

4. 对此类食物中毒的病人处理，应注意哪些方面？

5. 在食物中毒的现场处理工作中，如何采样？采样过程中应注意哪些方面？对细菌性食物中毒，一般要做哪些方面的实验室检验？

6. 本次事件中供餐公司应负什么责任？应如何处理？

（冯 翔）

实习四 数值变量资料的统计分析

一、实习目的

1. 掌握数值变量资料统计描述指标的计算及应用条件；
2. 掌握正态曲线下面积的分布规律及其正态分布的应用；
3. 掌握假设检验的原理及其基本步骤；
4. 熟悉标准差和标准误的异同点；
5. 掌握 t 检验和 Z 检验的计算及其应用条件；
6. 掌握方差分析的基本思想。

二、实习内容

（一）思考题

1. 描述集中位置的指标有哪些？其适用范围有何异同？
2. 描述离散趋势的指标有哪些？其适用范围有何异同？
3. 标准差和标准误有何区别和联系？
4. 检验水准 α 和 P 值，两者含义有什么不同？
5. t 检验和 Z 检验分别在什么条件下应用，这两种检验间有什么联系？
6. 假设检验的意义何在？应用假设检验时应注意哪些问题？
7. 方差分析的基本步骤有哪些？
8. 两样本均数比较的 t 检验与完全随机化设计多个样本均数比较的方差分析之间的关系如何？配对设计的 t 检验与随机区组设计的方差分析之间的关系如何？

（二）计算分析题

1. 某地 120 名 7 岁男童身高（cm）资料见表 5：

表 5 某地 120 名 7 岁男童身高（cm）资料

123.60	121.03	115.42	113.40	124.02	123.41	122.81	125.83	112.33	122.91
124.79	110.12	117.91	126.32	116.55	113.31	114.38	127.22	112.80	120.13
120.62	124.84	117.17	109.85	118.96	116.66	117.44	121.68	118.82	117.63
120.05	119.90	115.24	121.42	125.64	124.24	118.17	120.07	115.12	118.76
116.74	128.35	124.43	115.36	113.59	125.39	120.62	120.10	122.46	120.51

续表

113.26	118.44	122.30	117.36	116.46	121.33	120.88	111.86	117.99	112.65
117.44	124.44	118.69	121.40	118.61	130.75	118.31	121.44	117.16	129.65
111.36	115.26	120.78	123.84	123.16	121.23	126.14	118.65	119.19	116.02
115.78	119.01	116.63	120.63	114.30	119.96	116.63	128.41	117.42	123.32
114.09	118.58	116.73	117.11	117.97	108.13	126.42	119.66	119.69	118.38
115.16	115.01	119.48	127.58	122.14	122.63	115.57	123.70	123.39	119.59
123.40	119.72	120.60	115.50	123.78	118.41	118.82	114.56	119.45	118.11

(1) 编制频数分布表并绘制频数分布图，简述这组数据的分布特征；

(2) 计算中位数、均数、几何均数，用何者表示这组数据的集中位置最好？

(3) 计算极差、四分位数间距、标准差，用何者表示这组数据的离散趋势较好？

2. 测得某工厂 204 名轧钢工人白细胞中大单核数见表 6，试描述其集中位置和离散趋势。

表 6　某工厂 204 名轧钢工人白细胞中大单核数

大单核数（个/100 白细胞）	0～	2～	4～	6～	8～	10～	12～	14～	16～	18～	20～
人数	24	40	55	37	27	18	1	0	1	0	1

3. 40 名麻疹易感儿童接种麻疹疫苗后一个月，血凝抑制抗体滴度见表 7。试计算平均滴度。

表 7　40 名麻疹易感儿童接种麻疹疫苗后一个月血凝抑制抗体滴度

抗体滴度	1∶4	1∶8	1∶16	1∶32	1∶64	1∶128	1∶256	1∶512
人数	1	5	6	2	7	10	4	5

4. 10 例男性矽肺患者的血红蛋白(g/dl) 的均数为 12.59(g/dl)，标准差为 1.63(g/dl)，已知男性健康成人的血红蛋白正常值为 14.02(g/dl)，问矽肺患者的血红蛋白是否与健康人不同？

5. 将 20 名某病患者随机分为两组，分别用甲、乙两药治疗，测得治疗前后（治疗后一个月）的血沉(mm/ 小时) 如见表 8。

问 1　甲药是否有效？乙药是否有效？

问 2　甲、乙俩药疗效有无差别？

表 8　20 名某病患者治疗前后血沉(mm/h)

	病人号	1	2	3	4	5	6	7	8	9	10
甲药	治疗前	10	13	6	11	10	7	8	8	5	9
	治疗后	6	9	3	10	10	4	2	5	3	3
乙药	治疗前	9	10	9	13	8	6	10	11	10	10
	治疗后	6	3	5	3	3	5	8	2	7	4

6. 某医师为研究烹饪油烟对大鼠血清 SOD（超氧化物歧化酶）活性的影响，选取 SD 健康大鼠 40 只，按完全随机化的方式分为四组，每组 10 只，雌雄各半，分别为高剂量组、中剂量组、低剂量组和对照组（花生油）。实验结果见表 9，试比较四组大鼠的血清 SOD 活性是否相同？

表 9 烹饪油烟对大鼠血清 SOD（NU/ml）活性的影响

高剂量组	207.4	212.6	223.2	201.8	198.7	204.6	201.0	197.4	212.3	200.7
中剂量组	213.6	215.7	209.8	197.6	215.3	219.6	230.1	210.0	213.2	219.7
低剂量组	224.1	238.7	221.1	205.7	216.3	225.3	219.0	218.4	229.0	230.0
对照组	226.5	220.4	227.3	228.2	235.7	238.6	230.1	250.3	209.9	230.0

7. 为研究老年慢性支气管炎病人与健康人的尿中 17 酮类固醇排出量是否相等，现随机抽取老年慢性支气管炎病人 14 例和健康人 11 例，分别测定尿中 17 酮类固醇排出量，结果见表 10。

表 10 老年慢性支气管炎病人与健康人的尿中 17 酮类固醇排出量（mg/24h）

病人组		健康人组	
2.90	4.97	5.18	5.60
5.41	4.24	8.79	4.57
5.48	4.36	3.14	7.71
4.60	2.72	6.46	4.99
4.03	2.37	3.72	
5.10	2.09	6.64	
5.92	7.10	4.01	

8. 为了探讨血清 1，5- 脱水葡萄糖醇（1，5-AG）与疾病的关系，以正常志愿者为对照组，糖尿病、糖尿病合并肾衰和肾移植三个病例组，每组样本含量为 10，分别检测血清 1，5- 脱水葡萄糖醇水平，如表 11 所示。

表 11 不同人群血清 1，5- 脱水葡萄糖醇（1，5-AG）水平（μmol/L）

组别	正常对照	糖尿病	糖尿病并肾衰	肾移植
观测值	46.15	30.82	49.41	90.89
	82.31	56.83	32.96	71.16
	54.67	32.01	42.83	82.99
	70.37	41.26	21.43	57.32
	68.80	12.25	44.06	84.47
	80.57	33.62	47.85	89.03
	76.66	21.69	40.98	80.78
	77.74	23.33	3.89	36.27
	88.73	47.62	23.77	60.13
	74.62	30.57	28.95	66.34

9. 为研究雌激素对子宫发育的作用，以四个种系的未成年雌性大白鼠各3只，每只按一种剂量注射雌激素，经一定时期取出子宫称重，结果如表12所示。试比较雌激素的作用在三种剂量间的差别，同时比较四个种系大白鼠之间的差别。

表12 雌激素对大白鼠子宫重量(g)的作用

大白鼠种系	雌激素剂量(μg/100g)		
	0.2	0.4	0.8
甲	106	116	145
乙	42	68	115
丙	70	111	133
丁	42	63	87

（潘发明）

实习五 分类资料的统计描述与统计推断

一、实习目的

1. 掌握3个常用相对数指标的含义及其应用中应注意的问题；
2. 掌握标准化法的基本思想和计算方法；
3. 掌握率的抽样误差概念及率的置信区间估计；
4. 熟悉样本率与总体率比较及两样本率比较正态近似的Z检验；
5. 掌握χ^2检验的基本思想；
6. 掌握成组设计和配对设计两个样本率比较的χ^2检验；
7. 掌握多个样本率或构成比比较的χ^2检验，了解多个样本率的两两比较；
8. 熟悉两个分类变量间的相关关系分析的χ^2检验。

二、实习内容

（一）计算分析题

1. 为了解某乡钩虫感染率，随机抽取男性200人，感染40人，女性150人，感染20人。请分别估计该乡男、女性钩虫感染率，并对其进行比较。

2. 某医师抽样调查了使用含氟牙膏与一般牙膏者的患龋率，资料见表13，问使用含氟牙膏与使用一般牙膏者的患龋率是否不同？

表13 使用含氟牙膏与使用一般牙膏者的患龋率

牙膏类型	调查人数	患龋齿人数	患龋率(%)
含氟牙膏	200	70	35
一般牙膏	100	50	50
合计	300	120	40

3. 为了解某新药治疗小儿支气管哮喘的效果，某医师将82例小儿支气管哮喘患者随机分为2组，试验组采用该新药治疗，对照组采用标准阳性药物治疗，结果见表14。问该新药的治疗效果与标准阳性药物是否不同？

表14 某新药与标准药物治疗小儿支气管哮喘的疗效比较

分组	观察例数	有效例数	有效率(%)
试验组	40	35	87.5
对照组	42	31	73.8
合计	82	66	80.5

4. 为了解某中成药治疗原发性高血压的疗效，将46名高血压患者随机分为两组，试验组与对照组各23例，试验组有效率为87.32%，对照组有效率为33.24%。问该中药治疗原发性高血压的效果是否优于对照组？

5. 为比较物理疗法、药物疗法、外用膏药三种疗法治疗周围性面神经麻痹的疗效，某医师观察三种疗法治疗一个疗程后的治疗效果见表15，问三种疗法治疗周围性面神经麻痹的疗效是否不同？

表15 三种疗法的有效率(%)

疗法	病例数	有效率(%)
物理疗法	206	96.60
药物疗法	182	90.11
外用膏药	144	81.94

6. 为比较甲、乙两种诊断方法的优劣，用甲、乙两法对已确诊的120名乳腺癌患者进行诊断。甲法的检出率为60%，乙法的检出率为50%，甲、乙两法一致的检出率为35%，问两种方法何者为优？

(二)判断说理题

1. "某医生收治了5名红斑狼疮患者，用中西医结合疗法治疗一年后患者病情明显好转，则该医生用中西医结合治疗红斑狼疮的有效率为100%"，这种说法正确吗？为什么？

2. 为比较三种近视眼矫正措施治疗中小学生近似眼的近期疗效，某医师分别采用3种疗法矫正治疗了中小学生若干名，疗效数据见表16。据此，该医师认为"近视灵眼药水近期疗效最好，眼保健操次之，新医疗法最差"。该医师的结论合理吗？为什么？

表16 三种措施的近期有效率(%)

矫正方法	观察例数	近期有效率(%)
近视灵眼药水	135	37.78
新医疗法	132	18.75
眼保健操	118	27.78

3. 为观察维尼安治疗更年期妇女抑郁症的治疗效果，以安慰剂为对照，将38例患者随机分为两组，所得结果见表17，经四格表卡方检验得χ^2=10.556，P<0.05，是否可以认为该药治疗有效？为什么？

表 17 维尼安与安慰剂治疗更年期妇女抑郁症效果比较

组别	有效	无效	合计
治疗组	14	5	19
对照组	4	15	19
合计	18	20	38

（朱彩蓉）

实习六 秩 和 检 验

一、实习目的

1. 掌握非参数检验的概念，掌握参数检验与非参数检验的区别；
2. 熟悉秩和检验的基本思想；
3. 掌握配对符号秩和检验及其正态近似法；
4. 掌握 Wilcoxon 符号秩和检验及其正态近似法；
5. 掌握 Wilcoxon 秩和检验；
6. 掌握 Kruskal-Wallis H 秩和检验。

二、实习内容

（一）计算分析题

1. 表 18 资料是 8 名健康男子服用肠溶醋酸棉酚片前及用药 3 个月后的精液检查结果，问服药后男性精液中精子浓度是否下降？

表 18 8 名健康男子服药前后的精液检查结果

编号	1	2	3	4	5	6	7	8
精子浓度（万 /ml）								
服药前	6000	22 000	5900	4400	6000	6500	26 000	5800
服药后	660	5600	3700	5000	6300	1200	1800	2200

2. 为比较甲、乙两种方法治疗扁平足的效果，某医师将病情相同的患者配成对子，每对患者中其中之一采用甲疗法，另外一个患者采用乙疗法，治疗一个疗程后，效果见表 19，问哪种方法治疗扁平足效果较好？

表 19 甲、乙两种方法治疗扁平足的效果

病例号	1	2	3	4	5	6	7	8	9	10	11	12	13	14	15	16
甲法	好	好	好	好	差	中	好	好	中	差	好	差	好	中	好	中
乙法	差	好	差	中	中	差	中	差	中	差	好	差	中	差	中	差

3. 某医师测得 7 名铅作业工人与 10 名非铅作业工人的血铅值（μmol/L）见表 20，问铅作业工人与非铅作业工人的血铅值是否不同？

表 20 两组工人的血铅值（μmol/L）

铅作业组	0.82	0.87	0.97	1.21	1.64	2.08	2.13			
非铅作业组	0.24	0.24	0.29	0.33	0.44	0.58	0.63	0.72	0.87	1.01

4. 某医师将其科室收治的甲状腺功能亢进患者按照是否有精神障碍分组，并测定其基础代谢率，结果见表 21，问有精神障碍的甲状腺功能亢进患者与无精神障碍的甲状腺功能亢进患者基础代谢率是否不同？

表 21 两组患者的基础代谢率

基础代谢率	无精神障碍	有精神障碍	合 计
正常	23	7	30
16～40	35	31	66
41～70	17	24	41
>70	10	17	27
合 计	85	79	164

5. 某医师测定了若干名正常人、单纯性肥胖、皮质醇增多症患者的血浆总皮质醇含量，结果见表 22，问 3 类人群的血浆总皮质醇测定值有无差别？

表 22 正常人、单纯性肥胖、皮质醇增多症患者的血浆总皮质醇测定值（10^2μmol/L）

正常人	单纯性肥胖	皮质醇增多症
0.11	0.17	2.70
0.52	0.33	2.81
0.61	0.55	2.92
0.69	0.66	3.59
0.77	0.86	3.86
0.86	1.13	4.08
1.02	1.38	4.30
1.08	1.63	4.30
1.27	2.04	5.96
1.92	3.75	6.62

6. 某医院用三种疗法治疗慢性喉炎，疗效见表 23，问三种疗法治疗慢性喉炎效果有无差别？

表 23 三种疗法治疗慢性喉炎的效果

疗效	综合治疗	电子治疗	消音丸
治愈	186	32	22
显效	72	24	14
好转	26	16	22
无效	24	20	20
合计	308	90	78

（二）判断说理题

1. 由于非参数检验无需对总体的分布进行假设，因此对任何资料都应优先选用非参数检验方法，该说法正确吗？为什么？

2. 某医院用两种方案治疗急性无黄疸型病毒性肝炎180例，观察结果见表24。某医生针对此资料进行统计分析，计算χ^2=27.4591，P<0.0001，据此认为西药组的疗效优于中药组。请问此结论是否合理，为什么？

表24 两种方案治疗急性无黄疸型病毒性肝炎结果

治疗方案	疗效				合计
	无效	好转	显效	痊愈	
西药组	49	31	5	15	100
中药组	45	9	22	4	80

（朱彩蓉）

实习七　病例对照研究实习

一、实习目的

1. 掌握病例对照研究的设计要点；
2. 熟悉病例对照研究中常用指标的计算方法。

二、实习内容

1959—1961年间，在西欧诸国，特别是西德与英国新生儿患短肢畸形明显增加，成为一次先天性畸形流行。估计病例高达万例，遗留数千残废儿童，是医学史上的一次灾难性事件。

某研究者为明确新生儿短肢畸形的病因，运用流行病学方法进行了深入的研究。其中对母亲怀孕时是否服用反应停事件进行了调查，所获资料如下：病例组与对照组母亲在怀孕期间均有服反应停史者10例，病例与对照组母亲在怀孕期间均无服反应停史者12例；病例组母亲有服而对照组母亲在怀孕期间未服反应停者所生孩子发生畸形的有36例；病例组无服而对照组母亲在怀孕期间有服反应停者有4例出现畸形，假设该研究不存在偏倚，请回答下列问题。

1. 请回答该研究属何种类型的研究？
2. 请将资料整理成正确的四格表形式？
3. 请计算相对危险度并解释其含义？

三、思考题

1. 简述病例对照研究的特点。
2. 简述病例对照研究的优缺点有哪些。

（高晓虹）

实习八　诊断试验研究的分析与评价

一、实习目的

熟悉诊断试验研究的科研设计，掌握诊断试验的真实性评价方法与诊断试验研究的评价原则。

二、实习内容

【案例 1】

某学者为探讨血清中非小细胞肺癌抗原（lung tumor antigen，LTA）在诊断非小细胞肺癌上的临床意义，选择临床上有不同程度胸痛、咯血、咳嗽、咳痰、发热者，或无临床症状而仅 X 线普查发现肺部阴影、肺不张及胸腔积液者 301 例，其中肺癌（均为非小细胞肺癌）组 201 例，肺炎组 100 例。所有病例均经外科手术、纤维支气管镜、经肺穿刺活检、胸膜活检或胸腔积液涂片找癌细胞等方法作出病理诊断（金标准诊断）。所有病例空腹抽血 2ml 置于不加抗凝剂的试管内，应用乳胶凝集实验方法测定血清中非小细胞肺癌抗原。每次实验均做阳性对照和阴性对照。检测结果见表 25。

表 25　肺癌组、肺鳞癌组、肺腺癌组与肺炎组 LTA 阳性率

组别	总例数	阳性例数	阳性率（%）
肺癌	201	171	85.07
肺鳞癌	101	89	88.12
肺腺癌	100	82	82.00
肺炎	100	22	22.00

问题 1．评价 LTA 诊断非小细胞肺癌的真实性，并说明各指标的含义。

问题 2．计算 LTA 诊断非小细胞肺癌的预测值，并说明其含义。

问题 3．根据以上结果，请问 LTA 诊断非小细胞肺癌时对于肺鳞癌、肺腺癌的临床意义相同吗？

【案例 2】

【标题】 血管内皮生长因子诊断和监测卵巢恶性肿瘤的临床研究。

【研究目的】 探讨血管内皮生长因子（VEGF）对卵巢恶性肿瘤的诊断和病情监测的作用。

【研究方法】

1．研究对象　病例收集于 1999 年 2 月至 2000 年 3 月，在某医院住院手术并经病理诊断为卵巢肿瘤 65 例，其中卵巢恶性肿瘤 31 例（上皮性肿瘤 19 例、生殖细胞瘤 10 例，性索间质瘤 2 例），按 FIGO 分期标准，Ⅰ、Ⅱ、Ⅲ、Ⅳ期分别是 15 例、3 例、8 例和 5 例）；卵

巢良性肿瘤 34 例(上皮性肿瘤 13 例、生殖细胞瘤 18 例,性索间质瘤 3 例)。对照为健康妇女 16 人。

2. 血样采集与 VEGF 测定 病例均于术前 24 小时内、术后 2 个月和全部化疗结束时采集静脉血 3ml,对照也采集血样,血样均立即离心取血清置 -20℃待检。采用 Golden Bridge 公司生产的 VEGF 酶联免疫试剂盒测定。

【结果】

1. 卵巢恶性肿瘤、卵巢良性肿瘤术前 VEGF 分别为(1134.8±514.3)ng/L 和(337.4±261.4)ng/L,均显著高于健康对照组(40.6±24.0)ng/L,$P<0.01$。良、恶性肿瘤间亦有显著性差别($P<0.01$)。

2. 卵巢恶性肿瘤患者 VEGF 动态变化 卵巢恶性肿瘤术前各期病人 VEGF 水平无显著性差别($P>0.05$)。与术前比较,Ⅰ、Ⅱ、Ⅲ期病人 VEGF 水平术后 2 个月明显下降($P<0.05$);全部化疗结束后与术后 2 个月比较,Ⅰ期下降、Ⅳ期升高,均有显著性差别($P<0.05$)。见表 26。

表 26 各期卵巢恶性肿瘤治疗前后血清 VEGF 的水平变化($\overline{X}\pm S$, ng/L)

临床分期	例数	术前	例数	术后 2 个月	例数	全部化疗结束后
Ⅰ	15	1012.4±348.4	15	338.3±167.1	14	89.8±24.8
Ⅱ	3	1055.9±392.2	3	459.4±103.5	2	319.3±303.6
Ⅲ	8	1123.4±361.3	8	480.0±184.4	6	407.7±634.5
Ⅳ	3	1396.4±946.3	3	678.0±151.7	3	910.0±164.0

除复发或恶化者外,手术后与手术前比较,VEGF 水平进行性下降($P<0.01$)。与无肿瘤残余者比较,有肿瘤残余者术后 2 个月 VEGF 水平较高($P<0.05$),但全部化疗结束后无差异;与无肿瘤残余者比较,复发恶化者术后 2 个月 VEGF 水平较高($P<0.05$);与有肿瘤残余者比较,复发恶化者全部化疗结束后 VEGF 水平较高($P<0.01$)。见表 27。

表 27 卵巢恶性肿瘤治疗前后血清 VEGF 的水平变化与肿瘤残余或复发的关系($\overline{X}\pm S$, ng/L)

预后类型	例数	术前	例数	术后 2 个月	例数	全部化疗结束后
无肿瘤残余	22	953.2±379.1	22	369.7±140.2	18	91.7±24.5
有肿瘤残余	3	1139.0±181.0	3	630.4±106.4	2	90.5±10.5
复发或恶化	4	1429.3±1093.3	4	607.1±154.9	6	1007.6±482.7

【结论】

血清 VEGF 水平与卵巢恶性肿瘤的生长、转移和预后有密切关系,可作为诊断和病情监测指标。

问题 1. 本研究的金标准是什么?对新诊断指标有无采取盲法独立研究?

问题 2. 本研究所选择病例代表性如何?对照组合适吗?

问题 3. 本研究对样本含量进行了估计吗?样本含量应该多少?

问题 4. 本研究诊断指标的判断标准合理吗?应如何确定其正常参考值?

问题 5. 作者所下研究结论正确吗?为什么?如果你认为欠妥当,应如何改进?

【案例3】

【标题】 血清孕酮检测在异位妊娠诊治中的价值探讨

【研究目的】 探讨血清孕酮检测在异位妊娠诊断和治疗中的价值。

【研究方法】

1. 研究对象　异位妊娠病例全部来源于1999—2000年某医院住院病人，共39例。依据病史、体检、阴道超声或腹腔镜检查而确诊。正常宫内妊娠37例来自同一医院门诊病人。

2. 血样采集与血清孕酮测定　病例组、对照组均于治疗前采集静脉血4ml，血样均立即离心取血清置-20℃待检。采用德普公司生产的放射酶联免疫试剂盒测定。

【结果】

1. 正常妊娠者、异位妊娠者血清孕酮分别为(81.38±24.42)nmol/L和(32.93±19.17)nmol/L，差异具有统计学意义($P<0.01$)。

2. 血清孕酮水平与异位妊娠的关系

血清孕酮水平的变化，其诊断异位妊娠的能力也随着改变，见表28。作者以真实性最大值85.53%对应的血清孕酮水平(56nmol/L)作为正常参考值。

表28　不同水平血清孕酮(nmol/L)诊断异位妊娠的各项指标

血清孕酮水平	灵敏度(%)	特异度(%)	阳性预测值(%)	阴性预测值(%)	真实性*(%)
≤24	33.33	100	100	58.73	65.79
≤32	51.28	100	100	66.07	75
≤40	71.79	97.30	96.55	76.59	84.21
≤48	79.48	91.89	91.18	80.95	85.53
≤56	87.18	83.78	85	86.11	85.53
≤64	89.74	75.68	79.55	87.50	82.89

*实际上是符合率(粗一致性)——编者注。

【结论】

血清孕酮检测简便快捷，可作为早期诊断异位妊娠的手段。

问题1. 本研究的金标准是什么？对新诊断指标有无采取盲法独立研究？

问题2. 本研究所选择病例代表性如何？对照组合适吗？

问题3. 本研究对样本含量进行了估计吗？样本含量应该多少？

问题4. 血清孕酮水平的变化，其诊断异位妊娠的灵敏度、特异度等有何变化？

问题5. 以“真实性”作为确定血清孕酮正常参考值的依据合适吗？

问题6. 血清孕酮正常参考值应在何水平？为什么？

问题7. 如果你认为本研究还存在不足之处，请提出改进意见。

（许能锋）

中英文名词对照索引

A

B

C

E

F

G

H

J

K

R

S

T

W

X

Y

Z

参考文献

[1] 傅华. 预防医学[M]. 第5版. 北京: 人民卫生出版社, 2008.

[2] 凌文华. 预防医学[M]. 第2版. 北京: 人民卫生出版社, 2006.

[3] 中华人民共和国卫生部. 中国卫生统计年鉴(2009)[M]. 北京: 中国协和医科大学出版社, 2009.

[4] 中国高血压指南修订委员会. 中国高血压防治指南2010[J]. 中华高血压杂志, 2011, 19(8): 701-743.

[5] 中国CDC. 中国慢性病及其危险因素监测报告(2007)[M]. 北京: 人民卫生出版社, 2010.

[6] 陈学敏, 杨克敌. 现代环境卫生学[M]. 第2版. 北京: 人民卫生出版社, 2008.

[7] Israel Institute for Occupational Safety and Hygiene International Hazard Datasheets on Occupation—NURSE International Labor Organization, 2000.

[8] Preventing Needlestick Injuries in Health Care Settings. DHHS(NIOSH) Publication No. 2000-108, 1999.

[9] Public Health Service Guidelines for the Management of Health Care Worker. Exposures to HIV and Recommendation for Post-exposure Prophylaxis[BD/OL]. http://www.hivdent.org/infctll/defs.htm.

[10] 孙长灏. 营养与食品卫生学[M]. 第6版. 北京: 人民卫生出版社, 2007.

[11] 田本淳. 健康教育与健康促进实用方法[M]. 北京: 北京大学医学出版社, 2005.

[12] 李鲁, 施榕. 社区预防医学[M]. 北京: 人民卫生出版社, 2008.

[13] 李鲁. 社会医学[M]. 第3版. 北京: 人民卫生出版社, 2007.

[14] 龚幼龙, 严非. 社会医学[M]. 第3版. 上海: 复旦大学出版社, 2009.

[15] 张拓红, 陈少贤. 社会医学[M]. 第2版. 北京: 北京大学医学出版社, 2006.

[16] WHO. A Conceptual Framework for Action on the Social Determinants of Health, Geneva, 2010.

[17] WHO. Strategic Plan for Strengthening Health Systems in the WHO, Western Pacific Region, 2008.

[18] 方积乾. 卫生统计学[M]. 第6版. 北京: 人民卫生出版社, 2009.

[19] 罗家洪, 薛茜. 医学统计学. 案例版[M]. 北京: 科学出版社, 2008.

[20] 喻荣斌. 医学研究的数据管理与分析[M]. 北京: 人民卫生出版社, 2010.

[21] 李立明. 流行病学[M]. 第6版. 北京: 人民卫生出版社, 2007.

[22] 王建华. 流行病学[M]. 第7版. 北京: 人民卫生出版社, 2008.

[23] 王家良. 临床流行病学[M]. 第3版. 北京: 人民卫生出版社, 2008.

[24] 王家良. 临床流行病学—临床科研设计、测量与评价[M]. 第3版. 上海: 上海世纪出版有限公司、上海科学技术出版社, 2009.

[25] 王家良. 循证医学[M]. 第2版. 北京: 人民卫生出版社, 2010.

[26] 王素萍. 流行病学[M]. 北京: 中国协和医科大学出版社, 2003.

[27] 高晓虹. 临床流行病学[M]. 大连: 大连出版社, 2003.

[28] 胡永华. 实用流行病学[M]. 北京: 北京医科大学出版社, 2002.